Urologie mit Herz und Verstand

Kongresse · Präsidenten · Eröffnungsreden

Deutsche Gesellschaft für Urologie

1907–2012

Peter Rathert

Alexander Sascha Brandt, Friedrich H. Moll (Hrsg.)

Urologie mit Herz und Verstand

Kongresse · Präsidenten · Eröffnungsreden

Deutsche Gesellschaft für Urologie

1907–2012

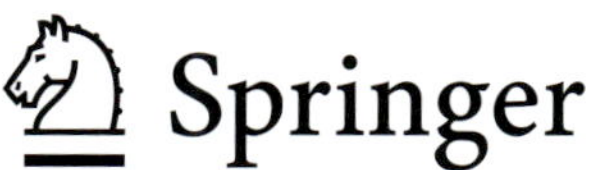

Prof. Dr. med. Peter Rathert
Archivar der Deutschen Gesellschaft für Urologie (1987–2008)
40213 Düsseldorf, Rheinort 5
rathert.peter@gmail.com

Dr. med. Alexander Sascha Brandt, FEBU
Klinik für Urologie und Kinderurologie
Lehrstuhl für Urologie
Universität Witten-Herdecke
Helios Klinikum Wuppertal
42283 Wuppertal, Heusner Str. 40
alexander-sascha.brandt@helios-kliniken.de

Dr. med. Friedrich H. Moll, M.A., FEBU
Vorsitzender des Arbeitskreises Geschichte der Urologie der Akademie der Deutschen Urologen,
Curator Museum und Archiv zur Geschichte der Urologie der DGU
40474 Düsseldorf, Uerdinger Str. 64
c/o Urologische Klinik
Kliniken der Stadt Köln gGmbH
51067 Köln, Neufelder Str. 32
friedrich.moll@uni-koeln.de

ISBN-13 978-3-642-31014-0   ISBN 978-3-642-31015-7 (eBook)
DOI 10.1007/978-3-642-31015-7

Die Deutsche Nationalbibliothek verzeichnet diese Publikation in der Deutschen Nationalbibliografie;
detaillierte bibliografische Daten sind im Internet über http://dnb.d-nb.de abrufbar.

Springer Medizin
© Springer-Verlag Berlin Heidelberg 2013

Planung: Diana Kraplow
Projektmanagement: Dr. Astrid Horlacher
Lektorat: Dr. Angelika Koggenhorst-Heilig, Leimen
Umschlaggestaltung: deblik Berlin
Fotonachweis Umschlag: mit freundlicher Genehmigung der DGU
Satz und Reproduktion der Abbildungen: Fotosatz-Service Köhler GmbH – Reinhold Schöberl, Würzburg
Abbildungsrechte: Deutsche Gesellschaft für Urologie (DGU)

Gedruckt auf säurefreiem und chlorfrei gebleichtem Papier

Springer Medizin ist Teil der Fachverlagsgruppe Springer Science+Business Media
www.springer.com

Widmung

Dieses Buch ist ein **Dank** an die **Präsidenten**, verbunden
mit einer **Würdigung** ihres Einsatzes
für die Deutsche Gesellschaft für Urologie und die Entwicklung
der Urologie.

Vorwort

Die **Präsidenten** der **D**eutschen **G**esellschaft für **U**rologie haben an der Spitze der DGU für ein oder mehrere Jahre deren Ausrichtung geprägt und der Gesellschaft ein Gesicht gegeben. Durch größten Einsatz haben sie mit dem Vorstand die Etablierung der Urologie im Kanon der medizinischen Fächer errungen und bewahrt.

Die Planung, Gestaltung und Durchführung der **Kongresse** war ihnen ein wissenschaftliches, politisches und persönliches Anliegen. Dieses Buch bietet keine eingehende Analyse der einzelnen Kongresse, sondern einen generellen Überblick der Epochen.

Die Kongress-**Eröffnungsreden** schildern zum Teil die Persönlichkeit des Präsidenten, die Entwicklung des Faches, die zeitlich bedingten Schwerpunkte der Wissenschaft und der politischen Herausforderungen. Sie zeigen auch zukünftige Entwicklungen auf.

Der Text der Reden wurde von Ihnen mit Ernst, Verantwortungsbewusstsein und Liebe zur Urologie erstellt. Vielfach ist ihr Inhalt auch heute noch sehr lesens- und beachtenswert. Die Texte wurden nicht korrigiert oder politisch bereinigt.

Die Daten der Präsidenten von **1907–1978 (1.–30. Kongress)**, ihr Curriculum vitae und Porträt sowie der Text ihrer Eröffnungsreden finden sich auf der beigefügten **Compact Disc**. Die CD ist eine multimediale Aufarbeitung (A.S. Brandt) und Ergänzung des Buches: W. Mauermayer und F. Schultze-Seemann (Hrsg.): *Deutsche Gesellschaft für Urologie 1907-1978. Eröffnungsreden der Präsidenten. 1.-30. Kongress.* Springer 1979. Dieses Buch war ein Geschenk des Springer-Verlags und der TAD Pharmazeutische Werke Cuxhaven, an die Mitglieder der DGU und war nicht im Handel erhältlich. Unter den Ergänzungen finden sich vor allem die Sterbedaten vieler Präsidenten, Hinweise auf Nachrufe und die Namen von wissenschaftlichen Preisen, die nach ihnen benannt wurden.

Die Daten der Präsidenten – in diesem Buch – von **1979–2014 (31.–66. Kongress)** wurden von ihnen selbst zur Verfügung gestellt und sind daher zeitlich begrenzt. Sie wurden nur vereinzelt ergänzt bzw. gekürzt. Grundlage für Kommentare und Ergänzungen waren die Unterlagen aus dem Archiv der DGU und persönliche Aufzeichnungen (P.R.) von 43 Kongressen seit 1965.

Eine derartige Erfassung der Daten zu den Kongressen der Urologen in der **DDR** (s. S. 20) war bisher nicht möglich. Es ist aber ein aktuelles Forschungsprojekt des Instituts für Geschichte, Theorie und Ethik der Medizin der Universität Ulm mit dem Arbeitskreis Geschichte der Akademie der Deutschen Urologen.

Prof. Dr. Peter Rathert
Düsseldorf, Wuppertal, Bonn
September 2012

Inhaltsverzeichnis

I Kongresse der Deutschen Gesellschaft für Urologie von 1907–2012 im wissenschaftlichen, politischen und kulturellen Umfeld

II Portraits der Präsidenten

III Ausblick

Kongresse der Deutschen Gesellschaft für Urologie von 1907–2012 im wissenschaftlichen, politischen und kulturellen Umfeld

»Die Deutsche Gesellschaft für Urologie hat
den Zweck, die Urologie durch gemeinsame
Arbeit ihrer Mitglieder zu fördern. «
§ 1 Satzung DGU, 1906

» Die Geschichte der Wissenschaften macht keine Sprünge (Th. Billroth 1879). «

Aber sie gliedert sich in verschiedene Zeitabschnitte und so auch die Urologie.

Etablierung eines Spezialfaches: 1907–1913

1. Kongress 1907

Wurde die Gesellschaft 1906 von lediglich 38 urologisch interessierten Ärzten gegründet, so waren zum 1. Kongress 1907 in Wien bereits 250 Mitglieder verzeichnet (Arbeitskreis Geschichte der Urologie 2007). Sie kamen nicht nur aus den deutschsprachigen Ländern (Deutsches Reich, Österreich/Ungarn, Schweiz), sondern auch aus den Vereinigten Staaten von Amerika, Holland, Frankreich, Polen und Italien. Als Teilnehmer finden sich weiter Kollegen aus der Mandschurei, Griechenland und Japan. So wie wir heute selbstverständlich Vorträge auf Englisch akzeptieren, so war es damals selbstverständlich, auch einen Vortrag in französischer Sprache zu halten (Abb. 1.1).

Der **fachübergreifende Charakter** der Gesellschaft wurde durch die Teilnahme von Gynäkologen wie Wertheim (1864–1920) und Stoeckel (1871–1961) oder zahlreichen Dermatologen und Chirurgen deutlich. Der Gynäkologe *Chrobak* (1840–1910) aus Wien forderte gar:

» Es ist ein alt hergebrachter Glaube, dass die Urologie nur mit Männern zu tun hat. Dem muss man entgegentreten. Auch das weibliche Geschlecht hat ein Anrecht auf die Bestrebungen dieses Faches. «

Eine Formulierung, die auch heutzutage im Umgang mit Laien oder der Presse noch Gewicht hat.

Die **wissenschaftliche Thematik** des Kongresses unterschied sich kaum von den heutigen Themen: Nierentumore, Blasentumore, Urolithiasis, Nierenfunktion, neurogene Blase, Kinderurologie, Urosepsis, Urogenitalanomalien, Prostatahypertrophie, Sexualstörungen, Urotechnik, Urinanalyse, Zytologie und experimentelle Urologie wurden bereits 1907 behandelt. Einen breiten Raum nahm damals die noch häufige Urogenitaltuberkulose ein.

Aktuell und zeitgemäß erscheint die folgende Forderung von der ersten Sitzung 1907:

» Es muss auch der medizinischen Technik gedacht werden. Die medizinische Technik ist uns oft vorausgeeilt. «

Natürlich wurde zu dieser Zeit damit insbesondere der endoskopischen Technik nach der Entwicklung des Zystoskops durch *Maximilian Nitze* (1848–1906) gedacht. Weiter sagte von *Frisch:*[1]

---

1 Die vollständigen Eröffnungsreden des 1.–30. Kongresses finden sich auf der beigefügten CD.

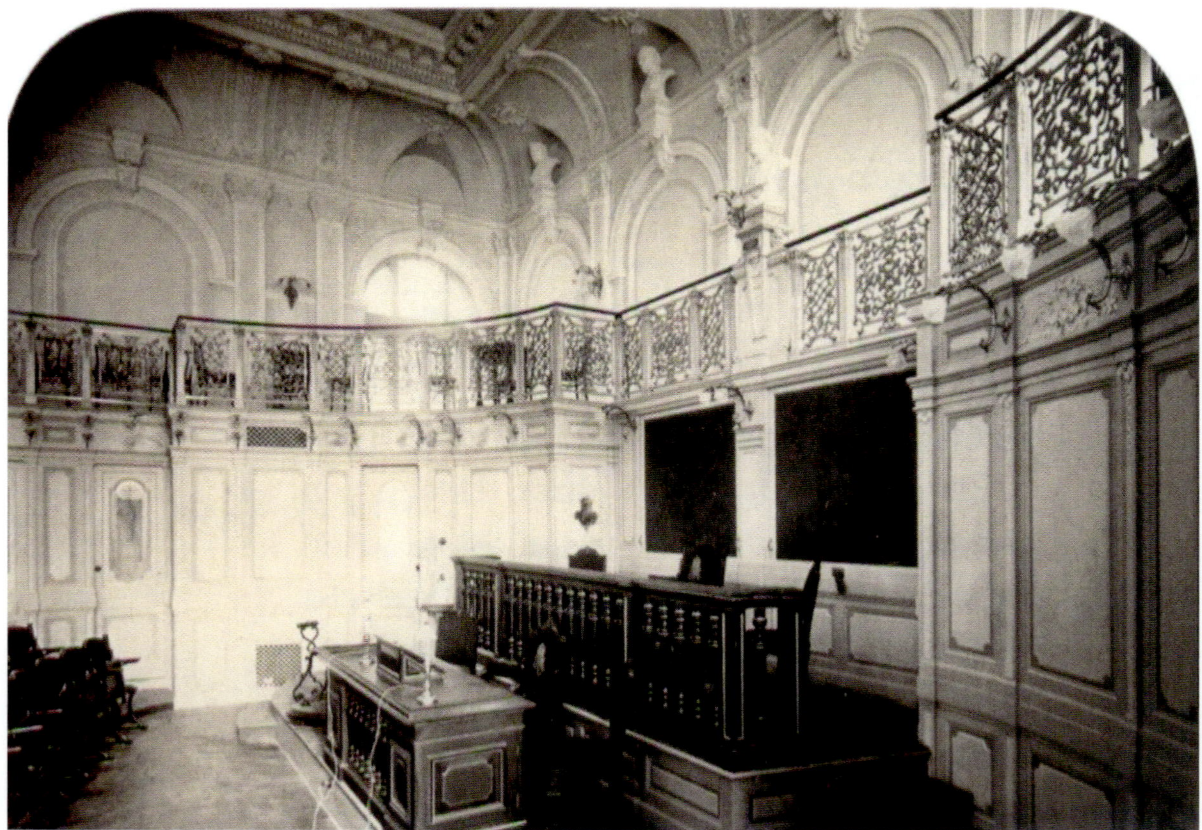

 Abb. 1.1 Tagungsstätte 1. Kongress der DGU 1907: Haus der Wiener Ärzteschaft – Billroth-Haus Wien

> In den mühevollen und schwierigen Arbeiten, die zum Ausbau unseres Spezialfaches notwendig waren, vereinigten sich Chirurgen, Internisten, Bakteriologen und Chemiker und wir älteren Urologen haben so, selbsttätig eingreifend, miterlebt, wie Stein und Stein mühsam und doch zielbewusst zusammengetragen werden musste, bis das heutige wohl gefügte **Gebäude der Urologie** entstanden ist. «

Die Weiterentwicklung und der Erhalt dieses Gebäudes, der Kampf um die Selbstständigkeit und den Erhalt dieser Selbstständigkeit prägten alle folgenden Kongresse bis heute.

Die Abgrenzung der urochirurgischen Techniken von der Allgemeinchirurgie wird damit bereits 1907 historisch begründet. Auch die Grenzziehung zu anderen medizinischen Fachbereichen war damals wie heute bedeutsam:

> Unsere Wissenschaft bemüht sich, und wie die Erfahrungen der letzten Jahre lehren, mit großem Erfolg, den Grenzgebieten der Urologie Arbeitsfelder abzuringen. «

Insbesondere heute ist eine der vordringlichen Aufgaben der Urologie diese Arbeitsfelder für die Urologie zu erhalten.

Der **integrative Charakter** der Urologie wird jedoch ebenfalls deutlich:

> Lassen Sie mich der Genugtuung Ausdruck geben, dass sich so hervorragende Männer aus den Nachbargebieten unseres Faches mit uns Urologen zu gemeinschaftlicher Arbeit vereinigt haben. «

Interdisziplinäre Kooperation, Internationalität, wissenschaftliche Begründung von Diagnostik und Therapie, experimentelle Forschung, Kollegialität: Forderungen der ersten Tagung, die bis heute ihre Gültigkeit behalten haben.

2. Kongress 1909

Im Jahre 1909 findet vom 19.–22. April in Berlin der 2. Kongress statt. Er wurde von dem gewählten Präsidenten *C. Posner* vorbereitet; krankheitshalber übernahm jedoch O. *Zuckerkandl* die Präsidentschaft. Die Mitgliederzahl steigt auf 341 aus 17 Nationen. Unter den Teilnehmern finden sich Kollegen aus 21 Ländern. Der Optimismus über die Entwicklung der Urologie scheint unbegrenzt. Zuckerkandl:

> Wie eine reife Frucht vom Baume fällt, so hat das Fach durch seine Entwicklung allein die **Selbstständigkeit** gewonnen. Wenngleich wir mit vielen Disziplinen Berührungspunkte haben, so ist die moderne Urologie vorwiegend chirurgisch geworden. Von der Chirurgie ist einst die Urologie ausgegangen, zu ihr kehrt sie gereift und entwickelt zurück. «

In der Zwischenzeit ist die Venerologie integriert worden und die Urologie entfernt sich mehr und mehr von der sog. »Schleimhaut-Urologie«.

3. Kongress 1911

Auch der 3. Kongress 1911 in Wien findet unter dem Vorsitz von *O. Zuckerkandl* statt, der inzwischen zum Präsidenten der Deutschen Gesellschaft für Urologie gewählt wurde. Die Gesellschaft fühlt sich etabliert und begrüßt erneut Urologen aus aller Welt als Mitglieder, Teilnehmer und Referenten. Der regelmäßige Wechsel des Tagungsortes zwischen Wien und Berlin betont den Charakter einer deutsch-österreichischen Gesellschaft für Urologie.

4. Kongress 1913

Der 4. Kongress 1913 in Berlin unter *L. Casper* stellt einen **Wendepunkt** dar. Waren die urologisch tätigen Ärzte bisher damit zufrieden, die Urologie als »Spezialfach« innerhalb von Chirurgie, Gynäkologie oder Dermatologie zu sehen, so stellt *Casper* jetzt in seinem großartigen Referat: **»Die Urologie als Wissenschaft und Lehrfach«** weitergehende Forderungen, insbesondere nach Schaffung eigener Lehrstühle für Urologie. Eine Forderung, die in Deutschland erstmals 1937 erfüllt wurde (s. *Ringleb*, 10. Kongress 1936). *Caspers* Referat von 1911 könnte in vielen Passagen heute den Gremien zur Beurteilung der medizinischen Fakultäten (»Wissenschaftsrat«) gehalten werden:

> Meine Herren! [Anmerkung: Frau Dr. med. *Dora Teleky* (1879–1963) aus Wien ist seit 1911 Mitglied der Gesellschaft und auch in der Sitzung in Berlin anwesend, doch sie wird nicht angesprochen (◗ Abb. 1.2)]. Welche Stellung sich die Urologie in der Wissenschaft erworben und ob sie demzufolge ein Anrecht hat, als Lehrfach den bereits bestehenden Disziplinen angereiht zu werden, diese Fragen, glaubte ich, seien ganz besonders geeignet in der hochansehnlichen Gesellschaft, die sich hier versammelt hat, erörtert zu werden.

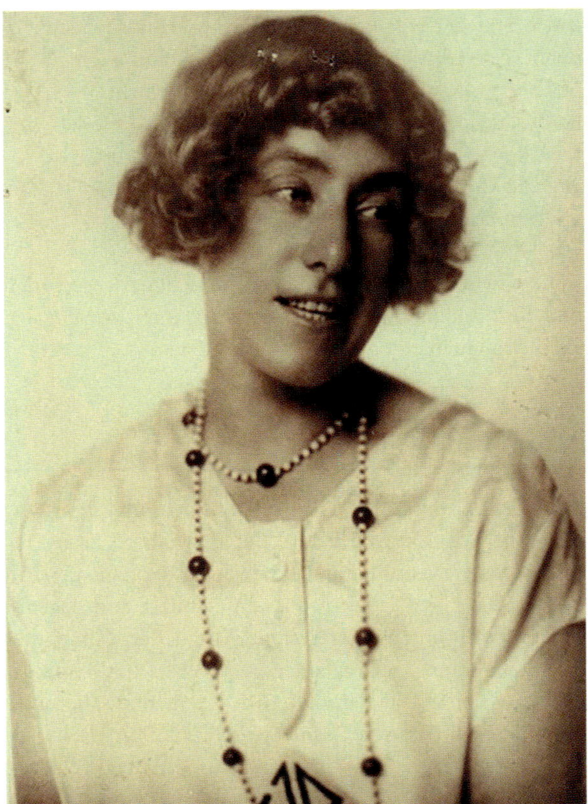

Abb. 1.2 Dora (Brücke-)Teleky (1885–1963). Erstes weibliches Mitglied der DGU (Krischel et al. 2011; Schlesinger Library, Diana Carey, Boston Cambridge MA)

Wie bei den bisherigen Tagungen erläutert auch *Casper* die Wurzeln der **wissenschaftlichen Urologie**:

» Doch der Beispiele sind genug. Sie genügen uns, um mit unerschütterlicher Deutlichkeit zu beweisen, dass die Urologie ein wissenschaftliches Fach geworden ist, dessen Ausbau der leidenden Menschheit weitreichenden Segen gebracht hat. Und ist das wissenschaftliche Forschen in der Medizin nicht Selbstzweck, sondern Mittel zum Zweck, Mittel zur Heilung und Behebung der Leiden der Menschheit, so darf man der Urologie demnach sagen, dass sie eine Wissenschaft geworden ist, die dieses Postulat erfüllt. «

Casper referiert dann: »**Die Urologie als Lehrfach**«. Er stellt drei Forderungen auf:

» 1. In der Urologie muss der allgemeine Praktiker so viel wissen und können, dass er imstande ist, im Notfalle seinen Pflegebefohlenen Hilfe zu bringen.
2. Es muss Ärzte geben, die das Fach voll und ganz beherrschen, die in allen, auch den feinsten Untersuchungs- und Behandlungsmethoden sattelfest sind, so dass sie auch schwierigen Fällen gerecht zu werden vermögen.

3. Es muss Einrichtungen geben, die den Ausbau und die Weiterentwicklung des Faches gewährleisten. «

So lohnenswert es ist die gesamte Rede mit der beigefügten CD nachzulesen, so seien hier einige wichtige, noch heute gültige, Sätze hervorgehoben:

» Da kein selbstständiges Lehrfach der Urologie besteht, so wird notwendiger Weise in den Studierenden die Vorstellung geweckt, dass dieses Fach nebensächlich gegenüber denjenigen ist, die eine offizielle Vertretung an der Universität haben. Damit wird der Minderbewertung dieser Disziplin indirekt Vorschub geleistet. Es erscheint mir ganz notwendig, dass auch äußerlich durch Schaffung eines eigenen Lehrstuhls für Urologie die Wichtigkeit derselben zum Ausdruck gebracht wird. «

Anderenfalls folgert er

» …wird die Urologie zum Stiefkind der Wissenschaft degradiert.
Ohne eigene Mitarbeit, ohne selbstständiges Angreifen kann niemand ein Urologe werden, … soll die Urologie nicht rosten, so darf sie nicht rasten. Sie muss fortentwickelt und zur weiteren Entwicklung und Entfaltung gebracht werden. … Ist es nicht an der Zeit, der Urologie angesichts der unbestrittenen Wichtigkeit des Gegenstandes wenigstens eine solche Stätte (d. h. **Forschungsinstitute**) zu schaffen.
Deshalb, meine Herren, lassen Sie uns in dem als gerecht erkannten Kampfe für die Selbstständigkeit der Urologie nicht erlahmen. Die Widerstände, die sich entgegenstellen, können uns nicht entmutigen, sie können uns zwar anspornen, wie uns wiederum die **Geschichte der Medizin** lehrt. Alle Sondergebiete in der Medizin haben sich ihre Stellung erkämpfen müssen, freiwillig ist ihnen nichts in den Schoß gefallen. Die Urologie hat Wurzeln geschlagen. Sorgen wir an unserem Anteil dafür, dass ihre Bodenständigkeit durch fördernde Arbeit, durch ernstes Schaffen immer mehr an Kraft gewinne!

Vielen folgenden Präsidenten der DGU und ihren Institutionen ist es zu verdanken, dass dieses Bemühen im Laufe vieler Jahrzehnte durch Erfolg gekrönt war. Es bleibt die Aufgabe der heutigen und künftigen Urologen, bei allen Bedrohungen diese Errungenschaften zu erhalten.

1913 in Berlin wird erneut *Ritter von Frisch* zum Präsidenten gewählt und mit der Ausrichtung des 5. Kongresses in Wien 1915 beauftragt. Durch den Ausbruch des Ersten Weltkrieges 1914 kommt es jedoch zu einer ersten politisch bedingten **Zäsur** in der Entwicklung der Gesellschaft.

Wissenschaft als Ausweg aus der Depression: 1921–1929

Der verlorene Erste Weltkrieg brachte umfassende Veränderungen in der politischen Struktur Europas. Österreich/Ungarn war zerfallen, das Deutsche Reich schrumpfte in neuen Grenzen. Polen war wieder ein eigenständiger Staat geworden. Überraschenderweise wirkten sich diese politischen Umwälzungen nicht auf die nahezu unveränderte Mitgliederzahl (400) als auch auf die Vielfalt der Nationalitäten der Mitglieder in der DGU aus. Die Deutsche Gesellschaft für Urologie wurde weiterhin als der wissenschaftliche Zusammenschluss der urologisch interessierten Ärzte aus dem gesamten deutschen Sprachraum (Deutschland, Deutsch-Österreich, Schweiz) gesehen mit internationalen Verflechtungen. Lediglich aus der von Deutschen 1907 mit gegründeten Internationalen Gesellschaft für Urologie wurden Deutschland und Österreich von den Siegern ausgeschlossen.

5. Kongress 1921

Der erste Nachkriegskongress fand erst 1921 als 5. Tagung unter der Präsidentschaft von *F. Voelcker* in Wien statt. Die zuvor gewählten Präsidenten *Ritter von Frisch* und *O. Zuckerkandl* waren 1917 und 1921 verstorben. Die Wissenschaft ist in diesen schwierigen Zeiten ein Hoffnungsschimmer:

» Schwer lastet die Hand der Sieger auf unserem deutschen und österreichischen Vaterlande. Unsere vorher blühenden Staatswesen sind der Verarmung anheimgefallen, mit banger Sorge schauen wir in die Zukunft. Unter diesen traurigen Verhältnissen leiden wir alle schwer. Aber die Tatsache, dass wir uns hier zu wissenschaftlicher Arbeit von neuem versammeln, strahlt hell und hoffnungsreich in dieses Dunkel. Wenn man uns noch so sehr niederhält, eines kann man uns nicht nehmen, das ist die ehrliche Freude an unserer Arbeit und **Begeisterung für unsere Wissenschaft.** Deshalb ficht es uns auch wenig an, wenn der internationale Hass in der Nachkriegszeit die ärztliche Gesellschaft anderer Länder ergriffen hat und wenn internationale medizinische Vereinigungen in ihren Statuten den Ausschluss der Deutschen und Österreicher beschlossen ... je mehr man uns noch abzusperren sucht, umso fester wollen wir, Österreicher und Deutsche, als stammverwandte Brüder in gemeinsamer Not zusammenstehen. «

Es erfolgt eine Begrüßung durch den parteilosen Bundespräsidenten M. Hainrich (1858–1940) im Namen der »**Republik Deutsch-Österreich**«. Es wird der Freude Ausdruck gegeben, dass so viele Teilnehmer aus dem Ausland erschienen sind. Zusammenschluss zur wissenschaftlichen Arbeit wird gefordert. Doch auch nationale Töne sind deutlich:

» Es ist ein erhebender Beweis für die unerschütterliche Kraft deutscher Forschung, dass weder die politischen Wirrnisse noch die wirtschaftlichen Katastrophen, die nach dem Kriege über uns hereingebrochen sind, imstande waren, die wissenschaftliche Forschung zu hemmen. «

Bei allen Verdiensten, die sich Voelcker für die Weiterentwicklung der Urologie erworben hat, so war von ihm eine Aktivität im Hinblick auf die Gründung von Lehrstühlen oder eines eigenen Facharztes für Urologie nicht zu erwarten, da er sich stets gegen die sog. »Bindestrich-Chirurgen« ausgesprochen hatte.

6. Kongress 1924

Der 6. Kongress 1924 in Berlin unter *C. Posner* macht die sozialen Probleme der damaligen Zeit deutlich. Der Einleitungsvortrag von Posner betont die »*sozialärztliche Bedeutung der Urologie*«. Aus wirtschaftlicher Not konnte der Kongress nicht wie geplant 1923, sondern erst 1924 durchgeführt werden. Enttäuschung, Entsagung, Entbehrung herrschen vor:

» Noch lastet schwerer Druck auf unserem Volke, noch sind nicht bloß materielle, sondern auch kulturelle Werte bedroht und infrage gestellt. Aber wir haben doch die leise Empfindung, als begänne sich allmählich das Dunkel zu lichten, und insbesondere, als wiche die starre, tatenlose Resignation wieder einer Entschlussfreudigkeit. «

Neben dem umfassenden wissenschaftlichen Programm, das erneut das gesamte Spektrum der Urologie umfasst, wird betont, nicht bloß auf die greifbaren Veränderungen der Organe zu achten, sondern deren **Funktion** und Anpassungsfähigkeit als Maßstab zu werten.

» **Der Begriff der Krankheit ist dem des kranken Menschen gewichen**, und auch der erkrankte Mensch wird nicht als eine zufällig gegebene Größe, sondern in all seinen Beziehungen zu Ursprung und Umwelt zu erfassen gesucht. «

Und so lautet der Slogan zahlreicher Krankenhäuser heute »Der Mensch im Mittelpunkt«. Gedankliche Aufarbeitung hat sich in plakative Wendungen entwickelt.

Die soziale Bedeutung der Urologie von der Pädiatrie bis zur Geriatrie wird erläutert. Rechtsprobleme, Berufserkrankungen in der Urologie sowie Probleme der Begutachtung und Gewerbehygiene, die sich zu einem neuen Wissenschaftsfach etablierte, werden besprochen. Hieraus wird deutlich, dass neben der Wissenschaft nun auch die wirtschaftliche Bedeutung des Faches Strukturen erfordert: Ein Ausschuss für wirtschaftliche Fragen wird gegründet. Erst nach dem Zweiten Weltkrieg entwickelt sich hieraus der **Berufsverband der Urologen** (Arbeitskreis Geschichte der Urologie 2007).

7. Kongress 1926

Die aus der Not gewachsene wissenschaftliche Blüte der 1920er Jahre zeigt sich auch auf dem 7. Kongress 1926 in Wien. Die Mitgliederzahl ist auf 560 angestiegen und hält sich auf diesem Niveau bis zum Jahre 1929. *Blum* kann feststellen:

» Die Deutsche Gesellschaft sieht sich weiterhin als Sprecherin im Zusammenschluss der deutschsprachigen Urologen. »

Doch die Ziele von *Blum* scheinen bereits 1926 darüber hinauszugehen:

» Wann immer Reichsdeutsche und Österreicher zu gemeinsamer Tätigkeit zusammentreffen, mischt sich in die ärztliche Freude an der vertrauensvollen Zusammenarbeit das innige Bedauern, dass noch immer politische Grenzen zwischen uns stehen, trotzdem die aufrichtigste freundschaftliche Zusammenarbeit und stammesbrüderliches Verstehen, besonders nach den prüfungsreichen zwölf Jahren von Krieg und Not, die hinter uns liegen – und zu einem einheitlichen, wissenschaftlichen Körper vereinigt, dem hoffentlich in nicht zu ferner Zukunft die allgemein ersehnte Vereinigung auch im vollen politischen Sinne beschieden sein wird. «

Vereinigungswünsche, die bereits 1918 bestanden und leider mit dem Versailler Vertrag zunichte gemacht wurden. Eine ausführliche Analyse hierzu findet sich in dem Beitrag von *M. Hubenstorf* (Krischel et al. 2011, S. 139–172).

Blum begrüßt die Teilnehmer aus der Schweiz, Holland, Skandinavien, Türkei, Bulgarien, Tschechoslowakei, Ungarn, USA, Russland, Frankreich, Italien, Rumänien, den Balkanländern, Japan usw. »*Ihnen verdanken wir es, dass wir eigentlich eine* **internationale Tagung für Urologie** *darstellen*«.

Erwähnenswert aus dieser Zeit ist noch, dass die Internationale Gesellschaft für Urologie noch 1914 unter *J. Israel* (1948–1926) in Berlin einen Kongress abhielt. Sie löste sich während des Krieges auf und wurde 1919 als »neue« internationale Gesellschaft gegründet mit dem Ausschluss der Urologen aus den zentraleuropäischen Staaten (d. h. Deutschland und Österreich). 1924 wurde Österreich angeboten, wieder in die internationale Gesellschaft aufgenommen zu werden. Aus Solidarität mit den reichsdeutschen Urologen wurde dies von den Österreichern abgelehnt.

8. Kongress 1928

Ein glanzvoller 8. Kongress fand 1928 unter *A. von Lichtenberg* in Berlin statt. Die deutsche Medizin hatte sich dramatisch weiterentwickelt und dadurch vielfältige internationale Kontakte geknüpft. Die **Konzentration auf die Wissenschaft** in wirtschaftlich schwierigen Zeiten hatte Deutschland zu einem Mekka der Forschung gemacht. Die deutsche Urologie genießt Weltruhm durch ihre wissenschaftlichen Beiträge und die hoch entwickelte Feinmechanik und Optik bei der Entwicklung endoskopischer Instrumente. Eine Strahlkraft, die erst in den 1970er und 1980er Jahren mit der Entwicklung perkutaner Techniken, der ESWL und dem orthotopen Blasenersatz wieder erzielt wurde.

Ein Festvortrag erinnert erneut an die Entwicklung des Zystoskops durch *Maximilian Nitze*. Durch die Beteiligung und Grußadressen aus aller Welt wird deutlich, welche Bedeutung die deutsche Urologie durch die Entwicklung des Zystoskops und die folgenden wissenschaftlichen Errungenschaften erlangt hat. Nach Paris, London und Wien wurden viele Städte in Deutschland (u. a. Halle, Hannover, Dortmund) und insbesondere Berlin **internationale Ausbildungsstätten der Urologie**.

S. Fedorov (1869–1936) aus Leningrad sagt u. a. anerkennend:

» So bildete das deutsche Genie und die deutsche Technik die Grundlage für den jetzigen hohen Stand der Nierenchirurgie. «

Prostataadenom, Prostatitis, Adnexitis, Autotransfusion von Blut, Thermotherapie (BPH), perineale Prostatektomie, Endoskopie, Urolithiasis, Fehlbildungen, postoperative Thrombosen und Embolien, Harnröhrenstrikturen, soziale Gesetzgebung, und experimentelle Urologie belegen das weite Spektrum urologischer Tätigkeit.

Von Lichtenberg fordert in seinem Referat: »**Die Urologie als klinisches Fach**« erneut, die Urologie an den Hochschulen als Lehr- und Prüfungsfach einzuführen, wie dies in vielen Ländern der Welt bereits geschehen sei.

» Die schwerste Sorge deutscher Urologen ist die Sicherung der Ausbildung des Nachwuchses, die Beschaffung der nötigen Lern- und Lehrmöglichkeiten, um die Überlieferung der schulmäßigen Erfahrung zu sichern. Es darf nicht dabei bleiben, dass die »Suprematie« der Deutschen Urologie, ihr Ruf und ihre Würde im Ausland einzig an die Person einzelner prominenter Vertreter gebunden bleibt. Man kann wohl ohne Übertreibung sagen, dass bei den heute hier gebotenen Lebensmöglichkeiten unseres Faches ein Stück einer in der ganzen Welt anerkannten, ja hoch geschätzten medizinischen Kultur zugrunde geht. Je ungünstiger die Arbeitsbedingungen sind, umso höher sind die Leistungen der deutschen Urologie einzuschätzen. Unsere beiden großen Handbücher der Urologie haben auf der ganzen Welt ungeteilte Anerkennung gefunden, unsere Zeitschriften stehen mit an der Spitze der Weltliteratur und Forscher aller Länder benutzen sie als Publikationsorgane. Eine große Reihe hervorragender Lehrbücher und Monographien sind in den letzten Jahren erschienen und legen Zeugnis ab von der wissenschaftlichen Befähigung unserer Fachgenossen. In dem bisherigen Rahmen, unter dem Protektorat der allgemeinen Chirurgie, kann sich die urologische Chirurgie nicht entsprechend entwickeln. «

Alexander von Lichtenberg stiftet dann zur Pflege der Urologie und zur Erinnerung an *Maximilian Nitze* der Deutschen Gesellschaft 5.000 Mark für einen **Maximilian-Nitze-Preis**. Dieser Preis soll alle 5 Jahre der besten, ein klinisches Thema der Urologie behandelnden, in deutscher Sprache erschienenen Arbeit zugesprochen werden.

» Diese Stiftung soll unseren Nachwuchs zum klinischen Arbeiten aneifern und ein dauerndes Zeichen meines Dankes für die Ehre sein, welche mir die Deutsche Gesellschaft für Urologie dadurch erwiesen hat, dass sie mich zu ihrem Vorsitzenden wählte. «

Über das Schicksal dieses Preises, der erstmals 1955 verliehen wurde, wird später (15. Kongress, Hamburg 1953) eingegangen (s. S. 17).

9. Kongress 1929

Bereits im folgenden Jahr 1929 folgt der 9. Kongress unter *L. Kielleuthner* in München. Hierdurch sollte eine Überschneidung mit der Tagung der Deutschen Gesellschaft der Naturforscher und Ärzte vermieden werden, da diese Gesellschaft für 1930 eine eigene Sitzung »Urologie« in Königsberg zugesagt hatte. Wie auf vielen vorangegangen Kongressen wird auch von Kielleuthner ein Referat zur Geschichte der Urologie vorangestellt. Die auch darin zum Ausdruck kommenden und bis heute irritierenden nationalistischen Töne zeugen von der damaligen Stimmung und dem heraufkommenden Unheil.

E. Ljunggren aus Stockholm, das spätere Ehrenmitglied der DGU und ein Teilnehmer aller Urologenkongresse bis in die 1980er Jahre, hält einen Vortrag über die Grawitz-Tumoren. Das hervorstechende Thema ist jedoch die Darstellung der **Ausscheidungsurographie** durch *Moses Swick* (1900–1985) und *Alexander von Lichtenberg*. Ein Höhepunkt und leider auch ein langjähriger Abschluss der deutsch-jüdischen und internationalen Kooperation in der urologischen Forschung in Deutschland. So war z. B. *Moses Swick* ein Stipendiat aus New York. *Von Lichtenberg* hatte

inzwischen in Berlin am St. Hedwig-Krankenhaus die größte urologische Klinik mit über 250 Betten aufgebaut und Patienten sowie Gastärzte aus aller Welt fanden sich in Berlin ein.

Die Tagung des Jahres 1929 sollte für lange Jahre der Abschied der deutschen Urologie aus der wissenschaftlichen Internationalität sein.

Gleichschaltung – Ausschaltung – Anpassung: Die Kongresse in der Zeit von 1933–1945

Die Kongresse in der Zeit von 1933– 1945

Im Juli 1931 kündigte man den 10. Kongress der DGU vom 1.–3.10.1931 in Wien an. Die Hauptthemen sollten sein: 1. Nieren- und Harnleitersteine sowie 2. Chirurgie der Blase, des Blasenhalses und der Harnleiter. Die Einladung von *H. Rubritius* erfolgte aus der Wiener Geschäftsstelle der Deutschen Gesellschaft für Urologie heraus, da *Rubritius* der gewählte Präsident der Gesellschaft war. Bereits im August 1931 sah er sich gezwungen, den Kongress zunächst für ein halbes Jahr zu verschieben. Im Januar 1932 wurde mit Rücksicht auf die allgemeine wirtschaftliche Lage eine nochmalige Verschiebung auf das Jahr 1933 notwendig. Mit dem Jahr 1933 änderte sich durch die Machtergreifung der Nationalsozialisten das politische und gesellschaftliche Umfeld auch für die Urologie (Krischel et al. 2011).

War die Tagung der Deutschen Gesellschaft für Urologie bis zu diesem Jahre eher eine internationale Tagung mit weltweiter Beteiligung und Konzentration auf wissenschaftliche Fragestellungen, so führten die Notjahre der Inflation und insbesondere die Machtergreifung zu einer erschreckenden Isolation und einem **Niedergang der medizinischen Ethik**.

Hatte Deutschland und auch die deutsche Urologie nach dem verlorenen Ersten Weltkrieg durch wissenschaftlichen Ernst, Bescheidenheit und Zuverlässigkeit das Vertrauen und die Zusammenarbeit in der Welt wieder gewonnen, so brach all dies durch National- und Rassenwahn in sich zusammen.

War es zunächst nicht erforderlich, einen Verein beim Amtsgericht zu melden, so musste unter späterer Gesetzgebung zur Beantragung der Gemeinnützigkeit, eine Eintragung ins Vereinsregister erfolgen. Mit dem 5. Dezember 1929 beantragten als Bevollmächtigte Sanitätsrat Dr. *Alfred Rothschild* als Kassenführer, Sanitätsrat Dr. *Arthur Lewin* als Schriftführer, die Eintragung ins Vereinsregister beim Amtsgericht Berlin-Mitte. Der offizielle Eintrag erfolgte am 8. April 1930 (Krischel et al. 2011). Bis zum Jahre 1955 ist diese eingetragene Gesellschaft außer durch die geschilderten Einladungen, Verschiebungen und amtliche Mitteilungen nicht in Erscheinung getreten (Arbeitskreis Geschichte der Urologie 2007).

Eine ausführliche Schilderung der Urologie von 1933–1945 findet sich in dem von der Deutschen Gesellschaft für Urologie herausgegebenen Buch: **»Urologen im Nationalsozialismus«** (Krischel et al. 2011).

Schon vor der Machtergreifung 1933 erklärte die NSDAP, dass »nur ein beruflich freier und ethisch hoch stehender deutscher Ärztestand – frei von jüdischem Einfluss in seinen eigenen Reihen – die Zukunftsprobleme bewältigen kann«. Es war somit sehr früh bekannt, wie man gegen Deutsche jüdischer Herkunft oder jüdischen

Glaubens vorgehen würde. Wenige Wochen nach dem 30. Januar 1933 begannen die ersten Terrorkampagnen auch gegen jüdische Ärzte und Wissenschaftler. Die SA organisierte den »Juden-Boykott«, u. a. gegen Arztpraxen. Der »National-sozialistische deutsche Studentenbund« rief zum Boykott der jüdischen Hochschullehrer an den Universitäten auf. Das Gesetz zur Wiederherstellung des Berufsbeamtentums vom 7. April 1933 gab Krankenhäusern, Gesundheitsinstitutionen und den Hochschulen die »rechtliche« Handhabe, »nichtarische« Professoren und Dozenten vorzeitig in den Ruhestand zu schicken, ihnen die Lehrbefugnis zu entziehen, um sie danach fristlos entlassen zu können. Das Ermächtigungsgesetz vom 23. März 1933 hatte die Grundlage für diese und weitere die Gesellschaft grundsätzlich verändernde Erlasse und Gesetze bereitet. Bei Wissenschaftlern mit internationalen Kontakten blieb man in den ersten Jahren etwas zurückhaltender, um internationales Ansehen, insbesondere bei der Olympiade 1936, nicht zu verspielen.

Auch die Deutsche Gesellschaft für Urologie wurde von diesen dramatischen Veränderungen nicht verschont; sie passte sich sehr geschmeidig den neuen Verhältnissen an und aus zahlreichen Unterlagen wird leider auch ein Einverständnis in vielen Bereichen mit diesem Wandel des ärztlichen Bewusstseins, der Ethik und der ärztlichen Solidarität deutlich.

Vereine und Gesellschaften wurden entdemokratisiert und gleichgeschaltet. Es folgte die Forderung nach Eliminierung zunächst der Funktionsträger und dann auch der Mitglieder »nichtarischer« Abstammung. So legte auch der geschäftsführende Vorstand der DGU mit Sanitätsrat Dr. *Arthur Lewin* und Sanitätsrat Dr. *Alfred Rothschild* seine Ämter nieder. Prof. Dr. *Hans Rubritius,* Wien, blieb weiterhin der Präsident der DGU. Als Schriftführer wurde 1934 Dr. *Bernhard Klose* und als Kassenführer Dr. *Willibald Heyn* eingetragen. Bereits im Jahre 1933 wurde *Ringleb* behördlich zum Obmann für das Fach Urologie bestimmt und die **Gesellschaft Reichsdeutscher Urologen** organisiert.

Die **Zeitschrift für Urologie** führte zunächst in ihrem Titel weiterhin die Angabe »Organ der Deutschen Gesellschaft für Urologie«. Erst im Jahre 1937 erfolgt die Angabe: »Organ der Gesellschaft Reichsdeutscher Urologen«. Ein offizieller Eintrag in ein Vereinsregister ist nach den bisher zugänglichen Unterlagen nie erfolgt.

Ein Eintreten von Mitgliedern der Deutschen Gesellschaft für Urologie für ihre jüdischen Kollegen ist nirgends belegt. Leider ist dies auch aus anderen medizinischen Fachgesellschaften kaum bekannt. Die Propaganda der Nationalsozialisten versprach den »arischen« Ärzten mit der Ausgrenzung der jüdischen Kollegen eine bessere wirtschaftliche Zukunft. Auch wird die Sympathie mit den nationalen Ideen aus den Dokumenten deutlich. Zunächst war lediglich das Schicksal renommierter urologischer

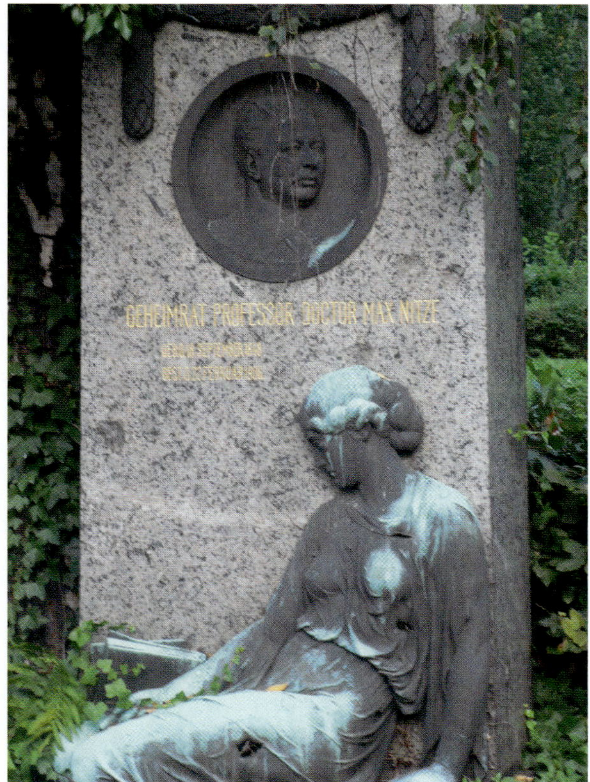

Abb. 3.1 Das Ehrengrab der DGU und der Stadt Eisenach von Maximilian Nitze (Foto J. Keyn)

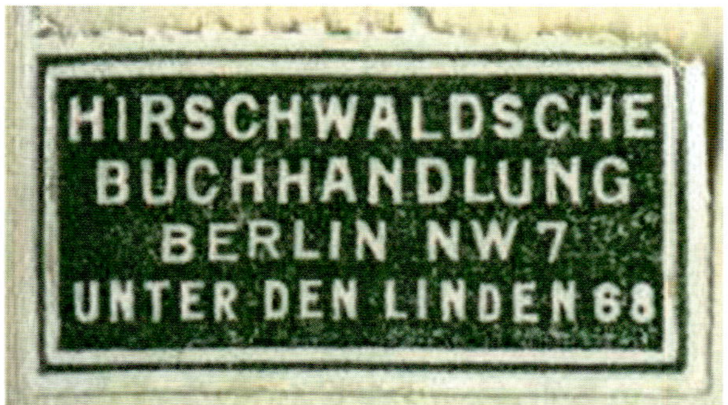

Abb. 3.2 In der Berliner »Hirschwaldsche Buchhandlung – Springer Verlag« führte Willibald Heyn unauffällig von 1933–1945 die Mitgliederliste der DGU

Professoren wie *Leopold Casper* (1859–1959), *Eugen Josef* (1879–1933), und *Alexander von Lichtenberg* (1880–1949; Arbeitskreis Geschichte der Urologie 2007) bekannt. Nach ersten Ansätzen zur Verarbeitung des Schicksals der weniger prominenten Urologen, denen die Approbation entzogen wurde, die Kassenzulassung gekündigt wurde, die deportiert und ermordet wurden, durch *Voswinkel* (2002) und *Musitelli* (2001) hat die Deutsche Gesellschaft für Urologie durch das bereits zitierte Buch (Krischel et al. 2011) das Schicksal dieser Urologen in das kollektive Bewusstsein zurückgebracht.

Heyn und *Klose* sowie *Rubritius* und *Kielleuthner* haben zwischen 1933 und 1942 die Anfragen des Amtsgerichts Berlin sehr geschickt beantwortet und damit eine Liquidierung der Gesellschaft von 1906 und den Einzug des Vermögens verhindert (s. 16. Kongress 1955).

1. Kongress der »Gesellschaft Reichsdeutscher Urologen« 1936/10. Kongress der Deutschen Gesellschaft für Urologie

1936 lädt *Ringleb* zur 1. Tagung der Gesellschaft Reichsdeutscher Urologen nach Eisenach ein, den Ort der Beisetzung von M. Nitze (Abb. 3.1). Er berichtet, dass 1934

unter *Kielleuthner*[1] es zu einer »vorläufigen Trennung« von den Urologen Deutsch-Österreichs gekommen sei. Die alte Deutsche Gesellschaft für Urologie sei »in die Brüche gegangen«. Der Hintergrund ist, dass die Rassengesetze in Österreich noch nicht galten und daher die »nichtarischen« Urologen weiterhin Mitglied der DGU in Österreich waren.

Dieser Kongress wurde in der Folgezeit (nach dem Zweiten Weltkrieg) von den damaligen Mandatsträgern zum 10. Kongress der Deutschen Gesellschaft für Urologie erklärt. Bei aller Problematik wurde diese Zählweise bis heute beibehalten.

Das Taktieren der neuen Mandatsträger wird auch darin deutlich, dass die Mitgliederliste weiterhin durch *Heyn* in der Berliner Geschäftsstelle (Hirschwaldsche Buchhandlung – Springer Verlag) geführt wird (Abb. 3.2). Ein Beitrag wird jedoch nicht erhoben und die Mitgliederzahl fällt durch Ausscheiden der jüdischen Urologen und ausländischer Urologen von nahezu 600 bis 1939 auf 131 Mitglieder ab.

2. Kongress der »Gesellschaft Reichsdeutscher Urologen« 1937/11. Kongress der Deutschen Gesellschaft für Urologie

Bereits 1937 folgt ein 2. Kongress der Gesellschaft Reichsdeutscher Urologen in Eisenach unter *E. Pflaumer*[2, 3]. Die Beteiligung von Urologen aus Argentinien, Italien, Japan, Rumänien, Schweden, der Schweiz, der Tschechoslowakei, aus Ungarn und aus Österreich überrascht. Es wird ein zeittypisches Ergebenheitstelegramm an den »Führer« gesandt. Die Argentinische Urologische Gesellschaft präsentiert eine Bronzetafel, die am 9. Oktober an *Nitzes* Grab

---

1 Z. f. Urol. (1973) 66: 453–454
2 Z. f. Urol. (1952) 45: 65–68
3 Z. f. Urol. (1957) 50: 169–171

enthüllt wird und dort auch heute noch ihren Platz in Eisenach hat (s. CD: Rede Pflaumer).

Pflaumer setzt sich erneut mit einer sehr pointierten Rede für die Etablierung der Urologie an den Hochschulen als obligatorisches **Lehr- und Prüfungsfach** ein.

H. Boeminghaus wurde zum Präsidenten für das Jahr 1938 bestimmt und mit der Organisation des 3. Kongresses der Reichsdeutschen Urologen für 1938 beauftragt. Wegen drohender Kriegsgefahr (Sudetenkrise) wurde der Kongress kurzfristig abgesagt.

Die Schizophrenie der Strukturen der deutschen Gesellschaft für Urologie wird darin deutlich, dass der bereits 1929 zum Präsidenten der DGU gewählte *H. Rubritius* offiziell bis zu seinem Tode 1943 Präsident der Gesellschaft war und gleichzeitig nach dem Anschluss Österreichs an das Deutsche Reich zum Präsidenten der Gesellschaft Reichsdeutscher Urologen für das Jahr 1939 bestimmt wurde. Dies kann auch so gedeutet werden, dass die Deutsche Gesellschaft für Urologie lediglich ihren Namen in Gesellschaft Reichsdeutscher Urologen geändert habe. Die geplanten Kongresse wurden zunächst verschoben und mussten dann wegen Kriegsausbruch definitiv abgesagt werden.

Die Archive belegen, dass eine große Zahl der während des Dritten Reiches führenden Urologen nicht nur Mitglied der NSDAP, sondern meist auch der SS waren und sich mit dem Gedankengut der Nationalsozialisten teilweise bereits seit 1926 identifizierten (Krischel et al. 2011). »Politisch habe ich mich nicht betätigt und nur das Judentum (Ärzte) bekämpft. Mit dem Herzen war ich, wie das bekannt ist, seit 1926 dabei«. Derartige Aussagen finden sich in den SS-Aufnahmegesuchen auch von Urologen.

Die veränderte politische Situation und die Präsenz der Urologen in den Parteiorganisationen hatte jedoch auch zur Folge, dass über die Einrichtung urologischer Lehrstühle an den Hochschulen durch das Reichsministerium für Wissenschaft, Erziehung und Volksbildung (Prof. Dr. *M. de Crinis*, 1889–1945) Studien angelegt wurden und *Ringleb* am 3.12.1937 als Professor auf das **Ordinariat für Urologie an der Charité** in Berlin berufen wurde. Nach den Akten der Charité gab *F. Sauerbruch* (1875–1951) seinen Widerstand gegen eine Verselbstständigung der Urologie auf, um nach dem Weggang von *Lichtenbergs* dessen »wertvolle Patienten« an die Charité zu binden. Mit dem Kriegsende 1945 wurde *Ringleb* dieses Ordinariat jedoch sofort wieder aberkannt. In der Zwischenzeit konnte sich aber am 17.2.1942 *K. Heusch* als erster an einer Medizinischen Fakultät in Deutschland nicht für Chirurgie sondern **für Urologie habilitieren**.

Der Kongress von 1937 wird derzeit als 11. Kongress der Deutschen Gesellschaft für Urologie geführt.

Verdrängung – Neugründung – Aufstieg: 1948–1961

Mit dem Ende des Zweiten Weltkrieges 1945 lagen nicht nur die meisten Krankenhäuser in Trümmern. Es begann ein mühsamer Aufbau in materieller, aber auch in wissenschaftlich-ethischer, moralischer und emotionaler Hinsicht. Der Verlust geistiger Kapazität und urologischer Kompetenz war groß. Das Erschrecken über die Willfährigkeit gegenüber den Ideen und Ansprüchen des Nationalsozialismus erlaubte auch den Urologen über viele Jahre keine ernsthafte Aufarbeitung. **Verdrängen** und **Vergessen** herrschten vor. Die fehlende Solidarität mit den vertriebenen und deportierten »nichtarischen« oder verfemten deutschen Kollegen beschämte, ließ anscheinend aber auch kein Wort des Bedauerns zu (Arbeitskreis Geschichte der Urologie 2007). Zu sehr war man beteiligt an der Durchführung des Gesetzes zur Verhütung erbkranken Nachwuchses, nicht nur beim Verfassen neuer Artikel in entsprechenden Handbüchern (Krischel et al. 2011). Auch während der ersten Tagungen der Gesellschaft in der Nachkriegszeit bleibt das Schweigen zu dieser Problematik auffällig und erschreckend.

12. Kongress 1948

Erst 1948 ergreift *Boeminghaus* die Initiative zur **Wiederbegründung** bzw. Fortsetzung der Deutschen Gesellschaft für Urologie und lädt die Urologen zu einer Tagung, die später als 12. Kongress der Deutschen Gesellschaft für Urologie geführt wird, nach Düsseldorf ein. *Boeminghaus:*

》 Die große Zahl der Teilnehmer aus allen Teilen Deutschlands – größer als wie früher je eine Urologentagung sah – zeigt eindrucksvoll, wie groß das Bedürfnis nach wissenschaftlichem Austausch ist. 《

Wenn die deutsche Medizin durch die weitgehende Isolierung über viele Jahre am wissenschaftlichen Fortschritt nur bedingt teilnehmen konnte, so ist es für die Organisatoren doch besonders erfreulich, dass bereits zu dieser Tagung Kollegen aus Schweden, England und Österreich ihre Verbundenheit bekunden. *F. May* wird mit der Durchführung der nächsten Tagung bzw. des nächsten Kongresses im Jahre 1949 in München beauftragt.

13. Kongress 1949

Am 30.09.1949 verkündete *May* als ersten Punkt der Tagesordnung: »ist die **Gründung der Deutschen Gesellschaft für Urologie** zu vollziehen«. Die unklaren Rechtsverhältnisse und die lückenhafte Dokumentation in den Archiven für die Jahre von 1933–1945 werden darin deutlich, dass *O. Kneise* berichtet: »Während des Krieges ist Geheimrat *Stoeckel*, Berlin, zum Ehrenmitglied benannt

worden. *Ringleb* hat ihm im Auftrag der urologischen Gesellschaft die Ehrenmitgliedschaft überbracht...«. Über eine Vorstandssitzung der Deutschen Gesellschaft für Urologie bzw. der Gesellschaft Reichsdeutscher Urologen ist während der Kriegsjahre jedoch nichts bekannt. Auch im Nachlass von *K. Heusch* (dem Schriftführer in diesen Jahren) im Archiv der DGU finden sich keine Hinweise.

W. Heyn berichtet über das **Vermögen** der Deutschen Gesellschaft für Urologie. *Heyn* hat am 14.12.1933 die Geschäfte des Schatzmeisters *von Rothschild* übernommen, der im Zuge der sog. Gleichschaltung von seinen Aufgaben zurücktreten musste. *Heyn* hat in Zusammenarbeit mit *Klose* das Vermögen der Gesellschaft über die kritischen Jahre gerettet. Die Liquidierung konnte er durch eine jährliche Spende von 200 Reichsmark für das sog. »Winterhilfswerk des Deutschen Volkes«, einer Stiftung öffentlichen Rechts zur Entlastung der Arbeitslosenfürsorge, der Sozialausgaben des Staates und der Stärkung der »Volksgemeinschaft«, vermeiden. Die 1949 gegründete Deutsche Gesellschaft für Urologie schwebte jedoch für einige Jahre in einem rechtsfreien Raum, da formell die 1930 ins Vereinsregister in Berlin eingetragene Gesellschaft weiter bestand.

Der Kongressbericht von 1949 demonstriert dann auch sehr deutlich, dass diese Gesellschaft sich nicht als direkte Fortsetzung der 1906 gegründeten Gesellschaft fühlte. Alle früheren Ehrenmitglieder und hier auch insbesondere die ausgegrenzten und vertriebenen »nichtarischen« Mitglieder, Ehrenmitglieder und korrespondierenden Mitglieder werden im Verzeichnis **nicht** aufgeführt. Diese »neu« gegründete Gesellschaft ist in mancher Hinsicht eher eine Fortsetzung der Gesellschaft Reichsdeutscher Urologen, was auch die Besetzung der Schlüsselpositionen erkennen lässt. Bemerkenswert sind die internationale Beteiligung und das wieder erzielte hohe wissenschaftliche Niveau. Einen breiten Raum nimmt die Diskussion um die **Ausbildung zum Facharzt für Urologie** ein. Hierbei wurde erneut deutlich, wie schwierig in Deutschland die Auseinandersetzungen mit der Chirurgie waren und dass sie teilweise bis in die heutige Zeit reichen. Zum Vorsitzenden des nächsten Kongresses (1951) in Düsseldorf wird erneut *Boeminghaus* gewählt. Durch die zwischenzeitlich erfolgte Gründung der Bundesrepublik Deutschland (23.5.1949) und der Deutschen Demokratischen Republik (7.10.1949) mussten viele Mitglieder aus der ehemaligen sowjetischen Besatzungszone ihre Teilnahme absagen.

14. Kongress 1951

Die Nachkriegsprobleme scheinen weitgehend überwunden zu sein. Der wissenschaftliche Anschluss ist in vielen Bereichen gelungen und das Spektrum der wissenschaftlichen Themen hat sich dem internationalen Niveau angeglichen. Die Attraktivität der Urologie zeigt sich an den Aufnahmegesuchen von 76 Kollegen nicht nur aus Deutschland, sondern auch aus dem Ausland.

15. Kongress 1953

Der wirtschaftliche Aufschwung führt auch zu neuen Forschungsansätzen, internationalen Kontakten und zunehmender Einsicht der Chirurgen in die eigenständige Entwicklung der Urologie. Deutlich wird dies am ersten Hauptthema des von *Heusch* geleiteten 15. Kongresses der DGU 1953 in Aachen: »Transurethrale Technik«. Der spätere Archivar *J. Keller* (1895–1970) hält ein umfangreiches Referat über die Erfindung des Blasenspiegels und *Bühler* stellt die transurethrale Technik der alten Ärzte bis zur Jahrhundertwende 1900 dar. Der spätere Nobelpreisträger *W. Forßmann* (1904–1979) beschreibt den heutigen Stand der transurethralen Technik und *W. Mauermayer* berichtet von seinen Studien über die Weiterentwicklung der transurethralen Techniken, die er nach einem längeren Studienaufenthalt in den USA gemacht hat (s. 31. Kongress 1979).

In vielen Bereichen hat die großzügige Vermittlung von Studienaufenthalten an den fortschrittlichen urologischen Kliniken der USA die Forschung an urologischen Kliniken in Deutschland angeregt.

Mit dem Kongress 1953 in Aachen wird sich die Gesellschaft in vielen Bereichen wieder ihrer **historischen Verpflichtung** bewusst und führt auch die ehemaligen Ehrenmitglieder wieder in ihrem Verzeichnis (313 Mitglieder hat die Gesellschaft zu diesem Zeitpunkt). Erneut wird von der Gesellschaft der **Maximilian-Nitze-Preis** geschaffen. Zwar wurde das von *Lichtenberg* bereits 1928 gestiftete Vermögen für den von ihm gegründeten Maximilian-Nitze-Preis 1951 in die Gesellschaft überführt; es wurde jedoch mit keinem Wort auf diesen offiziell noch immer bestehenden Preis und seinen Stifter, einem ehemaligen Präsidenten der Gesellschaft, hingewiesen (Arbeitskreis Geschichte der Urologie 2007). Die dynamische Entwicklung der Urologie in diesen Jahren ist beeindruckend, die anhaltende Verdrängung überraschend (Krischel et al. 2011). Das Grab von M. Nitze in Eisenach wird zu einem Ehrengrab der DGU erklärt und seitdem eine Renovierung angestrebt.

16. Kongress 1955

Mit dem 16. Kongress 1955 unter *P. Bischoff* in Hamburg werden die Schwierigkeiten mit dem Eintrag der 1949 gegründeten Gesellschaft ins Vereinsregister behoben. Am 4.9.1955 findet unter dem Vorsitz von *Kielleuthner* eine Mitgliederversammlung der Deutschen Gesellschaft für Urologie von 1906 statt. Der 1929 gewählte Präsident *Rubritius* war 1943 gestorben. Die anwesenden 15 Mitglieder der Gesellschaft [aus Deutschland (BRD und DDR), Italien, der Schweiz und Schweden!] beschlossen einstimmig die Auflösung der Gesellschaft. Das inzwischen auf DM umgestellte Vermögen einschließlich des Maximilian-Nitze-Preises wird übertragen. In der Folge kann am 22.11.1955 im Amtsgericht Berlin-Charlottenburg die »alte« Deutsche Gesellschaft für Urologie gelöscht werden. *Bischoff* stellt fest:

> » Damit wurde die alte Deutsche Gesellschaft für Urologie, die seit 1929 ruhte, durch allgemeinen Beschluss der alten Mitglieder aufgelöst und kann in die neue Gesellschaft für Urologie übergeführt werden. Die neue deutsche Gesellschaft für Urologie ist also die direkte Nachfolgerin, sodass **Kontinuität und Tradition der Deutschen Gesellschaft für Urologie** gewahrt sind. «

Hiermit wäre eigentlich die Gesellschaft Reichsdeutscher Urologen nicht in der Kontinuität der Gesellschaft zu sehen. Wie bereits angegeben haben jedoch die personellen Kontinuitäten dazu geführt, dass die bisher aufgeführten Versammlungen, Tagungen und Kongresse einheitlich als Kongresse der Deutschen Gesellschaft für Urologie von 1906 geführt werden.

Die Überwindung der Nachkriegsprobleme zeigt sich darin, dass unter den Korrespondierenden und Ehrenmitgliedern Kollegen aus Schweden, England, der Tschechoslowakei, Frankreich, Irland, Belgien, Bulgarien, Griechenland, Türkei, USA, Jugoslawien, der UdSSR, Italien, Brasilien und der Schweiz zu finden sind (Arbeitskreis Geschichte der Urologie 2007). Führende Urologen dieser Länder haben ihre Ausbildung zum Teil an den großen urologischen Abteilungen der kommunalen und kirchlichen Krankenhäuser in der Vorkriegszeit erhalten und kehrten gerne in das Land ihrer Ausbildungsstätten zurück.

Auf der Tagung 1955 wird auch erstmals der Maximilian-Nitze-Preis zuerkannt: Für 1953 an *H. Eufinger,* Kiel, und an *B. Weber,* Homburg (Saar). Weiterhin für das Jahr 1955 an *W. Mauermayer,* München (s. 31. Kongress 1979).

17. Kongress 1957

Die folgenden Kongresse in Wien (1957) und Berlin (1959) zeugen von der Verbundenheit der Urologen in ihrer wissenschaftlichen Arbeit, die sich über die neuen politischen Grenzen hinwegsetzt. *P. Deuticke* aus Wien wird in Hamburg zum neuen Präsidenten der DGU gewählt. Er präsidiert dem Kongress zum **50-jährigen Jubiläum** in Wien. Natürlich steht dieser Kongress im Zeichen der 50-jährigen Entwicklung der Urologie seit Gründung der DGU 1906 und ihrem ersten Kongress 1907 in Wien. *Heusch* und *May* halten historische Festvorträge, *Keller* stellt Betrachtungen an zu der medizinisch-historischen Ausstellung, die zeitgleich im Josephinum durch die Österreichische Gesellschaft für Urologie gestaltet wurde: »Die Urologie und die Wiener medizinische Schule«.

Die Wahlen zum nächsten Vorsitzenden sind ein weiteres Zeichen der anhaltenden inneren Verbundenheit der Urologen über politische Grenzen hinweg. Während der Vorstand erneut *May* aus München zum Präsidenten vorschlägt, wird *M. Stolze* aus Halle (Saale) von der Mitgliederversammlung zum Vorsitzenden gewählt und als DDR-Bürger mit der Gestaltung des Kongresses 1959 in (West)Berlin beauftragt. Damit wird zum letzten Mal der Rhythmus Wien – Berlin fortgesetzt.

18. Kongress 1959

Stolze (DDR) ist mit *Boeminghaus* (BRD) weiterhin Herausgeber der **Zeitschrift für Urologie** aus dem Verlag VEB Georg Thieme Leipzig. Diese Zeitschrift ist weiterhin (und das bis 1972) das »Organ der Deutschen Gesellschaft für Urologie«. *Stolze,* der sich als einer der wenigen nicht vom Nationalsozialismus hat vereinnahmen lassen, wagte zu sagen:

» Wir dokumentieren mit unserem Berliner Kongress mit vollem Bewusstsein und mit aller Deutlichkeit die **Zusammengehörigkeit** der beiden Sektoren und drücken damit auch den Wunsch aus, dass in absehbarer Zeit nicht nur Berlin, sondern auch unser Vaterland wieder eins werde!
… die Sorge vor einer Entfremdung der beiden Hälften des Vaterlandes hat uns die ganzen letzten Jahre nicht losgelassen. Es war uns aber immer wieder eine Freude zu sehen, mit welcher Selbstverständlichkeit wir Ärzte und Wissenschaftler innerhalb unseres Landes zusammengehören. Auf unseren Kongressen hat sich immer wieder gezeigt, dass die medizinische Wissenschaft international ist. «

Sein Wunsch sollte erst 1990 in Erfüllung gehen.

Bei aller Achtung vor dem wissenschaftlichen Fortschritt stellte *Stolze* den Kongress unter das Motto des Internisten *F. Volhard* (1872–1950): »**Die Erkenntnis von Heute ist vielleicht schon der Irrtum von Morgen**«. Betrachtet man jedoch Vorträge und Diskussionen auf den Kongressen der Deutschen Gesellschaft für Urologie im Hinblick auf ihre wissenschaftlichen Erkenntnisse und klinischen Fortschritte (s. Arbeitskreis Geschichte der Urologie 2007),so gewinnt man den Eindruck, dass die Ideen zu den wissenschaftlichen Fortschritten sehr früh, die Möglichkeiten zu ihrer technischen Entwicklung und Darstellung jedoch

erst in späteren Jahren gegeben waren. So wird es wahrscheinlich auch in der Zukunft sein (s. auch diverse Eröffnungsreden).

Beklagen wir heute auf den Kongressen der Deutschen Gesellschaft für Urologie, dass die **Abschlusssitzungen** schlecht besucht werden, so konnte Stolze feststellen:

»Ich stelle weiter fest, dass bis zum Schluss des Kongresses immer noch alle Bänke dieses Hörsaales mit geduldigen Zuhörern angefüllt sind«.

Dies kann auch als Herausforderung für die Gestalter späterer Kongresse gelten. Erneut werden Resolutionen zur Berücksichtigung der Urologie im studentischen Unterricht gefasst.

Etablierung der Urologie in der BRD und DDR

19. Kongress 1961

Der Präsident des 19. Kongresses 1961 in Köln ist der 1950 mit dem offiziellen Lehrstuhl (Ordinariat) für Urologie ernannte Prof. Dr. *C. E. Alken,* aus dem damals noch nicht zur Bundesrepublik gehörenden Saarland. Die internationale Beteiligung zeigt erneut: Wissenschaft kennt keine Grenzen! Überschattet wird der Kongress durch die politische Zäsur des **Mauerbaus in Berlin** am 13.8.1961. Die Kollegen aus der DDR konnten an dem Kongress nicht mehr teilnehmen. Eine Situation, die bis auf den »Reisekader«, insgesamt ca. 40.000 Personen, die »zuverlässig« und »politisch einwandfrei« sein mussten und im Auftrag von Betrieb oder Hochschule »Westreisen« als höchstes Privileg erhielten, bis zum Jahre 1990 bestand.

Der Wissenschaftsrat hatte inzwischen Empfehlungen zur Etablierung von Lehrstühlen für Urologie ausgesprochen. *Alken* berichtet zwar von vier urologischen Lehrstühlen in der Bundesrepublik, es handelt sich aber weiterhin – bis auf *Alkens* Ordinariat – um Abteilungen für Urologie und Extraordinariate an den chirurgischen Universitätskliniken. Erst ab 1962 werden die Ordinariate für Urologie eingerichtet. Der Facharzt für Urologie wurde bereits 1924 von der deutschen Ärzteschaft eingeführt.

Eine qualifizierte Ausbildung zum Urologen und eine dynamische Entwicklung ist nur über die wissenschaftliche Arbeit und Forschung an der Hochschule möglich. Damit wird dieses Problem für die deutsche Urologie zu einer Existenzfrage. Nierentransplantation, Kinderchirurgie, Gefäßchirurgie, Tuberkulose, Chemotherapie maligner Tumoren in der Urologie, Hormontherapie, Andrologie, sind u. a. Themen des Kongresses. Arbeitsgebiete, deren Legitimation in und für die Urologie unveränderte Aktualität hat.

Bis zum Bau der Berliner Mauer am 13.8.1961 waren viele der auf dem Gebiet der **DDR** tätigen Urologen Mitglieder der Deutschen Gesellschaft für Urologie. Kurze Zeit später musste auf Weisung des damaligen Staatssekretariats für »Hoch- und Fachschulwesen« der **Austritt** aus den wissenschaftlichen Gesellschaften der Bundesrepublik Deutschland erklärt werden. Erschreckende Parallele zur Ausgrenzung der jüdischen Urologen 1933. Nicht alle Mitglieder der DGU aus der DDR folgten diesem Aufruf, wie sich später zeigen sollte (s. 42. Kongress 1990).

1.–19. Kongress in der DDR in der Zeit von 1962–1989

Konsequenterweise erfolgte 1962 die Gründung der »Arbeitsgemeinschaft der Urologen in der DDR« in der »Deutschen Gesellschaft für Klinische Medizin«. Ab 1968 lautete der offizielle Name »Gesellschaft für Urologie der DDR in der Gesellschaft für Klinische Medizin der DDR«. Eine umfassende und korrekte Darstellung der Entwicklung der Urologie in der ehemaligen sowjetischen Besatzungszone und der DDR ist ein aktuelles Programm mit dem Institut für Geschichte, Theorie und Ethik der Medizin (Prof. *Fangerau, M. Krischel*) der Universität Ulm und dem Arbeitskreis Geschichte der Urologie der Akademie der deutschen Urologen (*Konert, Moll, Schultheiss et al.*).

Zunächst kann lediglich ein Überblick über die Tagungen und Kongresse gegeben werden.

- 1. Tagung, 15.–16.06.1962, Stralsund, Prof. Dr. G.W. Heise
- 2. Tagung, 07.–08.12.1962, Berlin, Prof. Dr. G.W. Heise
- 3. Tagung, 06.–07.06.1963, Eisenach, Prof. Dr. E. Hienzsch
- 4. Tagung, 05.–07.12.1963, Berlin, Prof. Dr. E. Hienzsch
- 5. Tagung, 20.–24.05.1964, Wernigerode, Dr. K. Lange
- 6. Tagung, 19.–21.11.1964, Magdeburg, Dr. K. Lange
- 7. Tagung, 20.–24.10.1965, Kühlungsborn, Dr. K. Lange
- 8. Tagung, 01.–04.06.1966, Görlitz, Dr. H.J. Hertkens
- 9. Tagung, 04.–08.06.1968, Dresden, Prof. Dr. K. Kirsch
- 10. Tagung, 26.–30.05.1970, Halle, Prof. H. Rockstroh
- 11. Kongress, 23.–27.05.1972, Berlin, Prof. Dr. M. Mebel
- 12. Kongress, 28.05.–01.06.1974, Weimar, Prof. Dr. M. Mebel
- 13. Kongress, 08.–12.06.1976, Karl-Marx-Stadt, Dr. W. Kaden
- 14. Kongress, 16.–20.05.1978, Rostock, Prof. Dr. C. Erdmann
- 15. Kongress, 27.–30.05.1980, Schwerin, Dr. H. Schott
- 16. Kongress, 01.–05.06.1982, Magdeburg, Prof. Dr. G.W. Müller
- 17. Kongress, 05.–08.06.1984, Leipzig, Prof. Dr. F. Dietrich
- 18. Kongress, 23.–27.03.1986, Halle, Prof. Dr. L. Albert
- 19. Kongress, 08.–11.11.1988, Erfurt, Prof. Dr. H. Battke

Der 20. Kongress der Gesellschaft für Urologie der DDR war für den 27.–30.11.1990 in Berlin geplant.

Aufgrund der veränderten politischen Situation seit 1961 tagten die Urologen der DDR zunächst unter sich. Es wurden zunehmend auch Kollegen aus den sog. »sozialistischen Bruderländern« eingeladen. Der stürmische Fortschritt der urologischen Forschung in den westlichen Ländern brachte dann aber bald die Einsicht, die Erfahrungen von Kollegen aus den »kapitalistischen Staaten« einzubringen. Eine kleine Delegation aus der Bundesrepublik konnte damit regelmäßig Kontakte und Freundschaften pflegen. Auch institutionell blieben Verflechtungen zwischen der Urologie der DDR und der BRD erhalten. So war *Boeminghaus* bis 1972 weiter Herausgeber der Zeitschrift für Urologie und *J. Keller* aus Dresden gleichzeitig Archivar der DGU und Schriftführer in der DDR. *Stolze* aus Halle fungierte lange Zeit als Ausschussmitglied der DGU und *Hienzsch* aus Jena war in den ersten Jahren noch zweiter Schriftführer der DGU.

Mit dem Vorsitz von *M. Mebel* 1972, der in diesem Jahr ebenfalls Mitglied im Präsidium des ZK der SED wurde, verschärfte sich die Trennung und *Boeminghaus* wurde der Vertrag als Mitherausgeber der Zeitschrift für Urologie gekündigt: Eine Parallele zu der Streichung von *A. von Lichtenberg* und *L. Casper* aus dem Herausgebergremium im Jahre 1933.

20.–30. Kongress 1963–1978

Auf dem 19. Kongress in Köln wurde erneut die enge Verbundenheit mit den österreichischen Urologen deutlich. *R. Übelhör* wurde zum neuen Präsidenten gewählt, der dann den 20. Kongress 1963 in Wien leitete.

Es folgte der 21. Kongress 1965 (*H. Dettmar*) in Düsseldorf; der 22. Kongress 1968 (*W. Brosig*) in Berlin, der 23. Kongress 1970 (*W. Staehler*) in Baden-Baden und der 24. Kongress 1972 (*H.K. Büscher*) in Hannover. Es wurde aufgrund der rasanten Entwicklung der Urologie und der intensiven klinischen und experimentellen Forschung beschlossen, Kongresse zukünftig jährlich im Herbst zu veranstalten. So folgte bereits 1973 der 25. Kongress (*W. Lutzeyer*) in Aachen. Der 26. Kongress in München (*E. Schmiedt*), der 27. Kongress 1975 in Düsseldorf (*D. Zoedler*), der 28. Kongress 1976 in Innsbruck (*H. Marberger*) mit der letztmaligen Kongressgestaltung in Österreich. Es folgen der 29. Kongress 1977 in Stuttgart (*F. Arnholdt*) sowie der 30. Kongress 1978 in Essen (*P. Mellin*) (s. CD).

31.–41. Kongress 1979–1989

Ab dem 31. Kongress finden sich die **Kongressdaten**, das **Curriculum vitae**, ein **Portraitfoto** und die **Eröffnungsrede** der Präsidenten in dem vorliegenden Buch.

Bis zum 42. Kongress 1990 fanden die Veranstaltungen am klinischen Wirkungsort der Präsidenten statt. Ab dem 43. Kongress war dies eher die Ausnahme, da durch die Entwicklung nur noch wenige Städte Räumlichkeiten anbieten konnten, an denen die großen Industrieausstellungen und die vielfältigen wissenschaftlichen Vorträge und Postersitzungen durchgeführt werden konnten.

Vereinigung – Sicherung des Status der Urologie – Klinik · Lehre · Forschung: 1990–2012

Der 42. Kongress vom 26.–29.10.1990 in Hamburg unter dem Präsidium von *J. Kaufmann* ist unter den bis heute organisierten und routiniert durchgeführten Kongressen hervorzuheben.

42. Kongress 1990 – »Vereinigungskongress«

Dem Fall der Mauer 1989 folgten neue politische Konstellationen, auf die die Fachgesellschaften reagieren mussten.

Nach umfangreicher intensiver Vorbereitung durch *G. W. Müller* aus Magdeburg für die Gesellschaft der DDR und *R. Ackermann* als Generalsekretär der DGU sowie von *W. Zacher* für den Berufsverband DDR und *K. Schalkhäuser* für den Berufsverband BRD erhielt der **42. Kongress in Hamburg 1990** unter *J. Kaufmann* historische Bedeutung (Abb. 6.1). Am 22.3.1990 wurde *Müller* von der Mitgliederversammlung in der DDR damit beauftragt, Verhandlungen über eine »**baldmögliche Vereinigung**« der beiden Gesellschaften zu führen. Eine gleiche Entschließung erfolgte in dem gerade gegründeten Berufsverband der DDR (Arbeitskreis Geschichte der Urologie 2007).

Nach dem Volkskammerbeschluss vom 23.8.1990 und dem Einigungsvertrag vom 31.08.1990 wurde am 03.10.1990 der Beitritt der DDR in die BRD vollzogen. Von 300 Urologinnen und Urologen aus der DDR konnten 131 mit Unterstützung von DGU, BDU und dem Deutschen Akademischen Austauschdienst an dem Kongress 1990 teilnehmen. Die Tagesordnung der Generalversammlung soll über die Aufnahme sämtlicher Mitglieder der Gesellschaft der DDR (»so gewünscht«) abstimmen. In der Diskussion werden auch Bedenken gegen die ungeprüfte Aufnahme aller Mitglieder, insbesondere durch in die BRD gewechselte Mediziner, geäußert. Mit überwältigender Mehrheit wird der Antrag jedoch angenommen. In der Folgezeit verschickt der Generalsekretär *R. Ackermann* ein der Situation sehr sensibel angepasstes Schreiben an die Mitglieder der ehemaligen Gesellschaft für Urologie der DDR zur Aufnahme in die DGU. Wenige lehnen dieses Angebot brüsk ab. Die Mehrheit stimmt dem Angebot mit Freude zu. Beachtenswert sind aber auch Schreiben von Kollegen aus der ehemaligen DDR, die darüber verwundert sind, dass sie aus der Deutschen Gesellschaft für Urologie ausgetreten seien. Sie hatten sich geweigert, dem Aufruf von 1962, aus der DGU auszutreten, zu folgen. Die Folge war allerdings damals, dass sie nicht mehr zu Tagungen in der DDR eingeladen wurden oder ihrer Ämter verlustig gingen. Wieso die Mitglieder aus der DDR seit 1970 nicht mehr im Mitgliederverzeichnis der DGU aufgeführt wurden, konnte bisher nicht geklärt werden.

1999 wurde erstmals ein Urologe aus den neuen Bundesländern, *J. Schubert*, zum Präsidenten gewählt und mit der Durchführung des **52. Kongresses** in Dresden

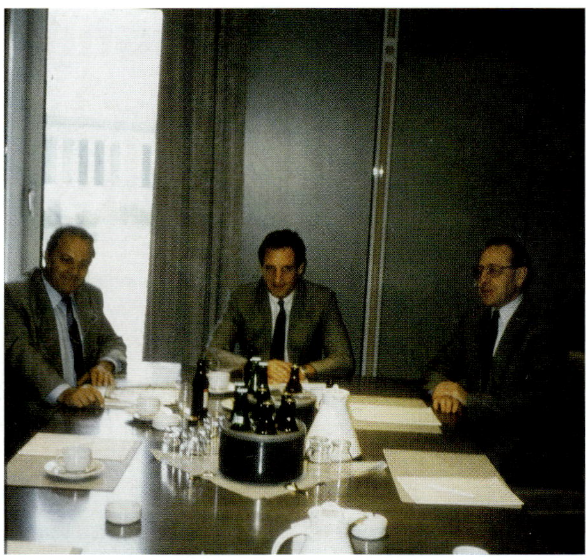

Abb. 6.1 Ackermann (BRD), Kaufmann (BRD) sowie Müller (DDR) führten 1990 in Düsseldorf die Verhandlungen zur Vereinigung der Gesellschaften

beauftragt. Dieses Vorhaben scheiterte durch den dann beschlossenen Bau der sog. »Gläsernen Fabrik« der Volkswagenwerk AG auf dem vorgesehenen Kongressgelände in Dresden. Der Kongress wurde nach Hamburg verlegt.

59. Kongress 2007 – »Traum und Wirklichkeit«

Für 2007 war seit mehreren Jahren der **59. Kongress** in Wien als Jubiläumskongress in Zusammenarbeit mit der Österreichischen Gesellschaft für Urologie und Andrologie geplant. Als ein Tagungsort war das erhaltene Haus der Gesellschaft der Ärzte/Billroth-Haus vorgesehen. Hier wurde bereits 1907 der 1. Kongress der DGU abgehalten (Abb. 1.1). Für die DGU nicht nachvollziehbare und nicht beeinflussbare Einwände durch den Ehrenkodex der Pharmazeutischen Industrie führten am 10.4.2007 zu der bedauerlichen Notwendigkeit, den Kongress nach Deutschland (Berlin) zu verlegen.

Das Konzept von Präsident Prof. *Hertle* (Deutschland) und Co-Präsident Prof. *Stackl* aus Österreich wurde jedoch beibehalten (Abb. 6.2).

60.–64. Kongress: 2008–2012

Der **60. Kongress** (R. Horsch) kehrte **2008** an den Gründungsort der DGU – Stuttgart – zurück.

Die Durchführung eines Kongresses in den neuen Bundesländern gelang dann mit dem **61. Kongress 2009**

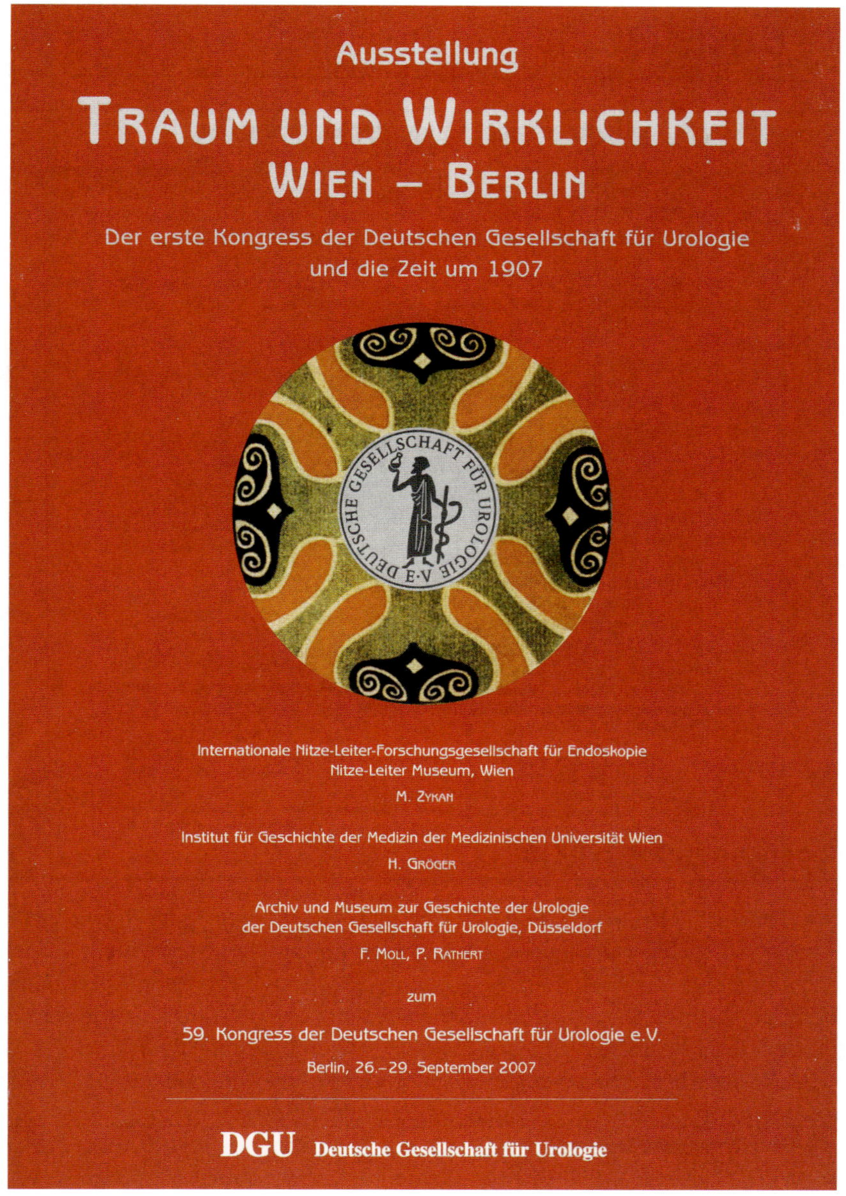

Abb. 6.2 Broschüre zur historischen Ausstellung »Traum und Wirklichkeit«

(*M. Wirth*) in Dresden. Der große Erfolg sowie die hohe Teilnehmerzahl als auch die Attraktivität von wissenschaftlicher Seite und von Seiten der Industrie haben inzwischen dazu geführt, dass der **64. Kongress 2012** in Leipzig stattfindet (*S.T. Müller*) sowie bereits der **65. Kongress** (*M. Stöckle*) für 2013 erneut in Dresden geplant ist.

In den folgenden Jahren nimmt der **Umfang der Kongresse** ungeahnte Dimensionen an. Werden in der Bundesrepublik einige der großen medizinischen Tagungen und Kongresse aufgrund mangelnder Teilnahme eingestellt (**Abb. 6.3**), so verzeichnen die Kongresse der Deutschen Gesellschaft für Urologie zunehmende Teilnehmer- und Ausstellerzahlen. Postersitzungen, Satellitensymposien, Diskussionsforen erweitern die Konzepte der Kongresse. Programmkommissionen werden erforderlich zur Sichtung der Vielzahl von Vortragsanmeldungen. Die Mitgliederzahlen der Gesellschaft steigen von 1500 über 3000 auf 3500 im Jahre 2001 und schließlich auf die nicht erwartete **Mitgliederzahl von über 5000**.

Der **60.–63. Kongress** hielten das erreichte hohe Niveau, die Akzeptanz, Innovation und wissenschaftliche Qualität.

Unter stets angepassten organisatorischen **Strukturen** in Geschäftsstelle, Verwaltung, Finanzierung und Vorstand ist zu erwarten, dass die Stellung der Kongresse der DGU behauptet wird.

Briefe an die Herausgeber

Worüber sich Urologen aussprechen

Der Wissenschaftsjournalismus hat in der F.A.Z. gute Tradition, und Rainer Flöhl begleitet die Medizin informiert und kritisch-wohlwollend. Die Schadenfreude über das „sanfte Entschlafen" der Karlsruher Therapiewoche und die generelle Kritik an überregionalen Kongressen trifft jedoch nicht so pauschal zu (F.A.Z. vom 6. Oktober).

Der am Monatsanfang in Wiesbaden abgehaltene Kongreß der Deutschen Gesellschaft für Urologie erfreute sich eines zunehmenden Zuspruchs und würde zum größten Urologenkongreß Europas. Noch nie haben so viele Industrieunternehmen auf dem Kongreß ausgestellt. Auch erhöhte Standgebühren für die Industrie und Teilnehmergebühren bis zu 420 Mark als auch gesonderte Gebühren für Seminare haben die Urologen nicht abschrecken können. Wieso? Pharmafirmen und Industrietechnik haben nur hier die Möglichkeit, ihre Produkte im Vergleich darzustellen und Tausende von Medizinern zu informieren. Kritische Vergleiche sind möglich. Das Konzept der wissenschaftlichen Präsentationen wurde nicht nur von deutschen, sondern auch von internationalen Experten (teils auf englisch) vermittelt. Der enge nationale Horizont wurde überwunden. Kontroverse Standpunkte wurden in ausgedehnten Streitgesprächen vertieft, Kritik wurde herausgefordert, die Ökonomie beachtet. Der Praktiker hatte Gelegenheit, die angelesenen Entwicklungen und die von Pharma- und Industriereferenten propagierten Produkte subtiler Analyse zu unterziehen. Dies spart Kosten, vermeidet voreilige Übernahme ungesicherter Verfahren und vermag zum Beispiel die unsägliche Merkantilisierung der Wärmetherapie der Prostata ins rechte Licht zu setzen. Das Konzept muß stimmen, es muß wissenschaftlich und praktisch sein. Dann sind medizinische Kongresse weiter finanzierbar (ohne Anbiederung an Sponsoren) und werden weiter ein zentraler Punkt der Fortbildung bleiben.

Professor Dr. med. Peter Rathert,
Klinik für Urologie und Kinderurologie,
Düren

Abb. 6.3 Frankfurter Allgemeine Zeitung vom 06.11.1993

Deutsche Urologenkongresse 1907–2012

In den Gesellschaften (DGU 1, GRDU, DGU 2 und GUDDR), die die 64 Kongresse der Deutschen Gesellschaft (und 19 Kongresse der Urologengesellschaft der DDR) durchführten, spiegelt sich auch das dramatische **Schicksal Deutschlands** insbesondere im 20. Jahrhundert. Der 1.–9. Kongress von 1906–1924 wurde von der neu gegründeten Deutschen Gesellschaft für Urologie durchgeführt. Die als 10. und 11. Kongress titulierten Veranstaltungen von 1933 bis 1937 waren Tagungen der Gesellschaft Reichsdeutscher Urologen, einer Vereinigung, die unter dem Druck des Nationalsozialismus entstand und deren Rechtsstatus bis heute unklar geblieben ist. Der 12.–15. Kongress von 1948–1953 wurde im Grunde von einer illegitimen Deutschen Gesellschaft für Urologie veranstaltet, die erst mit dem 16. Kongress und dann bis zum 41. Kongress 1955–1989 einen rechtsverbindlichen Status mit Eintragung ins Vereinsregister bekam. Parallel hierzu führten die Urologen der DDR von 1962–1989 ihren 1.–19. Kongress durch. Ab dem 42. Kongress 1990 bis heute gestaltet die (Gesamt-)Deutsche Gesellschaft für Urologie die Kongresse.

- 1.–9. Kongress 1906–1924 Deutsche Gesellschaft für Urologie
- 10.–11. Kongress 1933–1937 Gesellschaft Reichsdeutscher Urologen
- 12.–15. Kongress 1948–1953 »Deutsche Gesellschaft für Urologie« (Illegitim)
- 16.–41. Kongress 1955–1989 Deutsche Gesellschaft für Urologie (BRD)
- 1.–19. Kongress 1962–1989 Gesellschaft für Urologie der DDR
- 42.–64. Kongress 1990–2012 Deutsche Gesellschaft für Urologie (D)

Über mehrere Jahrzehnte hat sich der Kongress der Deutschen Gesellschaft für Urologie als einer der bedeutendsten Urologentagungen neben der Amerikanischen Gesellschaft für Urologie und der Europäischen Gesellschaft für Urologie behauptet. Es bleibt zu hoffen, dass weder Kriege noch politische Konstellationen in der Zukunft eine Änderung herbeiführen.

Die Deutsche Gesellschaft für Urologie war und ist die bedeutsamste Grundlage für die Entwicklung und Etablierung einer wissenschaftlich fundierten, qualitativ exzellenten und patientennahen sowie patientengerechten Urologie in Deutschland.

Ausblick:
Kongresse 2013–2015

Die Zukunft scheint für die Deutsche Gesellschaft
für Urologie gesichert:
65. Kongress 25.–28.09.2013 in Dresden
Präsident Prof. Dr. M. Stöckle
66. Kongress 01.–04.10.2014 in Düsseldorf
Präsident Prof. Dr. J. Fichtner
67. Kongress 2015 in Hamburg

Portraits der Präsidenten
in Bild, Vita und Eröffnungsreden

**1. Kongress der Deutschen Gesellschaft für Urologie – Wien,
02.–05.10.1907**
Prof. Dr. A. Ritter von Frisch

**2. Kongress der Deutschen Gesellschaft für Urologie – Berlin,
19.–22.04.1909**
Prof. Dr. O. Zuckerkandl

**3. Kongress der Deutschen Gesellschaft für Urologie – Wien,
11.–13.09.1911**
Prof. Dr. O. Zuckerkandl

**4. Kongress der Deutschen Gesellschaft für Urologie – Berlin,
28.09.–01.10.1913**
Prof. Dr. L. Casper

**5. Kongress der Deutschen Gesellschaft für Urologie – Wien,
29.09.–01.10.1921**
Prof. Dr. F. Voelcker

**6. Kongress der Deutschen Gesellschaft für Urologie – Berlin,
01.–04.10.1924**
Prof. Dr. C. Posner

**7. Kongress der Deutschen Gesellschaft für Urologie – Wien,
30.09.–02.10.1926**
Prof. Dr. V. Blum

**8. Kongress der Deutschen Gesellschaft für Urologie – Berlin,
26.–29.09.1928**
Prof. Dr. von Lichtenberg

**9. Kongress der Deutschen Gesellschaft für Urologie – München,
26.–28.09.1929**
Prof. Dr. L. Kielleuthner

10. Kongress der Deutschen Gesellschaft für Urologie – Eisenach, 01.–03.10.1936
Prof. Dr. O. Ringleb

11. Kongress der Deutschen Gesellschaft für Urologie – Eisenach, 07.–09.10.1937
Prof. Dr. E. Pflaumer

12. Kongress der Deutschen Gesellschaft für Urologie – Düsseldorf, 15.–17.09.1948
Prof. Dr. H. Boeminghaus

13. Kongress der Deutschen Gesellschaft für Urologie – München, 29.09.–01.10.1949
Dr. F. May

14. Kongress der Deutschen Gesellschaft für Urologie – Düsseldorf, 19.–21.09.1951
Prof. Dr. H. Boeminghaus

15. Kongress der Deutschen Gesellschaft für Urologie – Aachen, 21.–25.09.1953
Doz. Dr. habil. K. Heusch

16. Kongress der Deutschen Gesellschaft für Urologie – Hamburg, 02.–06.09.1955
Dr. P. Bischoff

17. Kongress der Deutschen Gesellschaft für Urologie – Wien, 02.–07.09.1957
Prof. Dr. P. Deuticke

18. Kongress der Deutschen Gesellschaft für Urologie – Berlin, 07.–12.09.1959
Prof. Dr. M. Stolze

19. Kongress der Deutschen Gesellschaft für Urologie – Köln, 04.–06.09.1961
Prof. Dr. C.E. Alken

1.–19. Kongress in der DDR von 1962–1989

20. Kongress der Deutschen Gesellschaft für Urologie – Wien, 16.–19.09.1963
Prof. Dr. R. Übelhör

21. Kongress der Deutschen Gesellschaft für Urologie – Düsseldorf, 06.–09.09.1965
Prof. Dr. H. Dettmar

22. Kongress der Deutschen Gesellschaft für Urologie – Berlin, 23.–26.10.1968
Prof. Dr. W. Brosig

23. Kongress der Deutschen Gesellschaft für Urologie – Baden-Baden, 27.–31.10.1970
Prof. Dr. W. Staehler

24. Kongress der Deutschen Gesellschaft für Urologie – Hannover, 13.–16.09.1972
Prof. Dr. H.K. Büscher

25. Kongress der Deutschen Gesellschaft für Urologie – Aachen, 17.–20.10.1973
Prof. Dr. W. Lutzeyer

26. Kongress der Deutschen Gesellschaft für Urologie – München, 24.–26.10.1974
Prof. Dr. E. Schmiedt

27. Kongress der Deutschen Gesellschaft für Urologie – Düsseldorf, 01.–04.10.1975
Dr. D. Zoedler

28. Kongress der Deutschen Gesellschaft für Urologie – Innsbruck, 27.09.–01.10.1976
Prof. Dr. H. Marberger

29. Kongress der Deutschen Gesellschaft für Urologie – Stuttgart, 21.–24.09.1977
Prof. Dr. F. Arnholdt

30. Kongress der Deutschen Gesellschaft für Urologie – Essen, 20.–23.09.1978
Prof. Dr. P. Mellin

31. Kongress der Deutschen Gesellschaft für Urologie – München, 17.–20.10.1979   – 35
Prof. Dr. W. Mauermayer

**43. Kongress der Deutschen Gesellschaft für Urologie – Berlin,
18.–21.09.1991   – 149**
Prof. Dr. Th. Senge

**44. Kongress der Deutschen Gesellschaft für Urologie – München,
09.–12.09.1992   – 157**
Prof. Dr. R. Hartung

**45. Kongress der Deutschen Gesellschaft für Urologie Wiesbaden,
29.09.–02.10.1993   – 165**
Prof. Dr. H. Melchior

**46. Kongress der Deutschen Gesellschaft für Urologie – Stuttgart,
14.–17.09.1994   – 175**
Prof. Dr. R. Hautmann

**47. Kongress der Deutschen Gesellschaft für Urologie – Hamburg,
22.–23.09.1995   – 183**
Prof. Dr. U. Jonas

**48. Kongress der Deutschen Gesellschaft für Urologie – Düsseldorf,
16.–19.10.1996   – 195**
Prof. Dr. R. Ackermann

**49. Kongress der Deutschen Gesellschaft für Urologie – Wiesbaden,
24.–27.09.1997   – 203**
Prof. Dr. G. Ludwig

**50. Kongress der Deutschen Gesellschaft für Urologie – Hamburg,
23.–26.09.1998   – 211**
Prof. Dr. H. Huland

**51. Kongress der Deutschen Gesellschaft für Urologie – Wiesbaden,
22.–25.09.1999   – 219**
Prof. Dr. K. Stockamp

**52. Kongress der Deutschen Gesellschaft für Urologie – Hamburg,
20.–23.09.2000   – 225**
Prof. Dr. J. Schubert

**53. Kongress der Deutschen Gesellschaft für Urologie –Düsseldorf,
19.–22.09.2001   – 231**
Prof. Dr. H. Rübben

31. Kongress der Deutschen Gesellschaft für Urologie – München, 17.–20.10.1979

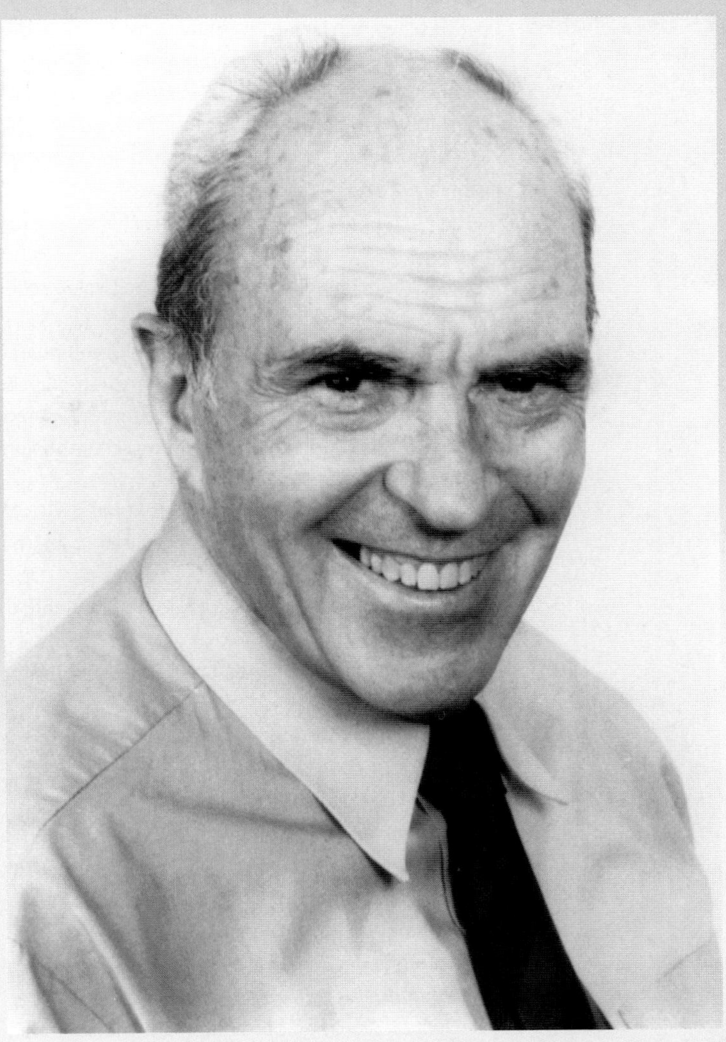

Prof. Dr. med. Dr. Ing. h.c. Wolfgang Mauermayer

Prof. Dr. med. Dr. Ing. h.c. Wolfgang Mauermayer (◻ Abb. 8.1)

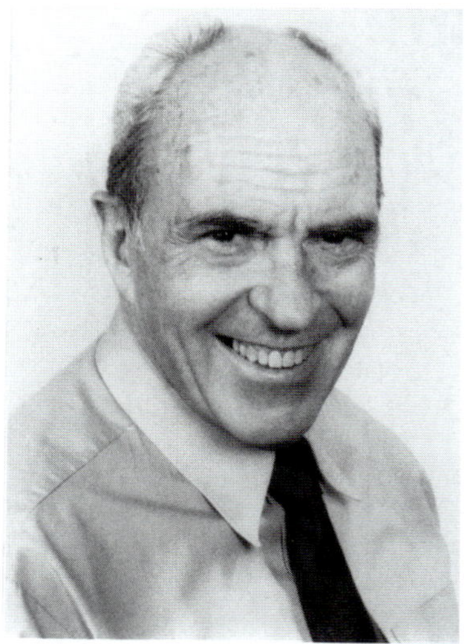

◻ **Abb. 8.1** Prof. Dr. med. Dr. Ing. h.c.
Wolfgang Mauermayer[1]

---

1 Urologe [A] 24, 2

Curriculum vitae (nach Angaben von Frau A. Mauermayer)

Geboren am 02.06.1919 in München, als Sohn des Kunstmalers Heinrich Mauermayer und der Opernsängerin und Gesangspädagogin Prof. Else Mauermayer
geb. Wulle. Verheiratet mit Aloisia Mauermayer (geb. Kratzer), zwei Kinder,
Andreas und Constanze

1938	Gymnasium Schloss Salem
1939	Nach schwerem Unfall im Militärdienst Studium der Medizin an den Universitäten Erlangen, Würzburg und München
1945	Staatsexamen und Promotion in München, interne und chirurgische Ausbildung in der Privatklinik Prof. Dr. v. Bornhardt (München)
1948	Assistenzarzt am Urologischen Krankenhaus der Stadt München, Chefarzt Prof. Dr. May
1951/52	Studienaufenthalt in den USA (Aufenthalte bei Flocks, Barnes, Nesbit, Belt u. a.)
1952	Facharzt für Urologie und Oberarzt am Urologischen Krankenhaus München rechts der Isar
1955	Maximilian-Nitze-Preis der Deutschen Gesellschaft für Urologie: »Das Problem der Blutstillung bei transurethralen Eingriffen«
1962	Buchveröffentlichung: »Die Transurethralen Operationen«
1963	Berufung zum Chefarzt an die Urologische Abteilung des Krankenhauses rechts der Isar
1969	Habilitation an der Medizinischen Fakultät der TU München mit dem Thema: »Möglichkeiten und Grenzen der organerhaltenden Steinchirurgie der Niere«
1970	Ordentlicher Professor für Urologie am Krankenhaus rechts der Isar der TU München
1974	Ernennung zum Commendatore der Republik Italien. Bezug der neuen urologischen Klinik
1977	1. Kursus für transurethrale Operationstechniken, dem zahlreiche Kurse in München bis heute folgten
1979	Präsident der Deutschen Gesellschaft für Urologie Ernennung zum Ehrenmitglied des Berufsverbandes der Deutschen Urologen, der Österreichischen Gesellschaft für Urologie und der Italienischen Gesellschaft für Urologie
1979	Verleihung des Bayerischen Verdienstordens
1982	Ernennung zum Ehrenmitglied der Bayerischen Urologenvereinigung Erscheinen der Operationslehre: »Die Transurethralen Operationen« Verleihung der Edith-v.-Bergmann-Plakette der Deutschen Ärzteschaft
1985	Ehrenmitglied der Deutschen Gesellschaft für Urologie Emeritierung
1986	Ernennung zum Dr. Ing. h.c. durch die Universität der Bundeswehr in München Am 06. August 1994 verstarb Wolfgang Mauermayer in München

Nachdem der generellen Verbreitung der transurethralen Resektionstechniken der Prostata in Deutschland durch die komplikationsreichen Demonstrationen von Maximilian Stern (USA) in Berlin (Arbeitskreis Geschichte der Urologie 2007) keine größere Akzeptanz beschieden war, so war es insbesondere auch Mauermayers Verdienst, diese Techniken nach dem 2. Weltkrieg standardisiert zu lehren und zur Akzeptanz zu verhelfen (Abb. 8.2). Ein Verdienst, das auch Hösel in Ulm und Reuter in Stuttgart zugerechnet werden muss.

Seit 1999 wird der Wolfgang-Mauermayer-Preis des Arbeitskreises BPH der Akademie der Deutschen Urologen vergeben. Zunächst gestiftet von MSD Sharp und Dohme GmbH, seit 2009 von Glaxo Smith Kline.

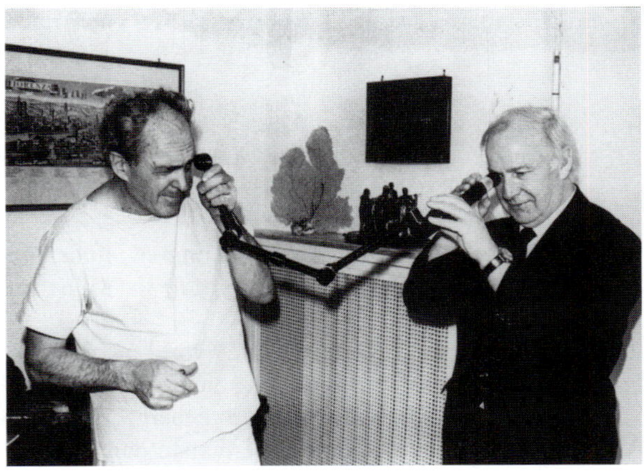

 Abb. 8.2 Prof. Dr. Dr. h.c. Harold Hopkins demonstriert Mauermayer das Urmodell der von ihm erfundenen »Gliederoptik« (»Lehrspion«) mit dem Stablinsensystem im Jahre 1974

- **Eröffnungsrede zum 31. Kongress 1979 von Prof. Dr. med. W. Mauermayer** (◼ Abb. 8.3)

Meine sehr verehrten Damen und Herren!
Zur Eröffnung des XXXI. Kongresses der Deutschen Gesellschaft für Urologie heiße ich Sie herzlich willkommen!

Der Deutsche Urologenkongreß findet in diesem Jahr zum vierten Mal in München statt.

Die erste Tagung, die 1929 von Ludwig Kielleuthner geleitet wurde, hat medizinhistorisches Interesse. Alexander von Lichtenberg, der bedeutende Berliner Urologe, berichtete damals über die ersten Erfahrungen, die er mit der intravenösen Pyelographie gemacht hat. Diese Methode, durch die die Röntgendarstellung der Harnorgane ohne instrumentelle Hilfsmittel möglich wurde, hat sich von da an weltweit durchgesetzt. Wir können daher heuer den 50. Jahrestag dieser großen Entdeckung feiern. Erst seit dieser Zeit war es möglich, daß auch Nicht-Urologen, z. B. Radiologen oder Internisten, die Harnorgane röntgenologisch untersuchen konnten.

Die zweite Tagung in München wurde 20 Jahre später unter dem Vorsitz von Ferdinand May abgehalten. Ebenso wie beim ersten Kongreß war der Hörsaal des Anatomischen Instituts der Tagungsort. Damals, vier Jahre nach Kriegsende, war alles sehr schlicht und ohne großen Aufwand. Die Tagung aber, die ich als junger Assistent von May miterlebt habe, war deswegen nicht weniger bedeutend als die vorgehende. Die großen Meister der deutschen Urologie waren anwesend. Völcker, Pflaumer und Kielleuthner nahmen am Kongreß teil und wurden von uns Jungen bestaunt. Die geistreiche Damenrede von Schlagintweit ist mir noch heute in lebhafter Erinnerung. Am meisten hat mich aber die Diskussion zwischen Franz Volhardt und Niels Allwall beeindruckt, in der recht lebhaft das Für und Wider der extrakorporalen Dialyse besprochen wurde. Welche Bedeutung die künstliche Niere in späteren Jahren erlangen sollte, war damals nur in Umrissen zu ahnen.

Die dritte Tagung unserer Gesellschaft in München fand 1974 unter dem Vorsitz von Egbert Schmiedt statt. Die stark angewachsene Teilnehmerzahl war gerade noch im großen Saal eines Münchner Hotels unterzubringen. Wir haben damals über die iatrogene Harnröhrenstriktur und ihre Vermeidung gesprochen. Dies hat später weitere Arbeiten und technische Innovationen stimuliert.

Mit diesen wenigen Worten der Einleitung wollte ich nur kurz den Rahmen andeuten, der sich um München als Kongreßort unserer Gesellschaft spannt.

Erlauben Sie mir bitte, daß ich nun unsere Ehrengäste begrüße: Es ist für uns alle eine besondere Ehre, daß der bayerische Staatsminister für Unterricht und Kultus, Herr Professor Dr. Hans Maier, gekommen ist, um anschließend zu uns zu sprechen. Ich begrüße ferner Herrn Bürgermeister Dr. Zehetmeier von der Landeshauptstadt München und den Bürgermeister meiner Heimatgemeinde Neukeferloh-Grasbrunn, Herrn Dresel, ferner den Präsidenten unserer technischen Universität, Herrn Professor Dr. Grigull, und unser Ehrenmitglied, Herrn Professor Dr. Zenker.

Unsere ausländischen Kollegen, die aus 15 Ländern zu uns gekommen sind, heiße ich herzlich willkommen. Mein Gruß gilt auch den Ehren- und korrespondierenden Mitgliedern unserer Gesellschaft sowie allen Anwesenden. Ich danke Ihnen für Ihr Kommen.
Verehrte Anwesende!

Ich habe die traurige Pflicht, der Mitglieder zu gedenken, die seit der letzten Tagung in Essen für immer von uns gegangen sind: Dr. Wolfgang Becker, Oldenburg; Dr. Walter Böhmer, Gelsenkirchen; Prof. Dr. Ernst Derra, Düsseldorf; Prof. Dr. Franco de Gironcoli, Florenz; Dr. Wolrad Feiber, Bad Wildungen; Prof. Dr. Werner Forßmann, Wambach/Baden; Prof. Dr. Rudolf Hellenschmied, Berlin; Dr. Walter Jacobi, Bad Brückenau; Prof. Dr. Gösta Jönsson, Lund/Schweden; R. Gösta Leander, Stockholm; Dr. Leo Rö-

◼ **Abb. 8.3** Eröffnungsrede von Prof. Dr. med. W. Mauermayer, Faksimile

Prof. Dr. med. Dr. Ing. h.c. Wolfgang Mauermayer

mer, Düsseldorf; Dr. Carl Wagener, Bad Wildungen; Prof. Dr. Richard Weyenet.

Obwohl wir im Tode alle gleich sind, erlaube ich mir doch, einiger Kollegen, die von uns gegangen sind, besonders zu gedenken!

Es sind dies die vier Ehrenmitglieder unserer Gesellschaft, über die ich einige Worte sagen möchte:

Prof. Dr. Ernst Derra hat sich große Verdienste um die Verselbständigung unseres Faches erworben. Er hat als erster der führenden deutschen Chirurgen die Errichtung urologischer Lehrstühle befürwortet.

Prof. Franco de Gironcoli, ein humanistisch gebildeter Europäer, hat sich große Verdienste um die Freundschaft zwischen der italienischen und deutschen Gesellschaft für Urologie erworben.

Prof. Dr. Werner Forßmann ist Ihnen allen durch seinen Selbstversuch des Herzkatheters bekannt. Für diese Pioniertat hat er den Nobelpreis erhalten.

Prof. Dr. Gösta Jönsson, unser schwedischer Freund, war unserer Gesellschaft durch viele Jahre verbunden. Er gehörte zu den bedeutenden Forschern auf dem Gebiet der hormonellen Behandlung des Prostata-Carcinoms.
Wir werden den verstorbenen Kollegen allzeit ein ehrendes Gedenken bewahren.

Sie haben sich zur Erinnerung an die Verstorbenen von Ihren Plätzen erhoben. Ich danke Ihnen!
Die Themen dieses Kongresses sind vielgestaltig:

Das erste Hauptthema, das wir besprechen wollen, sind die entzündlichen Erkrankungen der männlichen Adnexe. Es lag mir am Herzen, daß einmal über einen Krankheitskomplex verhandelt wird, der in der Praxis des Urologen zahlenmäßig eine besondere Rolle spielt, mehr als z.B. die Steinerkrankung oder die Tumoren der Niere.

Die erste Zystoskopie am lebenden Menschen, die Maximilian Nitze am 9. März 1879 in Wien durchführte und an deren 100. Jahrestag wir heuer denken, war die Veranlassung, über neue endoskopische Techniken zu sprechen.

Die Kinderurologie, ein fester Bestandteil unseres Faches und daher all unserer Tagungen, befaßt sich diesmal mit Fragen der Refluxerkrankung.

Die Tumorimunologie als diagnostisches Verfahren, die auch therapeutische Hoffnungen erweckt hat, werden wir in einer parallelen Sitzung besprechen.

Schließlich soll der jährliche Kongreß unserer Gesellschaft auch einen Überblick über die vielfältigen wissenschaftlichen Arbeiten geben, die in den einzelnen Kliniken und Instituten entstanden sind. Die mehr als schwierige Aufgabe, aus der Fülle der Anmeldungen eine Auswahl treffen zu müssen, ist allen meinen Vorgängern bekannt.

Der Ultraschall und die Computertomographie sind seit den letzten Jahren als nicht invasive diagnostische Verfahren kaum mehr bei urologischen Untersuchungen wegzudenken. Um unsere Kollegen mehr mit diesen neuen Techniken vertraut zu machen, haben wir als Fortbildungsveranstaltung ein Seminar eingeplant, das schon gestern Nachmittag abgehalten wurde.

Und letztlich: Auch für unsere Krankenschwestern und Krankenpfleger haben wir mit Hilfe des Berufsverbands der Deutschen Urologen ein Fortbildungsseminar organisiert. Unsere nicht-ärztlichen Mitarbeiter sollen ja an unseren Kongressen die gleiche Möglichkeit des Weiterlernens haben wie wir.

Das vergangene Jahr war für uns sehr erfolgreich. Wir hatten in diesem Jahr mehr als fünfzig Neuaufnahmen zu verzeichnen. Ich darf die neuen Mitglieder herzlich in unserem Kreis willkommen heißen! Dieses Wachstum der Gesellschaft ist sicher die Folge einer immer größer werdenden Zahl von Fachkollegen, die aus den vielen Weiterbildungsstätten hervorgegangen sind. Wir haben damit eine sehr hohe Facharztdichte erreicht, die aber auch einer echten Sättigung entspricht.

Unsere Gesellschaft hat sich immer bemüht, die Kontakte zu den Fachvereinigungen anderer Nationen zu vertiefen. Sie hat diesem Wunsch nach Internationalität dadurch entsprochen, indem sie renommierte Fachkollegen aus anderen Ländern zu korrespondierenden und Ehrenmitgliedern ernannt hat.

Ich habe die große Freude, daß ich Ihnen die Namen folgender Kollegen nennen darf, die durch den Vorstand zu Ehren- und korrespondierenden Mitgliedern vorgeschlagen wurden:

Ich möchte zuerst den Namen von Herrn Prof. Pieter Jakob Donker nennen, der zum Ehrenmitglied unserer Gesellschaft vorgeschlagen wurde.
Herr Donker ist Ordinarius für Urologie an der Universität Leiden und darüber hinaus eine internationale wissenschaftliche Persönlichkeit. 1973 hat er den Kongreß der Internationalen Gesellschaft für Urologie geleitet. Er ist durch persönliche, freundschaftliche und wissenschaftliche Bande mit vielen Kollegen unserer Gesellschaft verbunden.

Erlauben Sie mit bitte, daß ich mich jetzt nicht

an die alphabetische Reihenfolge halte und Ihnen die drei neuen korrespondierenden Mitglieder aus Italien vorstelle. Alle drei sind ausgewiesene und bedeutende italienische Urologen, deren Erfahrung und großes Wissen in Zukunft auch unserer Gesellschaft zugute kommen soll.

Ich darf als ersten Herrn Prof. Dr. Alfiero Costantini zu mir bitten, damit ich ihm seine Urkunde überreichen kann. Er war Präsident der Italienischen Gesellschaft für Urologie und ist Direktor der Urologischen Klinik in Florenz.

Als zweiten darf ich Herrn Prof. Dr. Luciano Giuliani aufrufen. Herr Giuliani ist zur Zeit Präsident der Italienischen Gesellschaft für Urologie und Direktor der Urologischen Klinik in Genua.

Ich darf nun Herrn Prof. Dr. Koenraad Van Camp aus Antwerpen zu mir bitten. Herr Van Camp gehört zu den bedeutenden belgischen Urologen. Er ist Ordinarius für Urologie an der Universität Antwerpen und langjähriges Mitglied unserer Gesellschaft. Auch er ist durch wissenschaftliche und freundschaftliche Bande mit unserer Vereinigung verbunden.

Herr Prof. Dr. Gerhard Flachenecker ist Ingenieur. Er hat den Lehrstuhl für Hochfrequenztechnik an der Bundeswehrhochschule in München inne. Er hat sich mit zahlreichen Arbeiten auf dem Gebiet der urologischen Hochfrequenzchirurgie beschäftigt und darüber auch im Urologen A berichtet.

Ich hoffe, daß Herr Flachenecker uns weiterhin mit Rat und Tat zur Verfügung stehen wird.

Als letzten möchte ich Herrn Prof. Dr. Russell Scott aus Aspen, Colorado, zu mir bitten. Prof. Scott ist der Leiter des Amtes für Fort- und Weiterbildung der Amerikanischen Gesellschaft für Urologie. Er hat uns in Fragen, die sein engeres Arbeitsgebiet betreffen, hervorragend beraten und uns in großzügiger Weise Lehr- und Weiterbildungsmaterial der Amerikanischen Gesellschaft für Urologie zur Verfügung gestellt. Ich hoffe, daß er als korrespondierendes Mitglied unserer Gesellschaft uns weiter mit seinem Rat helfen wird.

Einer alten Tradition gemäß gedenkt der Präsident dieser Gesellschaft bei der Eröffnungsansprache seiner Lehrer und schildert dabei auch seinen beruflichen Werdegang:

Ich hatte das große Glück, daß ich gleich nach Staatsexamen und Kriegsende im Frühjahr 1945 eine Assistentenstelle antreten konnte. Der Chirurg Dr. Hans von Bomhardt war mir nicht nur Lehrer im Handwerk, sondern auch in der Art,

wie er sein Arzttum auffaßte und vorlebte. Immer voll menschlicher Anteilnahme für seine Patienten, gütig und humorvoll, hat er nicht nur seine klinische Tätigkeit, sondern auch eine umfangreiche Ambulanz mit großem Engagement bewältigt. Dort, in der kleinen Privatklinik in Schwabing, habe ich auch durch die Vermittlung meines Freundes Walter Hueber meinen späteren urologischen Lehrer, Ferdinand May, kennengelernt. Im Januar 1948 habe ich dann im Urologischen Krankenhaus in der Thalkirchner Straße meine Fachausbildung begonnen. May war ein strenger Chef. Bei seinen täglichen Visiten zu allen Kranken der Klinik hat er uns immer wieder mit seinem hervorragenden Gedächtnis für die klinischen Daten seiner Patienten verblüfft. Von dieser harten Schulung profitiere ich noch heute.

Entscheidend für meinen Lebensweg war eine Einladung der Amerikanischen Regierung für eine Studienreise zu den damals bekanntesten Kliniken. Ich konnte unter anderem die brillante transurethrale Operationstechnik der Altmeister Nesbit, Flocks und Barnes bewundern. Dabei habe ich eine besonders hilfsbereite Gastfreundschaft kennengelernt. May hat mir dann 1952 als jungem Oberarzt die Möglichkeit gegeben, das Gesehene und Erlernte in Deutschland anzuwenden.

Meine Freude an technischen Entwicklungen hat mich damals mit Walter Heynemann zusammengebracht. Er hat mir über Jahre hinweg viel von seinem großen urotechnischen Wissen mitgeteilt. Manches, was wir später beim Neubau unserer Klinik verwirklicht haben, geht auf Gedanken und Ideen zurück, die damals in den Diskussionen aufgetaucht sind.

Meine Damen und Herren! Der Vorstand unserer Gesellschaft hat sich in den letzten Jahren in einem zunehmenden Maß mit zwei großen Themenkreisen zu befassen gehabt. Es handelt sich dabei

1. um die Fragen, die mit dem Begriff der Qualitätssicherung verbunden sind und
2. um die berufliche Weiter- und Fortbildung.

Beide Dinge sind eng miteinander verbunden, da auf die Dauer eine Leistung nur dann auf einem hohen Niveau erhalten werden kann, wenn neue Erkenntnisse kontinuierlich und sinnvoll in die Tat umgesetzt werden.

Die ersten Versuche, die Qualität ärztlicher Leistung zu erfassen, haben Gynäkologen und Kinderärzte in Bayern im Rahmen der „Münchner-Perinatal-Studie" gemacht. Die ersten Vorgespräche dazu wurden 1970 geführt, 1973 hat

Prof. Dr. med. Dr. Ing. h.c. Wolfgang Mauermayer

man mit der Planung begonnen und am 1.1.1975 die Studie voll anlaufen lassen.

Bis jetzt sind 55000 Geburten erfaßt worden, 77% der bayerischen Gynäkologen nehmen freiwillig an dieser Studie teil.

Die Deutsche Gesellschaft für Chirurgie hat während der Präsidentschaft von Prof. Schega 1975 eine Qualitätssicherungsstudie zur Erfassung der operativen Therapie ins Leben gerufen. Auch dieses Vorhaben hat nach einer etwas längeren Anlaufzeit jetzt praktische Dimensionen angenommen. Da auch wir Urologen zu den operativen Fächern gehören, darf ich Ihnen kurz am Programm der Chirurgen erläutern, was bisher geschehen ist.

Mehrere Kliniken, und zwar Universitätskliniken, größere kommunale Krankenabteilungen und Kreiskrankenhäuser haben sich auch hier zu einer freiwilligen Arbeitsgruppe zusammengeschlossen. Ein Fragebogen zur Erfassung einiger weniger Krankheitsbilder wurde entworfen, wobei man anfangs leicht überschaubare und oft wiederkehrende Diagnosen ausgewählt hat.

Der Fragebogen wurde so konzipiert, daß er schnell auszufüllen war, wobei die typischen Komplikationen eines Eingriffs, zum Beispiel die Wundheilungsstörungen, die Thrombose und Embolie bis hin zu den Todesfällen aufgelistet wurden.

Dabei zeigte sich bei der Auswertung, daß fast alle Kliniken die gleiche Komplikationsdichte hatten, daß aber eine Arbeitsstätte deutlich schlechtere Resultate hatte.

Entsprechend einem vor Beginn der Studie festgelegten Modus nahm nun der federführende Leiter des Projekts mit dem verantwortlichen Arzt der auffällig aus dem Rahmen fallenden Klinik Verbindung auf und sah mit ihm die Krankenblätter all der Patienten durch, bei denen postoperative Schwierigkeiten registriert wurden.

Erst durch diese gründliche Analyse der Aufzeichnungen ist dann die Entscheidung möglich geworden, ob es sich um eine zufällige Häufung von Komplikationen gehandelt hat oder ob andere Ursachen an einer höheren Komplikationsdichte Schuld hatten.

Das Ziel dieser Studie ist also keinesfalls ein Eingriff in die ärztliche Entscheidungsfreiheit oder gar ein Herumschnüffeln in anderen Kliniken, sondern die Erstellung einer breit angelegten Sammelstatistik, durch die Abweichungen von einem Mittelwert nach oben und unten erkannt werden können.

Nur durch beratende Gespräche im Falle einer Minusabweichung können die Ursachen für eine solche Situation erkannt und ein Weg zu ihrer Beseitigung gesucht werden. Das Ziel ist also die Erstellung eines möglichst gleichmäßigen und qualifizierten Leistungsangebots. Dies läßt sich nur dann erreichen, wenn die Auswertung der Patientendaten und die sich daraus ergebende Beratung in den kollegialen Händen *freier* Ärzte ohne Eingriffe des Staates bleibt.

Wir Ärzte sind in dieser Sache gefordert, nicht nur durch unser Gewissen, sondern auch durch den Druck einer immer stärker werdenden öffentlichen Kritik mit nicht übersehbaren politischen Akzenten.

Um Sie aber leichter mit dem Gedanken vertraut zu machen, daß Sie Ihre Kliniken durch eine freiwillige Fragebogenaktion berufenen Kollegen öffnen, darf ich Ihnen sagen, daß die Krankenhäuser schon heute transparent geworden sind. Die gesetzlichen Krankenkassen können ohne einen wesentlichen Mehraufwand von Verwaltungsarbeit schon heute aus den Daten, die ihnen automatisch zufließen, einen genauen Einblick in die Leistungsfähigkeit der Kliniken in ihrem Einzugsbereich gewinnen.

Aus all diesen Überlegungen heraus hat der Vorstand unserer Gesellschaft beschlossen, eine Pilot-Studie zu beginnen. Die Kollegen des engeren Vorstandes zusammen mit Herrn Dr. Diener aus Siegen werden erst einmal mit der Erfassung der operativen Behandlung der gutartigen Prostatahyperplasie beginnen und eigene Untersuchungen in die Wege leiten, über deren Ergebnisse Prof. Nagel in Berlin berichten wird.

Ich möchte zum zweiten Themenkreis kommen, nämlich zur beruflichen Fortbildung. Die Kollegen in den USA haben im Rahmen ihrer wissenschaftlichen Vereinigung Großes, und, wie mir scheint, Vorbildliches geleistet. Dr. Russel Scott, unser neues korrespondierendes Mitglied, war Anfang Juni auf Einladung unserer Gesellschaft für mehrere Tage in München. Er ist der hauptamtliche Leiter des Weiter- und Fortbildungsamtes der AUA, der American Urological Association. Sie unterhält in Aspen, Colorado, ein eigenes, personell und materiell bestens ausgestattetes Bureau, dem R. Scott vorsteht. Dort werden die Fortbildungsprogramme der Gesellschaft konzipiert und auch zum Teil produziert. Diese Lehrprogramme sind sowohl in audiovisueller Form, z.B. als Tonbandkassetten mit Diaserien, als Tonfilme und Videobänder, aber auch als Bücher und Broschüren erhältlich. Parallel dazu hat man Programme für Fortbildungsveranstaltungen in Form von Seminaren mit kleiner Teilnehmerzahl sowohl auf regionaler Ebene als auch im Rahmen des nationalen Urologenkongresses entwickelt. Für die Seminare sind Scripten als Lernunterlage erhältlich, die sowohl eine kurze Zusammenfassung des Stoffes als auch die nötigen Literaturangaben enthalten. Immer dann, wenn auf einem bestimmten Gebiet der Urologie richtungweisende neue Erkenntnisse angefallen sind, wird die Unterrichtung der Kollegen mit diesem Themenkreis intensiviert.

Vorbildlich und nachahmenswert ist die Kombination des Lehrangebots mit einem Fragebogen zur Feststellung des Lernerfolges. Diese Fragebogen, die in Form der „multiple choice questions" verfaßt sind, können von einer EDV-Anlage gelesen werden. Der Computer in Aspen wertet sie aus, korrigiert und benotet sie.

Bei falschen Antworten druckt er die Literaturstelle, in der die richtige Antwort zu finden ist, aus.

Ich muß Ihnen aber zu Ihrer vollen Information sagen, daß die erfolgreiche Teilnahme an den Fortbildungsprogrammen unter dem harten Zwang steht, die Berufslizenz zu behalten.

Was für Lehren können wir aus dieser Form der Fortbildung ziehen, ohne daß man das amerikanische Modell kopiert? Wie durch eine Anpassung an unsere Verhältnisse ein kontinuierliches Fortbildungssystem bei uns aussehen könnte, will ich in einigen Punkten erläutern:

1. Das Lehrangebot sollte bundesweit programmiert und in ein System gebracht werden, durch das die wichtigsten neuen Erkenntnisse vermittelt, aber auch ältere Themen im Turnus wiederholt werden.

2. Das Seminar, bei dem die Auswahl der Themen vom Lernziel bestimmt wird, sollte die bevorzugte Form der Fortbildung werden. Die Tendenz zu dieser Form der Wissensvermittlung ist in den letzten Jahren ohnehin stärker geworden.

3. Die Fortbildungsveranstaltungen sollten in kleineren Kreisen stattfinden. Fragen und Diskussionen zwischen Auditorium und Vortragenden werden dadurch erfahrungsgemäß spontaner und lebhafter.

4. Durch ausreichende Teilnahmegebühren könnten die Unkosten für die Referenten und die vorbereiteten Lehrhilfen in Form von Weiterbildungsbroschüren und Scripten für die einzelnen Veranstaltungen beglichen werden.

5. Die regionalen Kongresse sollten mehr als bisher in einem programmierten Themenkatalog eingebaut werden, der im Einvernehmen mit der Deutschen Gesellschaft für Urologie und dem Berufsverband erstellt wird.

6. Dieser sechste Punkt erscheint mir besonders wichtig: Unsere Vereinigung könnte zusammen mit dem Berufsverband einen Weiterbildungsbeirat gründen, dem ein Kollege vorsteht, der für mehrere Jahre in dieses Amt gewählt wird. Dieser besonders für didaktische Aufgaben qualifizierte Urologe sollte auch Sitz und Stimme im Vorstand der Deutschen Gesellschaft für Urologie und im Berufsverband haben, um dort zusammen mit den Vorständen die Programme zu entwickeln.

7. Unsere Fachpresse, ich denke dabei besonders an den Urologen B, könnte man mit besonderen didaktischen Beilagen ausstatten. Das könnten mehrere beigeheftete Seiten sein, deren letzte ein Fragebogen ist, den es zu beantworten gilt. Im nächsten Heft würde dann die Auflösung mit Literaturhinweisen und -erklärungen den Fragebogen entschlüsseln. Dies könnte eine Vorstufe der Prüfung und Benotung durch eine EDV-Anlage sein, wie es die amerikanischen Kollegen bereits durchführen.

8. Die Redaktionen unserer Fachpresse sollten bei der Gestaltung ihrer Zeitschrift neben dem reinen wissenschaftlichen Anliegen die Fortbildung besonders im Auge haben und Artikel mit besonderem didaktischem Wert bevorzugen und die Autoren zur Verfassung solcher Publikationen stimulieren.

9. Für die klinische und operative Fortbildung hat sich das Medium des Fernsehens besonders bewährt, wie entsprechende Kurse an der Mainzer, der Berner und an meiner Klinik zeigten. Die Life-Übertragung von Operationen ist dem Film weit überlegen, da nur hier das unmittelbare Operationserlebnis vermittelt werden kann.

Obwohl, und das möchte ich ausdrücklich betonen, auch bei uns auf dem Sektor der Fortbildung viel getan worden ist und wird, sollten diese Bemühungen besser koordiniert und programmiert werden. Als Anreiz zur Teilnahme an den programmierten Fortbildungsveranstaltungen könnte aber auch die Überreichung eines Diploms an diejenigen dienen, die sich erfolgreich, also mit Schlußprüfung, diesem Lernprozeß unterzogen haben.

Meine Damen und Herren!

Die Deutsche Gesellschaft für Urologie hat ihren Mitgliedern und Gästen zu diesem Kongreß ein Geschenk gemacht. Es handelt sich um eine Faksimile-Ausgabe aller Präsidentenreden seit dem Gründungsjahr 1907. Herr Schulze-Seemann und ich haben den Ansprachen, die den Kongreßbänden entnommen wurden, auch die Bilder und einen kurzen Lebenslauf der Vorsitzenden beigefügt. Die Geschichte unserer Vereinigung spiegelt sich ja in nichts so sehr wider wie in diesen Ansprachen. Die Herstellung dieses Bandes ist erst durch eine großzügige Firmenspende und durch das Engagement des Springer-Verlages und seines Verlagsdirektors, Herrn E. Seidler, möglich geworden. Den Verlagen, die für diesen Zweck auf ihr Copyright verzichtet haben, möchte ich hier danken. Ich hoffe sehr, daß Sie an diesem Buch Gefallen finden werden, das zum Teil schon mit der Post an Sie abgeschickt wurde. Erst das Wissen um die Geschichte gibt ja der Gegenwart ihre Bezugspunkte.

Ich komme zum Ende meiner Ausführungen!

Ich möchte Sie alle noch einmal hier in München, meiner Heimat- und Vaterstadt, herzlich willkommen heißen. Wir, meine Mitarbeiter, meine Familie und ich wollen alles tun, damit Sie einen angenehmen und erfolgreichen Aufenthalt in München haben werden.

Ich möchte diese Eröffnungsansprache aber nicht schließen, ohne mich bei all denen, die bei der Vorbereitung zu diesem Kongreß mitgeholfen haben, von ganzem Herzen zu bedanken. Ohne das Mitwirken vieler ist ein Kongreß dieser Größenordnung nicht mehr zu gestalten.

Ihnen, meine sehr verehrten Damen und meine lieben Kollegen, wünsche ich einen angenehmen Aufenthalt in München, uns allen aber einen wissenschaftlich erfolgreichen Kongreß. Danke!

Prof. Dr. W. Mauermayer
Direktor der Urologischen Klinik
und Poliklinik rechts der Isar
der Technischen Universität München
Ismaninger Straße 22
D-8000 München 80

32. Kongress der Deutschen Gesellschaft für Urologie – Berlin, 10.–13.09.1980

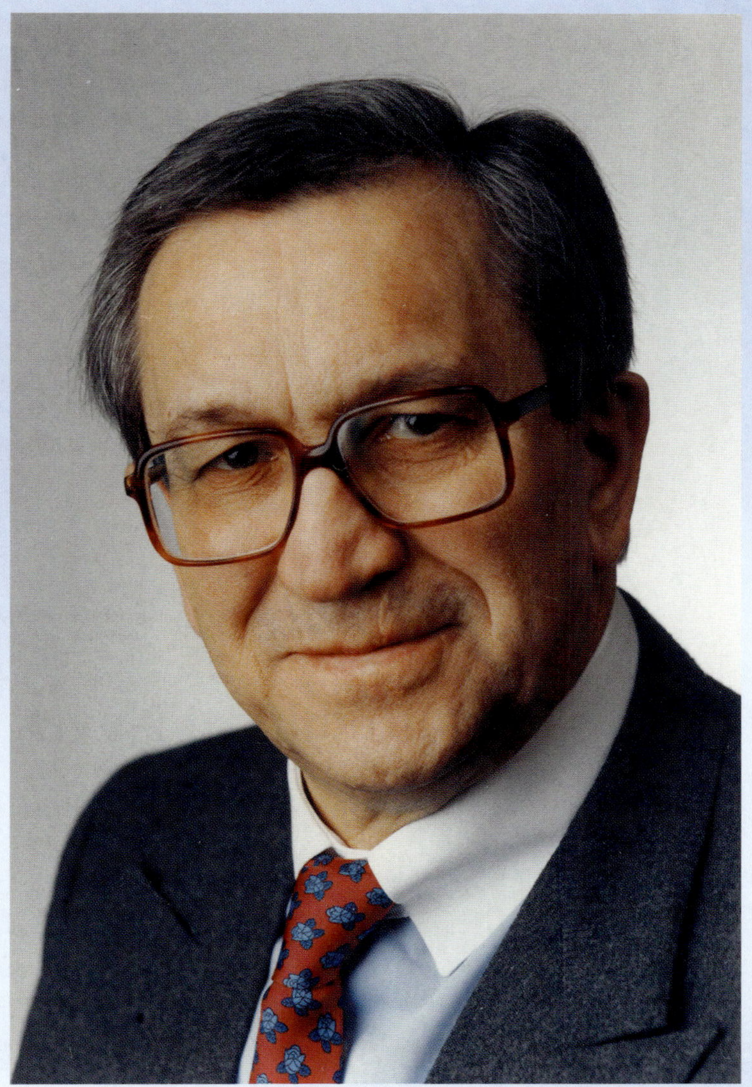

Prof. Dr. med. Reinhard Nagel

Prof. Dr. med. Reinhard Nagel (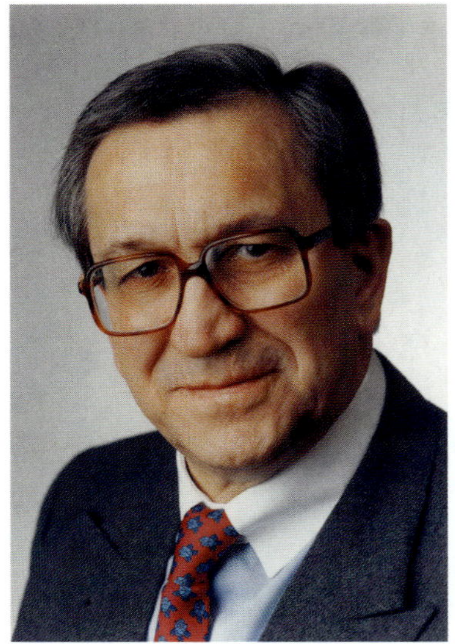 Abb. 9.1)

Abb. 9.1 Prof. Dr. med. Reinhard Nagel[1]

---

1 Urologe B (2002) 42: 138

Curriculum vitae (nach R.N.)

Geboren am 21.02.1927 in Berlin

1947–1953	Medizinstudium an der Humboldt-Universität und der Freien Universität Berlin
1954	Promotion an der FU Berlin
	Pflichtassistent an der FU Berlin, Westend-Krankenhaus
1955–1958	Assistenzarzt der 1. Chirurgischen Klinik und Urologischen Abteilung, Westend-Krankenhaus, Berlin
1959–1961	Wissenschaftlicher Assistent an der Urologischen Klinik und Poliklinik der FU Berlin (Prof. Dr. W. Brosig), Westend-Krankenhaus, Berlin
1961	Anerkennung als Facharzt für Urologie. Leitender Oberarzt der Urologischen Klinik und Poliklinik der FU Berlin, Klinikum Westend
1964	Habilitation und Ernennung zum Privatdozent
1967–1969	Abteilungsleiter und Professor für Urologie an der Chirurgischen Universitätsklinik Köln
1969–1995	Professor für Urologie und Direktor der Urologischen Klinik und Poliklinik der Freien Universität Berlin im Klinikum Westend (Charlottenburg) und im Klinikum Rudolf Virchow

Reinhard Nagel starb am 12.01.2009 in Berlin (Nachruf der DGU, Abb. 9.2)

Die Deutsche Gesellschaft für Urologie e.V. und die Reinhard-Nagel-Stiftung nehmen Abschied von ihrem Ehrenmitglied

Herrn Professor Dr. med. em.

Reinhard Nagel

* 21. Februar 1927   † 12. Januar 2009

Mit großem Bedauern haben wir zur Kenntnis nehmen müssen, dass Professor Dr. Reinhard Nagel kurz vor Vollendung seines 82. Lebensjahres in Berlin verstorben ist.

Prof. Dr. Nagel hat sich nicht nur als klinisch und wissenschaftlich tätiger Urologe einen über die Grenzen Deutschlands hinausreichenden Ruf erworben, sondern war auch der Deutschen Gesellschaft für Urologie in besonderer Weise verbunden. Sein vielfältiges ehrenamtliches Engagement wurde durch die Übernahme der Präsidentschaft im Jahre 1980 gekrönt. In Erinnerung bleiben wird er aber insbesondere als Stiftungsgeber der Reinhard-Nagel-Stiftung, die sich der Förderung des wissenschaftlichen urologischen Nachwuchses widmet. Bis zuletzt blieb Prof. Dr. Nagel der Stiftung als Ehrenvorsitzender des wissenschaftlichen Beirates verbunden. Herr Prof. Dr. Nagel hat sich um die Urologie verdient gemacht.

WIR WERDEN IHM STETS EIN EHRENDES ANDENKEN BEWAHREN.

Für die Deutsche Gesellschaft für Urologie e.V.	Für den wissenschaftlichen Beirat der Reinhard-Nagel-Stiftung
Prof. Dr. med. M. Stöckle Generalsekretär	
Prof. Dr. med. M. Wirth Präsident	Prof. Dr. med. D. Jocham Vorsitzender

Abb. 9.2 Nachruf der DGU 2009

R. Nagel war Mitglied in zahlreichen wissenschaftlichen Gesellschaften:

- Gründungsmitglied der Berliner Urologischen Gesellschaft
- Deutsche Gesellschaft für Urologie
- Vereinigung Norddeutscher Urologen
- Südwestdeutsche Gesellschaft für Urologie
- Internationale Gesellschaft für Urologie
- Berliner Medizinische Gesellschaft
- New York Academy of Sciences, Gesellschaft für Natur- und Heilkunde in Berlin
- Europäische Gesellschaft für Urologie
- International College of Surgeons
- Berliner Wissenschaftliche Gesellschaft
- Berliner Chirurgische Gesellschaft
- Deutsche Krebsgesellschaft

R. Nagel engagierte sich in zahlreichen wissenschaftlichen Gesellschaften und Gremien:

1970–1979	Schriftführer der Deutschen Gesellschaft für Urologie
1971	Vorsitzender der Vereinigung Norddeutscher Urologen
1975–1995	Mitglied des Stiftungsrates der C.-E.-Alken-Stiftung
1979–1980	Präsident der Deutschen Gesellschaft für Urologie
1980–1982	Mitglied des Scientific Committee der EAU
1991	Gründungspräsident der Berliner Urologischen Gesellschaft (Vereinigung von Ost- und Westberliner Gesellschaft)
1992–1994	Präsident der European Association of Urology (EAU)

Hieraus ergaben sich auch zahlreiche Ehrungen:

- Korrespondierendes Mitglied der Schweizerischen Gesellschaft für Urologie
- Ehrenmitglied Sociedale Brasileira de Medicina e Cirugica des Urgência
- 1990 erhielt er die Maximilian-Nitze-Medaille der DGU, der höchsten Auszeichnung der Deutschen Gesellschaft für Urologie
- Ehrenmitglied der New York Section of the American Urological Association
- Ehrenmitglied der Berliner Urologischen Gesellschaft
- Ehrenmitglied des Berufsverbandes Deutscher Urologen

Im Hinblick auf die klinische Tätigkeit sei auf die erste erfolgreiche Nierentransplantation in Deutschland (zusammen mit W. Brosig) am 13.05.1964 hingewiesen. Der Empfänger verstarb an Metastasen eines Tumors am 03.04.1990.

Die erfolgreiche Durchführung des Kongresses der Europäischen Gesellschaft für Urologie 1994 in Berlin führte nach Abstimmung mit dem damaligen Kongress-Schatzmeister (H. Melchior) und dem Generalsekretär (R. Ackermann) der Deutschen Gesellschaft für Urologie im Jahre 1995 zur Etablierung der **Reinhard-Nagel-Stiftung** der Deutschen Gesellschaft für Urologie (s. Nachruf, ◘ Abb. 9.2).

▪ Eröffnungsrede zum 32. Kongress 1980 von Prof. Dr. med. R. Nagel (◨ Abb. 9.3)

Sehr verehrte Gäste, meine Damen und Herren! Nachdem ich mich nochmals sehr herzlich für die heitere musikalische Einstimmung vor ernster wissenschaftlicher Arbeit bei den Mitgliedern unseres Berliner Philharmonischen Orchesters, den Herren Spierer, Hartmann, Baumann und Stoll bedanke, eröffne ich hiermit den XXXII. Kongreß der Deutschen Gesellschaft für Urologie.

Es ist mir eine große Freude, Sie hier in meiner Heimatstadt begrüßen zu können, in der nun 7 Kongresse in der Geschichte der Gesellschaft – davon 3 nach dem letzten Krieg – am Ende dieser Tagung stattgefunden haben werden.

Ich möchte vor allem den Teilnehmern für ihr Kommen danken, deren Weg nach Berlin weit oder vielleicht auch etwas problematisch war.

Es ist mir Ehre und Freude zugleich, als Vertreter der Landesregierung Herrn Senatsdirektor Professor Jäckel, den Vizepräsidenten für die Medizinischen Fachbereiche der FU Berlin, Herrn Professor Bschor, sowie den Präsidenten der Berliner Ärztekammer, Herrn Professor Heim, begrüßen zu können.

Ebenso herzlich möchte ich unsere Gäste aus 19 Ländern aller 5 Erdteile begrüßen, die als Vortragende oder Teilnehmer an diesem Kongreß wieder einmal mehr dokumentieren, daß Wissenschaft international ist und keine Landesgrenzen kennt.

Es ist mir deshalb ein ganz besonderes Bedürfnis, 3 hervorragende Kollegen unseres Faches aus der DDR herzlich willkommen zu heißen, die nach ihrer Emeritierung nun wieder an einem deutschen Urologenkongreß teilnehmen können. Es sind dies Herr Professor Stolze, der hier in Berlin 1959 – in der damals noch ungeteilten Stadt – als Präsident den XVIII. Kongreß der Deutschen Gesellschaft leiten konnte, *Herr Professor Hienzsch,* früher Ordinarius in Jena, und *Herr Professor Heise,* ehemals Ordinarius in Dresden.

Auch unseren **Ehrenmitgliedern und korrespondierenden Mitgliedern** möchte ich in Ihrer aller Namen ein herzliches Willkommen sagen, wobei ich um Entschuldigung dafür bitte, daß ich sie aus Zeitgründen nicht alle einzeln nennen kann.

Meine Damen und Herren! Ich habe die traurige Pflicht, Ihnen mitzuteilen, daß seit dem letzten Kongreß folgende Mitglieder von uns gegangen sind:

1. Unser Ehrenmitglied, Herr Professor Hans Boeminghaus
2. Herr Dr. Hermann Friedrich, Nürnberg
3. Herr Dr. Friedrich Hartung, Reutlingen
4. Herr Dr. Paul Blasche, Speyer
5. Herr Dr. Matthias Beck, Köln
6. Herr Professor Ferdinand Hüdepohl, Berlin
7. Herr Professor Paul Mellin, Essen.

Wenn wir auch im Tode alle gleich sind, so gestatten Sie mir doch die sehr persönliche Bemerkung, daß mich der frühe Tod von *Paul Mellin,* der noch vor 2 Jahren Präsident unserer Gesellschaft war, besonders tief getroffen hat, da mich mit ihm eine feste Freundschaft verband.

Darf ich Sie bitten, sich zu ehrendem Gedenken an die Verstorbenen von Ihren Plätzen zu erheben.

Ich danke Ihnen!

Meine sehr verehrten Damen und Herren! Der Vorstand hat beschlossen, Persönlichkeiten, die sich um die Urologie verdient gemacht haben, zu Ehrenmitgliedern oder zu korrespondierenden Mitgliedern unserer Gesellschaft zu ernennen.

Zu **Ehrenmitgliedern** werden ernannt:
Professor Lennart Andersson, Stockholm
Dr. Ralph A. Straffon, Cleveland
Professor Wilhelm Brosig, Berlin, und
Dr. Wolfgang Knipper, Hamburg.

Zu **korrespondierenden Mitgliedern** werden ernannt:
Professor Folke Edsmyr, Stockholm, und
Professor Rolf Scholtmeijer, Rotterdam.

Professor Andersson hat sich besondere Verdienste erworben auf dem Gebiet der Behandlung des Blasen- und Prostatakarzinoms, war Präsi-

◨ **Abb. 9.3** Eröffnungsrede von Prof. Dr. med. R. Nagel

Prof. Dr. med. Reinhard Nagel

dent der Schwedischen Urologischen Gesellschaft in den Jahren 1975–1978, ist Mitglied der Nobelversammlung und der deutschen Urologie schon lange verbunden.

Dr. Straffon, seit 1963 Direktor der Urologischen Abteilung der weltweit bekannten Cleveland-Clinic hat über 150 wissenschaftliche Arbeiten publiziert, insbesondere über Probleme der Nierentransplantation und sich sowohl durch seine hilfreiche Beratung über viele Jahre auf diesem Gebiet als auch durch seine intensive Unterstützung beim Aufbau des von unserer Gesellschaft in Vorbereitung befindlichen Fort- und Weiterbildungsprogrammes als Mitglied, bzw. Vorsitzender auf diesem Gebiet besonders erfahrener Gremien in den USA große Verdienste um die deutsche Urologie erworben.

Herrn *Professor Brosig* die Urkunde zur Ernennung als Ehrenmitglied überreichen zu können ist mir eine besondere Freude, da er einer meiner Lehrer und Vorgänger auf dem Lehrstuhl im Klinkum Charlottenburg war. Als 3. Ordinarius für Urologie in Deutschland hat er sich schon 1959 um die Nierentransplantation bemüht, so daß wir im Mai 1964 die erste erfolgreiche Transplantation am Menschen hier in Berlin durchführen konnten. Die Patientien lebt heute nach 16 Jahren noch mit einem voll funktionsfähigen Transplantat. Herr Brosig, Präsident des Kongresses in Berlin vor 12 Jahren, hat auch erstmals in Deutschland seit 1962 begonnen, systematisch beim Prostatakarzinom die radikale Prostatektomie mit klarer Indikationsstellung durchzuführen.

Last not least ernennt die Deutsche Gesellschaft für Urologie Herrn *Dr. Wolfgang Knipper,* Ehrenpräsident des Berufsverbandes Deutscher Urologen, zum Ehrenmitglied in Würdigung seiner Verdienste, die er sich über mehr als 2 Jahrzehnte nicht nur durch wissenschaftliche Publikationen, sondern ganz besonders durch seinen – ich möchte sagen – „berufspolitischen Kampf" um unser Fach erworben hat. Wolfgang Knipper, Mitglied internationaler Gremien ist es zu einem entscheidenden Teil zu verdanken, daß die Urologie im Rahmen der Gesamtärzteschaft als selbständiger Bereich interdisziplinär fest verankert ist. Diese in zähen Verhandlungen erzielte berufspolitische Sicherung des urologischen Lebensraumes in den zahlreichen Krankenhausabteilungen und in der Praxis muß als Pendant angesehen werden zu dem Kampf unseres anderen Ehrenmitgliedes, Carl-Friedrich Alken, den dieser ebenfalls über lange Zeit führen mußte, um zu erreichen, daß wir heute an allen Universitäten

selbständige urologische Kliniken oder Abteilungen haben und die Urologie nun auch Lehr- und Prüfungsfach ist.

Darf ich nun die Herren Andersson, Brosig und Knipper bitten, die Urkunde in Empfang zu nehmen.

Zum **korrespondierenden Mitglied** ernennt die Deutsche Gesellschaft für Urologie *Herrn Professor Folke Edsmyr,* Professor für Onkologie und Direktor des Strahleninstitutes am weltberühmten Karolinska Institut in Anerkennung seiner großen Verdienste auf dem Gebiet der radiotherapeutischen Behandlung urologischer Karzinome, insbesondere des Blasen- und Prostatakarzinoms. Neben ehrenhaften Mitgliedschaften in vielen internationalen Kommissionen hat Professor Edsmyr mehr als 200 wissenschaftliche Arbeiten publiziert. Ihn zum korrespondierenden Mitglied zu ernennen, gereicht der deutschen Urologie ebenso zu großer Ehre, wie die Ernennung von *Professor Scholtmeijer* aus Rotterdam, der uns allen durch seine Arbeiten und Vorträge gut bekannt ist. Er hat das lange Jahre von ihm besetzte Ordinariat für Urologie in Amsterdam aufgegeben, um das *erste Kinderurologische Ordinariat,* das es überhaupt gibt, in Rotterdam zu übernehmen. Seine wissenschaftlichen Arbeiten, nicht nur auf dem Gebiet der Kinderurologie, zeichnen sich besonders durch große Erfahrung und kritische Ehrlichkeit aus.

Die Deutsche Gesellschaft für Urologie freut sich, vor allem durch die Ehrung der ausländischen Kollegen ihre Verdienste um unser Fach würdigen zu können und hofft, daß sie durch ihre persönlichen Ideen in der Zukunft befruchtend auf die wissenschaftliche Forschung und klinische Tätigkeit in unserem Fach wirken werden.

Darf ich nun auch die Herren Edsmyr und Scholtmeijer zu mir bitten, damit ich Ihnen die Urkunde überreichen kann.

Traditionsgemäß gedenkt der Präsident der Gesellschaft in seiner Eröffnungsansprache seiner Lehrer und stattet auch denen seinen Dank ab, die seinen beruflichen Werdegang beeinflußt haben.

Mein Weg zur Urologie – entgegen dem lange gehegten Wunsch, Allgemeinchirurg zu werden – wurde entscheidend durch den täglichen Kontakt mit meinem verstorbenen Freund Mellin beeinflußt, der schon während meiner Medizinalassistenzeit 1953 Oberarzt meines vor 2 Jahren verstorbenen ersten Lehrers, Rudolf Hellenschmied, war. *Rudolf Hellenschmied,* aus der Schule von Friedrich Voelcker stammend, leitete damals die I. Chirurgische Klinik und Urologische Abteilung im Krankenhaus Westend, dem heutigen Klinikum Charlottenburg, die 1939 von Herrn Boeminghaus eingerichtet worden war. Obgleich Rudolf Hellenschmied keine Universitätsklinik leitete, wies er auch mich, wie Paul Mellin es etwa in seiner Präsidentenrede formulierte, später dann als junger Assistent am lockeren Zügel in die Geheimnisse unseres Faches ein.

Mit der Übernahme dieser Städtischen Klinik 1959 durch Wilhelm Brosig, die damit gleichzeitig zur 3. selbständigen Urologischen Universitätsklinik in Deutschland umgewandelt wurde, erhielt ich durch ihn die Möglichkeit, mich über Nierentransplationen zu habilitieren, wobei ich auch dankbar an die Unterstützung durch unsere Ehrenmitglieder Willard Goodwin in Los Angeles und Ralph Straffon in Cleveland denke, die ich bei verschiedenen Aufenthalten an ihren Kliniken erfuhr. Nach einem kurzen Intermezzo von 15 Monaten in Köln als Vorstand der Urologischen Abteilung der Chirurgischen Universitätsklinik, erhielt ich zum 1. 2. 1969 den Ruf auf den Lehrstuhl für Urologie im Klinikum Westend – heute Klinikum Charlottenburg –, nachdem Wilhelm Brosig, dem ich viel verdanke, in das neu eröffnete Klinikum Steglitz übergewechselt war. Mit Rückkehr an die Stätte meiner ersten unmittelbaren ärztlichen Tätigkeit nach dem Staatsexamen, nun als Leiter dieser Klinik, hat sich für mich damit der Kreis geschlossen.

Erlauben Sie mir nun, daß ich zu einigen Problemen unseres Faches Stellung nehme, obgleich das Haus bestellt zu sein scheint, gemessen an der Zahl der Lehrstühle, der selbständigen urologischen Abteilungen, den zahlreichen in der Praxis tätigen Urologen und der Tatsache, daß die Urologie Lehr- und Prüfungsfach ist.

Obgleich die Urologie schon vor Jahrzehnten durch die Leistungen hervorragender Urologen in verschiedenen Zentren in Deutschland auf einem hohen Niveau stand, das nach den langen Jahren der Abgeschlossenheit vom Ausland nun wieder erreicht ist, haben wir die Verpflichtung, diesen Leistungsstandard und die Qualität unserer Tätigkeit durch kontinuierliche, gut koordinierte *Fortbildung* und *eigenverantwortliche Kontrolle durch uns Urologen selbst* zu erhalten und möglichst noch zu steigern. Diese legitime Forderung nicht nur der Bevölkerung, sondern auch unseres eigenen Faches, werden wir durch verschiedene Maßnahmen erfüllen, die durch die außerordentlich harmonische Beziehung zwischen wissenschaftlicher Gesellschaft und Berufsverband wesentlich erleichtert werden. Dies betrifft vor allem den Bereich der kontinuierli-

chen Fortbildung und freiwilligen Qualitätssicherung unserer ärztlichen, vor allem operativen Tätigkeit, für die es nicht nur in Holland und den USA, sondern auch in Deutschland etablierte Vorbilder gibt, wie etwa die von der Deutschen Gesellschaft für Chirurgie seit 1975 systematisch begonnene Qualitätssicherung verschiedener operativer Eingriffe.

Wenn auch allen klar ist, daß jedes ärztliche Handeln – sei es im diagnostischen oder konservativ-therapeutischen Bereich – von höchster Qualität sein muß, um dem Kranken gerecht zu werden, so sind diese Bereiche gegenüber operativen Eingriffen viel schwerer objektiv zu überprüfen.

Deshalb hat der Vorstand der Gesellschaft in enger Zusammenarbeit mit dem Berufsverband vor einigen Monaten begonnen, als *Pilotstudie die Operationsergebnisse* beim sog. Prostataadenom mittels computerauswertbarer Fragebögen zu prüfen, und zwar vorerst an den 5 Kliniken der Vorstandsmitglieder und der von Herrn Diener in Siegen geleiteten Abteilung, um so durch selbstverantwortliche Prüfung Höchstleistungen anzustreben.

Der Vorstand wird Ihnen, nach Vorliegen der ersten aussagefähigen Ergebnisse dann im Detail in seinen im Urologen B erscheinenden Mitteilungen Bericht erstatten.

Durch die fast chaotische Flut von publizierten Informationen, regionären und internationalen Kongressen und Symposien, die sich häufig auch noch überschneiden, ist es dem einzelnen selbst in unserem Fachgebiet praktisch kaum noch möglich, den Überblick zu behalten, vor allem jedoch offenbar oder nur scheinbar Widersprüchliches gegeneinander abzuwägen, um aus allen Informationen Gesichertes für seine ärztliche Tätigkeit zu filtern.

Der Vorstand der Gesellschaft hat deshalb zusammen mit dem Berufsverband eine **Fortbildungskommission** gebildet, der ich als Vorsitzender, *Herr Knipper* als Stellvertreter sowie die Herren *Sökeland, Eickenberg, Hartung* und *Winz* angehören.

Diese Kommission soll nicht nur Programme für die *kontinuierliche Fortbildung* erstellen, sondern auch neue technische und methodische Möglichkeiten für die *Weiterbildung* unseres Nachwuchses prüfen. Denn nur durch Ausschöpfung aller technischer Möglichkeiten in Verbindung mit dem persönlichen Engagement kann in der Weiterbildung die Qualität unserer jungen Fachkollegen noch erhöht werden, die ausschließlich dem Patienten zugute kommt.

Prof. Dr. med. Reinhard Nagel

Auf Beschluß des Vorstandes soll deshalb ab sofort auf jeder Tagung der regionären Gesellschaften jeweils ein halber Tag ausschließlich für die Fortbildung reserviert werden, deren Thematik und Referenten von der Fortbildungskommission ausgewählt und mit dem jeweiligen Vorsitzenden der regionären Gesellschaften abgestimmt werden.

Nur durch umfassend dargestellte kritische Übersichtsreferate zu aktuellen Themen, die zwanglos auf den verschiedenen regionären Tagungen innerhalb eines Jahres wiederholt werden können, ist es auch dem niedergelassenen Kollegen ohne die Last einer weiten Reise möglich, sich kontinuierlich fortzubilden; denn die weltweite Neigung zahlreicher Kliniken zur Selbstdarstellung durch eine möglichst hohe Zahl von Vorträgen mit meist stark begrenzter Einzelproblematik, die dann nicht selten auch noch auf den verschiedenen Kongressen mehrmals gehalten werden, ist nicht zu verkennen.

Zweifellos engt der Beschluß des Vorstandes den jeweiligen Vorsitzenden eines regionären Kongresses etwas in seiner Programmgestaltung ein: doch ohne Übersichtsreferate zu speziellen und aktuellen Problemen, wie auch auf diesem Kongreß, verlieren nicht nur nationale und internationale, sondern auch regionäre Tagungen wegen der Vielzahl von nicht mehr überschaubaren Einzelmitteilungen an Wert.

„Fortbildung" ist bereits auch in diesem Kongreß integriert – wie z. T. auch auf vorangegangenen Kongressen und Tagungen – und zwar durch das TUR-Symposium und das 14. Fortbildungsseminar für die urologischen Assistenzberufe.

Es gilt nun für die Zukunft, die Fülle an Information kontrolliert zu koordinieren, um sie so effizient wie möglich zu machen.

Neben dieser Kommission, den bereits bestehenden *Arbeitskreisen für Kinderurologie* und *Experimentelle Urologie* haben wir innerhalb der Gesellschaft einen neuen Arbeitskreis gegründet und zwar den **„Arbeitskreis für urologische Onkologie"**, dessen Vorsitz ich nach dem Tode von Paul Mellin habe, da seine Zielsetzung z. T. identisch mit der der Fortbildungskommission ist, wenngleich in diesem Arbeitskreis der wissenschaftliche Aspekt, jedoch vor allem die interdisziplinäre Kooperation mit anderen Fächern stärker im Vordergrund stehen.

Dem Arbeitskreis gehören vorerst außerdem noch die Herren *Eickenberg, Hartung, Jacobi, Jellinghaus, Leistenschneider* und *Weissbach* an. Sowohl über die Arbeit der Fortbildungskommission als auch des Arbeitskreises wird dann regelmäßig in den Mitteilungen des Vorstandes im Urologen B berichtet werden.

Meine sehr verehrten Damen und Herren!
Gestatten Sie mir einige Worte zum Programm des diesjährigen Kongresses. Neben den Freien Themen, dem Referat „Aktuelle Information", sowie der traditionellen Information über berufspolitische Probleme, wurde für den Abschnitt der *Kinderurologie* eine bisher noch nicht behandelte Thematik gewählt.

Das **Hauptthema dieses Kongresses**, das *„Prostatakarzinom"*, habe ich nicht ausgewählt, weil ich meine, daß wir die mit diesem Karzinom verbundenen Probleme in einem Tag werden lösen können. Nachdem jedoch auf den Kongressen vergangener Jahre die wesentlichen Organkarzinome diskutiert wurden, schien mir – allerdings auch noch aus anderen Gründen – das „Prostatakarzinom" als Hauptthema dieses Kongresses besonders geeignet.

Vor allem in den letzten 20 Jahren ist eine kaum noch überschaubare Fülle von Publikationen zu verschiedenen Detailproblemen dieses Karzinoms erschienen. Deshalb meinte ich, daß die *6 Hauptreferate* und das *Rundtischgespräch* mit Zusammenfassung der Vorträge nötig wären, um eine Standortbestimmung zu versuchen über das, was gesichert ist und das, was sich für die Zukunft in Diagnostik und Therapie als erfolgversprechend abzuzeichnen beginnt. Ebenso sollen Probleme, die vorrangig klinischer und wissenschaftlicher Bearbeitung bedürfen, diskutiert werden. Sollte sich dieses Ziel auch nur annähernd erreichen lassen, wäre viel gewonnen, zumal sich in den letzten Jahren nicht nur Wesentliches in Diagnostik und Therapie zu konsolidieren beginnt, sondern auf diesen Gebieten auch schon eindeutige Fortschritte erzielt wurden.

Für die Wahl dieses Themas war aber auch noch bestimmend, daß die zahlreichen öffentlichen Dispute über viele uns Urologen nur zu bekannte kontroverse Fragen, die von Ärzten anderer Fachdisziplinen aus Unkenntnis oder wider besseres Wissen besonders in die Laienpresse getragen und dort „diskutiert" wurden, nur negative und destruktive Folgen für das fachliche und ethische Prestige unseres Wissenschaftszweiges zur Folge hatten, darüber hinaus aber auch noch die Vertrauenswürdigkeit der Wissenschaft insgesamt untergraben haben. Im ärztlichen Bereich ist dadurch der Bürger in eine Situation gesteuert worden, in der mit ihm eine Kommunikation zu seinem ganz persönlichen Schaden kaum noch möglich ist.

Da auch der mündige Bürger die Problematik

einer wissenschaftlichen Fragestellung wegen fehlender Sachkenntnis nicht zu erkennen vermag, kann er in eine Kommunikation über wissenschaftlich-ärztliche Probleme nur *Vertrauen* einbringen, so, wie auch unter Wissenschaftlern Vertrauen herrschen muß; denn auch innerhalb der Wissenschaften muß ein Nicht-Experte in aller Regel an die Resultate anderer Forscher glauben können, weil ihm das Rüstzeug zur Kontrolle fehlt.

Wissenschaftlich verbrämte Behauptungen Fach- und Problemunkundiger – noch dazu auf dem offenen Markt der Laienpresse feilgeboten – können nur zu den katastrophalen Folgen einer totalen Verunsicherung führen, die in irrationaler Ablehnung ärztlicher Maßnahmen oder Vorschläge, wie etwas von Vorsorgeuntersuchungen, endet, obgleich deren Wert – immer auf den derzeitigen, sich jedoch im Laufe der Zeit notwendigen ändernden Wissensstand bezogen – unbestritten und wissenschaftlich fest fundiert ist.

Medizinische Probleme lassen sich in aller Regel nicht im ersten wissenschaftlichen Zugriff durch scheinbare Bestätigung einer noch so gut fundiert erscheinenden Theorie lösen. Eher kommt die Wissenschaft schrittweise durch Falsifizierung von Theorien voran, weil die biologische Vielfalt des Lebens – zu dem auch die Krankheit gehört – zu groß ist.

Die gleiche Einschränkung gilt sicher auch für das Prostatakarzinom – zumindest z. Z. noch – in bezug auf prospektive, randomisierte, multizentrische Therapiestudien zur Erforschung der sog. „besten" Therapie oder Diskriminierung kontroverser Therapieformen.

Ihr biostatisches *„Design"* stößt derzeit noch auf mir unüberwindbar erscheindende Probleme wegen der sich eben erst in der Phase der Konsolidierung befindlichen morphologisch-klinischen Einordnung eines individuellen Tumors.

Ohne ein sicheres diagnostisches Fundament, wenn möglich mit prognostischem Bezug, kann es keine noch so wissenschaftstheoretisch fundiert erscheinende *multizentrische Therapieforschung* geben.

Deshalb sind bei Forschungsprojekten zum „Prostatakarzinom" augenblicklich *gut kontrollierte monozentrische Studien* mit gesicherten Parametern aussagefähiger als multizentrische, zumal der Mensch als „Prüfparameter" hohe moralische Anforderungen an den prüfenden Arzt stellt, der sich außerdem immer bewußt sein sollte, daß die *Lebensqualität* eines Kranken grundsätzlich den Vorrang vor einer möglichen, oft aber qualvollen *Lebensverlängerung* hat.

Um vertrauenswürdig zu bleiben, oder um es wieder zu werden, dürfen wir uns in unserem ärztlichen Handeln nicht durch die Faszination großer Zahlen blenden und beeinflussen lassen; denn Behandlungsergebnisse werden nicht dadurch richtiger, daß sie auf große Zahlen gestützt – möglichst noch aus vielen Zentren gewonnen – nun eine scheinbare Signifikanz bekommen.

Derzeit ist das Patienten-Arzt-Verhältnis vielfach so labil, daß wir Urologen immer daran denken sollten, daß wir Menschen und keine Mittelwerte behandeln. Unser ärztliches Tun – aber auch das Nicht-Tun – darf nur durch moralische Kategorien, basierend auf sicherer Fachkenntnis sowie vertrauensvoller Zuwendung und Kommunikation zum Patienten bestimmt sein.

Ich bin überzeugt, daß die allgemeine Verunsicherung auch nichturologischer Kollegen durch die unqualifizierten Angriffe speziell zum Thema „Prostatakarzinom" durch diesen Kongreß zur Beruhigung in der nicht-urologischen Ärzteschaft und damit in der Bevölkerung führen kann, da Vorträge und Diskussionen im Kongreßband nachzulesen sind. Wir können nur hoffen, daß sie auch von den Kollegen gelesen werden, denen offenbar entgangen ist, daß es seit den grundlegenden Forschungen von Huggins seit 1940, für die er später den Nobelpreis erhielt, über Jahrzehnte nicht nur eine umfangreiche Literatur, sondern auch tragfähige Forschungsergebnisse mit klaren Fortschritten gibt!

Abschließend möchte ich allen Hauptreferenten, Rundtischteilnehmern sowie den Moderatoren danken, die entscheidend zur Gestaltung und Ablauf des Kongresses beitragen sowie den Kollegen, die verständnisvoll auf ihren geplanten Vortrag zugunsten eines Posters verzichtet haben, so daß die Redezeit wieder auf mindestens 5 Minuten verlängert werden konnte und dadurch ausreichend Zeit zur Diskussion, die eigentlich die entscheidende Würze jeder Tagung ist, zur Verfügung steht.

Die Vorträge, die aus Zeitgründen dennoch abgelehnt werden mußten, – bei über 220 Vortragsanmeldungen – liegen in einem *Abstraktband* in Kurzfassung vor, so daß erstmals ein Informationsverlust durch die früher nicht zur Kenntnis gebrachten abgelehnten Vortragsanmeldungen vermieden werden konnte.

Meine sehr verehrten Damen und Herren!
Wenn auch Berlin als Stadt vor mehr als 50 Jahren ihren großen Auftritt in der Weltgeschichte hatte und eine Königin war, so verbleibt ihr dieser Anspruch trotz des verlorenen Glanzes der damaligen Zeit auch weiterhin. Obgleich geteilt

Prof. Dr. med. Reinhard Nagel

und schwer beschädigt, ist diese Stadt wieder lebendig und faszinierend.

Bitte machen Sie eine Kostprobe und versuchen Sie, die Stadt mit ihrer erhaltenen und wiedergewonnenen Schönheit zu genießen, so daß Ihr Aufenthalt hier so angenehm sein möge, wie ich es Ihnen wünsche.

Prof. Dr. R. Nagel
Urologische Klinik
und Poliklinik
Freie Universität Berlin
Klinikum Charlottenburg
Spandauer Damm 130
D–1000 Berlin 19

33. Kongress der Deutschen Gesellschaft für Urologie – Köln, 21.–24.10.1981

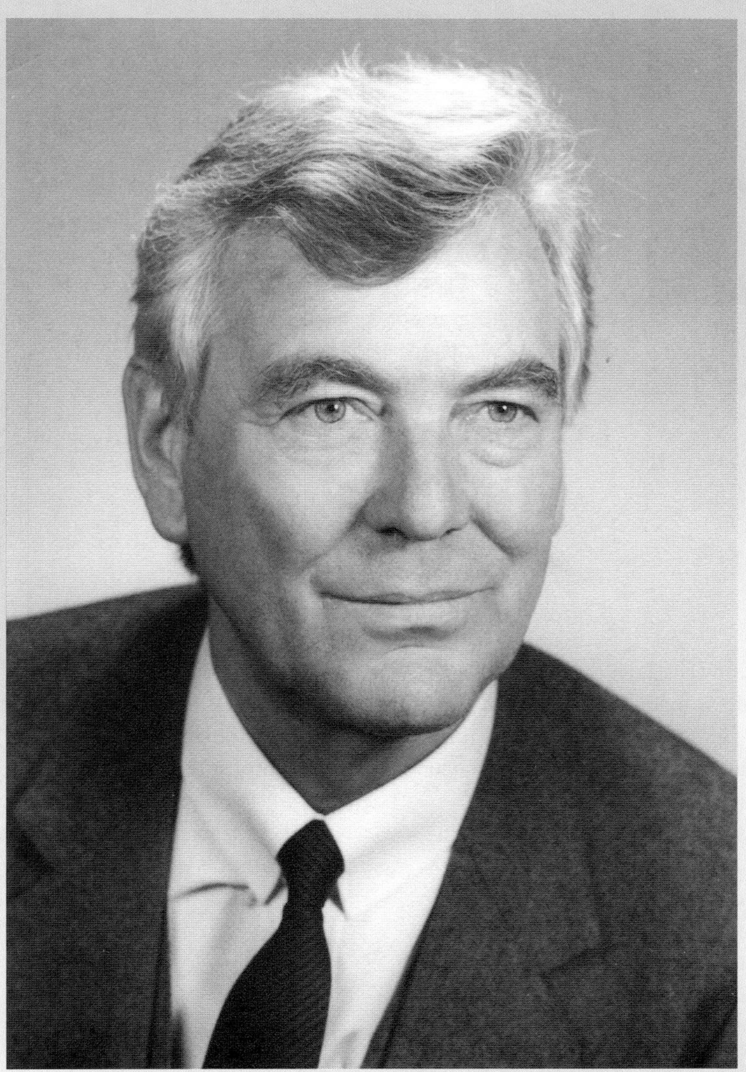

Prof. Dr. med. Karl-Friedrich Albrecht

Prof. Dr. med. Karl-Friedrich Albrecht (Abb. 10.1)

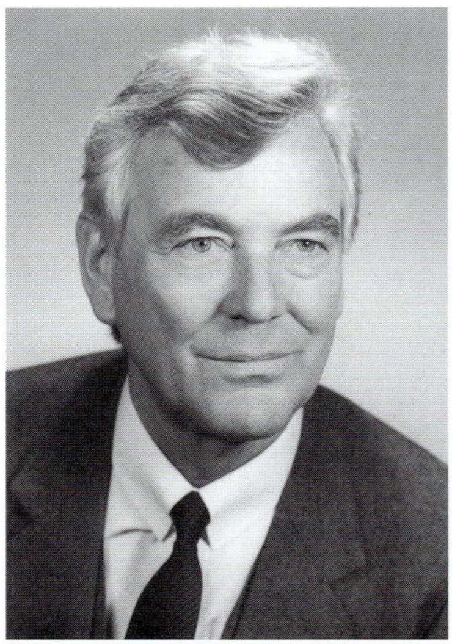

Abb. 10.1 Prof. Dr. med. Karl-Friedrich Albrecht[1]

10

1 Urologe A (1987) 26: 6; Urologe A
   (1998) 37: 465

Curriculum vitae (nach K.-F.A.)

Geboren am 13.08.1922 in Gumbinnen/Ostpreußen

1929	Schulbesuch in Gumbinnen und Kassel (bis 1939)
1939–1945	Wehrdienst
1945–1951	Medizinstudium in Marburg/Lahn
1951	Approbation sowie Promotion zum Dr. med. in Marburg
	Facharzt für Urologie
1958–1959	Leiter der Urologischen Abteilung der Chirurgischen Universitätsklinik Marburg/Lahn
1959–1963	Leiter der Urologischen Abteilung am 2. Chirurgischen Lehrstuhl der Universität Köln-Mehrheim
1960	Facharzt für Chirurgie
1963	Habilitation an der Medizinischen Fakultät der Universität Köln
1963–1966	Leiter der Urologischen Abteilung der Chirurgischen Universitätsklinik Köln-Lindenthal
1966–1987	Direktor der Urologischen Klinik am Klinikum Barmen der Stadt Wuppertal
1969	Außerplanmäßige Professur
	Präsident der Nordrhein-Westfälischen Gesellschaft für Urologie
1980-1981	Präsident der Deutschen Gesellschaft für Urologie

Prof. Albrecht starb am 03.04.1998 in Hamburg

K.-F.A. Albrecht war Ehrenmitglied der Südafrikanischen Gesellschaft für Urologie sowie Ehrenmitglied der Nordhrein-Westfälischen Gesellschaft für Urologie und korrespondierendes Mitglied der Berliner Urologischen Gesellschaft.

Er redigierte als Herausgeber die Verhandlungsberichte der Deutschen Gesellschaft für Urologie von 1976–1979.

Weiterhin war er Mitherausgeber des Urologen A.

Seine besonderen Arbeitsgebiete waren die Kinderurologie, die Urogenitaltuberkulose, der renale Hochdruck und Hämodynamik der Nieren = Hypothermie.

Seit Anfang 1969 engagierte sich die Klinik in Wuppertal (mit H. Bartels) intensiv bei der Nutzung des Ultraschalls in der urologischen Diagnostik. Die frühe Installation eines Lithotripters 1983 führte bereits 1984 dazu, dass nach entsprechenden Voruntersuchungen geklärt wurde, dass auch Schrittmacher-Patienten mit dieser neuen Behandlungsmethode erfolgreich von ihren Steinen befreit werden konnten.

- **Eröffnungsrede zum 33. Kongress 1981 von Prof. Dr. med. K.-F. Albrecht** (◘ Abb. 10.2)

Meine sehr verehrten Damen und Herren!

Nach Verklingen des ersten Satzes der Serenade Nr. 11 Es-Dur von Wolfgang Amadeus Mozart, in vollendeter Weise vorgetragen vom „Kölner Bläser-Oktett" unter der Leitung von Herrn Hans-Rudolf Seith, möchte ich Sie zur 33. Tagung der Deutschen Gesellschaft für Urologie in Köln, der Stadt meiner Universität, herzlich willkommen heißen.

Eine besondere Ehre ist es für mich, den Oberbürgermeister dieser Stadt, Herrn Norbert Burger, begrüßen zu dürfen. Die Universität ist vertreten durch den Rector Magnificus Prof. Dr. Dr. Ing. Günther Binding, den Dekan der Medizinischen Fakultät, Herrn Prof. Dr. Dr. Heinz Pichlmaier, und den Vertreter unseres Fachgebietes an der seit 1388 bestehenden Albertus-Magnus-Universität zu Köln, Herrn Prof. Dr. Rüdiger Engelking. Ferner heiße ich willkommen den Hauptgeschäftsführer der Bundesärztekammer, Herrn Prof. Volrad Deneke.

Eine Freude ist es für mich, eine große Anzahl von ausländischen Kollegen aus insgesamt 18 Ländern aus Europa und Übersee bei uns begrüßen zu dürfen. Ganz besonders erfreulich ist die Zunahme der Zahl von urologischen Fachkollegen aus den Ostblockländern und sogar aus Rot-China, die in diesem Jahre an unserem Kongreß teilnehmen.

Meine sehr verehrten Damen und Herren!

Wie in jedem Jahr müssen wir uns auch heute von denjenigen Mitgliedern verabschieden, die der Tod uns entrissen hat.

Am 26. 1. 1981 verstarb unser ehemaliger Präsident, Herr Prof. Dr. Paul Deuticke, der den 17. Kongreß der Deutschen Gesellschaft für Urologie in Wien 1957 leitete. Er war Primarius der Urologischen Abteilung an der Wiener Städtischen Poliklinik bis 1967. Sein spezielles Arbeitsgebiet war die röntgenologisch-urologische Diagnostik. Mit ihm verlor die Deutsche Gesellschaft für Urologie eines seiner prominentesten Ehrenmitglieder.

Ganz unerwartet verstarb kürzlich Herr Dr. H. Haefele, praktischer Urologe aus Wiesloch, in noch jugendlichem Alter. Er war Mitglied des Ausschusses unserer Gesellschaft.

Am 11. August 1981 schloß unser langjähriges Mitglied, Herr Oberstarzt a. D. Dr. Helmuth Lompa aus Darmstadt im Alter von 89 Jahren für immer die Augen.

Am 14. 8. 1981 verstarb unser ehemaliges Mitglied, Herr Sanitätsrat Dr. Werner Nette aus Leipzig im 91. Lebensjahr. Viele werden sich noch an ihn erinnern, der es sich nicht nehmen ließ, nach seiner schon lange zurückliegenden Pensionierung mit großer Regelmäßigkeit an den Kongressen der Deutschen Gesellschaft für Urologie teilzunehmen.

Einer der prominentesten Urologen der spanischen Urologie, das Ehrenmitglied unserer Gesellschaft, Herr Prof. Dr. Enrique Perez-Castro senior, verstarb am 16. November 1980 in Madrid.

Ferner starben Herr Dr. Robert Jüngling aus Nürnberg und Herr Prof. Dr. E. Altenähr aus Berlin.

Schließlich erreichte uns vor kurzem die Nachricht, daß der ehemalige Chefarzt im Städtischen Krankenhaus von Lengerich, Herr Prof. Dr. Ch. Schröder, verstorben ist.

Vor wenigen Tagen starb unser Ehrenmitglied Prof. Dr. Kurt Boshamer in Neustadt an der Weinstraße im Alter von 81 Jahren.

Ich möchte Sie bitten, sich zu Ehren unserer Toten von Ihren Plätzen zu erheben.

Auch in diesem Jahre möchte der Vorstand und Ausschuß unserer Gesellschaft die Ernennung eines verdienten Urologen als Ehrenmitglied vorschlagen: Herr Prof. Dr. Theodor Schultheis.

Er erhielt am St.-Hedwig-Krankenhaus in Berlin, dem damaligen Mekka der Urologie nicht nur für Deutschland, sondern für die ganze Welt,

◘ **Abb. 10.2** Eröffnungsrede zum 33. Kongress 1981 von Prof. Dr. med. K.-F. Albrecht

bei Herr Prof. Dr. von Lichtenberg seine urologische Fachweiterbildung. 1941 erfolgte seine Einberufung zum Wehrdienst, und bis zum Kriegsende arbeitete er in verschiedenen Lazaretten. 1944 wurde er Leitender Arzt des Hilfskrankenhauses im Kreis Rothenburg/Fulda. Von 1945 bis 1952 war er wissenschaftlicher Assistent und Oberarzt an der Chirurgischen Universitätsklinik in Marburg unter Prof. Dr. Wiedhopf und Prof. Dr. Zenker. Er leitete dort die in die Chirurgische Klinik integrierte Urologische Abteilung. 1951 habilitierte er sich für das Fach Chirurgie und Urologie und übernahm 1952 die Leitung der Chirurgischen und Urologischen Abteilung des St.-Barbara-Hospitals in Gladbeck. 1931 veröffentlichte er seine erste wissenschaftliche Arbeit mit dem Thema „Histologische Untersuchungen an Steinnieren" in der Zeitschrift für urologische Chirurgie. Es folgte eine große Anzahl von wissenschaftlichen Veröffentlichungen auf dem urologischen Fachgebiet. Bemerkenswert ist seine Monographie über den unfreiwilligen Harnabgang aus dem Jahre 1950. Besonders bekannt geworden ist uns Herr Prof. Dr. Schultheis durch die Verfassung des Bandes „Das urologische Gutachten" im Handbuch der Urologie. Neben einer großen Anzahl von Vorträgen, die er auf Kongressen und Fortbildungsveranstaltungen hielt, ist er Mitherausgeber der „Zeitschrift für Urologie und Nephrologie" und Schriftleiter der „Wildunger Hefte".

Vom 30. September 1949 an, dem Neugründungstag unserer Gesellschaft nach dem Zweiten Weltkrieg, bis zum Kölner Kongreß 1961 war Herr Prof. Dr. Schultheis 12 Jahre lang als Schatzmeister Mitglied des Geschäftsführenden Vorstandes unserer Gesellschaft.

Nach seiner Pensionierung im Jahre 1972 übernahm er in Bad Wildungen die Betreuung der Kurklinik. Hier ist er noch heute im Bereich der rehabilitiven Urologie für sein Fachgebiet tätig. Ich glaube, daß Herr Prof. Dr. Schultheis aufgrund seiner qualifizierten wissenschaftlichen Betätigung und seines langjährigen Einsatzes für unsere Gesellschaft würdig ist, die Ehrenmitgliedschaft verliehen zu bekommen.

Um die Verbindungen zu anderen nationalen urologischen Verbänden enger zu knüpfen, hat die Deutsche Gesellschaft für Urologie seit jeher qualifizierten ausländischen Fachkollegen den Status „Korrespondierendes Mitglied" verliehen. Vorstand und Ausschuß der Gesellschaft möchte in diesem Jahre Herrn Dr. Viktor Erich Hesse aus Pretoria/Südafrika zum korrespondierenden Mitglied vorschlagen.

Herr Dr. Hesse wurde 1938 in Südafrika geboren. Seine Vorfahren sind Deutsche, die im Jahre 1871 nach Südafrika auswanderten. Im Rahmen des Deutschen Akademischen Austauschdienstes erhielt er ein Stipendium und arbeitete in der Chirurgischen Klinik der Universität München unter Herrn Prof. Dr. R. Zenker und dem damaligen Abteilungsleiter für Urologie der Klinik, Herrn Prof. Dr. E. Schmiedt. Von Ende 1964 bis 1968 erfolgte die Weiterbildung an den Kliniken der Universität von Pretoria zum Facharzt für Chirurgie und Urologie mit dem Abschlußurteil summa cum laude. Es folgte dann eine Tätigkeit als Associate-Professor in Urology am Roswell Park Memorial Institute in Buffalo im Staate New York. Nach Rückkehr arbeitete er als Senior-Urologe an der Universität von Pretoria. Er betreute das Fachgebiet „Allgemeine Urologie" und „Nierentransplantation". Die ersten 25 Nierentransplantationen an der Universität von Pretoria wurden unter seiner Leitung durchgeführt. 1972 organisierte er den Südafrikanischen Urologenkongreß als verantwortlicher Kongreßsekretär. Herr Dr. Hesse veröffentlichte eine große Anzahl von Arbeiten in deutschen, britischen, amerikanischen und südafrikanischen medizinischen Fachzeitschriften. Er nahm in den letzten Jahren aktiv als Vortragender an den Kongressen der Deutschen Gesellschaft für Urologie teil.

Der Tradition unserer Gesellschaft folgend ist es für mich eine große Freude, meiner akademischen Lehrer zu gedenken, die es mir ermöglicht haben, heute hier an dieser ehrenvollen Stelle zu stehen. 1951 trat ich in die Chirurgische Universitätsklinik in Marburg ein, die Herr Prof. Dr. Rudolf Zenker wenige Monate vorher übernommen hatte. Er führte die Klinik in seiner systematischen, dynamischen und gütigen Art, die ihn zum uneingeschränkten ärztlichen Vorbild für uns angehende Chirurgen machte. Zu seinem Bedauern konnte er wegen vorher eingegangener Verpflichtungen heute nicht an der Eröffnung unseres Kongresses teilnehmen.

Bei meinem Eintritt in die Klinik wurde ich der Urologischen Abteilung zugeteilt, die der damalige Privatdozent Dr. Theodor „Teddy" Schultheis, dem wir heute die Ehrenmitgliedschaft angetragen haben, leitete. Er faszinierte mich in seiner intelligenten und bestechend klaren Art für das Fach Urologie, so daß ich im Laufe meiner weiteren chirurgischen und internistischen Weiterbildung nie mehr von der Urologie los kam. Nach seinem Fortgang von Marburg übernahm der damalige Dr. Egbert Schmiedt die Leitung

Prof. Dr. med. Karl-Friedrich Albrecht

der Urologischen Abteilung der Klinik, und mit ihm zusammen habe ich in harmonischer Freundschaft bis zu seinem Fortgang nach München im Jahre 1958 in dieser Abteilung gearbeitet. Danach übernahm ich die Leitung der Abteilung unter dem kommissarischen Direktor der Klinik, Herrn Prof. Dr. Georg Heberer. 1959 ging ich mit ihm an die Chirurgische Klinik der Universität Köln. Hier baute ich auf seine Anregung hin mit seiner unermüdlichen Hilfe und seinen taktischen Ratschlägen erst eine urologische Abteilung in Köln-Merheim und später eine zweite urologische Abteilung im Klinikum Lindenburg auf.

Als ich 1966 die Urologische Klinik in Wuppertal übernahm, die bis dahin von Herrn Prof. Dr. Kurt Boshamer geleitet wurde, habe ich so viele Anregungen bekommen, daß ich – auch wenn ich nicht Schüler und Mitarbeiter von Boshamer war – ihn doch indirekt und in Dankbarkeit meinen Lehrer nennen möchte. Allen Genannten und vielen anderen, wie Prof. Bretschneider, Prof. Bock, Prof. Eigler, Prof. Schink, Prof. Schwaiger, die mir den Weg gewiesen und geebnet haben, möchte ich hiermit herzlich danken.

Nun noch ein paar Worte zur Auswahl der Themen des diesjährigen Kongresses.

Bei der Durchsicht der Kongreßthemen der letzten Jahrzehnte fiel mir auf, daß die Erkrankungen und Funktionsstörungen des prominentesten Organs unseres Fachgebietes, des Penis, niemals ausführlich abgehandelt wurden.

Vertreter aus dem anatomischen Fachbereich und der Dermatologie werden neben urologischen Referenten die Fülle von Erkrankungen und Funktionsstörungen des Penis abhandeln.

Bei der Behandlung des seltenen Peniscarcinoms gibt es heute immer noch unterschiedliche Meinungen, die wir aufgrund größerer Fallzahlen analysieren müssen.

Bei der Induratio penis plastica, einer Verhärtung der Schwellkörper, stehen konservative, radiologische und operative Behandlungsmethoden in Konkurrenz miteinander, und wir müssen auch hier eruieren, welche Behandlung für welchen Krankheitsfall die optimale ist.

Auch zur Frage der Behandlung von Penisfrakturen und anderen Verletzungen gibt es kontroverse Meinungen, die abgestimmt werden müssen.

Die Behandlung des Priapismus, einer Dauerversteifung des männlichen Gliedes, die neuerdings häufig bei Dialysepatienten auftritt, zeigt einen Wandel in seiner Behandlung. Die rein konservative Therapie wurde eine Zeitlang durch Gefäßanastomosen abgelöst, die heute wiederum durch sehr viel einfachere Punktionstechniken mit Spezialnadeln oder speziellen Stichinzisionen ersetzt werden. Auch hier ist eine Standortbestimmung notwendig.

Erektionsstörungen werden in letzter Zeit diagnostisch näher abgeklärt und bei geeigneter Indikation durch Kunststoffeinpflanzungen in die Schwellkörper behandelt. Ob der Enthusiasmus der ersten Zeit berechtigt war, muß durch Analyse von Nachbeobachtungsserien geprüft werden.

Auch die Kinderurologie, die in enger Zusammenarbeit mit den Pädiatern unverzichtbarer Bestandteil unseres Fachgebietes ist, wird in diesem Jahr mit zwei Themen vertreten sein.

Das Steinleiden im Kindesalter hat in den letzten 30 Jahren in Deutschland zugenommen. Dabei spielen sicher Ernährungsfragen und die Zunahme von Bevölkerungsgruppen aus dem Mittelmeerbereich – besonders aus der Türkei – eine bedeutende Rolle.

Der Chef unserer Wuppertaler Kinderklinik erzählte mir, daß er als Oberarzt im Jahre 1951 bei einem eingelieferten Kind seinem damaligen Chef die Möglichkeit eines Harnleitersteines unterbreitete. Sein sehr erfahrener pädiatrischer Chef, Schüler von Finkelstein, was unseren Pädiatern sicher etwas sagt, sah seinen damals noch 30 Jahre jüngeren Oberarzt mitleidig an und sagte ihm: „Nieren- oder Harnleitersteine – das kommt doch im Kindesalter nicht vor – reden Sie doch nicht so einen Unsinn".

Es war übrigens ein Harnleiterstein.

Ich glaube, wir werden im Laufe dieses Kongresses zu diesem Thema noch sehr viel Neues hören.

Das zweite kinderurologische Thema hat nicht geringere Aktualität: „Urologische Onkologie im Kindesalter".

Drei maligne urologische Tumoren des Kindesalters werden besprochen:
1. Rhabdomyosarkome des Urogenitaltraktes,
2. Hodentumoren,
3. der typische urologische Tumor des Kindesalters, der Wilms-Tumor.

Durch die Neuentwicklung und Erprobung von Zytostatika sind neue Behandlungsrichtlinien erarbeitet worden, die das Spektrum der operativen, zytostatischen und radiologischen Behandlung dieser drei Tumorarten im Bereich des Urogenitaltraktes des Kindes entscheidend verändert haben.

Die freien Themen, die wissenschaftliche Ausstellung und das Filmprogramm tragen der wissenschaftlichen Weiterentwicklung unseres Fachgebietes Rechnung.

Die urologische Diagnostik ist in den letzten Jahren durch zwei neue Untersuchungsmethoden erweitert worden:

1. Die Ultraschalldiagnostik, die heute schon routinemäßig in vielen urologischen Praxen etabliert ist. Die Erkennung von Nierentumoren, Nierencysten, pararenalen Abszessen, retroperitonealen Raumforderungen oder die einfache Restharnbestimmung sind nur ein Teil der Anwendungsmöglichkeiten des Ultraschalls in der Urologie. Die Untersuchung erfolgt ohne Belastung durch ionisierende Strahlen und ohne Belästigung des Patienten.

2. Eine weitere nicht invasive Untersuchungsmethode, die in den radiologischen Sektor fällt, ist die Computertomographie, die uns bei der Diagnostik und Differentialdiagnostik von Erkrankungen der Urogenitalorgane ganz überraschend neue Einblicke gibt und risikoreichere angiographische Untersuchungen oder sogar Staging-Operationen ersparen hilft.

Im therapeutischen Bereich hat die Entwicklung einer Anlage zur Zertrümmerung von Nierensteinen durch extrakorporal erzeugte Stoßwellen in der Urologischen Klinik der Münchner Universität in Großhadern einen neuen Weg gewiesen, bei sorgfältiger Indikation Steinoperationen zu vermeiden. Wir werden im Laufe dieses Kongresses Neues über den heutigen Stand der klinischen Erfahrungen mit dieser Methode hören.

Wenn es auch nicht Aufgabe einer wissenschaftlichen medizinischen Gesellschaft ist, sich primär mit berufspolitischen Entwicklungen zu beschäftigen, so hat es sich in den letzten Jahren doch gezeigt, wie wirkungsvoll die enge Zusammenarbeit zwischen Berufsverband und wissenschaftlicher Gesellschaft sein kann. Aus diesem Grunde möchte ich zu einem brennenden berufspolitischen Problem Stellung nehmen, ohne dem

Jahresbericht des Präsidenten des Berufsverbandes, der am Ende des Kongresses abgegeben wird, vorzugreifen.

Unter dem Deckmantel der Kostensenkung im Gesundheitswesen hat das Bundesarbeitsministerium einen Referentenentwurf zu einer amtlichen Gebührenordnung für Ärzte erarbeitet, der zeigt, daß es sich dabei nicht nur um eine Senkung der Kosten, sondern um eine ideologisch gesteuerte Systemveränderung im Bereich des Gesundheitswesens handelt. Der Referentenentwurf beschränkt sich nicht entsprechend der gesetzlichen Ermächtigungsgrundlage auf die Festlegung einer „Taxe" für die Vergütung ärztlicher Leistungen im Rahmen des bürgerlichen Dienstvertragsrechts, sondern erstrebt eine Einheitsversicherung, die – wie es Erfahrungen in anderen Ländern zeigen – weder zu einer Kostensenkung noch zu einer Verbesserung der Patientenversorgung führt. Hier bahnt sich eine existenzielle Gefahr für eine freie Ärzteschaft an, wie sie in der Bundesrepublik in dieser Form noch nie bestanden hatte und bisher durch Beteuerungen aller regierenden und opponierenden Parteien beschwörend verneint wurde.

Meine sehr verehrten Damen und Herren!

Mir war der Hinweis auf diese berufspolitische Situation so wichtig, daß ich ihn an das Ende meiner Eröffnungsansprache gesetzt habe. Ich möchte den 33. Kongreß der Deutschen Gesellschaft für Urologie eröffnen und möchte den Oberbürgermeister der Stadt Köln, Herrn Norbert Burger, um sein Grußwort an die Teilnehmer unseres Kongresses bitten.

Prof. Dr. K. F. Albrecht
Urologische Klinik der Stadt
im Klinikum Barmen
Heusnerstr. 40
D-5600 Wuppertal 2

34. Kongress der Deutschen Gesellschaft für Urologie – Hamburg, 20.–23.10.1982

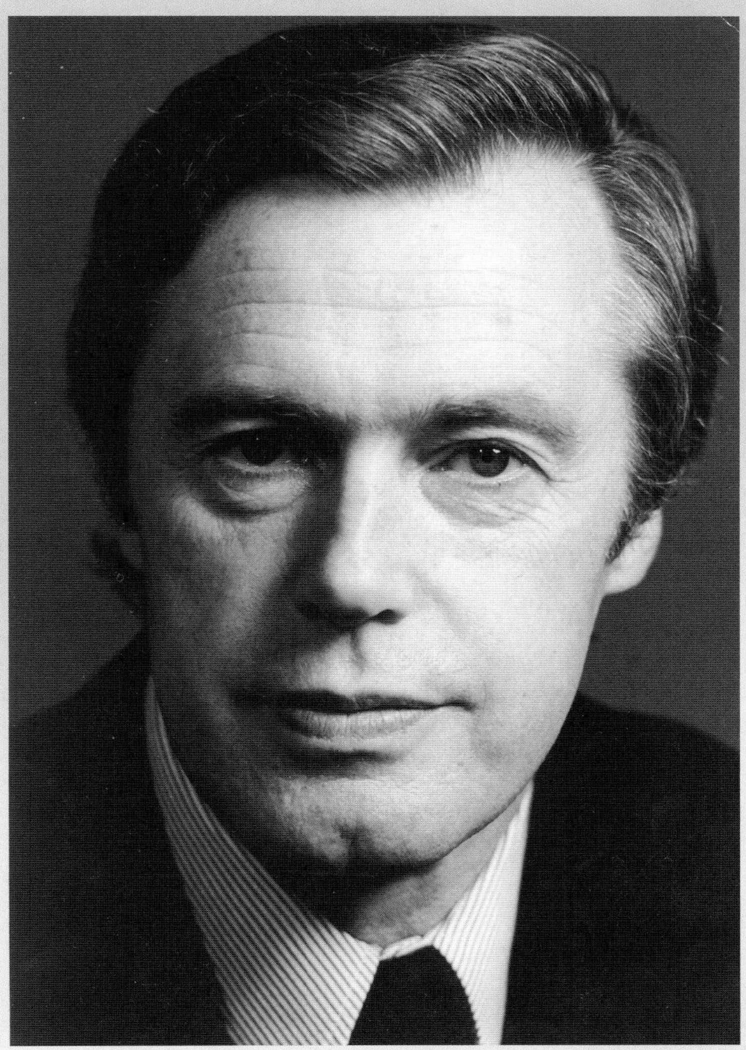

Prof. Dr. med. Herbert Klosterhalfen

Prof. Dr. med. Herbert Klosterhalfen (■ Abb. 11.1)

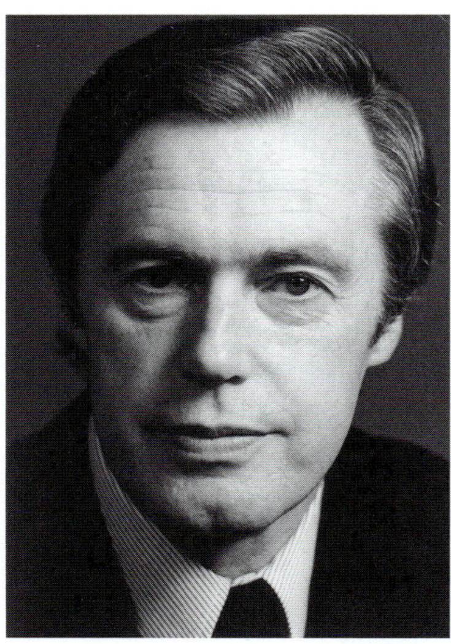

■ **Abb. 11.1** Prof. Dr. med. Herbert Klosterhalfen

Curriculum vitae (nach H.K.)

Geboren am 17.02.1925 in Kerpen (bei Köln)

1946–1951 Medizinstudium in Bonn

1951–1954 Chirurgische Universitätsklinik Bonn (Prof. von Redwitz)

1954–1955 Pharmakologisches Institut der Universität Bonn (Prof. Schulemann)

1955–1960 Urologische Klinik Golzheim, Düsseldorf (Prof. Boeminghaus)

1960–1961 Oberarzt der Urologischen Klinik der Freien Universität Berlin (Prof. Brosig)

1961–1966 Leiter der Urologischen Abteilung der Chirurgischen Universitätsklinik Hamburg (Prof. Zukschwerdt)

1966–1992 Ordentlicher Professor für Urologie und Direktor der Urologischen Universitätsklinik Hamburg

1982 Präsident der Deutschen Gesellschaft für Urologie

Kommentar von H.K. zum Lebenslauf: »Kürzer geht es nicht«

Welche bedeutende Klinik H. Klosterhalfen in Hamburg aufgebaut hat, zeigt der jetzige Status und Ruf der Hamburger Uniklinik.

- **Eröffnungsrede zum 34. Kongress 1982 von Prof. Dr. med. H. Klosterhalfen** (◘ Abb. 11.2)

Verehrte Gäste, liebe Kollegen, meine Damen und Herren!

Zur Eröffnung des deutschen Urologenkongresses, der nach fast 30 Jahren wieder einmal in Hamburg stattfindet, begrüße ich Sie herzlich und freue mich mit Ihnen über zahlreiche Gäste aus fast allen europäischen Ländern.

Ich bitte um Verständnis, wenn auch ich in diesem Zusammenhang das oft überstrapazierte Schlagwort von der Wissenschaft, die keine Grenzen kennt, anführe; ich meine aber, wir haben heute allen Grund, das zu tun: Wir freuen uns ganz besonders darüber, daß nach langen Jahren der Abstinenz eine Delegation der Gesellschaft der Urologie der DDR mit ihrem derzeitigen Vorsitzenden, Prof. Müller aus Magdeburg, an unserem Kongreß teilnimmt.

Liebe Kollegen, wir sollten gemeinsam darauf hinarbeiten, daß wir solche Besuche in Zukunft nicht als etwas Besonderes ansehen, sondern als einen normalen Vorgang empfinden.

Ein besonderer Gruß gilt den anwesenden Ehrenmitgliedern unserer Gesellschaft und namentlich unter ihnen Prof. Mayor, zu dem ich ein besonderes Wort sagen möchte:

Wir müssen leider zur Kenntnis nehmen, daß Sie, lieber Herr Mayor, in ungezählten wissenschaftlichen Diskussionen erprobt, respektiert und manchmal auch gefürchtet, daß Sie sich vom Amt zurückziehen und zum letzten Mal als Ordinarius von Zürich an einem deutschen Kongreß teilnehmen. Die deutschen Urologen haben Ihnen manche kollegiale Anregung und freundschaftlichen Rat zu verdanken. Sie sind für viele von uns ein Vorbild gewesen, oft ein unbeugsames Vorbild, und dafür darf ich Ihnen im Namen unserer Gesellschaft herzlich danken.

Vor 34 Jahren, 1948, eröffnete Hans Boeminghaus in Düsseldorf die erste Nachkriegstagung unserer Gesellschaft. Daß sie zustande kam, war das Verdienst einer kleinen Gruppe von Urologen, vor allem aber meines eigentlichen urologischen Lehrers Boeminghaus. Ich gedenke am heutigen Tage dieses als Kliniker und als Wissenschaftler so großen Mannes, für seine eigene Person so bescheidenen Mannes, mit Hochachtung und Bewunderung.

Hochachtung und Bewunderung empfinde ich ebenso gegenüber unserem Ehrenmitglied Prof. Brosig, bei dem ich nach der Ausbildung in Düsseldorf Oberarzt war, und der den Start der Urologie an der Universität Hamburg immer mit besonderem Interesse und freundschaftlichem Rat verfolgt hat.

Meine Damen und Herren, in die Freude über unser Wiedersehen mischt sich die Trauer um diejenigen Mitglieder unserer Gesellschaft, die seit der Tagung in Köln verstorben sind, und deren Namen ich jetzt verlese:

Dr. Damerow, Coburg
Dr. Hasse, Aschaffenburg
Prof. Otto Hennig, Augsburg, einer der Pioniere unseres Faches. Von ihm stammte das auch nach ihm benannte Absaugverfahren für papilläre Blasentumoren.
Dr. Lechner, Bremerhaven
Dr. Lohmann, Neuwied
Prof. Seifert, Lingen
Dr. Skopnik, Köln
Dr. Uhl, Betigheim

Ich möchte an dieser Stelle auch noch einmal unseres zu früh verstorbenen Ehrenmitgliedes Peter Bischoff gedenken, der lange Jahre in dieser Stadt gewirkt hat und der 1955 den ersten Hamburger Kongreß der deutschen Gesellschaft für Urologie leitete. Ich bitte um eine Gedenkminute für unsere verstorbenen Mitglieder.

Meine Damen und Herren, der Vorstand der deutschen Gesellschaft für Urologie hat beschlossen, zwei korrespondierende Mitglieder zu ernennen. Hamburg liegt hoch im Norden der Bundesrepublik, und so liegt es nahe, die wissenschaftlichen und freundschaftlichen Bande zu unserem nördlichen Nachbarland

◘ **Abb. 11.2** Eröffnungsrede zum 34. Kongress 1982 von Prof. Dr. med. H. Klosterhalfen

Dänemark zu stärken. Ich bitte Dr. Tage Hald und Dr. Finn Rasmussen zu mir auf das Podium.

Beide Herren sind Chefärzte der Abteilung für Urologie am Herlev Hospital in Kopenhagen. Beide Herren sind die Initiatoren des über die Grenzen des Landes hinaus bekannten Kopenhagener Symposions für transurethrale Operationen. Hier werden nicht nur die wissenschaftlichen und die klinischen Seiten dieses Operationsverfahrens mit großer Perfektion demonstriert, sondern hier werden auch internationale Verbindungen gepflegt, die bis in unsere Gesellschaft hineinreichen.

Wir freuen uns, zwei so bedeutende Vertreter der dänischen Gesellschaft als korrespondierende Mitglieder aufnehmen zu können. Wir wollen damit die enge Verbundenheit der beiden wissenschaftlichen Gesellschaften zum Ausdruck bringen. Ich darf Ihnen hiermit die Ernennungsurkunden überreichen.

Meine Damen und Herren, und nun einige Worte zum wissenschaftlichen Programm unseres Kongresses:

Mit dem ersten Hauptthema, den metastasierten Carcinomen des Urogenitalsystems, werden wir uns mit einem Gebiet befassen, das allgemein als schwierig, von manchen auch als undankbar angesehen wird. Für die Beeinflussung von Metastasen bietet sich heute in erster Linie die Chemotherapie an. Neben dieser kommt der Radiotherapie und in Ausnahmefällen der operativen Therapie Bedeutung zu, während die Rolle der Immuntherapie bis heute noch kontrovers diskutiert wird. Von noch nicht abzusehendem Wert ist die Entdeckung bestimmter Tumormarker, also von Substanzen, die als „Krebsindikatoren" von Geschwulstgeweben freigesetzt werden, und es ist nicht übertrieben zu behaupten, daß es schon viele Patienten gibt, die ihr Leben der Tatsache verdanken, daß es Tumormarker gibt.

Wenn auch die therapeutischen Fortschritte bei bestimmten metastasierten Geschwülsten als überaus erfreulich bezeichnet werden können, z.B. den Hodentumoren, so deuten sie sich bei anderen Organen erst langsam an. Aber damit ist die Feststellung gerechtfertigt: *Die metastatische Krebserkrankung ist beeinflußbar geworden,* es besteht, wie noch vor einigen Jahrzehnten, kein Grund mehr, bei metastasierten Geschwülsten von vornherein und immer zu resignieren. Diese erste Feststellung ist nur auf den ersten Blick unvereinbar mit der zweiten: In vielen Fällen dieser fortgeschrittenen Erkrankungen gibt es noch keine Möglichkeit, das Schicksal zu wenden.

In diesem Zusammenhang ist der Hinweis auf den Konflikt zwischen Juristen und Ärzten geradezu zwingend. Die derzeitige Rechtsprechung hat diesen Konflikt durch übertriebene Forderungen an die Aufklärungspflicht in einer Weise verschärft, die vor allem die juristische Seite zum Überdenken ihrer Positionen veranlassen sollte.

Explizit das Thema unseres Kongresses, die Behandlung der metastasierten Carcinome, bringt den Arzt, wenn er sich der heutigen Rechtsprechung gemäß verhält, in eine Lage, die mit der Forderung nach mehr Humanität am Krankenbett unvereinbar ist. Mit anderen Worten: der heutigen Rechtsprechung folgend, müßten wir den Kranken mit der fortgeschrittenen Krebserkrankung radikal aufklären, eine Forderung, die im tiefsten Sinne inhuman ist, und die auch dem regelhaften Wunsch fast aller Patienten nach „Unwahrhaftigkeit" in dieser Situation konträr entgegensteht. Es ist bezeichnend, daß erkrankte Juristen sich ganz anders als gesunde Juristen verhalten. Vor die eigene Aufklärung gestellt, sind dann Äußerungen wie „Alles, nur das nicht" die Regel, und das ist menschlich, und das ist verständlich. Bei gerichtlichen Auseinandersetzungen in Sachen Aufklärung jedoch fehlt das Verständnis für die schwierige Lage des Arztes allzu oft. Die Folge ist, daß die Ärzte sich im Interesse ihres Selbstschutzes bei der Aufklärung der Kranken immer öfter an juristischen als an medizinischen Erfordernissen orientieren werden, eine fatale Entwicklung, bei der das Recht des Kranken auf menschliche Zuwendung, auf Mitleid, bei der das Recht auf Barmherzigkeit auf der Strecke bleiben wird.

Diese Problematik des ersten Hauptthemas schien mir so wichtig, daß ich Herrn Prof. Carstensen, Mitglied des Präsidiums der Deutschen Gesellschaft für Chirurgie, gebeten habe, unser Thema mit einem Referat unter dem Titel „Der Arzt zwischen Heilauftrag und Gesetz auf dem Weg in die defensive Medizin" zu ergänzen. Der Vortrag soll unseren Kongreß am Samstag beschließen, und ich freue mich, daß wir mit Prof. Carstensen einen so exzellenten Kenner der Materie gewinnen konnten.

Das zweite Hauptthema des Kongresses befaßt sich mit der Nierentransplantation im Kindesalter. Während es noch vor 10 Jahren einem Todesurteil gleichkam, wenn ein Kind eine terminale Niereninsuffizienz hatte, so hat die Transplantation zu einer Verbesserung der kindlichen Entwicklung und der Lebensumstände ge-

Prof. Dr. med. Herbert Klosterhalfen

führt, wie sie vor Beginn der Transplantationsära nicht für möglich gehalten wurde. Ziel unserer Bemühungen sollte es deshalb sein, in absehbarer Zeit alle Kinder, die terminal insuffizient sind, mit einem Transplantat zu versorgen. Diese Aspekte werden also Gegenstand der Diskussion unseres zweiten Hauptthemas sein.

Meine Damen und Herren, erlauben Sie mir nach diesen einleitenden Bemerkungen in unser Programm nun einige persönliche Gedanken zu einem Problem vorzutragen, das allen Beteiligten auf den Nägeln brennen sollte:

1. Die Zulassung zum Medizinstudium
2. Die Ausbildung der Medizinstudenten

Beides, Zulassung und Ausbildung, werden von allen, die sich beruflich damit zu beschäftigen haben, von den Hochschullehrern also, heftig kritisiert. Aber ebenso heftig verweigert werden Korrekturen der Reformen von *denen,* die für die verunglückten Reformen verantwortlich sind. Hier wird mit Gesundheit Politik gemacht, und zwar keine Gesundheitspolitik, die ja etwas Positives sein kann, sondern hier wird mit Gesundheitspolitik Gesellschaftspolitik gemacht. Unter diesem Blickwinkel muß man schon die heutigen Auswahlkriterien für die Zulassung zum Medizinstudium sehen. Wie Sie wissen, beklagen die Gesundheitspolitiker und solche, die sich dafür halten, den Mangel an Ärzten auf dem Lande bzw. den Mangel an Hausärzten im alten guten Sinne des Wortes. Nun, man braucht keine geistigen Klimmzüge zu machen, um dieses Phänomen zu erklären. Ich möchte an dieser Stelle nicht alle dafür bekannten Argumente wiederholen, sondern einen selten genannten Grund herausstellen: Die meisten Kinder der Landärzte scheitern am für die Zulassung erforderlichen Notendurchschnitt, und damit entfällt die Möglichkeit, die traditionell von einer Generation auf die andere weitergegebene Landpraxis fortzuführen. Statt dessen sitzt in den Hochschulen ein Heer von Einser-Kandidaten, und niemand fragt danach, wie solche Spitzenzensuren zustandegekommen sind. Es ist keine Anekdote, sondern traurige Wirklichkeit, daß unter den Einser-Abiturienten viele sind, die für das Medizinstudium essentielle Fächer wie Physik, Chemie oder gar Biologie in der Oberstufe abgewählt haben, um mit Traumnoten in Sport und Musik die nötigen Punkte zu machen. Wenn etwas ganz dringend reformiert werden muß, dann ist es die reformierte Oberstufe der Schule, an der heute Universität gespielt wird und an der manche Lehrer sich als verhinderte Hochschullehrer aufführen und z.B. 16jährige den Zitronensäurezyklus pauken lassen, in meiner Generation Physikumsstoff.

Es ist in der Tat mit normalem Verstand nicht zu begreifen, die Abiturnote zur Voraussetzung für einen Beruf zu machen, der Intuition erfordert, eine zur Menschenführung befähigte und zum Mitleid befähigte Persönlichkeit erfordert, der nicht zuletzt auch manuelle Geschicklichkeit erfordert. Diese Merkmale spielen aber schon seit vielen Jahren für die Zulassung keine Rolle. Tatsache ist, daß diese weltfremde Zulassungspraxis zu einer unerwünschten Persönlichkeitsselektion geführt hat, von der die gesamte Bevölkerung auf die Dauer betroffen sein wird. Hier wächst ein unzufriedenes Heer von medizinischen Akademikern heran, das sich vom Berufsbild des Arztes zum Teil überraschende Vorstellungen zu machen scheint: Allen Ernstes wurde kürzlich von Studentenfunktionären die 40-Stunden-Woche gefordert, selbstredend unter Beibehaltung des großzügig, d.h. ohne Beziehung zur Leistung verteilten Bafög. Großzügig verteilt auch insofern, als die Bildungspolitiker sich lange Jahre dem vernünftigen Ansatz, die Bafög-Gelder auf Darlehensbasis umzustellen, strikt widersetzt haben, und sie wissen auch warum.

Jetzt soll das nun endlich geändert werden, und schon führen die Anwälte der absurden Logik von der Gleichheit das erprobte Stück von der sozialen Demontage auf. Ihnen sollte man empfehlen, einmal den Blick auf den sonst immer als Vorbild gepriesenen Mustersozialstaat Schweden zu lenken. Schweden verschenkt kein Bafög. Dort kann jeder Student Bafög bekommen, egal wie hoch das Einkommen der Eltern ist, egal, was er selbst dazuverdient. Daß der staatliche Kredit dennoch nicht über Gebühr in Anspruch genommen wird, hat einen ganz einfachen Grund: Er muß zurückgezahlt werden.

Bei uns allerdings spielte Geld bei der Durchsetzung gesellschaftspolitischer Ziele, wie wir das alle erfahren mußten, keine Rolle. So hat es die Politiker auch nie interessiert, was die Demokratisierung der Universität mit ihrem unsäglichen Gremienkult eigentlich kostet. In einer Zeit der leeren Kassen muß man danach fragen dürfen, auch wenn die Reformprotagonisten die Offenlegung derartiger Zahlenvergleiche fürchten wie der Teufel das Weihwasser. Man muß auch deshalb danach fragen, weil inzwischen eine Entwicklung eingetreten ist, die die Erfinder der Gruppenuniversität eigentlich beunruhigen sollte: Die mit so hohem Anspruch angetretene Gruppenuniversität hat nur eigentlich noch bei den Funktionären Resonanz, bei den Studenten kaum noch Resonanz. Wahlbeteiligung findet nicht mehr statt, in der Gesamthochschule Kassel zum Beispiel waren es noch ganze 8 % der Studenten, die zur Wahl gingen, und wenn die im Zuge der Reformhysterie eigens etablierten und kopfstarken Universitätswahlämter sanft entschlafen würden, die große Masse der Studenten würde es nicht bemerken.

Meine Damen und Herren, die an sich schon jede vernünftige Ausbildung sprengenden Zulassungszahlen werden zusätzlich belastet von den sogenannten „Gerichtsstudenten". Man kann nicht auf der einen Seite die mangelnde Praxisbezogenheit des Medizinstudiums beklagen, wenn die Verwaltungsgerichte ständig dafür sorgen, daß zu Lasten der Qualität der Ausbildung die Zulassungszahlen immer noch weiter steigen. Für die Überlegungen der Juristen scheinen dabei rechnerisch erfaßbare Größen, wie die Kopfzahl der Mitarbeiter einer Klinik – nach der Devise: auch der jüngste Assistent ein Hochschullehrer –, mehr Gewicht zu haben, als die Unterrichtsbelastung, die die Kranken zu ertragen haben. In den Kapazitätsverordnungen spielt der Patient als limitierender Faktor offenbar überhaupt keine Rolle, auf der Strecke bleibt die anderenorts so viel beklagte Humanität im Krankenhaus. Wenn ich mich dabei auf unser Fach beziehe, in dem ja viele Untersuchungsvorgänge im Intimbereich ablaufen, dann sollte man allen Ernstes vorschlagen, die Bildungsstrategen und Verwaltungsgerichte nur eine Woche den von ihnen geforderten Gruppengrößen auszuliefern, die Herren wären schnell eines Besseren belehrt.

Meine Damen und Herren, Kritik um ihrer selbst willen ist ärgerlich und führt zu nichts, gefragt ist konstruktive Kritik. Es gibt relativ einfache Möglichkeiten, die Auswüchse des jetzigen Zulassungsverfahrens zu korrigieren.

Erste Voraussetzung: Man sollte vor dem Studium ein einjähriges Krankenhauspraktikum verlangen, das lediglich mit einer Bescheinigung abgeschlossen wird. Das zur Zeit in der Planung befindliche – man höre und staune – 1986 erstmalig zur Anwendung kommende halbjährliche Praktikum mit abschließender Eignungsprüfung ist *wiederum* praxisfremd und wird einen bürokratischen Wasserkopf zeugen, weil eine solche Eignungsprüfung gerichtsfest sein muß, wie das bei uns inzwischen ja unumgänglich ist. Die einjährige Studienvorbereitung hätte gleich mehrere Vorteile: Innerhalb weniger Wochen wäre die Spreu vom Weizen getrennt, weil die große Masse der Einser-Abiturienten die Krankenzimmer schon sehr bald mit blassen Nasen verlassen würde. Diejenigen aber, die mit der praktischen Vorbereitungszeit Medizin von der Pike auf lernen würden, könnten schon vor dem Studium wichtige praktische Fertigkeiten erlernen, deren Fehlen bei den Examenskandidaten heute allerseits beklagt wird.

Und wer eigentlich, so frage ich, verbietet es, daß auch die Studenten der vorklinischen Semester famulieren?

Zweite Voraussetzung zur Zulassung aller Abiturienten, die ihrer Neigung nach Medizin studieren möchten: Aufhebung des Numerus clausus. Dies ist nicht wirklichkeitsfremd, aber natürlich nur dann praktizierbar, wenn – wie das in England und Frankreich zum Beispiel üblich ist – nur die Leistung zählt, d. h. wenn frühzeitig und streng herausgeprüft wird, wer sich nicht eignet und wer die Anforderungen nicht erfüllt. Das erfordert allerdings ein völliges Umdenken der Bildungsplaner und eine grundlegende Änderung der Geisteshaltung der Studenten. Die von den heute üblichen Examensergebnissen verwöhnten Medizinstudenten müßten sich dann an eine Durchfallquote gewöhnen, die in anderen Ländern und auch in anderen Fächern bei uns üblich und normal ist. Aber, meine Damen und Herren, es braucht niemand zu zittern, daß das so gehandhabt werden könnte: Die vom Ausland als sensationell empfundene, aber bezeichnenderweise nirgendwo als nachahmenswert empfundene demokratisierte deutsche Gruppenuniversität hat sehr viel weniger Mut, strenge Qualitätsurteile zu fällen. Im Gegenteil: Die Prüfungsanforderungen wurden fast überall herabgesetzt, vor allem an bestimmten Hochschulen wurden sie oft zur reinen Farce.

Dazu kommen Prüfungsmodalitäten, über die andere Fakultäten ungläubig den Kopf schütteln: Hier in Hamburg gibt es zum Beispiel die sinnige Vorschrift, daß der Kandidat an seinem derzeitigen Tätigkeitsort geprüft werden muß, um ihn im gewohnten Milieu zu belassen und ihm – man höre und staune – sonst drohende Verunsicherung zu ersparen. Das bedeutet zum Beispiel, daß ich oder meine Oberärzte bis auf die andere Seite der Elbe fahren müssen und praktisch einen ganzen Arbeitstag der Klinik nicht zur Verfügung stehen, nur um *einen* Kandidaten zu prüfen. Daß der Prüfer den Prüfling aufsuchen muß, gibt es in keinem anderen Fach, weder an der Universität noch anderswo. Erwartungsgemäß ist, wie die Nachfrage ergab, für diesen Unsinn heute niemand mehr verantwortlich zu machen. Aber diese Vorschrift besteht und wird praktiziert. Dieses, meine Damen und Herren, ist nur *ein* Beispiel für weltfremde Verwaltungsvorschriften, die für einen bürokratischen Leerlauf sorgen, der seinesgleichen sucht, die aber auch dafür sorgen, daß praktisch niemand mehr durchfällt.

Meine Damen und Herren, auch der Blick auf die Selbstverwaltungsebene der Universitäten ist kein beglückendes Erlebnis: Unter der Flagge einer mißverstandenen Transparenz ist es zu einem Wildwuchs von Kommissionen, Hilfskommissionen und Ausschüssen gekommen, deren Mitglieder oft mehr „Gruppenparität" als Sachverstand repräsentieren. Das wiederum ist der Grund dafür, daß die eigentlich Sachkompetenten sich dem Kommissionstheater versagen. Ein Kliniker mit seinem durchschnittlichen 12-Stunden-Tag kann sich das zeitlich gar nicht leisten, folglich führen heutzutage sogar in solchen Gremien, die über die Geräteausstattung der Kliniken entscheiden, Leute das große Wort, die von klinischen Funktionsabläufen keine Ahnung haben. Solche Dinge sind Schuld daran, daß viele gutwillige Hochschullehrer vor der Bürokratie resignieren und sich in eine Art „innere Emigration" zurückgezogen haben. Sie kapitulieren vor der Demokratisierung, diesem verführerischen Titel, der Mitbestimmung auch dort eingeführt hat, wo die Grundvoraussetzung für Mitbestimmung, nämlich die Mitverantwortung nicht gefordert wird.

Meine Kollegen, wir sollten uns fragen, wie lange wir uns das Diktat der Mittelmäßigen noch gefallen lassen. Wir wissen, daß der Reform-übereifer des letzten Jahrzehnts Schäden angerichtet hat, für die wir alle noch teuer werden bezahlen müssen. Geben wir es auf, so zu tun, als ob alles in Ordnung sei, geben wir es auf, so zu tun, als ob wir nicht wüßten, daß die sogenannte patientenorientierte Ausbildung in Anbetracht der Zulassungszahlen eine Utopie ist.

Wenn wir noch Respekt vor uns selbst haben wollen, dann dürfen wir eben nicht mehr bereit sein, die Engpässe der Ausbildung mit immer neuer Flickschusterei so hinzubiegen, daß der Öffentlichkeit der Eindruck vermittelt wird, es handle sich um einen geregelten Betrieb. Und wenn wir vor uns selbst noch Respekt haben wollen, dann müssen wir den Mut aufbringen, amtlich verordneten Unsinn nicht nur zu ignorieren, sondern aktiv dagegen anzugehen. Insbesondere wir, die Hochschullehrer, müssen im Sinne des Wortes als Professoren, als Bekenner, handeln, und das heißt, wir müssen den Mut haben, dem Interesse der Kranken abträgliche Entwicklungen zu verhindern und dort, wo sie eingetreten sind, zu revidieren. Mühsam genug wird das werden, und dazu muß man solche Entwicklungen kennen, einige habe ich genannt.

Ich danke für Ihre Aufmerksamkeit und eröffne hiermit die 34. Tagung der Deutschen Gesellschaft für Urologie.

Prof. Dr. Herbert Klosterhalfen
Direktor der Urolog. Univ.-Klinik
Martinistraße 52
D-2000 Hamburg 20

35. Kongress der Deutschen Gesellschaft für Urologie – Wiesbaden, 21.–24.09.1983

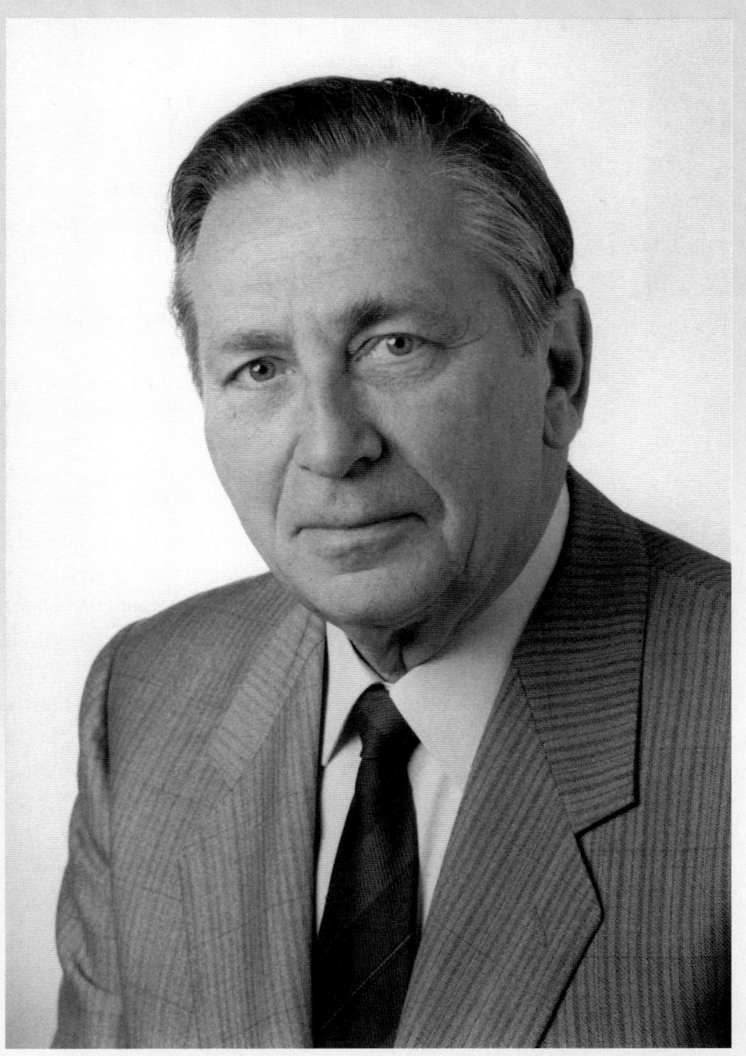

Prof. Dr. med. Gerhard Rodeck

Prof. Dr. med. Gerhard Rodeck (Abb. 12.1)

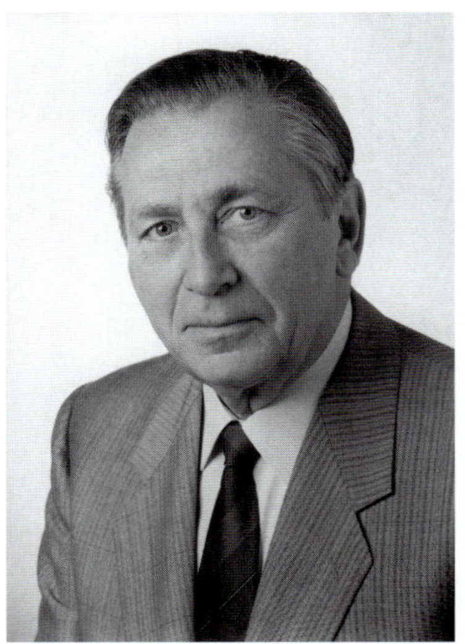

 Abb. 12.1 Prof. Dr. med. Gerhard Rodeck[1]

---

1 Urologe A (1987) 26,4

Curriculum vitae (nach G.R.)

Geboren am 14.04.1922 in Jena

Schulbildung in Jena und Weimar mit Abschluss am humanistischen Wilhelm-Ernst-Gymnasium in Weimar

1940–1945 Medizinstudium (Jena, Würzburg, Gießen und Berlin). Unterbrechungen durch mehrmonatige Fronteinsätze

1945 Medizinisches Staatsexamen in Berlin und Promotion in Jena

1952 Facharztausbildung und Chirurgie in Weimar, Meiningen und Erfurt (Prof. Schwarz)

1952 Facharzt für Chirurgie

1954 Facharzt für Urologie

Oberarzt an der Chirurgischen Klinik in Erfurt, Einrichtung und Übernahme der Leitung einer Urologischen Abteilung

Lehrauftrag an der Medizinischen Akademie Erfurt

1958 Habilitation (Erfurt)

1956–1960 Hospitation an der Chirurgischen Klinik Düsseldorf (Prof. Derra) zum Studium der Herzchirurgie

1960 Übersiedlung in die Bundesrepublik und Beginn der Tätigkeit als Oberarzt an der Chirurgischen Klinik in Marburg (Prof. Schwaiger)

1966 Außerplanmäßiger Professor

1967 Wissenschaftlicher Rat und Professor unter Berufung in das Beamtenverhältnis

1980 Berufung auf den ersten ordentlichen Lehrstuhl für Urologie an der Medizinischen Fakultät der Universität Marburg und Ernennung zum Direktor der Urologischen Klinik (bis 1990)

1983–1990 Geschäftsführender Direktor des Zentrums für Operative Medizin II an der Medizinischen Fakultät

1980–1981 Präsident der Nordrhein-Westfälischen Gesellschaft für Urologie und Ausrichtung der Tagungen in Marburg und Bad Neuenahr

1982–1983 Präsident der Deutschen Gesellschaft für Urologie

1989 Verleihung der Maximilian-Nitze-Medaille der Deutschen Gesellschaft für Urologie

Prof. Dr. med. Gerhard Rodeck

- **Eröffnungsrede zum 35. Kongress 1983 von Prof. Dr. med. G. Rodeck** (■ Abb. 12.2)

Verehrte Gäste, liebe Kollegen, meine Damen und Herren!

Mit dem Divertimento ES-Dur von Wolfgang Amadeus Mozart, dargeboten von einem Bläseroktett des Hessischen Staatsorchesters wurde der XXXV. Kongreß der Deutschen Gesellschaft für Urologie musikalisch eingeleitet.

Als Marburger begrüße ich Sie alle sehr herzlich hier in Wiesbaden, wo die Deutsche Gesellschaft für Urologie 76 Jahre nach ihrer Gründung erstmals ihre Jahrestagung abhält.

In meinem schriftlichen Grußwort habe ich bereits dargelegt, warum Wiesbaden als Kongreßort an die Stelle von Marburg treten mußte. Für die gewährte Gastfreundschaft sage ich den offiziellen Vertretern und Einwohnern dieser Stadt in Ihrer aller Namen herzlichen Dank.

Es ist für mich eine Freude und Ehre zugleich, unter den Teilnehmern dieses Kongresses Kollegen und Freunde aus fast allen west- und osteuropäischen Ländern, ja sogar aus den Vereinigten Staaten, Japan, Südafrika und dem Nahen Osten begrüßen zu können. Insgesamt sind 18 Länder vertreten.

Den anwesenden Ehrenmitgliedern und korrespondierenden Mitgliedern rufe ich ein herzliches Willkommen zu. Die Professoren Alken, Mayor und Brosig haben mir telefonisch oder schriftlich die besten Wünsche für den Verlauf des Kongresses übermittelt. Für Prof. Mayor ist es seit 30 Jahren das erste Mal, daß er nicht an dem Deutschen Urologenkongreß teilnimmt.

Im vergangenen Jahr sahen wir in der Anwesenheit einer offiziellen Delegation aus der DDR den Beweis für eine sich hoffnungsvoll anbahnende Wende in den menschlichen Kontakten auf wissenschaftlicher Ebene zwischen beiden Deutschen Staaten. Leider hat dies in diesem Jahr keine Be-

stätigung und Fortsetzung gefunden. Meine mehrfachen Einladungen an zuständiger Stelle wurden letztlich von dem derzeitigen Präsidenten der Urologengesellschaft der DDR mit dem Ausdruck des Bedauerns abschlägig beschieden. Gründe wurden nicht angegeben, sie wären wohl auch kaum begreiflich. Es bleibt die Enttäuschung, die uns jedoch nicht davon abhalten sollte, für die Zukunft wieder zu hoffen.

Als Gäste dieser feierlichen Eröffnung begrüße ich besonders den Herrn Staatssekretär Dr. Lenz in Vertretung des Hessischen Kultusministers; den Oberbürgermeister der Stadt Wiesbaden Herrn Dr. Jentsch; den Präsidenten der Philipps-Universität Herrn Prof. Kröll; den Kanzler der Philipps-Universität, Herrn Dr. Ewald; den Vorsitzenden der Bezirksärztekammer Herrn Dr. Lang; Herrn Kurdirektor Strieder und die zahlreichen Kollegen anderer Fachgesellschaften, insbesondere den Präsidenten der österreichischen Gesellschaft für Urologie, Herrn Prof. Gasser und den Präsidenten der ungarischen Gesellschaft für Urologie, Herrn Prof. Pintér. Die Anwesenheit des Präsidenten der Deutschen Gesellschaft für Chirurgie Herrn Prof. Koslowski und des Generalsekretärs der Deutschen Gesellschaft für Chirurgie Herrn Prof. Schwaiger quittieren wir mit großer Freude; sie unterstreicht die enge Verbundenheit zwischen Chirurgie und Urologie, die auch in dem ersten Verhandlungsthema unseres Kongresses ihren Ausdruck findet.

Meine Damen und Herren, wie in jedem Jahr haben wir Veranlassung, einiger Mitglieder zu gedenken, die seit der letzten Tagung in Hamburg durch Tod von uns gegangen sind. Es verstarben: Im Frühjahr dieses Jahres unser korrespondierendes Mitglied Prof. Dr. med. Anton Pytél, Direktor der II. Urologischen Klinik in Moskau.
Am 28. 6. 1983 Prof. Dr. med. Peter Gammelgaard,

Abb. 12.2 Eröffnungsrede zum 35. Kongress 1983 von Prof. Dr. med. G. Rodeck

aus Herlev in Dänemark, Ordinarius für Urologie in Kopenhagen. Er war ebenfalls korrespondierendes Mitglied unserer Gesellschaft.
Am 4. 6. 1983 Dr. med. Günther Bofinger, Facharzt für Urologie in Stuttgart,
und am 7. 7. 1983 Prof. Dr. med. Otto Hilgenfeldt, Bochum, im Alter von 83 Jahren; er war bis 1966 Chefarzt der Chirurgischen Klinik im Augusta-Krankenhaus in Bochum; Ehrenmitglied der Deutschen Gesellschaft für Chirurgie und 1. Preisträger des Erich-Lexer-Preises (1972).
Wir werden den Verstorbenen ein ehrendes Angedenken bewahren. Sie haben sich von Ihren Plätzen erhoben, ich danke Ihnen.

Es folgen Grußworte an die Teilnehmer des Kongresses:
In Vertretung des Hessischen Kultusministers Herr Staatssekretär Dr. Lenz.
Der Oberbürgermeister der Stadt Wiesbaden, Herr Dr. Jentsch.
Der Präsident der Philipps-Universität, Herr Prof. Kröll.
Der Präsident der Deutschen Gesellschaft für Chirurgie, Herr Prof. Koslowski.

Meine Damen und Herren!

Der Vorstand der Deutschen Gesellschaft für Urologie hat auch in diesem Jahr satzungsgemäß beschlossen, Persönlichkeiten, die sich um die Urologische Wissenschaft und um die Gesellschaft verdient gemacht haben, zu Ehrenmitgliedern bzw. korrespondierenden Mitgliedern zu ernennen.
Die Ehrenmitgliedschaft wird verliehen an Herrn Prof. Dr. med. emer. Hermann Dettmar, früher Düsseldorf, jetzt Saldenburg
und Herrn Prof. Dr. med. emer. Max Schwaiger, Freiburg.

Lieber Herr Dettmar!

Wie viele unserer Generation haben Sie sich erst nach einer fundierten Chirurgischen Ausbildung in Gütersloh und Düsseldorf der Urologie zugewandt, in deren Geheimnisse Sie durch Otto Frick und Ferdinand May eingeführt wurden. Auf dieser Basis übernahmen Sie die Leitung der Urologischen Abteilung an der Chirurgischen Klinik Düsseldorf unter Prof. Derra und bauten sie weiter aus. 1959 wurden Sie als erster Ordinarius auf den neu geschaffenen Lehrstuhl der Med. Akademie Düsseldorf berufen.

Die Deutsche Gesellschaft für Urologie ehrt in Ihnen den verantwortungsbewußten Arzt und erfolgreichen Operateur, den kritischen Wissenschaftler und engagierten Hochschullehrer, gleichzeitig aber ein verdienstvolles Mitglied und ehemaligen Präsidenten unserer Gesellschaft.

Sehr verehrter, lieber Herr Prof. Schwaiger!

Als Ordinarius für Chirurgie an den Universitäten Köln, Marburg und Freiburg haben Sie von jeher die Urologie als eigenständiges Fachgebiet anerkannt und dafür Sorge getragen, daß Sie jeweils einen geeigneten Fachvertreter für die urologischen Belange der von Ihnen geleiteten Kliniken erhielten. Voraussetzungen war für Sie allerdings, daß derjenige auch eine breite Allgemeinchirurgische Ausbildung vorzuweisen hatte. Diesem Umstand verdanke ich wohl auch meine Anstellung in Marburg als Oberarzt Ihrer Klinik und Leiter der Urologischen Abteilung vor nunmehr 23 Jahren.
Sie überließen der Urologie den nötigen Freiraum zur eigenen Entfaltung und wissenschaftlichen Tätigkeit und haben zu gegebener Zeit die Einrichtung urologischer Lehrstühle mit Nachdruck unterstützt. Dies dankt Ihnen die Deutsche Gesellschaft für Urologie und verleiht Ihnen heute die Ehrenmitgliedschaft.
Ich freue mich, daß ich in freundschaftlicher Verbundenheit und mit Ausdruck des aufrichtigen Dankes diese Ehrung vornehmen kann. Ich darf nun beide Herren bitten, zu mir auf das Podium zu kommen, um die Urkunden in Empfang zu nehmen.
Zu korrespondierenden Mitgliedern werden ernannt:
Herr Prof. Dr. med. Gerhard Aumüller, Marburg, und
Herr Prof. Dr. Josef Pintér, Debrecen/Ungarn.
Herr Prof. G. Aumüller ist Leiter des Institutes für Anatomie und Zellbiologie an der Philipps-Universität in Marburg. Bereits Ende der 60er Jahre hat er über die Vaskularisation von Nierentumoren, den vesicoureteralen Übergang und über die Gefäß- und Muskelarchitektur der Prostata gearbeitet und publiziert.
Durch weitere Arbeiten über die Ultrastruktur von Bläschendrüse, Prostata, Hoden und Nebenhoden verschiedener Spezies sowie durch ein seit 1974 von der DFG gefördertes Forschungsvorhaben über die Histophysiologie der Prostata und ihre sekretorischen Proteine stellte er seinen engen wissenschaftlichen Kontakt zur Urologie unter

Prof. Dr. med. Gerhard Rodeck

Beweis und zeigte von jeher ein großes Interesse an klinischen Fragestellungen.

Herr Prof. Dr. med. Josef Pintér, Direktor der Urologischen Universitätsklinik in Debrecen/Ungarn und derzeit Präsident der Ungarischen Gesellschaft für Urologie hat sich seit Jahren in hervorragender Weise für enge wissenschaftliche Kontakte und freundschaftliche Verbindung zur Deutschen Gesellschaft für Urologie eingesetzt und um sie verdient gemacht.

Ich bitte beide Herren, die Urkunden in Empfang zu nehmen.

Ich habe nun die Freude, nach einjähriger Pause wieder den von der Deutschen Gesellschaft für Urologie gestifteten *Maximilian-Nitze-Preis* zu verleihen. Auf einstimmigen Beschluß der Nitze-Preisrichter-Kommission wird an

Herrn Priv.-Doz. Dr. med. Josef Hannappel, Aachen

für seine Habilitationsschrift: „Motorik des Harntraktes. Physiologische Grundlagen und Pharmakologie"

der Maximilian-Nitze-Preis 1983 verliehen.

Die Arbeit wurde unter insgesamt 6 eingereichten als eine überaus sorgfältige und umfassend erarbeitete Studie ausgewählt und ist inzwischen als Band 13 der Schriftenreihe „Medizin, Forschung und Lehre" beim Josef Stippak-Verlag, Aachen, erschienen. Ich darf Herrn Dr. Hannappel bitten, zu mir zu kommen, um die Urkunde in Empfang zu nehmen. Der Scheck über 10 000 DM wird vom Schatzmeister zugestellt werden.

Meine sehr verehrten Damen und Herren!

Einer guten Tradition folgend, möchte ich an dieser Stelle meiner akademischen Lehrer gedenken.

Mit besonderer Verehrung und Dankbarkeit gedenke ich meines chirurgischen und urologischen Lehrers, Prof. Dr. Egbert Schwarz, der mich nach Jahren der allgemeinmedizinischen und chirurgischen Grundausbildung in Weimar und Meiningen 1950 in die von ihm geleitete Erfurter Klinik aufnahm und meinen weiteren beruflichen Werdegang entscheidend prägte. Als Schüler Wilhelm Müllers war er nicht nur ein begnadeter Chirurg und akademischer Lehrer, der noch wesentliche Teilgebiete der Chirurgie, wie Neurochirurgie, plastische und Wiederherstellungschirurgie sowie Urologie vertrat und beherrschte, sondern auch ein vorausschauender und zugleich traditionsbewußter Planer und Organisator war.

Seiner Tatkraft ist es zu danken, daß anknüpfend an eine jahrhundertelange Tradition die 1916 geschlossene Erfurter Universität durch Gründung der Medizinischen Akademie im Jahre 1954 wieder zu neuem Leben erweckt wurde.

Er hat es verstanden, aus einer zuletzt 450 Betten umfassenden Klinik ein Medizinisches Zentrum im wahrsten Sinne des Wortes zu schaffen, an dem jeder der 4 Oberärzte Spezialabteilungen wie Neurochirurgie, Thoraxchirurgie, Urologie sowie Herz- und Gefäßchirurgie weitgehend eigenständig leitete. Als Bindeglied blieb für alle die Allgemeinchirurgie.

Ich selbst übernahm 1953 die Urologische Abteilung und wurde 1956 dazu ausersehen, mir in Düsseldorf bei Herrn Prof. Derra Kenntnisse in der Herzchirurgie anzueignen, die ich dann bis zum Jahre 1960 an zahlreichen Operationen in die Tat umsetzen konnte.

Im Jahre 1960 kam ich nach Marburg, um zunächst als Oberarzt der Chirurgischen Klinik gleichzeitig die Leitung der Urologischen Abteilung zu übernehmen, die durch Vorgänger mit klangvollem Namen wie Boeminghaus, Schultheis, Schmiedt und Albrecht bereits geprägt war.

Mein neuer Chef, Prof. Schwaiger, akzeptierte in der ihm eigenen Toleranz nicht nur meine unter einem anderen Lehrmeister gewonnene chirurgische Erfahrung, sondern respektierte von Anfang an meine Eigenverantwortlichkeit als Urologe. Ich habe von ihm, dem Schüler K.H. Bauers noch viel gelernt und verdanke ihm die Fortsetzung meiner akademischen Laufbahn, letztlich auch die Tatsache, daß ich heute als Präsident dieses Kongresses vor Ihnen stehe.

Nur einige Bemerkungen zur Thematik des Kongresses:

Wir alle werden täglich durch Funk, Fernsehen und Presse über eine Vielzahl schwerer Unfälle informiert, vor allen Dingen im Straßenverkehr, wo wir nicht selten im Vorbeifahren Augenzeuge werden. Allein im Jahre 1982 wurden bundesweit 350 000 Verkehrsunfälle mit Personenschaden registriert, darunter 49 000 Kinder und Jugendliche unter 18 Jahren.

Auch die Sportverletzungen haben, gleichlaufend mit den immer rasanteren und risikoreicheren Sportarten, zugenommen. Wenn auch nur etwa 2% aller Unfallverletzten auf die Harnwege entfallen und 12 bis 20% der mehrfach Verletzten gleichzeitig urologisch zu behandeln sind, so war es doch an der Zeit, nach einem Intervall von 20 Jahren, die Verletzungen von Niere und Harnwegen zum Verhandlungsthema des Deutschen Urologenkongresses zu erheben.

In der Behandlung der isolierten Nierenverletzungen scheint es noch immer Meinungsverschiedenheiten über Art und Zeitpunkt der Behandlung zu geben. Tatsächlich aber kann die alleinige konservative Behandlung keine Alternative zu operativen Maßnahmen darstellen.

Es kommt allein darauf an, durch möglichst erschöpfende Befunderhebung und Diagnostik, hier haben Sonographie und Computertomographie und auch die digitale Serienangiographie eine Lücke geschlossen, herauszufinden, welche Verletzungen gefahrlos abwartend evtl. definitiv konservativ behandelt werden können und welche Befunde eine sofortige, möglichst organerhaltende operative Therapie erfordern.

Ich hoffe, daß wir durch die zahlreichen Vorträge sowie in der Diskussion Klarheit über die anstehenden Fragen gewinnen.

Polytraumatisierte, wobei natürlich die verschiedensten Kombinationen unterschiedlicher Schweregrade vorkommen, stellen höchste Anforderungen an eine erfolgreiche interdisziplinäre Zusammenarbeit.

Hier gilt es, fachspezifische Einzelhandlungen und Überlegungen im Interesse der bestmöglichen Versorgung der Schwerverletzten außerachtzulassen. Wohl müssen notwendige Sofortmaßnahmen, wie Behandlung eines manifesten Schocks, Beatmung und Stillung einer äußeren Blutung unverzüglich durchgeführt werden, aber unter Berücksichtigung der vorliegenden Symptome sollten frühzeitig alle betroffenen Fachvertreter hinzugezogen werden und über das weitere Vorgehen gemeinsam beraten. Dies geschieht noch nicht immer und überall.

Es ist keine Seltenheit, daß der zuerst zum Verletzten Gerufene, gleich welcher Fachrichtung, operativ tätig wird, ohne andere vorliegende Befunde hinreichend beachtet und deren Priorität richtig eingeschätzt zu haben. Die Reihenfolge der zu ergreifenden Maßnahmen muß sorgfältig abgestimmt werden und oftmals ist eine engmaschige Verlaufskontrolle zur richtigen Einschätzung der Situation unerläßlich. Übereiltes Handeln kann auch hier schädlich sein.

Nicht überall sind heute maximale räumliche, operative und personelle Bedingungen für die Behandlung von Schwerverletzten gegeben. Es ist deshalb unbedingt erforderlich, an jedem Schwerpunktkrankenhaus entsprechende Vorsorge zu treffen, insbesondere auch bei Neubauten die speziellen Belange für die Erstversorgung Schwerverletzter hinreichend zu berücksichtigen. In der Notfallaufnahme sind, neben einem entsprechend ausgestatteten Schockraum, ein oder mehrere Röntgeneinrichtungen und ein Sonographiegerät für die Basisdiagnostik unentbehrlich.

Das für heute Nachmittag vorgesehene einstündige interdisziplinäre Podiumsgespräch kann unmöglich die gesamte Problematik der Polytraumatisierten berücksichtigen, aber einige aus urologischer Sicht wichtige Fragen sollen hier angesprochen und möglichst einer Klärung zugeführt werden. Ich würde mich freuen, wenn außer den bereits jetzt anwesenden Chirurgen im Laufe des Tages noch möglichst viele der an sie ergangenen Einladung Folge leisten würden.

Sonographie und Computertomographie, in neuester Zeit auch die Kernspintomographie erlauben als sogenannte bildgebende Systeme in weit größerem Maße als es bisher mit der herkömmlichen Röntgendiagnostik möglich war, einen Einblick in das Innere eines menschlichen Organismus zu tun, ohne dessen Integrität zu verletzen. Dadurch wurde die Diagnostik krankhafter Veränderungen, auch im symptomfreien Stadium und die Möglichkeit gezielten Handelns, einschließlich eines vorher möglichst genau festgelegten operativen Eingriffes, entscheidend verbessert.

Auch in der frühen und späteren Nachsorge spielen die bildgebenden Systeme eine wichtige Rolle. Mit ihrer Hilfe wird die richtige Einschätzung postoperativer Komplikationen erleichtert und die bei Tumorkranken routinemäßig durchzuführenden Kontrolluntersuchungen werden wesentlich effektiver.

Vor dem Hintergrund der ständigen Kostensteigerung ist eine Bestandsaufnahme über Leistungsfähigkeit und Indikation zur Anwendung der einzelnen Untersuchungsverfahren sowie der sich daraus ergebenden Konsequenzen dringend notwendig. Um den Rahmen nicht zu sprengen, wurde die Thematik ganz bewußt auf die urologischen Tumoren begrenzt.

Das kinderurologische Thema beschränkt sich auf die schwerste urologische Mißbildung, die Blasenekstrophie. Es liegen Erfahrungen mit verschiedensten Behandlungsverfahren vor und es gilt auch hier, den erfolgversprechendsten Weg für Leben und Gesundheit der betroffenen Kinder herauszufinden.

Es stellt sich die Frage, ob dieses Ziel sowohl in funktioneller und kosmetischer Hinsicht und damit auch eine spätere weitestgehende soziale Rehabilitation nur durch die frühzeitige totale Rekonstruktion zu erreichen ist, oder ob man doch besser unter Inkaufnahme gewisser körperlicher Mängel wie bisher, einen anderen vielleicht gefahrloseren Weg einschlagen soll. Besonders bei den

Prof. Dr. med. Gerhard Rodeck

Knaben sind psychologische und psychosomatische Aspekte nicht außer acht zu lassen. Diese Fragen sind wichtig genug, um sie im Rahmen des Kongreßprogrammes zu erörtern.

Die große Anzahl der angemeldeten Vorträge mit freigewählter Thematik konnte trotz Parallelveranstaltungen nur zu einem Teil in das Programm aufgenommen werden. Es wurde hier der Versuch gemacht, einzelne wichtige Themengruppen herauszugreifen.

Erfreulicherweise haben sich nachträglich noch 20 Autoren bereiterklärt, ihren Vortrag als Poster in der Wissenschaftlichen Ausstellung darzustellen. Dadurch ist die Wissenschaftliche Ausstellung mit 36 Beiträgen recht umfangreich geworden und ich möchte sie Ihrer besonderen Aufmerksamkeit empfehlen.

Darüber hinaus sind die Kurzfassungen fast aller angemeldeten, aber nicht im Programm erschienenen Beiträge, in den Referateband aufgenommen worden.

Abgerundet wird das Programm durch wissenschaftliche Filme unterschiedlicher Thematik, die während der ganzen Kongreßzeit laufen und sicher auch Ihr Interesse finden.

In der Schlußsitzung sind neben den aktuellen Berichten aus wissenschaftlicher und berufspolitischer Sicht ein Referat des Marburger Wirtschaftswissenschaftlers, Prof. Hamm, zum Thema „Wohin führt die Gesundheitspolitik?" vorgesehen.

Nicht unerwähnt soll das am Mittwoch veranstaltete Seminar über transcutane Technik bleiben, das Dank seiner Aktualität von ca. 350 Teilnehmern besucht wurde und allgemein großen Anklang fand. Morgen erwarten wir ca. 450 Teilnehmer zum XXV. Fortbildungsseminar für urologische Assistenzberufe.

Meine sehr verehrten Damen und Herren!

Dem ärztlichen Beruf im allgemeinen und den Urologen im besonderen wurde durch unsachliche, vielfach böswillige und entstellende Veröffentlichungen in den letzten Jahren großer Schaden zugeführt. Leidtragende sind nicht nur Ärzte in Klinik und Praxis, sondern in erster Linie auch die Patienten. Dort, wo Vertrauen unerläßlich ist, wurde Mißtrauen hineingetragen und ständig weiter geschürt. Die Folge davon ist, die Patienten sind verunsichert, mißtrauisch, überängstlich und suchen oftmals Hilfe von einer Seite, von der sie nicht kommen kann.

Die Spezialisierung der Medizin und die damit verbundene Verteilung der diagnostischen bzw. therapeutischen Maßnahmen auf mehrere Ärzte unterschiedlicher Fachgebiete hat ohnedies zur Folge, daß der Patient es schwer hat, einen Vertrauenspartner zu finden. Hier wird normalerweise der operierende Arzt eine zentrale Stellung einnehmen müssen und alle anderen sollten dies respektieren. Oft müssen die Einzelbefunde erst zu einem Mosaik zusammengefügt werden, um klare Vorstellungen über den vorliegenden Befund zu haben. Wenn jeder untersuchende Arzt sich veranlaßt sieht, seinen erhobenen Befund dem Patienten unmittelbar mitzuteilen und Therapievorschläge zu geben, vielleicht sich auch noch zur Prognose zu äußern, so wird damit sicher nicht im Interesse des Patienten gehandelt.

Wir müssen feststellen, daß die Zahl der Vorsorgeuntersuchungen deutlich abgenommen hat und sich die Fälle häufen, in denen Kranke erst im weit fortgeschrittenen Stadium den Arzt aufsuchen oder sich in klinische Behandlung begeben.

Was helfen alle technischen Möglichkeiten der modernen Medizin, wenn die Vertrauensbasis fehlt. Das gilt sowohl für die Beziehung zwischen Arzt und Patient als auch ganz allgemein für das Verhältnis von Staat, Öffentlichkeit und Verwaltungsdienststellen zur Medizin und zum ärztlichen Beruf.

Es ließen sich hier ungezählte Beispiele anführen, so z.B. die Einstellung gegenüber berechtigten Forderungen der späteren Nutzer bei Planung und Ausführung von Kliniks- und Institutsneubauten. Man neigt allgemein zu der Annahme, daß wir Ärzte immer unmäßige und übersteigerte Forderungen stellen und setzt oftmals den Rotstift an falscher Stelle an.

Auch die zunehmende Tendenz, Operationen bei Kindern ambulant durchzuführen, um sie vor seelischen Schäden eines Krankenhausaufenthaltes zu bewahren, ist im gewissen Sinne Ausdruck des Mißtrauens gegenüber unserer klinischen Tätigkeit. Wenn man hier die Kostenersparnis als weiteres Argument anführt, so vergißt man, daß die Durchführung ambulanter Operationen auch einen hohen personellen Aufwand erfordert, der von den Krankenkassen nicht hinreichend vergütet wird. Es besteht die Gefahr, daß hierdurch der allgemeine Pflegesatz als Ausgleich zusätzlich belastet wird.

Wir Ärzte müssen alles tun, um das gestörte Vertrauen in die Schulmedizin wieder herzustellen. Hier steht an erster Stelle mehr Zuwendung zum Patienten und mehr Zeit für den einzelnen Kranken. Dies ist jedoch nur möglich, wenn man uns von unnötigen Belastungen freihält, aber stattdessen werden uns immer neue aufgebürdet. Ein Musterbeispiel ist die neue Gebührenordnung für Ärzte. Sicherlich war eine Ergänzung und Neufestlegung der Gebührensätze dringend erforderlich, aber war es notwendig (wegen einiger bedauernswerter Überschreitungen), die Ärzte in Klinik und Praxis mit einem derartig komplizierten und zeitaufwendigen Abrechnungssystem zu belasten?

Das Angebot einer Abdingung, d.h. Vereinbarung eines höheren Gebührensatzes bereits vor Beginn der Untersuchung und Behandlung ist für Patient und Arzt gleichermaßen unzumutbar und mit den ethischen Grundsätzen unseres Berufes nicht vereinbar.

Heute ist viel von Qualitätskontrollen, besser gesagt *Qualitätssicherung* im ärztlichen Tätigkeitsbereich die Rede. Etwas sichern oder ergänzen läßt sich aber nur, was bereits vorhanden ist, d.h. an erster Stelle steht der bereits hohe Wissensstand am Ende des medizinischen Studiums.

Er ist Voraussetzung für eine qualifizierte Weiterbildung, z.B. zum Arzt für Urologie. Dies setzt jedoch die Bereitschaft der Studenten voraus, das Lehrangebot anzunehmen. In unserem Fach sind die Studenten so auf den Begriff „Praktikum" fixiert, daß sie zu einem großen Teil die begleitende systematische Vorlesung, die allein in der Lage ist, den umfassenden Wissensstoff unter Zugrundelegung des Lernzielkatalogs zu vermitteln, ablehnen.

Wenn nicht bald eine Änderung der Studienordnung erfolgt, wonach die Teilnahme an einer urologischen Lehrveranstaltung, die in sinnvoller Weise systematische Vorlesung, Unterricht am Krankenbett und praktische Übungen kombiniert, zur Pflicht erhoben wird, dann werden bei dem augenblicklich praktizierten Prüfungssystem in zunehmendem Maße Ärzte ihre Praxis ausüben, die über keine oder nur sehr geringe Kenntnisse im Fach Urologie verfügen. Die Zahl derjenigen, die während des praktischen Jahres die Urologie zur dreimonatigen Ausbildung wählen, ist verschwindend gering.

Um die Weiterbildung zum Arzt für Urologie zu verbessern, hat die Deutsche Gesellschaft für Urologie gemeinsam mit dem Berufsverband eine Kommission gebildet, die sich zur Aufgabe gestellt hat, die Inhalte der Weiterbildungsverordnung zu ergänzen. Eine entsprechende Empfehlung unter Berücksichtigung der hinzugekommenen diagnostischen und therapeutischen Methoden und der notwendigen Ausweitung des Wissensstoffes auf Randgebiete wurde an die ständige Konferenz der Bundesärztekammer weitergeleitet.

Weiterhin wurde ein Weiterbildungskatalog erarbeitet, der sowohl Richtlinie für die in Weiterbildung befindlichen Ärzte als auch Grundlage für die allmählich in allen Bundesländern einzuführenden Facharztprüfungen sein kann.

Unter Auswertung bereits vorliegender Erfahrungen in anderen Ländern und Fachgesellschaften werden wir ein für spezielle urologische Belange zutreffendes Qualitätssicherungsprogramm auf dem Grundsatz der Freiwilligkeit ausarbeiten.

An dieser Stelle muß aber noch einmal mit aller Deutlichkeit ausgesprochen werden, daß all diese Bemühungen um die Qualitätssicherung in der Ausübung des ärztlichen Berufes allein eine intern ärztliche Aufgabe sein kann und darf. Ein hoher Ausbildungs- und Kenntnisstand in Verbindung mit ärztlich ethischem Verantwortungsbewußtsein stellen die Voraussetzung für eine erfolgreiche ärztliche Tätigkeit dar.

Somit steht auch dieser Kongreß mit seiner angesprochenen Thematik ganz im Zeichen der Qualitätssicherung.

Ich darf nun den Archivar unserer Gesellschaft Herrn Dr. Schultze-Seemann bitten, einen Blick zurück zu tun und seinen Vortrag „75 Jahre Deutsche Gesellschaft für Urologie" zu halten.

Prof. Dr. Gerhard Rodeck
Direktor der Urolog. Univ.-Klinik
Robert-Koch-Str. 8
D-3550 Marburg/Lahn

36. Kongress der Deutschen Gesellschaft für Urologie – Bremen, 03.–06.10.1984

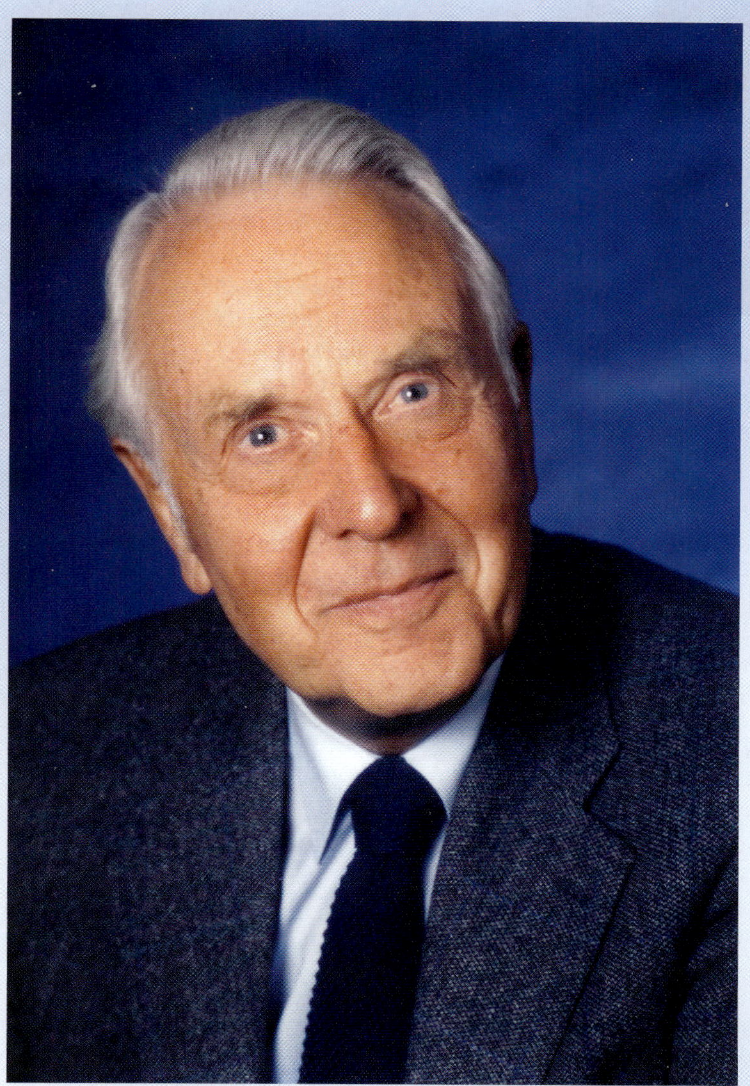

Dr. med. Hans G. Stoll

Dr. med. Hans G. Stoll (◘ Abb. 13.1)

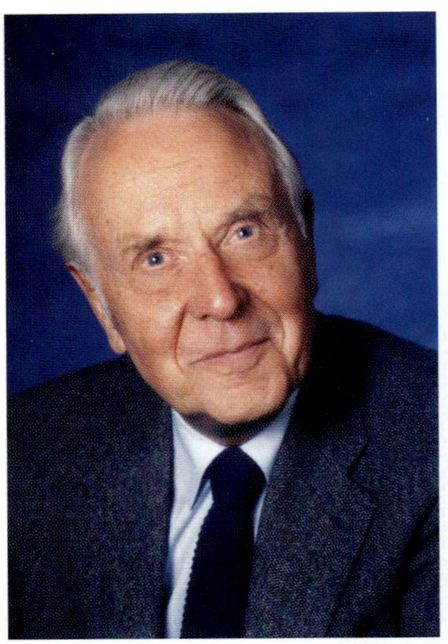

◘ **Abb. 13.1** Dr. med. Hans G. Stoll[1]

1 Urologe (2010): 49: 778–779

Curriculum vitae (nach H.G.S.)

Geboren am 18.05.1921 in Bremen

1939	Abitur am Alten Gymnasium in Bremen
	Während des Krieges abwechselnd Soldat und Student mit Staatsexamen in Würzburg und Promotion in Berlin 1944
1945	Chirurgische Fachausbildung im St. Joseph-Stift Bremen (Prof. C. Barthels)
1951–1953	Assistenzarzt der Urologischen Abteilung am St. Hedwig-Krankenhaus Ost-Berlin (Prof. F. Hüdepohl)
1953–1954	Internship im Nothern Westchester Hospital, Mount Kisco, New York (Prof. Peter A. Narath) »meine glücklichste Assistentenzeit«
1955	Assistenzarzt an der Chirurgischen Universitätsklinik Erlangen mit urologischer Tätigkeit (Prof. Thiermann)
1955	Seit Oktober an der Chirurgischen und Urologischen Klinik in Wuppertal-Barmen (Prof. K. Boshammer); nach Abgabe der Chirurgie 1. Oberarzt der Urologie (Prof. K. Boshammer) »meine wertvollste Ausbildungszeit«
1958	Heirat mit Frau Dr. D. Schüten († 2007)
1963	Aufbau der Urologischen Klinik an den Städtischen Krankenanstalten in Bremen
1968	Präsident der Vereinigung Norddeutscher Urologen. 10. Kongress in Bremen
1984	Präsident der Deutschen Gesellschaft für Urologie
1986	Pensionierung als Direktor der Urologischen Klinik. Bis 1991 Konsilarius für Urologie am St. Joseph-Stift Bremen

Dr. Stoll starb am 20. Oktober 2009 in Bremen

13

■ **Eröffnungsrede zum 36. Kongress 1984 von Dr. med. G. Stoll** (◧ Abb. 13.2)

Sehr verehrte Damen,
sehr verehrter, lieber Herr Geheimrat Alken,
sehr geehrter Herr Senator,
meine Herren!

Nachdem das Cellistenensemble der Deutschen Urologie die Eröffnung
unseres Kongresses mit zwei Sätzen von Händel eingeleitet hat, ist es
für mich eine große Freude und besondere Ehre, Sie in Bremen zum 36.
Kongreß der Deutschen Gesellschaft für Urologie willkommen zu heißen.

Zum ersten Mal tagt unsere Deutsche Gesellschaft in den Mauern der
Freien Hansestadt, deren Präsident des Senats, Herr Bürgermeister
Koschnick, die Schirmherrschaft des Kongresses übernommen hat. Es ist
für mich eine große Freude, mit besonderer Herzlichkeit unser Ehren-
mitglied, Herrn Geheimrat Professor Alken, also den hochverehrten
Nestor der Deutschen Urologie zu begrüßen. Ihr Besuch zeichnet unseren
Kongreß aus.

Auch den weiteren Ehrenmitgliedern und korrespondierenden Mitgliedern
der Deutschen Gesellschaft entbiete ich einen herzlichen Willkommensgruß.

Ich freue mich über die zahlreichen Gäste aus fast sämtlichen Europäischen Ländern, besonders aber über die Delegation der Gesellschaft
der Urologie aus der DDR mit Herrn Professor Braun, Berlin-Friedrichs-
hain, und Herrn Professor Battke, Erfurt, sowie Herrn Professor Kirsch.
Sie bereiten uns mit Ihrem Besuch eine große Freude und wir sind glücklich, daß Sie nach mancherlei Schwierigkeiten und großer Ungewißheit
nun an unserem Kongreß teilnehmen. Noch größer wäre dieses Glück,
wenn ein solches Treffen für wissenschaftlichen und menschlichen Austausch zur Regel würde.

Wir begrüßen die Kollegen aus Polen, aus Jugoslawien und aus Ungarn,
die trotz mancher Hindernisse zu uns gekommen sind.

Aus alter Bindung zueinander heiße ich die zahlreichen Kollegen und
Freunde aus Österreich, aus den Niederlanden und der Schweiz willkommen.

Als Gäste dieser Kongreßeröffnung begrüße ich sodann den Vertreter
des Senats der Freien Hansestadt, Herrn Senator Brückner, und unseren
Ärztlichen Direktor des Zentralkrankenhauses St.-Jürgen-Straße, Herrn
Professor Henschel.

◧ **Abb. 13.2** Eröffnungsrede zum 36. Kongress 1984 von Dr. med. G. Stoll

Weiterhin begrüße ich als Vorsitzenden des Ärztlichen Vereins zu Bremen, Herrn Professor Honkomp; als den ehemaligen Direktor der Kinderchirurgischen Klinik Herrn Professor Rehbein, und als ehemaligen Direktor der Allgemeinchirurgischen Klinik, Herrn Professor Schütz, sowie den Vizepräsidenten der Ärztekammer Bremen, Herrn Dr. Hermann. Darüberhinaus freue ich mich über die Anwesenheit von Angehörigen des Krankenhauses St.-Jürgen-Straße.

Meine Damen und Herren,

wie in jedem Jahr gedenken wir auch heute einiger Mitglieder, die seit der letzten Tagung in Wiesbaden durch den Tod von uns gegangen sind.

Es sind dies:
Unser Ehrenmitglied, Herr Professor Dr. Dr. Rudolf Zenker, der nicht nur der Deutschen Herzchirurgie zur Weltgeltung verhalf, sondern auch für die anderen Teilgebiete der Chirurgie den Übergang in selbständige Fächer bereitete. Er war es, der in München den ersten Lehrstuhl für Urologie stark protegierte.

Weiter verstarben:
Herr Professor Bodechtel, München, korrespondierendes Mitglied,
Herr Dr. Wilhelm Huntgeburt, Köln,
Herr Dr. Rudolf Thiele, Donauwörter,
Herr Dr. Karl-Günter Kürer, Nürnberg.

Wir werden den Verstorbenen ein ehrendes Gedenken bewahren.

Meine Damen und Herren,

der Vorstand der Deutschen Gesellschaft für Urologie hat beschlossen, in diesem Jahr Herrn Professor Dr. Wilhelm Schoeppe zum korrespondierenden Mitglied zu ernennen.

Herr Professor Schoeppe ist Leiter der Abteilung für Nephrologie des Klinikums der Johann-Wolfgang-Goethe Universität Frankfurt sowie Gründungs- und seither Vorstandsmitglied des Kuratoriums für Heimdialyse e.V., gemeinnützige Körperschaft für Dialyse und Nierentransplantation.

Die Wahl von Herrn Professor Schoeppe erfolgt in Würdigung seiner epidemiologischen Untersuchung und besonderen nephrologischen Wertung im Zusammenhang mit der Extracorporalen Stoßwellenlithotripsie.
Die Deutsche Gesellschaft für Urologie würdigt zugleich seine gemeinsam mit Herrn Dr. Ketzler geleistete Arbeit im Kuratorium für Heimdialyse zur bedarfsgerechten Versorgung der Bevölkerung mit Nierenlithotriptern und dankt ihm herzlich für die gute Zusammenarbeit

Ich habe sodann die Freude, die Gewinner des von der Deutschen Gesellschaft für Urologie gestifteten Maximilian-Nitze-Preises zu nennen:

Auf Beschluß der Nitze-Preisrichterkommission wird er bei der besonderen, aber etwa gleichwertigen Qualität der eingereichten fünf Arbeiten geteilt und zwar zu gleichen Teilen den Herren Ulshöfer, Marburg, und Thüroff, Mainz, zuerkannt.

Die Arbeit Ulshöfer "Risikoeinschätzung und Rezidivprophylaxe des Harnsteinleidens" fand diese Würdigung wegen ihrer großen praktischen Bedeutung in der Beurteilung von Harnsteinpatienten, speziell auch bei rezidivierender Urolithiasis.

Die Arbeit Thüroff "Neourethra: Eine zweizeitige Operationstechnik zum Totalersatz der funktionellen Harnröhre" besticht durch ihre Erfassung der Kontinenzzonen im Experiment mit besonderer urodynamischer Bewertung.

Ich darf beiden Preisträgern gratulieren, die Verleihung der Urkunden an Sie erfolgt am Samstag auf der Schlußsitzung.

Meine Damen und Herren,

als Sie mich — nach zwei Lehrstuhlinhabern wieder einen Krankenhausarzt — zum Präsidenten wählten, empfand ich dies als den Höhepunkt meines beruflichen Werdegangs. Im Rückblick danke ich denen, die mich förderten und nehme daher die gute Tradition auf, an dieser Stelle meiner Lehrer zu gedenken.

Professor Ferdinand Hüdepohl, Chef der alten von Lichtenbergischen Klinik im Hedwigkrankenhaus, führte mich mit seiner riesigen Erfahrung in unser Fach ein. Seine oft impulsiv-intuitiv wirkenden Entscheidungen habe ich bewundert und erst später erfaßt, daß ihm dabei eine exakte Beobachtungsgabe zur Seite stand. Er hat mir das Grundlegende der Urologie, die Wertung der Systemerkrankung des Urogenitalapparates, nahegebracht und mich an die urologische Operationstechnik herangeführt.

Von Ostberlin ging ich nach New York zu Professor Peter Narath. Er war 1936 von Heidelberg bzw. Mannheim nach New York emigriert und erhielt einige Jahre später einen Lehrauftrag als Professor an der New York Polyclinic Medical School. Peter Narath war viel zu sehr in der Kultur seiner Heimat verwurzelt, als daß er es mit ihr trotz des grossen Unheils, das über ihn kam, hätte brechen können. So nahm er den jungen Kollegen, der aufgrund einer Veröffentlichung zu Voelcker's 80. Geburtstag seine Anschrift erfuhr, in die Klinik und in sein Haus auf. Mit seiner Frau Toni, deren Familie unsagbares Leid erfahren hatte, lebte er dort mutandis mutatis — wie in Heidelberg. Peter Narath war ein Mann von außergewöhnlicher Begabung: Er war nicht nur ein hervorragender Arzt und Wissenschaftler, er beherrschte auch viele Sprachen und besaß eine umfassende humanistische Bildung. Er malte, er musizierte und dichtete.

Ich durfte miterleben, wie in dem Wunsch nach weltweitem Austausch wissenschaftler Gedanken 1954 die Urologia Internationalis unter seiner Regie erstand.

Damit wurden auch Gedanken verwirklicht, die fast zu gleicher Zeit Professor May, München, mit Professor Heusser, Basel, Professor Ljungreen, Göteborg, sowie auch Professor Gironcoli in Florenz zu verwirklichen suchten.

Von Narath kannte man in Deutschland nur das Buch "Renal Pelvis and Ureter" das 1951 bei Grune & Straten erschien. Selbstgefertigte anatomische und histologische Skizzen vom Verschlußmechanismus des Kelchsystems der Niere bildeten eine vom Kongreß der Amerikanischen Urologischen Gesellschaft prämierte Ausstellung. Diese Poster werden zur Tradition in der Bremer Klinik bewahrt.

Noch einen Lehrer muß ich nennen, dem ich mich in tiefer Dankbarkeit verbunden fühle: Professor Kurt Boshamer.

Von beiden, von Herrn Professor Narath wie auch von Herrn Professor Boshamer, habe ich weit über das urologische Rüstzeug hinaus noch viele menschliche Impulse als Freundesgaben für's Leben empfangen dürfen.

Den Westfalen und Einzelgänger Boshamer habe ich wegen seines Fleißes und seiner persönlichen Bescheidenheit bewundert und verehrt. Groß war das chirurgische Feld, das er bestellte, beherrschte und als Erfahrungswissen an Chirurgen, Unfallchirurgen und Urologen weiter vermittelte. Sein Lehrbuch, das sieben Auflagen erlebte, kannte jeder Urologe.

Ein Beitrag über Morphologie und Genese der Harnsteine im Handbuch der Urologie (1961) war international anerkannt.

Er hat uns Schüler während der Arbeit an diesem Handbuchartikel das Scheitern bei der Deutung der Stoffwechselvorgänge zur Entwicklung des Calciumoxalatsteines mitempfinden lassen, eine bittere Enttäuschung über die Biochemie.

Sicher geht ein Anstoß zum Thema Urolithiasis für diesen Kongreß auf den alten Meister zurück.

Meine verehrten Damen und Herren,

seit 1980 wird die klinische Behandlung von Harnsteinen mit extracorporalen Stoßwellen angewandt, die dem Gebiet der Akustik entstammen und physikalisch unter die Mechanik einzuordnen sind.

Es soll nicht geleugnet werden, daß in unserem wissenschaftlichen Programm die Extracorporale Stoßwellenlithotripsie — lassen Sie mich dafür bitte ESWL sagen — Favorit ist im Wettstreit der modernen Verfahren der Harnsteinentfernung. Dennoch werden die Techniken zu berücksichtigen sein, die, wie z.B. Ultraschall, Unterkühlung und auch Doppler-Verfahren, in die bisherigen Operationsmethoden eingebaut, diese verbessern.

Es kommen dann die Transcutane Litholapaxie und die Ureterorenoskopie zur Sprache, Methoden, die über eine Hautpunktion das Nierenhohlsystem oder auf direktem Weg instrumentell den Harnleiter angehen, um den Stein aufzusuchen und zu entfernen. Aus Gründen der Anatomie, der klinischen Situation oder auch der technischen Möglichkeiten, mag dies nicht immer gelingen. Dann wird vermehrt geröntgt und eventuell unter Belassen eines Steines die Sitzung abgebrochen. In der Beurteilung dieser klinischen Situation des verbliebenen Steinrestes wird sich wohl diese Methode erweisen müssen.

Bezüglich der Wertung und Abgrenzung der einzelnen modernen Methoden zur Entfernung von Harnsteinen und ihrer gemeinsamen Anwendung soll ein Rundtischgespräch eine Klärung versuchen, in das die Erfahrung der fünf ersten Zentren der ESWL einfließt. Bei aller Begeisterung für die Forschritte in den Behandlungsmöglichkeiten bleibt es bei der Devise: "Besser Verhüten als Behandeln". Auf die Quellen bezogen, aus denen jeweils der Fortschritt dafür zu schöpfen ist — für das Verhüten und das Behandeln — läßt sich die heutige Situation knapp formulieren: Urolithiasis zwischen Biochemie und Mechanik.

Deshalb folgt im Programm die Metaphylaxe: Die neueren wissenschaftlichen Erkenntnisse sollen vorgewiesen und daraus abgeleitet werden, welche Prophylaxe heute bei den einzelnen Steinarten sinnvoll ist. Diese Diskussion möchten wir führen unter der Fragestellung von Nutzen und Methodik.
In einer Expertendiskussion vermitteln dann abschließend die Erfahrensten "Kochrezepte" zur Nutzung moderner Steintherapie und Prophylaxe.

Zweites Hauptthema ist dann die Zystitis.

Meine Damen und Herren,

in der täglichen Behandlung von Harnwegsinfekten bei der Frau stößt
man nicht selten auf die Grenzen therapeutischer Effizienz. Interessant ist dann, ob diese Probleme des Rezidivs vom Bakteriologen gelöst werden können. Hilft der Gynäkologe — speziell in der Schwanger-
schaft — weiter? Psychosomatische Aspekte sind sicher bei einer Vielzahl der Kranken im Spiel.

Ich bin glücklich, für das urologische Hauptreferat zu diesem Thema
Herrn Professor Stamey, den Direktor der Urologischen Klinik der Stanford University School of Medicine, gewonnen zu haben, der international als der Sachverständige gilt. Dankenswerterweise haben Herr
Professor Stamey und Herr Professor Huland, Eppendorf, der in Stanford
Assistent war, die Sprachbarriere mit einer deutschen Zusammenfassung
des Hauptreferates überwunden. Diese Übersetzung liegt Ihren Kongreß-
unterlagen bei und konnte den anderen Referenten schon so rechtzeitig
überlassen werden, daß sie dazu schon in ihrem Referat Stellung nehmen
können.

Die Kinderurologische Thematik befaßt sich mit der Pyeloplastik und
der renovaskulären Hypertonie im Kindesalter. Interessant wird gewiß
der internationale Erfahrungsaustausch zum Thema Pyeloplastik.

Als Freie Themen werden der Aktualität entsprechend die Andrologie,
Röntgendiagnostik sowie Onkologie der Nieren, Prostata und Blase behandelt.

Meine Damen und Herren,

von der Aktualität her sehe ich das Thema Urolithiasis als das führende an — Urolithiasis, das alte Herzstück unserer Urologie.

Blicken wir zurück, so datieren wir den Blasenstein, den Eliot Smith
1901 in einer Jünglingsmumie in Ägypten fand, auf das Jahr 5000 v.Chr.:
Harnsäurekern, Calciumoxalat, Ammoniumphosphatatmantel. Celsus, der
zu Beginn unserer Zeitrechnung in Rom lebte, beschreibt die Technik
der Lithotomie, wie sie mit nur geringen Abwandlungen bis zum Ende des
18. Jahrhunderts praktiziert wurde. Aus den schönen Rathausfenstern
hinausblickend konnte man Zeuge solcher Steinschneiderprozeduren werden, die in dieser Stadt auf dem Marktplatz durchgeführt wurden. Zunächst hat sich aber wohl der Bremer Steinkranke des Mittelalters nach
dem Arzneibuch von Doneldey von 1382 gerichtet und einen achtjährigen
Bock nach Füttern mit Kraut heißer Natur geschlachtet, sein Blut in
einem reinen Kupfergefäß gesammelt, in die Sonne getragen und zu Pulver
zerrieben, um davon noch im selben Monat mit Pörsensaft vermengt einen
Löffel zu trinken.
"Das bricht — so heißt es 1382 — den Stein entzwey und wirft ihn mit
dem Urin aus".

Diesen Wunschtraum machen die Stoßwellen 600 Jahre später nun Tag für
Tag viele Male wahr.

Dabei kommt der Mechanik schon früh Bedeutung zu: Versuche, den Stein
in der Blase zu zerbrechen, reichen bis in das 9. Jahrhundert zurück.
Der erste, dem das gelang, war Civiale (1824), dessen Lithotriptor
wertvoller Besitz der Deutschen Gesellschaft für Urologie ist. Er wird
morgen in der Stadthalle von unserem Archivar, Herrn Schultze-Seemann,
gezeigt.

Nach den Blasensteinen gewannen die Nierenkonremente zunehmend an Bedeutung. 1907 auf dem ersten Kongreß der Deutschen Gesellschaft für
Urologie in Wien stellt Professor Anton Ritter von Frisch fest: "Ich
brauche nur daran zu erinnern, mit welchem Stolz die erste glückliche
Nierenextirpation durch Simon begrüßt wurde und heute sind wir stolz,
wenn wir einem Steinkranken seine Niere in nur halbwegs brauchbarem
Zustand erhalten können".

1973 auf dem Kongreß in Aachen vor gut 10 Jahren behandelte man die
Grenzen der Operabilität für die Nephrolithiasis in der Alternativent-
scheidung zwischen wiederholten operativen Eingriffen und der Entfernung des Organs mit der Möglichkeit des Nierenersatzes.

Heute nun schicken wir uns an, in einem epochalén Wandel das operative
Eingehen auf das Organ zur Entfernung des Steines ganz zu verlassen.
Wir nähern uns vielmehr instrumentell durch die Niere oder durch den
Harnleiter dem Stein oder lassen durch Stoßwellen, die von außen auf
den Stein fokussiert werden, diesen in sandkorngroße Teile zerfallen.
Diese berührungsfreie, nicht invasive Stoßwellenbehandlung ist in-
zwischen bei mehr als 5 000 Patienten erfolgreich durchgeführt worden.

Das, meine Damen und Herren, ist der Triumph der Mechanik!

Ausgangspunkt dafür war die zufällige Entdeckung der Wirkung von Stoßwellen auf den Menschen bei flugtechnischen Experimenten. Diese Wellen
durcheilen den Körper nahezu unbehindert. Erst bei Auftreffen auf das
dichtere Material des Steines werden sie reflektiert und üben dabei
ihre Zerstörungsgewalt aus. Dieser Effekt läßt sich mit dem Phänomen
vergleichen, daß bei einem Überschallknall eines Flugzeuges Fenster-
scheiben bersten, aber die Blätter auf den Bäumen unversehrt bleiben.
Die Anwendung auf den Menschen wurde erst möglich durch die Bereitschaft von Herrn Professor Schmiedt und Herrn Professor Brendel (Institut für Chirurgische Forschung, München), die die grundlegenden
Versuche durchführten.

Dabei ist das Verdienst von Herrn Professor Schmiedt, die Bedeutung
dieser experimentell aufgezeigten therapeutischen Möglichkeiten für
die Urologie erkannt und trotz großer Probleme und bitterer Enttäu-
schungen an Konzept und Entschluß festgehalten zu haben.

Nur so konnte in Gemeinsamkeit mit Professor Eisenberger und Professor
Chaussy die große Aufgabe gemeistert werden.

Am 7. Februar 1980 wurde dann zum ersten Mal der Nierenstein eines
Patienten zertrümmert. Gefördert durch das Bundesministerium für Forschung und Technologie und getragen von dem Einsatz der Arbeitsgruppe
Großhadern reifte die Idee zur therapeutischen Methode heran. An der
Schwelle von Experiment zur klinischen Anwendung trafen 1982 die bayerischen Krankenkassen und dann der Bundesverband der Ortskrankenkassen mit dem Kuratorium für Heimdialyse eine Vereinbarung zur Si-
cherstellung und Verbreitung des Verfahrens.

Begründung:

- die Verringerung des Operationsrisikos
- die Verringerung der Folgeerkrankungen bei Rezidivsteinbildung
- die Verringerung von chronischen Nierenerkrankungen
- aber auch die Verkürzung der Krankenhausverweildauer
- und die Verkürzung der Arbeitsunfähigkeit.

Als Treuhänder der Krankenkassen stellt das Kuratorium den Kliniken
aber nicht nur die medizinisch-technische Ausrüstung zur Verfügung,

Dr. med. Hans G. Stoll

sondern leistet darüberhinaus organisatorische, finanzielle und personelle Betreuung bis hin zur Nutzungsplanung und Patientenbestellung.

Für die flächendeckende Verteilung der Geräte innerhalb der Bundesrepublik geht man davon aus, daß zunächst 70, inzwischen 85% der jährlich notwendigen 22 000 Nierensteinoperationen durch die ESWL ersetzt
werden können. Als Faustregel gilt: 1 Lithotriptor auf 3 Millionen
Einwohner.

Auswahlkriterium für die Aufstellung der Geräte ist, daß ein urolo-
gisch-nephrologischer Schwerpunkt besteht, wie z.B. in einem Univer-
sitätskrankenhaus oder einem großen Städtischen Klinikum. Es sollte
in der Lage sein, die praktischen Erfahrungen im Sinne einer Weiterentwicklung verwerten zu können. Die durch den Lithotriptor mögliche
humanere Behandlung muß von einer unvermindert aufmerksamen Sorge um
den Patienten begleitet werden.

Klinik und Praxis müssen sich in die Verantwortung nehmen, auch im späteren Verlauf eventuell noch mögliche Schädigungen rechtzeitig erkennen
und sofort abstellen zu können.

Die Anschaffungskosten des Nierenlithotriptors — der teuersten Bade-
wanne der Welt — betragen 3,1 Millionen Mark. Das Krankenhausfinan-
zierungsgesetz sieht vor, daß die Länder die Investitionskosten
übernehmen müssen. Die Länder aber sind wirtschaftlich krank, hören
Sie dazu Shakespeare: "Ja Doktor könntest Du finden durch Harnbeschau
unseres Landes Krankheit und es zum alten Heil zurückpurgieren, da
klatscht ich Beifall Dir!"

Die Länder sind krank, sie sind arm, bitterarm. Das Zurücktherapieren
zum alten Heil kann nicht der Doktor übernehmen, das ist Sache der
Politik.
Die Auswahl der Lithotriptor-Behandlungsplätze aber sollte Sache medizinischer Kriterien bleiben.

Diese großartige deutsche Innovation lag glücklicherweise in den Händen von Technikern und Medizinern, die den praktischen Nutzen für
Steinkranke voll erkannten und nun alles daran setzten, ihn zu realisieren. Sie fanden die effektivste Form des Zusammenwirkens: Der Tech-
niker wandte sich mit seinen Vorstellungen an den Urologen der Universität.

Das daraus erwachsende gemeinsame Konzept fand die Förderung des Bun-
desministeriums für Forschung und Technologie.

Die flächendeckende Verbreitung des klinikreifen Gerätes übernimmt
als Treuhänder der Kassen das gemeinnützige Kuratorium für Heimdialyse.
Dieses nimmt aufgrund eigener umfangreicher Kenntnis vom Leidensweg
chronisch Nierenkranker eine ausreichende Zahl von Nierenlithotrip-
toren in Option und gibt die Geräte in geeignete Hände.

So war es das besondere Glück der ESWL, daß sie von der Forschungs-
phase bis Übernahme zur Routineanwendung in urologischen Händen lag.
Dadurch ist ihr das enttäuschende Schicksal anderer Großgeräte erspart
geblieben.

Neben den schon in der Bundesrepublik arbeitenden 9 Geräten dürften
5 weitere noch in diesem Jahr fertiggestellt werden und 7 im kommenden
Jahr. Insgesamt sind inzwischen 56 Kaufverträge abgeschlossen und 17
Geräte in Betrieb.

In den USA laufen 6 und man rechnet nach Anerkennung durch die FDA mit einem Auftrag von etwa 60 Lithotriptoren. In der Schweiz plant man 6, in Österreich 2, in Frankreich 3, in England 2 und in Italien 5.

Der Lithotriptor — Triumph der Technik!

Der Lithotriptor als Exportschlager.

Der Lithotriptor ist — wie wir sehen — auf dem erfolgreichen Weg, unsere Kranken auf schonende Weise von ihrem Stein zu befreien.

Wir gratulieren Herrn Professor Schmiedt und seiner Arbeitsgruppe Großhadern zu diesem großartigen Erfolg. Wir sind mit ihm stolz darauf, daß seine Methode weltweit von der Leistungsfähigkeit unserer Urologie Zeugnis ablegt.

Für die Beurteilung ihrer praktischen Bedeutung muß uns noch interessieren, wie sich die ESWL als nicht invasive gegenüber den invasiven Methoden durchsetzt:

In der Klinik Großhadern wurden im gleichen Zeitraum 400 Fälle mit der ESWL behandelt, 50 durch percutane Litholapaxie und 25 in althergebrachter Weise operiert. Aus dieser Relation läßt sich folgern, daß in Zukunft die üblichen Nierensteine an die ESWL-Stellen abwandern und dort zertrümmert werden, ganz zum Nachteil der kleineren Häuser.

Kein Assistent wird auch mehr die Freilegung von Niere und Nierenbecken zur Entfernung von Steinen vornehmen, die ihn als Etappe seiner Ausbildung auf die größere Nierenchirurgie vorbereitete. Sein Operationskatalog wird nicht erfüllt. Damit sind die Überlegungen naheliegend, den Assistenzarzt in Weiterbildung für Urologie dafür am besten auf dem Rotationsweg an Kliniken zu geben, die in der ESWL, die percutane Litholapaxie und die Ureteroskopie einweisen, wie auch daran gelegen ist, Ärzteteams konsequent auszubilden, damit sie am neuen Ort der ESWL die Behandlung übernehmen.

Seit Anwachsen des medizinisch-technischen Bereiches ist diese Problematik nicht neu.

Fortschritt macht Umstellung nötig. Eine Umstellung, die eine Strukturveränderung des urologischen Berufsbildes mit sich bringt.

Weg von der regionalen, operativen Behandlung — hin zum Apparateeinsatz in wenigen Zentren bei radikal verkürztem Krankenhausaufenthalt. Es fällt diese Strukturveränderung leider zusammen mit weiteren Einbußen des urologischen Faches zugunsten anderer Disziplinen. Wir haben in der Kinderurologie Einschränkungen, die Nephrologie, die wir früher mitversorgten, ist abgespalten.

Und jetzt machen einige Gynäkologen sogar geltend, daß die Durchführung urodynamischer Untersuchungen — es geht um die Zuordnung von GOÄ-Ziffern — dem Gebiet der Frauenheilkunde zugehört.

Von der Onkologie zu schweigen, die sich für das Prostata-Carcinom interessiert und die hervorragenden urologisch errungenen Verbesserungen der Hodentumortherapie ihrer Domäne einverleibt.

Es ließen sich weitere Negativposten nennen, die besonders die Praxis treffen.

Angesichts dieser Herausforderungen ist es verständlich, daß der Berufsverband der Deutschen Urologen auf berufspolitische Schwerpunkte hinweist.

Wenn wir nun mit unseren Verhandlungen über die ESWL ein neues deut-

Dr. med. Hans G. Stoll

über den wissenschaftlichen Fortschritt die berufspolitischen Auswirkungen nicht vergessen: Der "spiritus loci" muß uns bei der durch die
Entwicklung herausgeforderten Änderung urologischer Aufgaben leiten.

In diesem herrlichen Saal kam man zusammen, nach Abflauen der Winter-
stürme — Reeder und Kaufleute — um die Kapitäne mit der kostbaren
Fracht zu der neuen großen Fahrt zu verabschieden. Wie diese Drei —
Reeder, Kaufleute und Kapitäne — nur zusammen den alten Wahlspruch
Bremens "Wagen und Winnen" wahr machen konnten, so müssen wir gemeinsam das kostbare Gut dieser technischen Entwicklung auf die Reise geben.

Möge es nicht Selbstzweck bleiben, sondern Wegbereiter weiterer Fortschritte sein; möge uns auch nicht die Skepsis von Lichtenbergs verlorengehen, der auf dem 8. Kongreß unserer Gesellschaft 1928 in Berlin
sagte: "Kommt es einem nicht vergeblich vor, das Hauptziel der Behandlung in der Entfernung eines Konkrementes zu suchen?"

Hier eröffnet sich der klinischen Forschung ein weites und dankbares
Gebiet, die Verhütung der Rezidive zu ermöglichen.

UROLITHIASIS

zwischen

BIOCHEMIE

und

MECHANIK

Ich danke Ihnen, meine Damen und Herren.

Dr. H.G. Stoll, Zentralkrankenhaus, Urologische Klinik, St.-Jürgen-
Straße, D-2800 Bremen

37. Kongress der Deutschen Gesellschaft für Urologie – Mainz, 02.–05.10.1985

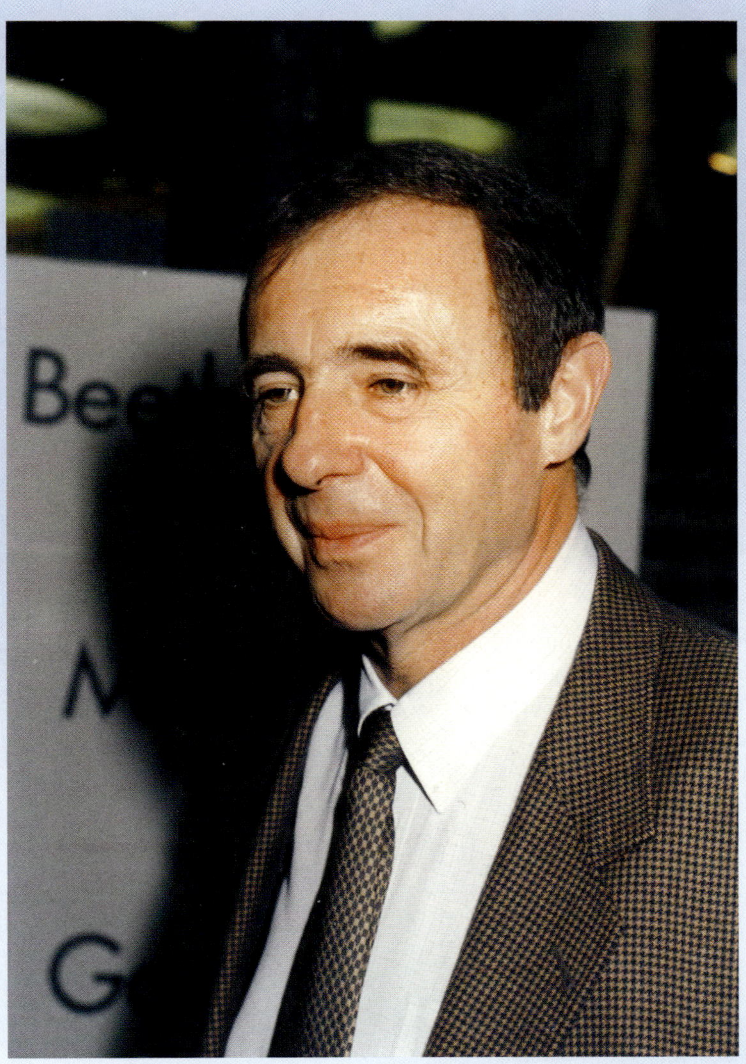

Prof. Dr. med. Rudolf Hohenfellner

Präsident Prof. Dr. med. Rudolf Hohenfellner (■ Abb. 14.1)

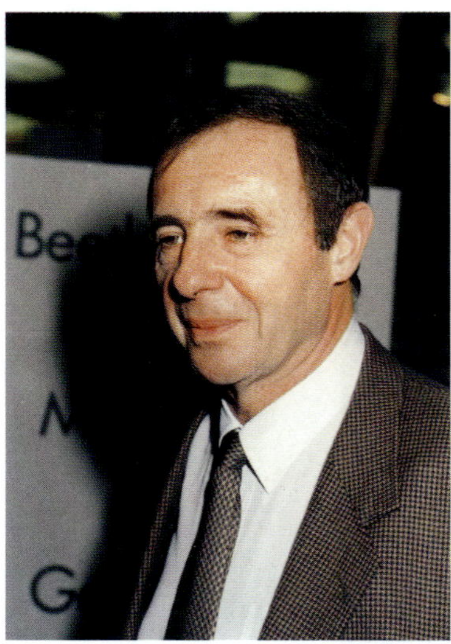

■ **Abb. 14.1** Prof. Dr. med. Rudolf Hohenfellner

Curriculum vitae (nach R.H.)

Geboren am 11.08.1928 in Wien

Medizinstudium an der Universität Wien

Chirurgische Universitätsklinik Wien (Prof. Denck, Prof. Salzer)

1961–1964 Oberarzt Urologische Universitätsklinik Wien (Prof. Bibus, Prof. Übelhör)

1964–1967 Privatdozent und Leitender Oberarzt der Urologischen Universitätsklinik Homburg (Saar), (Prof. Alken)

1964 Habilitation: »Experimentelle und klinische Untersuchungen über die Peritoneallappenplastik der Harnblase«

1967–1997 Direktor der Urologischen Klinik und Poliklinik im Klinikum der Johannes-Gutenberg-Universität Mainz

1963 Großes Verdienstkreuz der Republik Österreich

1988 Ehrendoktor der Medizinischen Hochschule Hyogo (Japan)

1991 Honorary Fellowship of the American College of Surgeons

1995 Maximilian-Nitze-Medaille der Deutschen Gesellschaft für Urologie

Prof. Hohenfellner gründete die Deutsch-Japanische Konföderation für Urologie und war der 1. Präsident der C.E. Alken-Stiftung.

Er war Präsident der Internationalen Gesellschaft für Urologie undMitglied der:

- Deutschen Gesellschaft für Urologie
- EAU, der Österreichischen Gesellschaft für Urologie
- Südwestdeutschen Gesellschaft für Urologie
- American Association of Genito-Urinary Surgeons
- American College of Surgeons
- AUA, American Urological Association
- British Association of Urological Surgeons
- International ESWL-Society
- Society of Genitourinary Reconstructive Surgeons
- Société Internationale d'Urologie
- Society of Paediatric Urologic Surgeons
- Pan-Pacific Surgical Association

R. Hohenfellner war Gründer und langjähriger Mitherausgeber der Zeitschrift »Aktuelle Urologie".

Hohenfellner ist Autor von mehr als 560 Artikeln in nationalen und internationalen Zeitschriften und Büchern.

Urkunde zur Verleihung der Maximilian-Nitze-Medaille 1995 (■ Abb. 14.2).

Seit 2012 vergibt die DGU den »Rudolf-Hohenfellner-Preis« (»science around thirty«) zur Nachwuchsförderung.

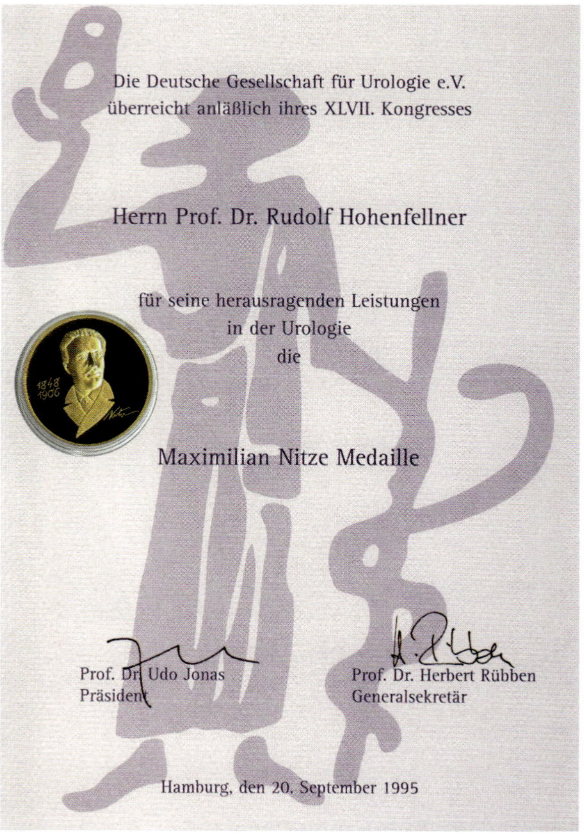

■ **Abb. 14.2** Urkunde zur Verleihung der Maximilian-Nitze-Medaille an R. Hohenfellner 1995

- **Eröffnungsrede zum 37. Kongress 1985 von Prof. Dr. med. R. Hohenfellner** (◨ Abb. 14.3)

Begrüßungsansprache des Präsidenten anläßlich der Eröffnung des XXXVII.
Kongresses der Deutschen Gesellschaft für Urologie in Mainz am
2. Oktober 1985

Meine sehr verehrten Damen und Herren, liebe Kollegen,

ich eröffne den XXXVII. Kongreß der Deutschen Gesellschaft für Urologie
und darf Sie, zusammen mit meinen Mitarbeitern, in Mainz, dieser wunder-
baren von der Natur begünstigten Stadt, willkommen heißen.
Leider hat auch in diesem Jahr der Tod wieder unersetzliche Lücken in
die Reihen unserer Gesellschaft gerissen. Es verstarben:

Dr. Bacher　　　　　　　　　Dr. Speckmann
Dr. Luchesy　　　　　　　　　Prof. Dr. Staehler
Dr. Pottinger　　　　　　　　Prof. Dr. Elsässer
Dr. Range

und schließlich erst vor einigen Wochen unser geschätzter Kollege Prof.
Dr. Kolle.

Ich danke Ihnen, daß Sie sich von Ihren Sitzen erhoben haben.

Es ist mir eine besondere Freude, neben den rund 1.400 erwarteten Kon-
greßteilnehmern auch Delegationen der urologischen Fachgesellschaften
aus 20 europäischen Ländern und von Übersee zu begrüßen. Insbesondere
begrüße ich die in alter urologischer Tradition mit uns verbundenen 49
Mitglieder aus Österreich, die 30 Urologen aus den Niederlanden und die
21 Schweizer Kollegen. Eine ganz besondere Freude ist es mir, trotz zunächst abschlägigem Bescheid seitens des Innenministeriums dennoch zwei
Abgeordnete aus der DDR begrüßen zu dürfen.

Unter den insgesamt 160 ausländischen Urologen, die sich dieser Tage anläßlich unseres Kongresses in Mainz eingefunden haben, finden sich weiterhin 12 Kollegen aus Polen, zwei aus Rumänien, zwei aus Ungarn, zwei
aus der Tschechoslowakei sowie vier Kollegen aus Jugoslawien. Weiterhin
darf ich begrüßen Delegationen aus der Türkei, Italien, Frankreich, Belgien sowie Luxemburg. Ganz besonders freue ich mich auf eine ganze Anzahl von urologischen Mitarbeitern, die zum Teil aktiv an unserem Kongreßprogramm teilnehmen, aus Ägypten, Chile, dem Iran, Japan, Schweden
und last not least den Vereinigten Staaten von Amerika.

Mit ihnen allen verbinden uns viele Jahre gemeinsamer Arbeit, Austausch
von Erfahrungen, Gastaufenthalte in zunehmendem Maße von jungen Kollegen
und nicht zuletzt Freundschaft, die über die Erweiterung des urologischen Horizontes hinausgeht und sich nunmehr in die dritte Generation
fortsetzt.

Allein die bitteren Erfahrungen der wissenschaftlichen Isolation der
Kriegs- und Nachkriegsjahre, ohne Kommunikation, ohne ein fachliches Gespräch über Einzelheiten, die in einem Hauptvortrag nicht zur Sprache
kommen, ohne Kontakt mit Kollegen, von denen man weiß, daß sie an der
Lösung der gleichen offenen Probleme arbeiten.

Allzu leicht gerät all dies in Vergessenheit. Vielleicht aber beantwortet sich daraus die Frage nach dem Sinn derartiger Veranstaltungen.

◨ **Abb. 14.3** Eröffnungsrede zum 37. Kongress 1985 von Prof. Dr. med. R. Hohenfellner

Zusammen mit meinen Mitarbeitern darf ich Sie alle, ohne Sie namentlich zu nennen, hier willkommen heißen, Ihnen dafür danken, daß Sie die zum Teil weite Reise nicht scheuten.

Ich verbinde diesen Dank mit dem an meine Mitarbeiter. Sie alle haben es als besondere Auszeichnung unserer Institution empfunden, daß Sie Mainz als Kongreßort wählten.

Dank gilt nicht zuletzt der Pharmazeutischen Industrie, die nach Jahren schwerster wirtschaftlicher Rezession und trotz der erstmals erfolgten Spaltung in zwei Großveranstaltungen innerhalb eines Jahres, uns dennoch unterstützte.

Nicht zuletzt gilt mein Dank all denen, die hinter den Kulissen des äußeren Rahmens uns seit Wochen geholfen haben und in den nächsten Tagen helfen werden.

Mit besonderer Freude darf ich vermerken, daß viele Kollegen aus dem In- und Ausland unserer Einladung folgten, die Leitung ihrer Institution oder ihrer Praxis bereits in jüngere Hände gelegt haben. Mehr denn je bedürfen wir ihrer Erfahrung, der aktiven Teilnahme an unseren Kongressen, die - so meine ich - was die Bedeutung anlangt, der Innovation zumindest ebenbürtig ist. Viele von ihnen waren über Jahrzehnte nicht nur Wegbereiter, sie haben die berufspolitischen Akzente gesetzt, den Weg, den unsere Gesellschaft einschlug, mitgetragen.

Als Ehrengäste unserer Gesellschaft darf ich als Vertreter des Fachbereiches Medizin der Johannes Gutenberg-Universität Mainz Herrn Prodekan Prof. Dr. Wolf, des Kultusministeriums Herrn Staatssekretär Prof. Dr. Mohr und als Vertreter der Stadt Mainz Herrn Dr. Hofmann begrüßen, die nunmehr einige Begrüßungsworte an uns richten werden.

Meine Damen und Herren, einer alten Tradition unserer Gesellschaft folgend möchte ich an dieser Stelle meiner Lehrer gedenken. Anläßlich einer

Famulatur bei Professor Rummelhardt waren es die Herren Esch und Wandel, die mich mit viel Geduld in das Fach und die Geheimnisse der Zystoskopie einführten.

Als Klinischer Hilfsarzt an der II. Chirurgischen Klinik in Wien, im Geiste der Operationszöglinge der ehemaligen von Hohenegg'schen Klinik erzogen, war es im besonderen Herr Professor Salzer, der meine chirurgische Allgemeinausbildung an der von Denck und später Kunz geleiteten Klinik beeinflußte.

Voraussetzung für eine spätere urologische Spezialisierung war ein breites chirurgisches Fundament einschließlich Kinder-, Thorax- und Herzchirurgie der damals gerade gegründeten Plastischen- und Wiederherstellungschirurgie der Traumatologie.

Burkhard und Bibus waren meine urologischen Lehrer an der II. Chirurgischen Klinik.

Das wissenschaftliche Werk von Bertram Bibus, dessen 80. Geburtstag sich heuer jährte, insbesondere seine grundlegenden Arbeiten über das Inzidentalkarzinom der Prostata sind heute ebenso nahezu vergessen wie seine auf einer klinischen Beobachtung beruhenden Auflösung großer Nierenbekkenuratsteine mittels der schwachen Zitronensäure durch pH-Erhöhung des Harnes.

Seiner Anregung verdanke ich Auslandsaufenthalte in Paris bei Professor Kuess und Couvelaire, in München und Zürich bei Professor May und Professor Mayor, im besonderen aber auch bei Professor Mauermayer und später Marquardt, bei denen ich die transurethrale Resektionstechnik erlernte.

Mit Errichtung des ersten Lehrstuhls für Urologie 1962 wurde Professor Übelhör mein neuer Chef. Das operative Spektrum der neuerrichteten Klinik reichte schon damals von der Kinderurologie über die gynäkologische bis zur Nebennierenchirurgie und über die radikale Prostatektomie bis zur Rekonstruktion von Arterienstenosen. Der Blasenersatz mit ausgeschalteten Dickdarmanteilen schloß sich an den Colon-Conduit an, nachdem wir den Ileum-Conduit wegen Reflux und Steinbildung im Kindesalter aufgegeben hatten.

Diese kurze historische Rückblende sei mir erlaubt, da viele der heutigen Neuentdeckungen bei sorgfältigem Literaturstudium als Wiederentdekkungen reklassifiziert werden müssen.

Professor Übelhör war ein ungemein schneller und sorgfältiger Operateur mit einer schier unerschöpflichen Arbeitskraft. So entstand sein Handbuchbeitrag mitten während der Errichtung des Lehrstuhls und neben einer Kassenpraxis, die er ausübte um auch minderbemittelten Patienten die Konsultation eines Hochschulprofessors zu ermöglichen.

Bis 1964 mit organisatorischen Problemen wenig befaßt, bedeutete meine Übersiedlung nach Homburg (Saar) zugleich die Aufnahme in den damaligen deutschen urologischen Generalstab.

Simultan wurde dort eine neue Klinik errichtet, eine Zeitschrift redigiert, ein Handbuch für Urologie in drei Sprachen herausgegeben und zugleich die systematische deutsche Lehrstuhlbesetzung vorbereitet, um nur einige wenige Beispiele zu nennen.

Das Erfolgsgeheimnis dieser Strategie und das des abendlich leeren Schreibtisches des Chefs wurde mir erst nach den ersten Wochen meiner Mainzer Tätigkeit in vollem Umfange bewußt. Ich versuchte dieses Konzept später an meine Schüler weiterzugeben, stieß allerdings bei den daheim wartenden Frauen auf nur begrenztes Verständnis.

Es ist mir eine besondere Freude, Sie, Herr Geheimrat Professor Dr. Alken, hier begrüssen zu dürfen und Ihnen auch dafür zu danken, daß Sie sich weiterhin aktiv an den Gesprächsrunden unserer Gesellschaft beteiligen und uns Ihre Arbeitskraft zur Verfügung stellten.

Danken möchte ich zuletzt all jenen, die mich vor 17 Jahren auf den ersten Lehrstuhl für Urologie in Mainz berufen haben, danken all jenen, die in der Berufungskommission für mich waren, und vergeben jenen, die dagegen waren.

Damit, meine Damen und Herren, komme ich zum zweiten Teil meiner Rede, in der ich Ihnen am Schluß, um es vorwegzunehmen, eine glänzende Prognose über die Zukunft unserer Gesellschaft und ebenso glänzende Berufsaussichten ihrer Mitglieder geben werde. Erlauben Sie mir nur noch einige Hinweise, die notwendig sind, damit diese Prognose sich erfüllt:

1. Weltweit finden intensive Beratungen innerhalb der wissenschaftlichen Gesellschaften um eine verbesserte Fort- und Weiterbildung statt.Es sind dies die Konsequenzen, die sich ebenfalls weltweit mit zunehmender Anzahl von Urologen aus der Verschiebung der Arzt-Patienten-Relation ergeben. Somit können wir das Problem, daß wir einfach und schlicht zu viele sind und die Sättigungsgrenze überschritten ist, nicht isoliert betrachten.

Im Gegensatz zu anderen Ländern sind wir, da unsere Gesellschaft weder die Legislative noch die Exekutive besitzt, um die Maximen der Weiterbildung festzulegen oder Frequenz und Qualitätssicherung der Fortbildung zu bestimmen, ins Hintertreffen geraten.

Das Fehlen von Weiterbildungsprogrammen und einer Fortbildung, die sich im unübersehbaren Dschungel von Seminaren, Workshops und anderen Veranstaltungen verliert, bedarf einer Neuregelung und einer Qualitätskontrolle.

Das von Reinhard Nagel begonnene Werk der gezielten Fortund Weiterbildung wurde im vergangenen Jahr durch die Anstrengungen von Rolf Hartung, als Vorsitzendem der Fort- und Weiterbildungskommission, und durch die intensiven Anstrengungen der zum Teil neu gegründeten Arbeitskreise, wie Onkologie, Andrologie, Endourologie und Bildgebende Systeme, intensiviert.

Dies alles, meine Damen und Herren, ist ein vielversprechender Anfang. Es liegt an den Präsidenten der Regionalgesellschaften, ihre Fortbildung künftig mit der Fort- und Weiterbildungskommission abzustimmen.

2. Ähnlich wie in der Industrie und den großen Märkten werden in Zukunft Angebot und Nachfrage, Können und Leistung die entscheidenden Faktoren sein, die die Existenz des Einzelnen sichern. Zur Eröffnung neuer Märkte und zur Wiedergewinnung verlorengegangen Terrains - beispielweise der Andrologie - bedarf es der Miteinbeziehung bisher vernachlässigter Teilgebiete in unser Angebotsspektrum an den Patienten.

Dieser Trend, meine Damen und Herren, wurde am Beispiel der Ultraschalluntersuchung am augenfälligsten. Sie ist heute aus dem Leistungsangebot nicht mehr wegzudenken und es bedarf weiterer Impulse, um Grenzgebiete unseres glücklicherweise grenzenlosen Faches in unsere Fort- und Weiterbildung miteinzubeziehen.

3. Für die Ausbildung des Einzelnen sollte nicht die Anzahl der Betten einer Ausbildungsklinik maßgebend sein, sondern der Leistungskatalog und das Ausbildungsprogramm, das diese Institution aufzuweisen hat, wobei die Tatsache, daß eine Klinik allein das ganze Spektrum nicht abdecken kann, zu einem vermehrten Austausch zwischen den Institutionen führen muß.

4. Und damit komme ich wieder zum ersten Punkt zurück: Die deutsche Urologie muß sowohl innerhalb der EG als auch im internationalen Wettbewerb
wieder die Stellung einnehmen, die ihr ursprünglich Weltruf verschaffte.
Wir müssen insgesamt, und nicht nur punktuell, wieder zur Pilgerstätte
ausländischer Kollegen werden, wir müssen unser Fach wieder zu einem
attraktiven Exportartikel machen, um Überangebote durch Qualitätsver-
besserung abzubauen.

Es ist das Verdienst des Arbeitskreises urologischer Chefärzte und seines Präsidenten, Herrn Melchior, erstmals die Fragen der Kapazitätsbegrenzung in den Mittelpunkt eines Symposiums gestellt zu haben. Lehrstuhlinhaber und Chefärzte haben diese lebensentscheidende Frage in den
Mittelpunkt weiterer Beratungen gerückt. Es ist müßig, meine Damen und
Herren, darüber nachzudenken, warum wir nach der politischen Öffnung der
Universitäte Anfang der 70er Jahre weiterhin 360 Studenten pro Universität und Jahr ausbilden, insgesamt 9.000, da uns auch in Zukunft keine
diesbezügliche Wende bevorsteht. Es ist müßig, darüber nachzudenken,
warum wir auch in Zukunft Ausleseverfahren am Ende und nicht zu Beginn
einer mühsamen und kostspieligen Ausbildung durchführen müssen.

Nichtsdestotrotz sind wir gezwungen, auch hier mit den verantwortlichen
Landesärztekammern zu einer Vereinheitlichung der Prüfungsordnung zu
kommen.

5. Die DGU bedarf zur Bewältigung all dieser Aufgaben einer neuen Organisationsform, und daher werden wir - übrigens als letzte aller großen
Fachgesellschaften - in diesem Jahr einen Generalsekretär wählen.

Die DGU, meine Damen und Herren, bedarf mehr als einem Präsidenten, der
sich gleich mir nach einem Jahr der Kongreßvorbereitung in die wohlver-
diente Vizepräsidentschaft zurückzieht.

Da wir dies alles können und in der Vergangenheit bewiesen haben, daß
unsere Einzelleistungen weltweites Echo gefunden haben, die ESWL ist nur
ein kleines Beispiel hierfür, so daß es uns eigentlich nur ein wenig an
Organisation gefehlt hat, sehe ich keinen Grund, warum die zu Beginn
prognostizierte glänzende Zukunft sich nicht auch erfüllen sollte.

Eine **Analyse** der einzelnen Kongresse soll in diesem Buch nicht gegeben werden. Ein ausreichender Eindruck ergibt sich durch die Lektüre der Eröffnungsreden.

■ Nachlese

Die intensive Vorbereitung und die damalige Notwendigkeit einer Neuorganisation der Gesellschaft und der Kongressgestaltung lässt es jedoch sinnvoll erscheinen, die **Nachlese** zu den Kongressen durch J. Kaufmann, R. Hohenfellner und den damals gewählten Generalsekretär W. Lutzeyer aus den DGU-Mitteilungen 1985, Band 2, S. 47–52 hier erneut abzudrucken (s. Literaturverzeichnis).

■■ J. Kaufmann

Der 37. Kongress der Deutschen Gesellschaft für Urologie ist im Vergleich zu früheren Tagungen in einer organisatorisch veränderten Form abgehalten worden. Der Kongressleitung war es durch die parallel ablaufenden **Postersitzungen** möglich, mehr wissenschaftliche Beiträge anzubieten als es die Präsentation in Form von 5-Minuten-Vorträgen in einem Hauptforum zugelassen hätte. Den an einer bestimmten Thematik interessierten Kongressteilnehmern bot sich die Möglichkeit, in einem kleinen Kreise intensiver zu diskutieren. Ganz zweifellos hat die neuartige Form der Kongressgestaltung Akzente gesetzt, die bei zukünftigen Tagungen nicht unberücksichtigt bleiben werden. Als nachteilig ist empfunden worden, der allen Parallelveranstaltungen anhaftende Zwang zur Auswahl, der Verzicht auf gleichwertige interessante Beiträge, die durch die erfreuliche große Resonanz bedingte räumliche Enge und die teilweise nicht optimalen Schriftsätze der Poster. Im Hinblick auf die künftige Gestaltung unserer Tagungen ist es wünschenswert, wenn die folgende »Nachlese« des Präsidenten und des Generalsekretärs ergänzt würde durch weitere positive Kritik der Kongressteilnehmer.

■■ R. Hohenfellner

Am XXXVII. Kongress der Deutschen Gesellschaft für Urologie nahmen mehr als 1400 Kollegen einschließlich 140 aus dem Ausland teil. Trotz strahlendem Wetter war bereits das Mittwoch-**Seminar** »Gynäkologische Urologie« überbucht. Zum Zeitpunkt der Drucklegung fehlt noch die Auswertung der »Multiple-choice-Fragen«, die neben der Selbstkontrolle der Teilnehmer in erster Linie den Veranstaltern eine kritische **Analyse** über Inhalt und Form dieses Seminars geben sollte. Von dieser wird es letzthin abhängen, ob das Seminar der Fort- und Weiterbildungskommission für den »Wanderzirkus« angeboten werden soll.

Gut besucht war der erste frühmorgendliche Film über die radikale Prostatektomie, sodass er außerhalb des Programms auch am Freitag noch einmal präsentiert werden musste. Das Konzept der **Postersitzungen** in einzelnen Sektionen mit anschließenden Übersichtsvorträgen im Hauptforum und einer kritischen Zusammenfassung durch die Poster-Vorsitzenden wurde entsprechend einer ersten Umfrage positiv beurteilt. Die unerwartet hohe Beteiligung führte zu Raumknappheit und Sauerstoffmangel, wozu die hohen Außentemperaturen noch beitrugen.

Begrüßt wurden die zum Teil ausgedehnten Diskussionen mit Posterautoren und Vorsitzenden der einzelnen Sektionen, die allerdings über Arbeitsmangel nicht zu klagen hatten, da ihnen zuletzt auch noch die Hauptarbeit der Sitzungszusammenfassung anhand der mitgebrachten Diapositive zufiel.

Als gut besucht erwies sich, wie alljährlich auch diesmal wieder, die permanente **Film- und Videoshow**, nicht zuletzt durch die schon vor dem Kongress erfolgte Präselektion der Film- und Video-Jury, im Gegensatz dazu blieben die morgendlichen individuellen Fallbesprechungen nahezu ohne Echo.

Zu den ebenfalls hochfrequentierten Samstag-Seminaren hatten sich in der Mikro-Computer-Sektion B. Scott aus Houston und zu dem Seminar über Miktionsstörungen im Kindesalter Terry Allen aus Dallas/Texas als ausländische Gäste mit eingefunden. Beide Themen stießen auf breites Interesse, ebenso wie der Hauptvortrag über audiovisuelle Verfahren.

Um den Bedürfnissen in der Praxis näherzukommen, oblag die thematische Zusammenstellung und Leitung des Seminars »Miktionsstörungen im Kindesalter« einem niedergelassenen Kollegen (Anm.: dem späteren langjährigen Schatzmeister H. Haas). Die erste **Fragebogenauswertung** über die Effektivität dieses Seminars, das mit 135 Teilnehmern gut besucht war, war durchweg positiv.

An dieser Stelle sei es dem scheidenden Präsidenten noch einmal erlaubt, allen Vortragenden, Herstellern von Postern, Diskutanten und insbesondere den Vorsitzenden und Hauptvortragenden für ihre intensive und zum Teil aufreibende Arbeit zu danken (Anm.: Hier wäre auch der Industrie zu danken, die derartige Kongresse mit Informationen anreicherte und finanziell ermöglichte). Das dargelegte Konzept erforderte von allen Beteiligten Höchstleistungen, die in einem außerordentlichen Niveau ihren Ausdruck fanden. Erst die endgültige Auswertung der Kongressdaten wird zeigen, was davon künftig für weitere Veranstaltungen übernommen werden sollte. Kritische Leserbriefe sind daher besonders willkommen.

Zu der für den Präsidenten erfreulichen **Nachlese** zählt zweifellos das Ergebnis einer im Rahmen einer gemeinsamen Sitzung der Vorstände von DGU und Berufsverband getroffenen Vereinbarung, die im Folgenden zusammenfassend wiedergegeben sei:

1. **Die deutsche Urologie ist untrennbar.** Gemeinsames Ziel von DGU und BDU ist es, die Einheit zu wahren und Spaltungstendenzen zu beseitigen. Zukünftig werden die Seminare für Fort- und Weiterbildung dem um einen Tag vorverlagerten Kongress der DGU nahtlos folgen. Für die nur im begrenzten Umfang aus der Praxis abkömmlichen niedergelassenen Kollegen werden die wichtigsten Ergebnisse der wissenschaftlichen Sitzungen am Freitagvormittag zusammengefasst, sodass Klinik und Praxis sich an diesem Tag in einem gemeinsamen Forum finden werden.

2. Um den wichtigen **berufspolitischen Problemen** einschließlich denen von Abrechnungsfragen in einem wie bereits in Mainz würdigen Rahmen Rechnung tragen zu können, wird auch in Würzburg neben den Seminaren genügend Raum und Zeit zur Verfügung stehen (damit entfällt künftig auch das Argument einer nicht ausreichenden Diskussionsmöglichkeit des Berufsverbandes und entsprechend den Statuten notwendigen Vollversammlung das letztlich zur Urologica Mannheim geführt hätte). Letzter Teil der Veranstaltung, von den Mitgliedern der Fort- und Weiterbildungskommission der deutschen Urologie und somit von beiden Verbänden gemeinsam getragen, ist sicherster Garant für das gesteckte Ziel: **»Klinik und Praxis als eine moderne funktionelle Einheit zwischen operativ Tätigen und Praktizierenden«** zu sehen. Alle **finanziellen Probleme** konnten in dieser Konferenz gelöst werden. Als »Non-Profit-Veranstaltungen« dienen die Eintrittsgelder ausschließlich den Arbeitskreisen, aber nicht der Organisation der Gesellschaften. Die künftigen Präsidenten Prof. Dr. Frohmüller (Würzburg) und Prof. Dr. Eisenberg (Stuttgart) werden alles in ihrer Kraft stehende tun, um der deutschen Urologie einen ihren hohen Leistungsstandard entsprechenden Rahmen zu geben.

3. Die Erkenntnis, dass wir selbst die Aufgaben der **Fort- und Weiterbildung** wahrnehmen müssen, um insbesondere auch in Grenzgebieten künftig nicht an Terrain zu verlieren, wurde von DGU und BDU in gleichem Maße betont.

Als wohl eine der letzten großen Fachgesellschaften hat nunmehr auch die DGU einen **Generalsekretär**. Mit überwältigender Mehrheit wurde Prof. Dr. Lutzeyer im Rahmen der Generalversammlung in sein neues Amt gewählt.

Noch einmal möchte ich als scheidender Präsident an dieser Stelle all jenen danken, die mich im abgelaufenen Jahre meiner Präsidentschaft mit Rat und Tat unterstützten und mir meine Arbeit zur Seite standen. Dies gilt in erster Linie dem Vorsitzenden der Fort- und Weiterbildungskommission, allen Vorsitzenden der Arbeitskreise, dem Vorstand der DGU und allen Mitgliedern der großen Gesprächsrunde. Sie alle zeigten, dass die deutsche Urologie über ein ungemein hohes, vielleicht in der Vergangenheit zu wenig genutztes Potential an hochqualifizierten Kollegen verfügt, die bereit sind, weder Zeit noch Mühe zu scheuen, um dieses in den Dienst unserer traditionsreichen Gesellschaft zu stellen. Des Weiteren ist es mir ein Bedürfnis, an dieser Stelle dem Vorstand des Berufsverbandes für seine oben dargelegte Entscheidung zu danken, last not least aber allen meiner eigenen Institution, insbesondere Herrn Prof. Dr. Jacobi und Herrn Dr. Engelmann, die die Hauptlast der Organisation dieses Kongresses trugen, um mir die verbliebene Arbeit zu ermöglichen.

■ ■ W. Lutzeyer

Eine Woche nach Beginn des Deutschen Urologenkongresses in Mainz ist es angebracht, unter dem frischen Eindruck des Gewesenen eine »Manöverkritik« abzuhalten und in Gedanken das ganze Programm noch einmal abzutasten.

Der Gesamteindruck: Es hat in den vorausgegangenen Jahren selten einen so geschlossenen Kongress mit einem derart brillanten wissenschaftlichen Niveau gegeben, wie den letzten Deutschen Urologen-Kongress in Mainz. Das mag wohl daran liegen, dass die **Organisationsform** sowohl thematisch als auch formal großen Wert auf Konzentration legt. Das heißt: exakte Verarbeitung des dargebotenen wissenschaftlichen Stoffes, Umsetzung in die Praxis durch abschließende finale Filterung durch entsprechende Referenten. Thematik und Form sind also gefragt.

Einzelbetrachtungen: Aktuell ist sicher das Urothelkarzinom, das am ersten Tag in seiner ganzen Form, von der Epidemiologie über Diagnostik und Therapie entsprechend der Stadienklassifikation, ablief. Hervorragende Referenten, deren Namen ich nicht im Einzelnen nennen will, hatten in harter Arbeit die Übersichtsreferate vorbereitet, wobei sicher als neuer Weg und begrüßenswerte Form die begleitende Diskussion angesehen werden muss. Was früher als Wiederholungsvorträge das gesamte Thema verwässerte, wurde hier in Form kurzer Diskussionsbemerkungen nicht länger als drei Minuten vom Platz aus dargeboten und zusammen mit dem Hauptreferat am Ende des Tages in einen Statement noch einmal verarbeitet.

Ganz ausgezeichnet war die Idee der Posterdarstellung, die bereits vor den Hauptreferaten begann, sodass man sich uneingeschränkt und ohne auf Parallelsitzungen Rücksicht nehmen zu müssen der Posterbetrachtung, der Posterdarstellung und der Diskussion widmen konnte. Sicher war auch ein Vorteil, dass diese Postersitzungen dann für die abschließende Beurteilung des Themas von wirklich guten Referenten noch einmal dem Gesamtgremium im Hauptforum dargeboten wurden. Jeder bekam sozusagen eine gefilterte Zugabe zur Hauptmahlzeit.

Es ist sicher ein Verdienst des Präsidenten, die Postersitzungen als durchaus akzeptable Darbietungsformen in den Kongress einbezogen zu haben.

Kritisch wäre anzumerken: Die Räume waren zu klein. die Poster teilweise von der Darstellung her nicht der gewünschten Form entsprechend, teilweise unleserlich, sodass der große Teil eines inhaltlich guten Posters durch formale Nachlässigkeit verlorengehen konnte.

Die plastisch-rekonstruktiven urologischen Eingriffe, Darstellung des derzeitigen Standes, waren besonders durch das Referat »Supravesikale Harnableitung – Derzeitiger Stand« ein Genuss! Geschichte, Methoden, Formen der Harnableitung, kritische Abwägung der einzelnen Verfahren, bezogen auf die Grundkrankheit und das Alter der Patienten bzw. die soziale Situation, wurden in klassischer Form präsentiert.

Anzumerken wären der artifizielle Sphinkter und die Rekonstruktion des unteren Harntraktes nach perforierenden Verletzungen.

Geboten wurde weiterhin ein Spektrum, bestehend aus der Onkologie, der Urolithiasis, der Andrologie und nicht zuletzt eingefügt der Stand der Nierentransplantation in der Urologie. Hier genügte ein voller Nachmittag, um die derzeitigen Ergebnisse kritisch darzubieten.

Die permanenten individuellen Fallbesprechungen zur Frühstücks- und zur Mittagszeit waren ein absoluter Umschlag, da bei dem dichten Programm für derartige lückenfüllende Gespräche kein Bedarf bestand.

Über die permanente Film- und Videoschau kann der Referent nichts sagen, da ihm bei dem dichtgedrängten Programm, welches er vorwiegend in der Postersitzung und im Hauptforum erlebte, keine Zeit mehr zur Verfügung stand.

Die Übersichtsreferate am Ende des Kongresses zeigten einen hohen Standard. Insbesondere die modernen Kommunikationsmedien in der urologischen Fortbildung der Innsbrucker und der Baseler Klinik legten dar, wie sehr die heutigen Medien in der Fortbildung einzusetzen sind und wie auch hier die Laserbildgebung die moderne Kommunikationstechnik mit einem geringen Aufwand an konventionellen Methoden befruchtet.

Derzeitiger Stand der ESWL weltweit, moderne Nierensteintherapie, ein Jahr nach Bremen und endourologische Verfahren der Steinbehandlung mit Einschließung des Hauptreferenten und Gesamtdiskussion zeigten ein eindrucksvolles Bild der revolutionären Entwicklung nichtinvasiver Steinzerstörung und endourologischer Methoden, beides nicht nur durch die Euphoriebrille technischer Innovationen gesehen, sondern auch mit kritischen Akzenten apostrophiert.

Insbesondere soll darauf hingewiesen werden, dass teilweise Auswüchse in der Endourologie vorkommen, die den Rahmen ärztlich-ethisch gebotener Indikationen weit überschreiten.

Die bisherigen Zahlen der Steinzerstörung durch ESWL sind nicht genau festgelegt, sie scheinen zwischen 30.000 und 50.000 zu schwanken.

Der medizinhistorische Beitrag »Geschichte der gynäkologischen Urologie« deckte sich mit dem sicher interessanten Seminar der gynäkologischen Urologie.

Von den neuen Techniken in der Urologie waren besonders eindrucksvoll die Lasertherapie und die Laseranwendung im oberen Harntrakt.

Nicht zuletzt war die aktuelle Information, vorwiegend auf onkologische Innovationen konzentriert, ein wirklich exzellenter wissenschaftlicher Abschluss des Kongresses.

Der Kongress endete mit einem Dank des Präsidenten an seine Mitarbeiter und die Teilnehmer sowie mit der Verleihung der Poster- und Filmpreise, wobei der erste Preis zwischen der Berner und Mainzer Klinik aufgeteilt wurde: »Chirurgische Versorgung von Nierenläsionen mit einer alloplastischen Vicrylkapsel – Eine experimentelle Studie« und »Der Mainz Pouch zur Blasenaugmentation und kontinenten Harnableitung«.

Der zweite Preis ging an die Münchener Klinik Großhadern »Perkutane Litholapaxie«, der dritte Preis betraf »Plastischer Penisaufbau bei Blasenekstrophie.«

Außerdem war wenig Zeit, die Industrieausstellung ausgiebig zu frequentieren. Der Organisationsablauf, getragen von der ausgezeichneten Kongresssekretärin und den sehr entgegenkommenden Hostessen, verdient Lob. Insgesamt ist diese neue Form des Kongresses durch die vorausgehenden Arbeitssitzungen, die Geschlossenheit der Thematik und die Art eines Hauptforums als begrüßenswert und auch als nachahmenswert zu bezeichnen.

Der XXXVII. Kongress der DGU in Mainz hat neue Zeichen gesetzt.«

38. Kongress der Deutschen Gesellschaft für Urologie – Würzburg, 23.–28.09.1986

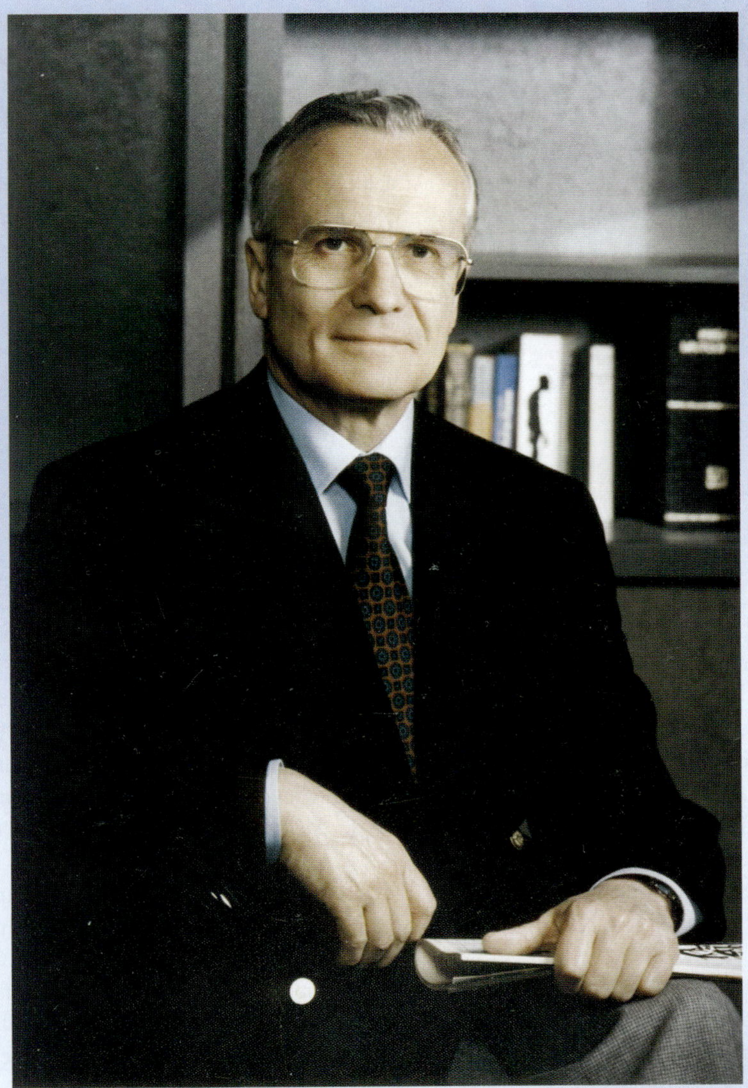

Prof. Dr. med. Hubert Frohmüller

Prof. Dr. med. Hubert Frohmüller (◘ Abb. 15.1)

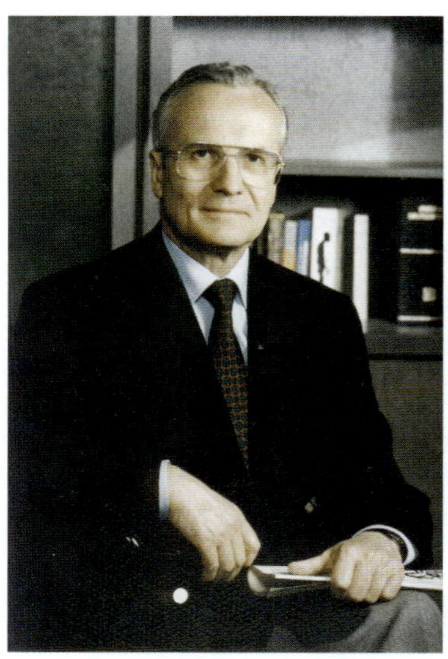

◘ **Abb. 15.1** Prof. Dr. med. Hubert Frohmüller[1]

---

1 Urologe A (1988) 27,2

Curriculum vitae (nach H.F.)

Geboren am 13.05.1928 in Würzburg-Heidingsfeld
1934–1938 Grundschule in Würzburg-Heidingsfeld
1938–1945 Altes Gymnasium in Würzburg
1944–1945 Luftwaffenhelfer in Schweinfurt
1946–1952 Medizinstudium an der Universität Würzburg
1952–1954 Medizinalassistent am Pathologischen Institut und
an der Medizinischen Poliklinik der Universität Würzburg
1954–1955 Internship am St. Joseph's Hospital, Paterson, NJ, USA
1956–1957 Assistenzarzt – Chirurgische Abteilung des St. Antonius-Hospitals,
Kleve/Rheinland
1958–1963 Fachausbildung in Urologie an der Mayo Clinic, Rochester, MN, USA
1963 Master of Science (M. S.) in Urology – University of Minnesota,
Minneapolis, MN, USA
1964 Facharztanerkennung für Urologie, Bayerische Landesärztekammer
1966 Privatdozent für Urologie an der Medizinischen Fakultät
der Universität Würzburg
1971 Ernennung zum ordentlichen Professor der Urologie an der
Medizinischen Fakultät der Universität Würzburg, nach voran-
gegangenem Ruf auf den Lehrstuhl für Urologie an der Medizinischen Hochschule Hannover
1997 Emeritierung

H. Frohmüller ist Mitglied bei:
- der physikalisch-medizinischen Gesellschaft Würzburg
- der Deutschen Gesellschaft für Urologie
- der Deutschen Gesellschaft für Chirurgie

Korrespondierendes Mitglied
- der AUA, American College of Surgeons (FACS)
- der Internationalen Gesellschaft für Urologie

Gründungsmitglied
- der Europäischen Gesellschaft für Urologie
- American Association of Genito-Urinary Surgeons
- Brazilian College of Surgeons
- La Sociedad Ecuatoriana de Urologia
- Societa Italiana de Urologia
- Nederlandse Vereniging voor Urologie
- Finnish Urological Club
- Sociedad Chilena de Urologia

Ehrenmitgliedschaft besteht in:
- der Österreichischen Gesellschaft für Urologie
- der Bayerischen Urologenvereinigung
- dem Berufsverband der Deutschen Urologen

- der South Central Section der American Urological Association
- der American Urological Association
- der Polnischen Gesellschaft für Urologie
- der Griechischen Gesellschaft für Urologie
- der Schweizerischen Gesellschaft für Urologie
- der Deutschen Gesellschaft für Urologie

H. Frohmüller wurde ausgezeichnet mit der Bronzeme-
daille der Universität von Helsinki, Finnland, dem Moses-
Swick-Preis, The Mount Sinai Medical Center, New York,
der Maximilian-Nitze Medaille der Deutschen Gesellschaft
für Urologie, 2007 Willi Gregoir-Medaille der EAU.

Neben der Mitgliedschaft in zahlreichen wissenschaftlichen Gremien war H. Frohmüller:
1971–1972 Präsident der Deutschen Gesellschaft für
Endoskopie
1980–1984 Präsident der Bayerischen Urologenvereinigung
1985–1986 Präsident der Deutschen Gesellschaft für
Urologie

Prof. Dr. med. Hubert Frohmüller

- **Eröffnungsrede zum 38. Kongress 1986 von Prof. Dr. med. H. Frohmüller** (◗ Abb. 15.2)

Verehrte Gäste,
liebe Kolleginnen und Kollegen,
meine Damen und Herren!

Das Bläsertrio der Würzburger Hochschule für Musik hat mit dem ersten Satz von Ludwig van Beethoven's Trio C-Dur Opus 87 für zwei Oboen und Englisch Horn den XXXVIII. Kongreß der Deutschen Gesellschaft für Urologie musikalisch eingeleitet.

Es ist mir eine große Freude, Sie zu dieser Tagung, die erstmals in der 80-jährigen Geschichte unserer Gesellschaft in Würzburg stattfindet, hier in meiner Vaterstadt willkommen heißen zu können.

Es ist in der Tat fast auf den Tag genau, daß am 16. September 1906, also vor 80 Jahren, auf der 78. Tagung der „Gesellschaft Deutscher Naturforscher und Ärzte" in Stuttgart von 38 Ärzten unter der Federführung des Berliner Urologen Wossidlo die „Deutsche Gesellschaft für Urologie" gegründet wurde. Ich bin der Meinung, wir sind es der Tradition unserer Gesellschaft schuldig, anläßlich der jetzigen Tagung dieses Ereignisses zu gedenken.

Ich begrüße nun besonders herzlich die anwesenden Ehrenmitglieder unserer Gesellschaft. Es sind dies Herr Professor Fritjofsson, Uppsala, Schweden, Herr Professor Wolfgang Knipper, Hamburg, Herr Professor Madsen, Madison, Wisconsin, USA sowie Herr Professor Wildbolz, Bern.

Zwei weitere Ehrenmitglieder, Herr Geheimrat Professor Alken, Homburg/Saar und Herr Professor Mayor, Zürich, haben telefonisch bzw. schriftlich ihre Wünsche für einen guten Verlauf des Kongresses übermittelt, wofür herzlich gedankt sei.

Ein herzlicher Willkommensgruß gebührt unseren Gästen aus dem Ausland. Es sind Kollegen aus Belgien, Brasilien, Dänemark, Frankreich, Griechenland, Italien, Japan, Jugoslawien, den Niederlanden, Österreich, Polen, Schweden, der Schweiz, der Sowjetunion, von Südafrika, der Tschechoslowakei, Ungarn und last not least den USA. Ich freue mich, daß Sie, unsere Gäste, trotz des Fehlens eines internationalen Flughafens in der näheren Umgebung Würzburgs hierher gekommen sind. Dieses Fehlen wird jedoch weitgehend kompensiert durch die ausgezeichnete Anbindung dieser Stadt an das Verkehrsnetz der Autobahnen und der Bundesbahn – ein Faktum, das vor einiger Zeit den Herrn Oberbürgermeister von Würzburg zu dem werbewirksamen Slogan inspirierte: „Würzburg–New York, einmal umsteigen".

Auch aus der DDR sind erfreulicherweise einige Kollegen hierher gekommen, die nicht mehr aktiv im ärztlichen Berufsleben stehen. Ich möchte sie hiermit besonders begrüßen. Zu meinem großen Bedauern muß ich jedoch feststellen, daß sich trotz mehrfacher Einladungen meinerseits die Teilnahme einer offiziellen Delegation beruflich aktiver Urologen aus der DDR an unserer diesjährigen Tagung nicht ermöglichen ließ.

Es ist mir ferner eine besondere Ehre, zu dieser feierlichen Eröffnung eine Reihe weiterer Gäste begrüßen zu dürfen.

Ich begrüße Herrn Staatssekretär Dr. Rosenbauer von der Bayerischen Staatsregierung, der uns in Vertretung von Herrn Ministerpräsident Dr. Franz Josef Strauß die Ehre erweist.

Ich freue mich über die Anwesenheit des Mitgliedes des Bayerischen Landtags, Herrn Eyckmann sowie des Vertreters des Bayerischen Senats, unseres verehrten Herrn Oberbürgermeisters Dr. Zeitler.

Ich heiße Herrn Ministerialrat Preibisch vom Bayerischen Staatsministerium für Unterricht und Kultus herzlich willkommen und begrüße als Vertreter des Herrn Regierungspräsidenten von Unterfranken Herrn Abteilungsdirektor Dr. Wachsmuth.

Se. Magnifizenz, der Präsident unserer Alma Julia und derzeitiger Vorsitzender der Westdeutschen Rektorenkonferenz, Herr Professor Berchem, läßt sich wegen einer unaufschiebbaren Dienstreise nach Japan entschuldigen. Als seinen Vertreter begrüße ich mit besonderer Freude den Vizepräsidenten unserer Universität, Herrn Professor Schmidt. Ferner heiße ich den Kanzler unserer Universität, Herrn Professor Günther, Se. Spektabilität, den Dekan der Medizinischen Fakultät, Herrn Professor Nissen sowie eine große Anzahl von Kollegen meiner Fakultät willkommen. Mit besonderer Freude registriere ich dabei das Erscheinen meines Lehrers und frühe-

◗ **Abb. 15.2** Eröffnungsrede zum 38. Kongress 1986 von Prof. Dr. med. H. Frohmüller

ren Chefs, Herrn Professor Wachsmuth, mit 86 Jahren der Nestor der Deutschen Gesellschaft für Chirurgie.

Auch der Präsident der mit uns befreundeten Österreichischen Gesellschaft für Urologie, Herr Dozent Figdor, Wien, gibt uns die Ehre, an dieser Eröffnungssitzung teilzunehmen. Der Präsident der Schweizerischen Gesellschaft für Urologie, Herr Professor Bandhauer, St. Gallen, kann erst ab morgen an unserer Tagung teilnehmen. Herzlich willkommen!

Der Präsident der Deutschen Gesellschaft für Chirurgie, Herr Professor Peiper, Göttingen, übermittelte brieflich im Namen seiner Gesellschaft die besten Wünsche.

Meine Damen und Herren! Einige unserer prominenten Gäste werden jetzt Worte der Begrüßung an uns richten. Ich darf als Ersten Herrn Staatssekretär Dr. Rosenbauer bitten.

Herr Oberbürgermeister Dr. Zeitler.

Der Vizepräsident unserer Alma Julia, Herr Professor Dr. Schmidt.

Se. Spektabilität, der Dekan der Medizinischen Fakultät, Herr Professor Dr. Nissen.

Meine Damen und Herren! Nach diesen freundlichen Begrüßungsworten habe ich nun die traurige Pflicht, Sie davon in Kenntnis zu setzen, daß seit der letzten Tagung in Mainz eine Anzahl von Mitgliedern unserer Gesellschaft durch Tod von uns gegangen sind.

Es verstarben unsere beiden Ehrenmitglieder, Herr Professor Karl Heusch, Aachen und Herr Professor Einar Ljunggren, Göteborg, sowie die Kollegen Professor K. M. Bauer, Rosenheim, Dr. Paul Dietz, Mülheim/Ruhr, Dr. Wolfgang Frank, Planegg b. München, Professor Gunther Karcher, Offenbach am Main, Dr. Karl-Heinz Linke, Alfeld/Leine und Dr. Hans Smoler, Isny.

Wenn wir im Tod auch alle gleich sind, so sei es mir doch gestattet, an dieser Stelle den beiden verstorbenen Ehrenmitgliedern einige Worte des Gedenkens zu widmen.

Karl Heusch wurde am 6. Juli 1894 in Aachen geboren. Nach dem medizinischen Staatsexamen und der Promotion in Köln arbeitete er in Berlin u. a. unter Geheimrat Sauerbruch und wurde von 1925 bis 1933 Assistent und später Oberarzt von Professor Ringleb an der Urologischen Abteilung der Chirurgischen Univ.-Klinik der Charité. 1933 gründete er die Urologische Abteilung des Rudolf Virchow-Krankenhauses in Berlin mit 104 Betten. Seit 1941 war er Mitherausgeber der „Zeitschrift für Urologie". 1942 präsentierte er die erste rein urologische Habilitation an der Medizinischen Fakultät der Universität Berlin mit dem Thema: „Klinische Beiträge zum Krebs der Harnblase". Nach dem 2. Weltkrieg gründete er im Februar 1946 eine neue Urologische Abteilung am damaligen Siemens-Krankenhaus, dem jetzigen Rotkreuzkrankenhaus Jungfernheide in Berlin. Von 1948 bis 1963 war er

dann schließlich Chefarzt der Urologischen Klinik seiner Vaterstadt Aachen. Er war Präsident der Deutschen Gesellschaft für Urologie in den Jahren 1951/1953 und leitete den XV. Deutschen Urologenkongreß im September 1953 in Aachen. Professor Heusch war Mitbegründer des Berufsverbandes der Deutschen Urologen. Seine Freunde und Mitarbeiter rühmten ihn als einen sehr musischen Menschen. Professor Heusch starb am 5. Februar 1986 in seiner Heimatstadt Aachen. Er war einer der profiliertesten Persönlichkeiten der deutschen Urologie in der Nachkriegszeit.

Einar Ljunggren wurde am 16. Juni 1896 geboren und starb am 10. August 1986. Er promovierte 1930 mit dem Thema: „Grawitz Tumor" und war Dozent am Stockholmer Karolinska Institutet von 1932 bis 1937. 1945 wurde er Chef der großen Chirurgischen Klinik I am Sahlgrenska sjukhuset in Göteborg und 1952 Professor an der Universität von Göteborg, wo er bis zu seiner Emeritierung im Jahre 1962 blieb. Er gilt als einer der Pioniere der Urologie in Schweden. Professor Ljunggren nahm unermüdlich an Kongressen im Ausland teil und hatte zahlreiche Freunde in aller Herren Länder. Viele der hier anwesenden Kollegen werden sich an ihn, der in den letzten Jahren zunehmend unter Schwerhörigkeit litt, erinnern, denn er nahm regelmäßig an den Tagungen der Deutschen Gesellschaft für Urologie teil. Wie er mir vor einigen Jahren erzählte, hat er 50 Jahre lang keinen unserer Kongresse versäumt. Wir werden unserem Ehrenmitglied Ljunggren, ebenso wie allen anderen verstorbenen Mitgliedern, ein ehrendes Andenken bewahren.

Ich darf Sie nun bitten, sich zu Ehren unserer Toten von Ihren Plätzen zu erheben.

Ich danke Ihnen.

Meine Damen und Herren! Der Vorstand der Deutschen Gesellschaft für Urologie hat satzungsgemäß beschlossen, mehrere Persönlichkeiten, die die urologische Wissenschaft in besonderer Weise gefördert haben, zu Ehrenmitgliedern bzw. Korrespondierenden Mitgliedern zu ernennen.

Die Ehrenmitgliedschaft wird an 4 amerikanische und einen japanischen Kollegen verliehen.

Dr. Joseph J. Kaufman war langjähriger Mitarbeiter unseres Ehrenmitgliedes Dr. Willard E. Goodwin und wurde 1970 dessen Nachfolger als Professor und Chef der Urologie an der University of California School of Medicine in Los Angeles, California. Diese Position hatte er bis vor kurzem inne. Er ist ein außerordentlich innovativer und produktiver Kliniker und Wissenschaftler und ich selbst habe ihn als einen glänzenden Operateur erlebt. Er hat 52 Bücher bzw. Buchbeiträge publiziert, 309 wissenschaftliche Arbeiten geschrieben, 341 Vorträge auf nationalen und internationalen Kongressen gehalten und 38 Filme mit urologischer Thematik produziert. Unter letzteren befinden sich solche Klassiker wie „Die Kunst der retropubischen Prostatektomie", an den sich die Teilnehmer des Prostata Carcinom-Symposiums 1969 in Berlin noch mit großem Vergnügen erinnern werden. Er hat 16 Preise für wissenschaftliche Ausstellungen gewonnen und ist Mitglied oder Ehrenmitglied von 36 nationalen und internationalen wissenschaftlichen Gesellschaften. In diesem Jahr erhielt Dr. Kaufman die höchsten Auszeichnungen, welche die zwei großen amerikanischen urologischen Gesellschaften zu vergeben haben, nämlich die Barringer Medaille der American Association of Genito-Urinary Surgeons und den Ramon Guiteras Award der American Urological Association. Bei all diesen Ehrungen ist Joe Kaufman ein liebenswürdiger, stets fröhlicher, humorvoller Mensch geblieben, der stets bereit war und ist, seinen urologischen Kollegen mit Rat und Tat zur Seite zu stehen. Eine Reihe deutscher Urologen verdankt ihm einen Teil ihrer urologischen Ausbildung. Die deutsche Urologie bedankt sich bei Dr. Kaufman und verleiht diesem prominenten Urologen die Ehrenmitgliedschaft.

Dr. J. William McRoberts ist seit 1972 Professor und Chef der Urologischen Klinik der University of Kentucky in Lexington, Kentucky. Er ist Mitglied von 19 amerikanischen wissenschaftlichen Gesellschaften und seit 1983 am Editorial Board der weltweit wichtigsten und bekanntesten urologischen Zeitschrift, des „Journal of Urology". Unter seinen bisher 93 wissenschaftlichen Publikationen findet sich die Arbeit über die „Radikale retropubische Prostatektomie" im Urologen A im Jahre 1971. Dr. McRoberts ist ein hervorragender Operateur, Wissenschaftler und Organisator. Als Hobby ist er Moderator einer Radiosendung, die sich mit medizinischen Themen befaßt und die zweimal wöchentlich etwa 260 000 Hörer im Staat Kentucky erreicht. Die Deutsche Gesellschaft für Urologie freut sich, Dr. McRoberts die Ehrenmitgliedschaft verleihen zu können.

Dr. Stephen N. Rous ist seit 1975 Professor und Chef des Departments of Urology der Medical University of South Carolina in Charleston, S. C., nachdem er vorher von 1968 bis 1972 Chef der Urologie am Metropolitan Hospital in New York City und von 1972 bis 1975 Chef der Urologie an der Michigan State University in Lansing, Michigan, gewesen war. Er ist Mitglied von 28 nationalen und internationalen wissenschaftlichen Gesellschaften und seit 1983 Vorsitzender des audio-visuellen Komitees der American Urological Association. Sein Publikationsverzeichnis weist 76 Titel auf, worunter sich mehrere Lehrbücher befinden. Er ist ein begeisterter Lehrer und wohl deshalb ein gefragter Redner bei urologischen Fortbildungsveranstaltungen, für deren Organisation er ebenfalls verantwortlich zeichnet. Wir freuen uns, Dr. Rous als Ehrenmitglied in unsere Gesellschaft aufnehmen zu können.

Dr. David C. Utz ist Professor für Urologie an der Mayo Clinic und war von 1972 bis 1982 Chef des Departments of Urology an dieser Institution. 1984 war er Präsident der ca. 800 an der Mayo Clinic tätigen Ärzte. Er ist Mitglied bzw. Ehrenmitglied von 24 nationalen und internationalen wissenschaftlichen Vereinigungen und ist in zahlreichen medizinischen Organisationen der amerikanischen Ärzteschaft aktiv tätig, so u. a. als Governor und Schatzmeister des American College of Surgeons und Schriftführer/Schatzmeister der American Association of Genito-Urinary Surgeons. Er hat etwa 140 wissenschaftliche Arbeiten publiziert. Es ist für mich, der ich Dave Utz nun seit 28 Jahren kenne, immer wieder erstaunlich, wie er neben seiner umfangreichen klinischen Arbeit die Zeit aufbringt für all seine organisatorischen Tätigkeiten. Er ist ein exzellenter Operateur, der in seiner langen Laufbahn an der Mayo Clinic mit großer Wahrscheinlichkeit mehr radikale Prostatektomien und Cystektomien durchgeführt hat, als irgendeiner der in diesem Saal anwesenden Urologen. Ich freue mich ganz besonders, daß ich diesem hervorragenden Vertreter der amerikanischen Urologie und Mitglied des Departments of Urology der weltberühmten Mayo Clinic die Ehrenmitgliedschaft unserer Gesellschaft verleihen darf.

Dr. Hiroshi J. Tazaki ist seit 1977 Professor und Chef des Departments of Urology der Keio University in Tokio, der ältesten der zahlreichen Universitäten Tokios. Er ist ein hervorragender Wissenschaftler, von dem zahlreiche Veröffentlichungen in Englisch vorliegen, darunter ein sehr interessantes, mit George Prout vom Massachussetts General Hospital in Boston verfaßtes Buch über „Konzepte der Diagnose und Behandlung von Blasenkrebs". Professor Tazaki ist regelmäßiger Teilnehmer an den Tagungen der Europäischen und der Internationalen Gesellschaft für Urologie und pflegt besonders die Verbindung zur deutschen Urologie. Mehrere seiner Mitarbeiter haben z. B. an Forschungsprojekten meiner Klinik hier in Würzburg gearbeitet. In Anerkennung seiner Bemühungen um enge Beziehungen zwischen der japanischen und der deutschen Urologie verleiht die DGU Herrn Professor Tazaki die Ehrenmitgliedschaft.

Ich darf die 5 Herren nun zu mir auf das Podium bitten, damit sie die Urkunden in Empfang nehmen können und darf sie herzlich beglückwünschen.

Zu Korrespondierenden Mitgliedern werden ein japanischer und zwei italienische Kollegen ernannt.

Dr. Ken Marumo ist ein Schüler von Professor Tazaki und seit 1983 Chef der Urologie eines großen Krankenhauses in Tokio. Er war 1982/1983 ein Jahr lang im wissenschaftlichen Labor der hiesigen Urologischen Klinik tätig, wo er sich mit NK-Zell-Aktivitäten sowie der Wirkung von Interferon bei malignen Tumoren des Harntraktes beschäftigte. Seit dieser Zeit hält Dr. Marumo enge Verbindung zur deutschen Urologie.

Professor Franco DiSilverio ist seit 1980 Professor für Urologie an der Universität von Rom. Er ist Mitglied sowohl der Europäischen als auch der Internationalen Gesellschaft für Urologie und ist ein sehr produktiver Wissenschaftler, der bisher 287 Arbeiten publiziert hat. Er reiht sich würdig in die Zahl unserer bisherigen Ehren- und Korrespondierenden Mitglieder aus Italien ein.

Professor Raffaele Tenaglia ist ein Schüler von Professor Bracci und Professor DiSilverio und arbeitet an der Urologischen Klinik der Universität von Rom. Neben seiner klinischen Tätigkeit betrifft sein Hauptarbeitsgebiet Forschungen auf dem Gebiet der urologischen Neoplasien, wobei er engen Kontakt zu Kollegen in Deutschland hält.

Wir freuen uns, so bedeutende Vertreter der japanischen und der italienischen Urologie als Korrespondierende Mitglieder in unsere Gesellschaft aufnehmen zu können. Ich bitte die Herren, die Urkunden in Empfang zu nehmen. Herzlichen Glückwunsch!

Mit der Ernennung dieser neuen Ehren- und Korrespondierenden Mitglieder kommt die zunehmend enge Verbundenheit der Deutschen Gesellschaft für Urologie mit den wissenschaftlichen urologischen Vereinigungen anderer Länder zum Ausdruck.

Meine Damen und Herren! Einer guten Tradition der Präsidenten dieser Gesellschaft folgend, möchte ich nun meiner Lehrer gedenken, denen ich es letztendlich zu verdanken habe, daß ich von dieser Position aus zu Ihnen sprechen darf.

Zu einer Zeit, als es in Deutschland erst einen einzigen Lehrstuhl für Urologie, nämlich den von Professor Alken in Homburg/Saar gab, hatte ich das Glück, während meiner Internship am St. Joseph's Hospital in Paterson, New Jersey, USA, in den Jahren 1954/55 am Service von zwei hervorragenden Urologen, Dr. Yeaw und Dr. Veenema, tätig sein zu dürfen. Diese beiden Kollegen weckten mein Interesse für unser Fachgebiet, vor allem durch ihre klare Indikationstellung und präzise Operationstechnik.

Meine eigentliche urologische Ausbildung erhielt ich dann in den Jahren 1958 bis 1963 an der Mayo Clinic in Rochester, Minnesota, USA. Die hier in der Regel einmal wöchentlich stattfindenden abendlichen Konferenzen - an denen man selbstverständlich ohne sog. Überstundenbezahlung teilnahm! - sorgten für ein solides theoretisches Wissen, auf dem die klinische Arbeit aufbauen konnte. International bekannte Urologen wie Ormond Culp, der ein brillanter Operateur war, John Emmett ein hervorragender Endoskopiker und transurethraler Resekteur, Gershom Thompson, James DeWeerd, Larry Greene, Dave Utz, u.a., die z.T. endoskopische Instrumente und spezielle Operationstechniken entwickelten, die ihren Namen tragen, waren dort meine Lehrer. Ich freue mich, daß einer von ihnen, nämlich unser soeben ernanntes Ehrenmitglied Dr. Utz, heute bei uns ist und ich ihm hier stellvertretend für die anderen, von denen außer Dr. Utz nur noch Jim DeWeerd lebt, meinen Dank abstatten darf. Neben der klinischen Ausbildung hatte ich außerdem die Möglichkeit, mich ein halbes Jahr aus-

schließlich einer wissenschaftlichen tierexperimentellen Arbeit widmen zu können, die ich 1963 mit einem Examen und dem Titel eines Master of Science für Urologie an der Universität von Minnesota in Minneapolis abschloß. Die 5 Jahre an der Mayo Clinic waren zweifelsohne die fruchtbarsten meiner Lehrjahre, an die ich stets gerne zurückdenke.

Jeder von Ihnen, der schon einmal an der Mayo Clinic war, dem medizinischen Mekka Amerikas, wie es oft genannt wird, wird von der großartigen Organisation dieser Institution beeindruckt gewesen sein. Einer der Gründe, weshalb dort auf medizinischem Gebiet so Hervorragendes geleistet wird, dürfte der sein, daß sich der Arzt an dieser Klinik voll und ganz auf die Patientenbetreuung, die Lehre und Forschung konzentrieren kann, ohne mit administrativen und anderen fachfremden Aufgaben konfrontiert und durch sie belästigt zu werden, für die er eigentlich auch nicht zuständig und nicht ausgebildet ist. Zumindest einen Teil dieser Organisationsform auch auf die hiesige Klinik zu übertragen, ist mir wegen der den meisten von Ihnen bekannten anders gelagerten Verhältnissen im deutschen Universitätssystem leider nicht gelungen.

Nach meiner Rückkehr nach Deutschland war ich 1½ Jahre bei Egbert Schmiedt in München tätig, der damals die Urologische Abteilung an der Zenker'schen Chirurgischen Klinik leitete. Bei Schmiedt, mit dem mich seither eine auch in urologisch stürmischer Zeit bewährte Freundschaft verbindet, wurde ich mit den deutschen Besonderheiten unseres Fachgebietes Urologie vertraut gemacht. Ich habe Egbert Schmiedt in dieser Hinsicht viel zu verdanken.

1965 schloß sich dann der Kreis meiner medizinischen Lehr- und Wanderjahre und ich kam, einer Aufforderung Professor Wachsmuth's folgend, der während des Studiums mein chirurgischer Lehrer gewesen war, wieder zurück in meine Vaterstadt Würzburg. Wachsmuth überließ mir großzügig den nötigen Freiraum zur eigenen Entfaltung und respektierte meine volle Eigenverantwortlichkeit für die urologischen Patienten. Seine Art der Patientenbetreuung, seine strenge, von großer Verantwortung getragene Operationsindikation und sein Führungsstil waren für mich immer wieder beeindruckend und ich habe in dieser Beziehung viel von ihm gelernt und bin ihm heute noch für manchen Rat dankbar. Es mit mir deshalb eine besondere Freude, daß ich ihm, meinem väterlichen Freund, an dieser Stelle persönlich meinen aufrichtigen Dank aussprechen darf.

Unter Wachsmuth's Nachfolger, Professor Kern, wurde die Urologie in Würzburg dann am 1. Dezember 1971 selbständig und ich darf Herrn Professor Kern hier meinen Dank für seine Unterstützung während dieses Verselbständigungsprozesses aussprechen. Gleichzeitig danke ich bei dieser Gelegenheit all denen, die mich auf diesen ersten Lehrstuhl für Urologie an der Universität Würzburg berufen haben.

Prof. Dr. med. Hubert Frohmüller

Meine Damen und Herren - nun einige Bemerkungen zum wissenschaftlichen Programm unseres Kongresses.

Es versteht sich von selbst, daß ich mich bei der Auswahl der Kongreß-Thematik von persönlichen Neigungen habe leiten lassen. Jeder Kliniker hat schließlich ein oder mehrere Spezialgebiete, denen er ein besonderes Interesse entgegenbringt. Aber dies war durchaus nicht der einzige Grund, auf dieser Tagung onkologische Themen in den Vordergrund zu rücken. Es sollte vielmehr die große Bedeutung herausgestellt werden, welche die Diagnose und Therapie von Krebserkrankungen des Urogenitalsystems sowohl für den klinisch tätigen als auch für den niedergelassenen Urologen hat - eine Bedeutung, die in Zukunft sicher noch erheblich zunehmen wird.

Daß selbst im uro-onkologischen Bereich auf einer solchen Tagung nicht alle Neoplasien angesprochen werden können, ist verständlich. Die enorm große Anzahl der angemeldeten Beiträge selbst für solche Teilaspekte wie die Lymphknotenchirurgie bei urologischen Tumoren und das Prostata-Carcinom beweist die Intensität, mit der von urologischer Seite auf onkologischem Gebiet gearbeitet und geforscht wird. Ich halte dies für eine sehr wichtige Feststellung, vor allem angesichts der Tendenzen, die Behandlung von Patienten mit Tumoren des Urogenitaltraktes im ambulanten und teilweise auch schon im klinischen Bereich den Urologen zu entziehen und sie auf fachfremde Onkologen zu übertragen.

Zwar kam die ständige Weiterbildungskommission der Bundesärztekammer in ihrer Stellungnahme vom 18.1. 1985 zu dem Ergebnis, daß die onkologische Betreuung den Organfächern obliege, aber starke Tendenzen von anderen Disziplinen bestehen weiterhin, z. B. die cytostatische Behandlung - und nicht nur diese - für ihr Fachgebiet zu beanspruchen. Selbstverständlich ist es eine Voraussetzung und Verpflichtung für jeden Arzt, der krebskranke Patienten behandelt, daß er Kenntnisse auf den Gebieten der Molekularbiologie, der Zellkinetik, der Biochemie und der Immunologie besitzt. Er muß auch informiert sein über die Epidemiologie, den Spontanverlauf und die Möglichkeiten der Früherkennung der einzelnen Tumorarten sowie den Wert, die Indikation, die Applikationsart, die Technik, Grenzen, Komplikationen und Nebenwirkungen der chirurgischen, radio- und chemotherapeutischen Behandlungsmethoden. Der Erwerb solcher Kenntnisse steht dem Urologen natürlich ebenso offen wie anderen onkologisch interessierten Ärzten, z. B. den Internisten und Radiotherapeuten. Was den Urologen als Organspezialisten jedoch gegenüber einem internistischen oder radiotherapeutischen Onkologen auszeichnet, sind seine Erfahrungen mit den organspezifischen Tumoren, wobei sich gerade auf dem urologischen Fachgebiet durch die Kombination vieler verschiedener Behandlungs-

möglichkeiten oft entscheidende Vorteile für den Patienten ergeben. Sicher trifft es zu, daß sich Metastasen in anderen als den Organen des Urogenitaltraktes ansiedeln können, aber die in solchen Fällen meist zum Einsatz kommenden cytostatisch wirksamen Substanzen sind mit ihren Wirkungen und Nebenwirkungen auch dem sich damit beschäftigenden Urologen bekannt. Die pharmakologischen Kenntnisse allein genügen für eine umfassende Behandlungsstrategie gewiß nicht. Es kann also sachlich kein Zweifel bestehen, daß es eine organspezifische systemische Tumortherapie geben und daß diese den einzelnen Organfächern vorbehalten bleiben muß.

Um diese Feststellung zu untermauern, wurden vom Onkologischen Arbeitskreis der Fort- und Weiterbildungskommission der Deutschen Urologen 825 Publikationen über Tumoren des Urogenitalsystems, die im Jahre 1985 erschienen sind, ausgewertet. Bei 287 dieser Veröffentlichungen, das sind 34,7%, war der Erstautor ein Urologe, gefolgt von 12,4% Internisten, 10,4% Radiologen, 11% Pathologen, 8% Chirurgen, 2,5% Pädiatern sowie einer Reihe weiterer Fachgebiete. Diese Untersuchung erbrachte weiterhin die beachtliche Erkenntnis, daß 240 dieser 825 Publikationen (29%) in urologischen Zeitschriften erschienen, während 585 (71%) in fachfremden Journalen Aufnahme gefunden hatten. Eine Durchsicht der auf den Deutschen Urologenkongressen der Jahre 1981 bis 1985 gehaltenen Vorträge, der dort gezeigten Poster und Filme, ergab eine sehr große Anzahl von onkologischen Beiträgen, nämlich 37%.

Ein Editorial des bekannten Chirurgen William P. Longmire aus Los Angeles im Journal „Surgery, Gynecology and Obstetrics" zeigte vor kurzem, daß die Probleme in der amerikanischen Medizin ähnlich gelagert sind wie bei uns. Longmire wies in diesem Artikel darauf hin, daß von Chirurgen jährlich 50% der neu entdeckten Krebsfälle behandelt werden und daß bei 60% aller Patienten, die jährlich von ihrem Leiden geheilt werden, die chirurgische Behandlung dafür verantwortlich ist. 25% werden durch Radiotherapie und 13% durch Chemotherapie geheilt. Operationen zur Behandlung von Krebsleiden machen etwa 40% der chirurgischen Eingriffe aus. In der Urologie dürften die Verhältnisse in ähnlichen Größenordnungen liegen.

In welch hohem Maße sich die deutschen Urologen darum bemühen, auf dem neuesten Wissensstand hinsichtlich uro-onkologischer Probleme zu bleiben, zeigt ferner die mit diesem Kongreß verbundene Seminartagung des Berufsverbandes, auf der eine der beiden Veranstaltungen der „Tumornachsorge aus urologischer Sicht" gewidmet ist.

Im übrigen lehrt die Erfahrung, daß man Medizin nicht aufgrund eines administrativen Ediktes praktizieren kann. Die Patienten lassen sich nicht willkürlich einer bestimmten Fachdisziplin zuweisen oder zuordnen, wenn dort nicht auf Dauer die bestmögliche Behandlung und Betreuung geboten wird.

Um Mißverständnissen, die durch falsche Interpretation meiner Ausführungen entstehen könnten, vorzubeugen, möchte ich ausdrücklich darauf hinweisen, daß ich mich selbstverständlich zur interdisziplinären Zusammenarbeit bekenne, wenn diese im Interesse des Patienten erforderlich ist. Ich bin aber ebenso der festen Überzeugung, daß der Patient mit einer Tumorerkrankung des Urogenitalsystems primär ein urologischer Patient ist und somit auch vom Urologen betreut werden sollte, auch und gerade in dem Bewußtsein, daß die Arzt-Patienten-Beziehung beim Vorliegen einer Krebserkrankung möglicherweise noch wichtiger ist als bei anderen Leiden. Dies gilt, wie bereits eingangs erwähnt, sowohl für den urologischen Kliniker als auch für den in der Praxis tätigen Kollegen.

Abgesehen von gewissen Kompetenzstreitigkeiten ist die intensive Beschäftigung mit onkologischen Problemen für uns Urologen auch deswegen von eminenter Bedeutung, weil sich abzuzeichnen beginnt, daß die Behandlung von bestimmten Tumoren des Harntraktes sich von der vorwiegend chirurgischen auf die cytostatische Therapie verlagern wird. Trotz der unbestreitbaren Erfolge der Cystektomie mit Harnableitung unter Einbeziehung der neueren Verfahren wie Kock Pouch, Mainz Pouch und ähnlicher Methoden darf man z. B. die Prognose wagen, daß die Zukunft der Behandlung des Blasen-Carcinoms eher der Chemotherapie gehören wird – mit allen daraus entstehenden Konsequenzen. Auf Hinweise, die diese Vermutung begründen, kann und will ich in diesem Rahmen nicht näher eingehen.

Wie bei jedem Fortschritt wird es sicher auch auf diesem Gebiet ohne wissenschaftlichen Streit nicht abgehen. Aber wissenschaftliche Erkenntnis ist letztlich ohne Streit nicht zu haben. Streit kann nur jene langweiligen Geister irritieren, denen an der Harmonie mehr liegt als an der Wahrheit, die eben auch eine Tochter wissenschaftlicher Zwietracht ist. Man kann in diesem Zusammenhang auch das Wort Lichtenberg's zitieren, daß es unmöglich ist, die Fackel der Wahrheit durch ein Gedränge zu tragen, ohne jemandem den Bart zu sengen.

Es paßt in den Rahmen der Thematik dieser Tagung, daß ein Rundtischgespräch über die Krebsvorsorgeuntersuchung beim Prostata-Carcinom stattfinden wird. Dabei soll eine Bestandsaufnahme über die vergangenen 15 Jahre seit Einführung dieser Krebsfrüherkennungsuntersuchung vorgenommen werden und es sollen Perspektiven dieses teilweise umstrittenen Programms aufgezeigt werden.

Eine Vormittagssitzung beschäftigt sich mit der Nierentransplantation und zwar sowohl mit dabei auftretenden Problemen als auch mit der Verbesserung der Erfolgschancen durch neue Medikamente. Unter der Rubrik „Freie Themen" sind Beiträge u. a. den Fortschritten in der Behandlung des Harnsteinleidens, der sog. Endourologie, der Kinderurologie und der Andrologie gewidmet.

Die soeben angesprochene Seminartagung mit den von zwei Arbeitskreisen der Fort- und Weiterbildungskommission der deutschen Urologen gestalteten Vorträgen wird in den kommenden Jahren definitiv an Bedeutung zunehmen. Dabei steht schon jetzt fest – und ich habe dies im Zusammenhang mit meinen Ausführungen zur onkologischen Thematik bereits angedeutet –, daß eine quasi propädeutische Fortbildung nicht ausreichen wird. Um unseren Platz im interdisziplinären Orchester behalten und weiter ausbauen zu können, wird der Schwerpunkt in Zukunft auf einer wissenschaftlichen Fortbildung liegen müssen. Bei Respektierung der Aufgaben des Berufsverbandes bleibt festzuhalten, daß die Kompetenz dafür bei den zuständigen Gremien der Deutschen Gesellschaft für Urologie liegt. Dies soll nur als Hinweis vermerkt werden auf die Wichtigkeit, die einer engen Zusammenarbeit der beiden Gesellschaften der Deutschen Urologen zukommt.

Sie sehen, meine Damen und Herren, daß es für uns Urologen kaum einen Grund gibt, auf echten oder vermeintlichen Lorbeeren auszuruhen. Es bläst uns von mehreren Seiten ein rauher Wind entgegen. Wir sollten und werden uns jedoch nicht entmutigen lassen. Denn das Erkennen der Probleme schafft bereits die Voraussetzungen für ihre Lösung.

Auch für die Urologie trifft Rodenberg's Poem zu:

> Leben ist ein stetig Streiten,
> ist ein ewiges Gescheh'n.
> Stillesteh'n heißt Rückwärtsschreiten,
> Rückwärtsschreiten Untergeh'n.

Das Bläsertrio wird uns nun zum Abschluß mit Ludwig van Beethoven's Variationen für zwei Oboen und Englisch Horn über das Thema „Reich' mir die Hand mein Leben" aus Mozart's Oper „Don Giovanni" erfreuen –

und damit eröffne ich den XXXVIII. Kongreß der Deutschen Gesellschaft für Urologie.

Professor Dr. H. Frohmüller
Direktor der Urologischen Klinik
und Poliklinik der Universität
Josef-Schneider-Straße 2
D-8700 Würzburg

39. Kongress der Deutschen Gesellschaft für Urologie – Stuttgart, 14.–17.10.1987

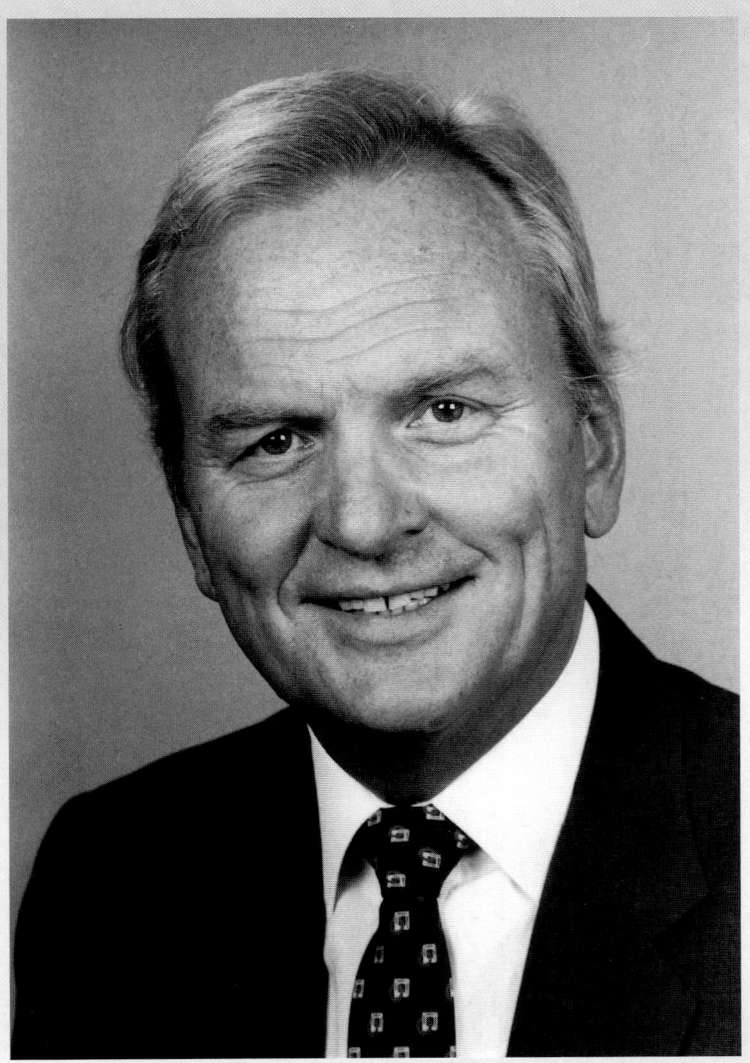

Prof. Dr. med. Ferdinand Eisenberger

39. Kongress der Deutschen Gesellschaft für Urologie – Stuttgart, 14.–17.10.1987

Prof. Dr. med. Ferdinand Eisenberger (▫ Abb. 16.1)

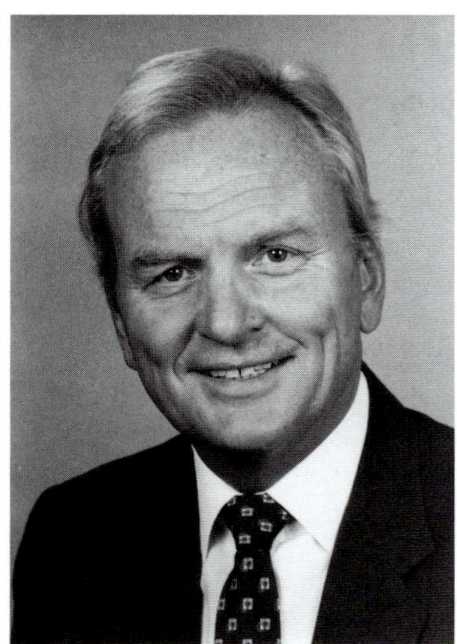

▫ **Abb. 16.1** Prof. Dr. med. Ferdinand Eisenberger

Curriculum vitae (nach F.E.)

Geboren am 14.06.1937 in Komotau (Sudetenland)

1943–1945 Volksschule in Komotau

1945–1948 Volksschule in Regensburg

1957–1963 Medizinstudium an der Ludwig-Maximilians-Universität in München, Staatsexamen und Promotion

1963–1965 Medizinalassistent am St. Josefs Krankenhaus Regensburg, Gynäkologische Klinik (Dr. Eisenberger), an der Chirurgischen Klinik der Universität München (Prof. Zenker), am St. Josefs Krankenhaus Regensburg (Dr. Eisenberger), am Pathologischen Institut der Universität München (Prof. Büngeler), an der Ersten Medizinischen Klinik des Städtischen Krankenhauses München Schwabing (Prof. Begemann)

1965 Bestallung als Arzt

1965–1966 Wissenschaftlicher Assistent an der Chirurgischen Klinik der Universität in München (Prof. Zenker)

1966–1978 Assistent, Facharzt und Oberarzt an der Urologischen Klinik der Universität München (Prof. Schmiedt)

1973 Privatdozent für Urologie

1978 Ärztlicher Direktor der Urologischen Klinik, Klinikum Stuttgart, Katharinenhospital der Landeshauptstadt Stuttgart

1979 Ernennung zum außerplanmäßigen Professor der Ludwig-Maximilians-Universität München

1986/1987 Präsident der Deutschen Gesellschaft für Urologie

F. Eisenberger verstarb am 04.03.2009 in Kreuth (▫ Abb. 16.2)

Die Deutsche Gesellschaft für Urologie e.V.
trauert um ihren ehemaligen Präsidenten

Herrn Professor Dr. med. Dr. h.c.

Ferdinand Eisenberger

* 14. Juni 1937   † 4. März 2009

Tief bestürzt haben wir die Nachricht vom Tode
von Prof. Dr. med. Dr. h.c. Ferdinand Eisenberger aufgenommen.
Prof. Eisenberger war nicht nur ein herausragender Urologe,
sondern als Forscher ist sein Name auch untrennbar mit der Entwicklung
der Extrakorporalen Stoßwellenlithrotopsie, einem schonenden Verfahren
zur Entfernung von Nierensteinen durch Stoßwellen, verbunden.
Seine Arbeiten wurden vielfach national und international ausgezeichnet.
Er war unserer Gesellschaft sehr verbunden und leitete ihre Geschicke
im Amtsjahr 1986/87 als Präsident. Prof. Eisenberger
hat sich um die Urologie und den medizinischen Fortschritt
zum Wohle der Patienten äußerst verdient gemacht.

Wir werden ihm stets ein ehrendes Andenken bewahren.

Deutsche Gesellschaft für Urologie e.V.

Prof. Dr. med. Dr. h.c. Manfred Wirth   Prof. Dr. med. Michael Stöckle
Präsident   Generalsekretär

▫ **Abb. 16.2** Nachruf der DGU 2009

Experimentelle und klinische Untersuchungen zur intraoperativen Nierenpreservation (experimentelle Untersuchungen zur In-situ-Perfusion der Niere, klinische Untersuchungen zur Oberflächen- bzw. Perfusionshypothermie bei komplizierter Nephrolithiasis und Nierentumoren). Aufgrund dieser Untersuchungen Mitbegründer der European Intrarenal Surgical Society (EIRSS), Grundlagenforschung zur Entwicklung der Stoßwelle[1]. Grundlagenforschung zur medizinischen und biologischen Wirkung unterschiedlich generierter Stoßwellen im Hinblick auf die klinische Anwendung (Abb. 16.2). Endourologie. Urologische Tumorchirurgie. Multimodale Therapie des fortgeschrittenen Harnblasenkarzinoms.

Ehrenmitglied
- der Societa italiana di urologia
- der American Lithotripsy Society
- der Österreichischen Gesellschaft für Urologie
- Ehrenprofessor Beijing Medical University, Beijing

Prof. Eisenberger erhielt zahlreiche Auszeichnungen und Ehrungen:
- C.E.Alken-Preis
- Maximilian-Nitze-Preis
- Bundesverdienstkreuz
- Förderpreis für die Europäische Wissenschaft
- Distinguished Contribution Award, American Urological Association
- Ritter-von-Gerstner-Medaille
- Jubiläumspreis der Deutschen Gesellschaft für Chirurgie
- Bundesverdienstkreuz l. Klasse
- Endourology Award for Vision and Achievement
- Ehrendoktor der luliu Hatieganu University of Medicine and Pharmacy, Klausenburg

Seit dem Jahre 2010 vergibt die DGU die Ferdinand-Eisenberger-Forschungsstipendien.

---

1 Eisenberger F, Chaussy C, Forssmann B (2007) Extrakorporale Stoßwellenlithotripsie (ESWL). Chronologie einer Entwicklung. Urologe 46: 1015–1019

■ **Eröffnungsrede zum 39. Kongress 1987 von Prof. Dr. F. Eisenberger** (◗ Abb. 16.3)

Sehr verehrte Gäste,
liebe Kolleginnen und Kollegen:

ich eröffne den XXXIX. Kongreß der Deutschen Gesellschaft für Urologie und freue mich außerordentlich, Sie auch im Namen meiner Mitarbeiter und aller, die an der Gestaltung des Kongresses mitgewirkt haben, in der Landeshauptstadt Baden-Württembergs auf das herzlichste begrüßen zu können.

Wir befinden uns in Stuttgart auf urologisch-historischem Boden.

Hier wurde – nachdem bereits 1886 in Frankfurt die Gründungsidee geäußert worden war – am 16.9. 1906 anläßlich der konstituierenden Versammlung unter dem Vorsitz Felix Martin Oberländers unsere Gesellschaft aus der Taufe gehoben. Dieses Datum steht auch für die Gründung der Zeitschrift für Urologie, dem Veröffentlichungsorgan für die Verhandlungen der neugegründeten Gesellschaft, das durch Fusion der bis dahin bestehenden beiden urologischen Zeitschriften, dem Oberländischen Centralblatt und dem Casper Lohnstein'schen Monatsbericht entstanden ist und im Verlag von Thieme-Leipzig und Coblentz-Berlin verlegt wurde.

Last not least präsidierte genau vor 10 Jahren mein Vorgänger im Amt, Herr Professor Dr. Fritz Arnholdt, den ich mit seiner Gattin heute herzlich begrüße, dem XXIX. Kongreß.

Meine Damen und Herren, jeder wissenschaftliche Kongreß lebt und wird inspiriert von einem engen, beständigen, Nationen übergreifenden, wissenschaftlichen Gedankenaustausch, der sich nicht im Anhören von Übersichtsreferaten, der Darlegung eigener Forschungsergebnisse und in immer zu kurzen Diskussionszeiten im Forum erschöpfen soll, sondern seine Fortsetzung findet in Kontakten und Gesprächen am Rande; und so möchte ich diesen Kongreß unter das Motto der „freundschaftlichen und wissenschaftlichen Kommunikation" stellen.

Deshalb gilt mit besonderer Freude mein herzliches Willkommen, neben Ihnen liebe Kolleginnen und Kollegen aus unserem Land, den Gästen und Freunden aus dem Ausland und von Übersee, die unser nationales Treffen durch ihre Anwesenheit und mit ihren Erfahrungen bereichern. Es sind dies Kollegen aus Belgien, Finnland, Frankreich, Italien, Japan, Jugoslawien und den Niederlanden, den Philippinen, Österreich, Polen, Schweden, Türkei, der Schweiz, der Tschechoslowakei, Ungarn und der USA.

Unser besonderer Gruß gilt der erstmals seit Jahren wieder auf unserem Kongreß präsenten offiziellen Delegation der DDR mit Herrn Professor Albert aus Halle und Herrn Professor Mebel von der Charité in Berlin. Ich hoffe und wünsche, daß ihr Besuch Grundlage und Voraussetzung für sich weiter entwickelnde und – wie ich meine – selbstverständliche enge Kontakte auf wissenschaftlicher und freundschaftlicher Ebene sein wird.

Ein herzliches Willkommen gilt dem Präsidenten der italienischen Gesellschaft für Urologie Herrn Professor Rocca-Rosetti, dem Präsidenten der Österreichischen Gesellschaft für Urologie Herrn Dozent Figdor und dem Präsidenten der Ungarischen Gesellschaft für Urologie Herrn Professor Baranyai.

Ich freue mich über die Anwesenheit unserer Ehrenmitglieder Herrn Professor Linder/Heidelberg, Herrn Professor Mayor/Zürich, Herrn Professor Knipper/Hamburg, Herrn Professor Madsen/Madison und Herrn Professor Tazaki/Tokio.

Der Dekan der Medizinischen Fakultät der Universität Tübingen Professor Dichgans übermittelte schriftlich dem Kongreß alle guten Wünsche.

Meine Damen und Herren, es ist mir eine außerordentliche Freude und für unsere Gesellschaft eine Ehre, die Ehrengäste willkommen zu heißen. Sie dokumentieren mit ihrer Anwesenheit die Verbundenheit und eine gewisse Wertschätzung für einen Berufsstand, der in den letzten Jahren zunehmend publikumswirksam in den Mittelpunkt der Kritik gerückt wurde, diese aber angenommen und verarbeitet hat, andererseits aber auch seinen Beitrag zur Leistungsstärke und zum internationalen Ansehen der deutschen Medizin erbringt.

Ich begrüße den Ministerpräsidenten des Landes Baden-Württemberg, Herrn Dr. Lothar Späth. Ihr

◗ **Abb. 16.3** Eröffnungsrede zum 39. Kongress 1987 von Prof. Dr. F. Eisenberger

Name und Ihre Landespolitik sind Synonym für wirtschaftliche Stabilität, innovatives Denken, mutiges, zukunftsorientiertes Handeln – ich erwähne hier nur die „Wissenschaftsstadt Ulm" mit ihren vielseitigen Zukunftsperspektiven – aber auch für schwäbischen Fleiß und ein gewisses Gefühl für das Machbare, sei es in der Chefetage oder beim Mann auf der Straße. Ich danke Ihnen besonders, daß Sie gekommen sind.

Ein herzliches Willkommen dem Oberbürgermeister unserer Stadt, Herrn Manfred Rommel und dem 1. Bürgermeister Herrn Dr. Rolf Thieringer, die es sich nicht nehmen ließen, an der feierlichen Eröffnung unseres Kongresses teilzunehmen. Stellvertretend für den Gemeinderat danke ich Ihnen für Ihre stete Aufgeschlossenheit und Ihr Verständnis für Neuerungen in der Medizin – ich erwähne beispielhaft die Einführung der ESWL und der Geräteweiterentwicklung zur Gallensteinzertrümmerung und zur Kombinationstherapie von Nierensteinen – und für ihr Engagement zum Wohle unserer Patienten.

Ich heiße in Vertretung seiner Magnifizenz des Präsidenten der Stuttgarter Universität Herrn Prorektor Professor Pritschow herzlich willkommen.

Meine Damen und Herren, ich darf nun den Herrn Ministerpräsidenten, den Herrn Oberbürgermeister und den Herrn Prorektor bitten, Worte der Begrüßung an uns zu richten.

Grußworte
Ministerpräsident Dr. Lothar Späth,
Oberbürgermeister Manfred Rommel,
Prorektor Günther Pritschow.

Meine Damen und Herren, ich danke unseren Ehrengästen für die freundlichen Begrüßungsworte und die Wertschätzung, die Sie uns durch Ihre Anwesenheit entgegenbringen.

Auch im letzten Jahr hat der Tod schmerzliche Lücken in die Reihen unserer Gesellschaft gerissen. Ich habe die traurige Pflicht Sie davon in Kenntnis zu setzen, daß folgende Kollegen verstorben sind:

Am 21.12. 1986 ging Herr Professor Carl Erich Alken von uns. Sein Leben und sein unser Fach bestimmendes Wirken wurde in einer akademischen Gedenkfeier am 6. Februar 1987 an der Universität des Saarlandes für seine Schüler durch Herrn Professor Hohenfellner und für die deutschen Urologen durch den Präsidenten gewürdigt.

Wir verlieren in Professor Alken – wie ich es damals formulieren durfte – ein Monument unseres Faches.

Es verstarben weiterhin
Herr Professor Max Bergmann, Linz,
unsere korrespondierenden Mitglieder Herr Professor Herbert Eckstein, London und
Herr Professor Anders Engbert, Linköping,
Herr Dr. Karl-Heinz Huhn,
Herr Dr. F. W. Linde, Marburg,
Herr Dr. Ali Sharaya, Essen.
Am 30.4. 1987 verstarb der Archivar unserer Gesellschaft Herr Schultze-Seemann. Unermüdlich hat

er die Geschichte unseres Faches recherchiert, in uns wach gehalten und durch historische Beiträge unsere Kongresse bereichert.

Wir verneigen uns in Ehrfurcht vor unseren Toten und ich darf Sie bitten, sich von den Plätzen zu erheben. Ich danke Ihnen.

Meine Damen und Herren,
auch in diesem Jahr hat der Vorstand der Deutschen Gesellschaft für Urologie beschlossen, hervorragende Wissenschaftler zu Ehrenmitgliedern bzw. korrespondierenden Mitgliedern zu ernennen.

Dies geschieht in Anerkennung und Würdigung der Verdienste um Forschung und Weiterentwicklung unseres Faches, ausgehend von dem Wunsch, grenzübergreifend und unkonventionell wissenschaftliche Beziehungen zu knüpfen, bestehende zu pflegen, zu vertiefen und mit innigem Dank für freundschaftliche Verbundenheit.

Zu Ehrenmitgliedern wurden ernannt:
Herr Professor Aso aus Tokio.
Herr Professor Blandy aus London.
Herr Professor Rocca-Rosetti aus Turin
und Herr Professor Schmiedt aus München.

Zu korrespondierenden Mitgliedern wurden ernannt:

Herr Professor Kuo aus Peking
und Herr Dr. Hayakawa aus Okinawa.

Herr Professor Aso ist Chairman des Departments of Urology der University of Tokyo und somit seit März 1987 Nachfolger von Professor Niijima dem Nestor der Japanischen Urologie. Herr Professor Aso befaßte sich in seinen Publikationen hauptsächlich mit endoskopischen Problemen, der Chirurgie der Nebenniere, der Nierentransplantation und den urologischen Tumoren.

Seine chirurgische Ausbildung erhielt er von 1959 bis 1962 am Sinai Hospital of Baltimore, er ist Mitglied von insgesamt 13 nationalen und internationalen Gesellschaften. Er wurde ausgezeichnet mit dem Japanese Endoscopic Research Foundation Award 1984, den Promeritate Award from the International Society of Urological Endoscopy und mit dem Oshima Prize from the Japanese Kidney Foundation im Jahre 1985. Die japanischen und die deutschen Urologen verbindet ein jahrelanger intensiver Gedanken- und Erfahrungsaustausch, der insbesondere durch die Einführung der ESWL in Japan und die dadurch bedingte Ausbildung junger japanischer Kollegen hier in Deutschland, intensiviert wurde.

Herr Professor Blandy ist Direktor des Departments of Urology der University of London und den Europäischen Gesellschaften seit Jahren freundschaftlich und durch engen wissenschaftlichen Kontakt verbunden.

Herr Professor Blandy mußte leider für unseren Kongreß wegen dringender, unaufschiebbarer Prüfungsverpflichtungen absagen. Die deutschen Urologen freuen sich, diesem prominenten Mitglied der

Britischen Gesellschaft die Ehrenmitgliedschaft antragen zu können.

Herr Professor Rocca-Rosetti ist Direktor der Urologischen Universitätsklinik in Turin und Past-Präsident der italienischen Urodynamischen Gesellschaft und derzeitiger Präsident der Italienischen Urologischen Gesellschaft.

Von 1970 bis 1975 war er Direktor der Urologischen Universitätsklinik der medizinischen Fakultät in Caglieri und von 1976 bis 1983 Direktor der Urologischen Universitätsklinik von Triest. Er schrieb 5 Buchbeiträge und ist Autor von über 100 wissenschaftlichen Publikationen, die sich hauptsächlich mit der Urolithiasis und den Problemen der intrarenalen Chirurgie befassen. Herr Rocca-Rosetti ist Gründungsmitglied der European Intrarenal Society, die 1976 in Kopenhagen aus der Taufe gehoben wurde und seitdem enge wissenschaftliche Kontakte zu unserer Gesellschaft unterhält.

Herr Professor Schmiedt ist Direktor der Urologischen Klinik und Poliklinik der Ludwig-Maximilians-Universität in München am Klinikum Großhadern. Professor Schmiedt ist Mitglied und Ehrenmitglied von insgesamt 18 nationalen und internationalen Urologischen Gesellschaften, Herausgeber bzw. Mitherausgeber zahlreicher Lehrbücher und Monographien sowie Mitschriftleiter mehrerer Zeitschriften u. a. dem Urologen A.

Seine Publikationsliste umfaßt mehr als 200 wissenschaftliche Arbeiten, Ausstellungen und Filme, mehrere dieser Publikationen wurden preisgekrönt. U. a. erhielt Herr Professor Schmiedt zusammen mit seinem ESWL-Team - Herrn Chaussy und mir -, und wir sind stolz darauf, 1985 den erstmals verliehenen Förderpreis für die Europäische Wissenschaft.

Mit diesem Preis wurde die Entwicklung der extrakorporalen Stoßwellenlithotripsie ausgezeichnet.

Von seiner Klinik gingen bahnbrechende Impulse und Entwicklungen aus, die national und international in die klinische Behandlung eingeflossen sind und dort ihren festen Platz haben. Neben der bereits erwähnten ESWL, die nun fachübergreifend auch bei Gallengangs- bzw. Gallenblasensteinen angewandt wird, sind es die Erforschung der Mykoplasmen als pathogenetischer Faktor für die akute und chronische Prostatitis, die Einführung der Feinnadelbiopsie bei Prostataerkrankungen zusammen mit Herrn Faul, und experimentelle und klinische Untersuchungen zur Laser-Technik in der Urologie zusammen mit Herrn Hofstetter.

Herr Professor Ying-Lu Kuo ist Chef des Departments für Urologie des First Teaching Hospitals in Peking. Professor Kuo ist Generalsekretär der Chinese Medical Foundation und Vizedirektor des Coordinating Comitée of Organ Transplantation Centre von Zentralchina, er ist Mitherausgeber der bedeutendsten chinesischen Fachzeitschriften u. a. des Chinese Journal of Urology, Journal of Experimental Surgery, Journal of Organ Transplantation und des Journal of Clinical Urology und des Journal of Endoscopy.

Am First Teaching Hospital von Professor Kuo wurde der erste Nierenlithotripter in China eingerichtet, und seitdem verbinden unsere Kliniken ein intensiver Erfahrungsaustausch über Probleme der Nephrolithiasis, der im Juli dieses Jahres einen Höhepunkt mit der ersten Videokonferenz zwischen Stuttgart und Peking via Satellit gefunden hat. Die Deutsche Urologie hofft und wünscht, daß sich die Verbindungen zwischen unseren Ländern weiter fruchtbar entwickeln.

Dr. Masamichi Hayakawa ist Associate Professor an der School of Medicine der Ryukyu Universität in Okinawa. Er ist Mitglied in 7 nationalen und internationalen Gesellschaften und erhielt 1979 und 1985 den Preis der Japanese Urological Association. Das wissenschaftliche Werk dieses engagierten Urologen umfaßt u. a. zahlreiche Gemeinschaftsarbeiten mit Deutschen Forschungsinstituten.

Im Namen unserer Gesellschaft und persönlich beglückwünsche ich Sie aufs herzlichste und darf Ihnen nun die Urkunden überreichen.

Meine Damen und Herren, mit der Präsidentschaft dieser Gesellschaft, die ich nun für ein Jahr durch Ihr Vertrauen innehaben und ausfüllen durfte, hat man ohne Zweifel den Höhepunkt seines beruflichen Lebensweges erreicht. Es ist Tradition - und mir zudem eine freudige Pflicht - in Dankbarkeit der Persönlichkeiten zu gedenken, die meinen Werdegang beispielgebend, - bewußt oder unbewußt -, entscheidend beeinflußt haben.

Mein Vater, Chirurg und Gynäkologe alter Schule, ausschlaggebend für den unerschütterlichen Entschluß Arzt zu werden und prägendes Vorbild, begeisterte den „Operationszögling" an seiner Klinik früh für die Chirurgie, warmherzig zu Hause, als Chef akkurat und streng orientiert an hierarchischen Prinzipien der Klinikführung. Unvergessen sein Leitsatz für ärztliches Handeln: „Nicht der unwissende Arzt wird dem Patienten gefährlich, sondern derjenige, der sein Wissen und Können überschätzt."

Stationen meiner Ausbildung waren die väterliche Klinik in Regensburg, die Erste Medizinische Klinik des Krankenhauses München Schwabing unter Professor Begemann, mit dem Schwerpunkt Hämatologie, und schließlich das Pathologische Institut der Universität München. Professor Büngeler und die damaligen Oberärzte Professor Eder und Professor Georgi vermittelten mir erste Berührungen mit einer exakten Wissenschaft und am Mikroskop und im Sektionssaal die Grundlagen zum pathologisch-anatomischen Denken.

Mein Berufsziel Gynäkologie und Geburtshilfe, das - einem weiteren Grundsatz meines Vaters folgend - eine gründliche chirurgische Basisausbildung erforderte, führte mich zunächst an die traditionsreiche Chirurgische Klinik an der Nußbaumstraße in München und zu Professor Rudolf Zenker.

Prof. Dr. med. Ferdinand Eisenberger

Professor Zenker – einer der großen Chirurgenpersönlichkeiten unserer Zeit – die Idealfigur eines klinischen und akademischen Lehrers, warmherzig und bewundernswert vielseitig, weckte den Entschluß, der dort praktizierten Chirurgie treu zu bleiben. Hier begegnete ich erstmals meinem verehrten Lehrer und Mentor Egbert Schmiedt und seinem damaligen Oberarzt Peter Kolle. Hier weihte mich Peter Kolle in die Geheimnisse der Endoskopie und des transurethralen Resezierens ein und Egbert Schmiedt vermittelte mir durch seine operative Brillanz, daß „Zenker'sche Schule" auch in der Urologie fortleben kann.

Im Institut für Chirurgische Forschung war es Professor Brendel, der mir die Möglichkeit zum experimentellen Arbeiten bot und mir mit manchem Rat das „wissenschaftliche Procedere" erleichterte.

Professor Schmiedt verdanke ich aus meinem Leben als Arzt nicht wegzudenkende, formende Einflüsse, die Faszination für die Urologie, perfektioniert durch sein transurethrales und chirurgisches Können. Eiserne Pflichterfüllung und Disziplin rund um die Uhr, sei es bei der klinischen Routine, im Operationssaal oder bei der wissenschaftlichen Arbeit, wurden vorgelebt, von den Schülern angenommen und sind bleibende Erinnerungen, die ich persönlich nicht missen möchte.

Meine Damen und Herren, in den 80 Jahren seit der Gründung entwickelte und verselbständigte sich unser Fach, unterbrochen durch zwei verheerende Weltkriege, zu einer selbstbewußten, überschaubaren und im Gegensatz zu anderen Fachrichtungen einheitlichen Disziplin, die – wie ich meine – auf faszinierenden Säulen ruht:

- der Tumor- bzw. rekonstruktiven Chirurgie,
- der Endourologie,
- der Uro-Onkologie und
- der Medizintechnik mit der ESWL und dem Lasereinsatz.

Bahnbrechende und die gesamte Medizin beeinflussende Entwicklungen und Impulse sind aus unserem Fach hervorgegangen. 1889 die Erfindung des Blasenspiegels als Grundlage der modernen Endoskopie, 1906 die Einführung des retrograden Pyelogramms und 1924 des Urogramms sind noch heute unabdingbare Bestandteile der urologischen Diagnostik und letztlich die extrakorporale Stoßwellentherapie mit heute noch nicht absehbaren Zukunftsperspektiven, die die Schnittoperation beim Steinleiden weltweit überflüssig machte.

Unsere Generation durfte somit Entwicklungstendenzen, Fortschritte und richtungsweisende Erfolge unseres Faches begleiten, die sich in zahlreichen Beiträgen dieses Kongresses niederschlagen. Bestimmten in den Nachkriegsjahren noch die transurethrale Resektion eines Prostataadenoms, die Operation eines Tumors oder die Korrektur einer Mißbildung des Urogenitalsystems unser ärztliches Handeln, so sind es heute die Medizintechnik, die

uns mit nahezu schmerzfreien und gering invasiven Behandlungsmöglichkeiten begeistert, und multimodale Therapiekonzepte bei urologischen Tumorerkrankungen, die berechtigte Hoffnungen auf Optimierung der bisherigen Erfolgsquoten offen lassen.

Weltweit Maßstäbe setzende Pionierleistungen auf diesen Gebieten werden in der öffentlichen Meinung und Diskussion begleitet von Schlagworten wie Kostenexplosion, Apparatemedizin, von vermeintlichen Gegensätzen zwischen Humanität und Technik in der Medizin, aber auch von „Überdiagnose" und „Übertherapie" mit ethischen und rechtlichen Auswirkungen auf den Arzt bei einem „Zuwenig an Diagnostik", und mit ungeheuren physischen und psychischen Belastungen für den Patienten bei einem „Zuviel an Therapie".

Dies alles spielt sich ab vor dem Hintergrund eines absoluten Anspruchdenkens des Patienten, einem sozialpolitischen, gesellschaftlichen und berufspolitischen Strukturwandel mit dem großen Fragezeichen nach dem „Wohin in der Gesundheitspolitik", die sich hoffentlich nicht an, in manchen anderen Ländern aufgezeigten Fehlentwicklungen mit Modellcharakter, orientieren wird.

Lassen Sie mich an dieser Stelle und in Kenntnis der vielfältigen Problematik die Forderung nach einer sinnvollen *Vorwärtsstrategie* stellen,

- die vorerbrachte Leistungen unseres Berufsstandes herausstellt,
- durch ein Mehr an Eigenverantwortlichkeit, Wirtschaftlichkeit und Sparsamkeit staatlichen Lenkungstendenzen entgegensteuert,
- frühzeitig, nicht allein besitzstandverteidigend, sondern zukunftsorientiert an einer an Europa orientierten Berufspolitik mitarbeitet und
- somit zum Erhalt unseres freien Berufsstandes beiträgt.

Gestatten Sie mir einige Überlegungen zu den angeschnittenen Fragen und Bemerkungen zur Thematik des Kongresses anzuschließen.

Die medizinische Versorgung unserer Bevölkerung ist im internationalen Vergleich auch durch das hohe Leistungsniveau der Ärzte und durch die Leistungsfähigkeit der medizinischen Technik unübertroffen – und dies soll so bleiben. Medizinische Forschung mit immensen Entwicklungskosten bis zur Klinikreife, – beispielhaft hierfür und schon fast vergessen die Entwicklung der extrakorporalen Stoßwellenlithotripsie seit 1966 mit einer kostenintensiven Anlaufzeit von 14 Jahren – eine apparative Hochleistungsmedizin, aber auch ein Umkippen der Alterspyramide mit einer Zunahme der geriatrischen Krankheitsfälle und das bereits aufgeführte jahrzehntelang gestützte Anspruchsdenken fordern ihren Preis. Bereits jetzt entfallen 46% aller Pflegetage auf Patienten über 60 Jahre, obwohl deren Anteil an der bundesdeutschen Bevölkerung nur bei 20% liegt.

Diese ungünstige Kostenentwicklung ist *mit* Angelegenheit der Ärzte, trotzdem darf Medizin als Dienstleistung nicht allein unter ökonomischen Gesichtspunkten gesehen werden. Unsere Mithilfe sollte darin bestehen, Wirtschaftlichkeitsreserven, - soweit vorhanden - z. B. die Vertiefung der Zusammenarbeit innerhalb der ambulanten Behandlung zwischen niedergelassenen Kollegen und Krankenhausärzten, aufzuzeigen und Reformen dort zu unterstützen, wo sie sinnvoll sind. Beispielhaft ist die bereits im Vorfeld der zu erwartenden Strukturreformen erbrachte Leistung der niedergelassenen Ärzte - nämlich das Zugeständnis zu einer Deckelung des Honorarvolumens, lediglich angepaßt an die Steigerung der jährlichen Grundlohnsumme.

„Prinicipiis obsta" heißt es bei allen Versuchen, unser bewährtes dualistisches System durch eine institutionalisierte Staatsmedizin zu ersetzen - dies kann nur ein dramatisches Absinken der Leistungsfähigkeit zum Nachteil des Patienten zur Folge haben.

Das Gesundheitswesen, erst durch Kostenexplosion und beim Einzelnen erst durch eigene Erkrankung zentraler Aspekt, steht heute, zwischen „Plan und Markt". Jeder Einzelne von uns muß sich verantwortlich fühlen, welche Richtung wir einschlagen. Eines scheint sicher:

- Ärzteüberschuß,
- Engpässe in der Langzeitversorgung (wie in Pflegeheimen und geriatrischen Kliniken),
- Überkapazitäten in Krankenhäusern der Akutversorgung,
- geringe Auslastungsziffern für teuere medizinische Einrichtungen,
- große Personalfluktuationen und
- wenig patientenfreundliche Arbeitsabläufe

fallen nicht allein in den ärztlichen Kompetenzbereich, sondern sind Ursachen eines *inäquaten* Managements. Auch das immer stärker beanspruchte Krankenhaus - 1962 wurden 7 Mio. und 1986 bereits 12 Mio. Patienten stationär behandelt und 1990 werden es vielleicht 17 Mio. sein - ist als Kostenverursacher nicht der Hauptschuldige, wenn man davon ausgeht, daß die relativ niedrigen Krankenhauskosten im internationalen Vergleich lediglich 2,8% des Bruttosozialprodukts betragen. Zudem sind die mit 70% hohen Personalkosten nur bedingt zu beeinflussen.

Die Notwendigkeit eines *äquaten* Managements muß erkannt werden, bevor gewinnorientierte, untereinander konkurrierende - aber einer optimalen Krankenversorgung nach unserem Muster abträgliche - Krankenhausgesellschaften mit diagnoseorientierter Fallvergütung nach amerikanischem Muster Bewegung in die verhärteten Strukturen des Gesundheitswesens bringen.

Berufspolitisch divergieren nur scheinbar die Interessen und Intentionen im Niedergelassenen- und Klinikbereich. Vor dem Hintergrund eines „europäischen Urologen", der sich als „operativ tätiger Urologe" erheblich vom Urologen hierzulande unterscheidet, gilt es, rechtzeitig und gemeinsam, DGU, Berufsverband und der Arbeitskreis urologischer Chefärzte im Berufsverband, dem ja zusammen mit den Universitäten die wichtige Funktion der Fort- und Weiterbildung obliegt, den Weiterbildungskatalog anzugleichen und die Zielrichtung der Ausbildung und vor allem die Zahl der auszubildenden Urologen neu zu überdenken.

Ist es sinnvoll, jährlich 80 eigentlich zu einem „operativ tätigen Urologen" ausgebildete Ärzte in die Praxis zu entlassen, wenn z. B. in den Niederlanden jährlich lediglich *ein* Urologe seine Facharztprüfung ablegt? „Angebot und Nachfrage, Können und Leistung werden entscheidende Faktoren für die Zukunftssicherung der Existenz des Einzelnen sein" führte Hohenfellner beim Kongreß 1985 aus. Zieht man Bilanz, so wurde, bezogen auf das Angebot und die Qualität der Ausbildung, seitdem vieles erreicht. Manches jedoch bleibt zu tun, vor allem im Hinblick auf eine vereinheitlichte Qualitätskontrolle durch Facharztprüfungen und die auch damals erhobene Forderung nach einer selbstgesteuerten Kapazitätsbegrenzung für Urologen.

Meine Damen und Herren, die Medizintechnik gewinnt auch in der Urologie zunehmend an Bedeutung und ist zentrales Thema des Kongresses. Sie fordert von uns in vielerlei Hinsicht eine entscheidende Umorientierung - in der Forschung, aber auch zukünftig in der Ausbildung der jungen Ärzte. Diese Disziplin, die abweicht vom bisherigen organbezogenen ärztlichen Denken und Handeln, ist zu verstehen als Grenzbereich zwischen Wissensgebieten wie der Medizin, den Biowissenschaften, der Informatik, aber auch den Ingenieurswissenschaften.

Das Beispiel ESWL zeigt dies deutlich. Auf der einen Seite experimentelle Forschung in der noch mit Fragen versehenen Stoßwellenphysik und die Entwicklung neuer Gerätegenerationen bzw. Gerätephilosophien mit differenten und verbesserten Ortungssystemen, geänderter Ankopplung und Stoßwellenerzeugung, demgegenüber biomedizinische Grundlagenforschung zu Auswirkungen der Stoßwelle auf die Einzelzelle und Zellverbände und dazwischen der Erfolg der Klinik mit schmerzfreier Applikation, und nahezu 90%iger Steinakzeptanz und Steinfreiheitsraten nach 18 Monaten zwischen 20 und 50% je nach Größe der Steine, und die Anwendungserweiterung auf Konkremente der Gallenwege.

Erfreulich oder beängstigend? Die klinischen Erfolge haben gleichsam die Forschung überholt.

Nach dem Motto „Konkurrenz belebt das Geschäft" ist der Gerätemarkt in Bewegung geraten, leider begleitet von Verunsicherungen über Haltbarkeit, Sicherheit, Leistungsfähigkeit der Geräte und fragwürdigen, publikumswirksamen sogenannten Studien über die Kosten-Nutzen-Relation der

ESWL. Nicht firmengebundene Validierung der Ergebnisse aller am Markt befindlichen Geräte und Qualitätskontrolle sind unsere Antwort.

Meine Damen und Herren, am Ende meiner Ausführungen möchte ich die wissenschaftliche Bilanz des vergangenen Jahres, über die auch die kommenden Kongreßtage Rechenschaft abgeben werden, durchaus positiv beurteilen und gerne übertrage ich diesen Optimismus mit allen Guten Wünschen für die Zukunft unseres Faches.

Meine Damen und Herren, der Festvortrag von Herrn Professor Schadewaldt ist ein Höhepunkt unserer Eröffnungsveranstaltung. Ich begrüße Sie, verehrter Herr Kollege Schadewaldt und darf Sie um das Wort bitten.

Festvortrag

Meine Damen und Herren, der Vorstand unserer Gesellschaft hat einstimmig beschlossen, erstmals einem verdienten Mitglied der DGU die Maximilian-Nitze-Medaille zu verleihen.

Sehr geehrter Herr Professor Schmiedt, lieber Egbert,

in Kenntnis Deiner Person ist eine weitere Laudatio nicht in Deinem Sinne. Ich darf Dir aufgrund Deiner besonderen Verdienste um unser Fach – und dies mag alles beinhalten und so steht es auf der Medaille – mit besonderer Freude diese Auszeichnung überreichen.

Prof. Dr. F. Eisenberger
Katharinenhospital
Urologische Klinik und Poliklinik
Kriegsbergstr. 60
D-7000 Stuttgart 1

Unvergessen bei diesem Kongress bleibt auch auf dem Höhepunkt der ESWL-Entwicklung der Auftritt der Mannheimer Uro-Band mit »Marmor, Stein und Eisen bricht …« (◘ Abb. 16.4).

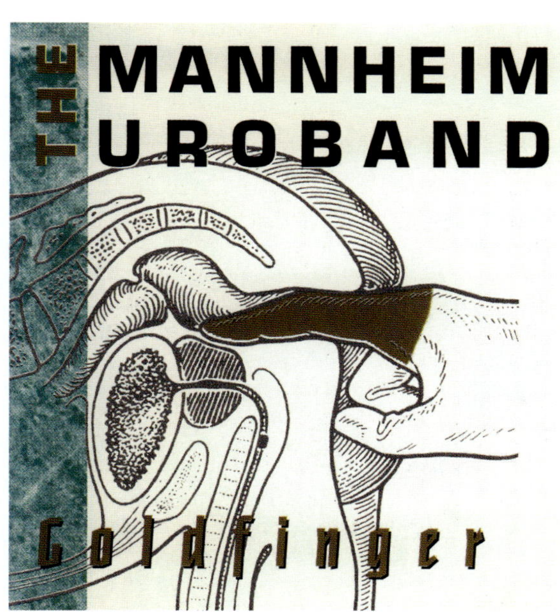

◘ **Abb. 16.4** Die Mannheimer Uro-Band gestaltete den Festabend in der Reithalle

40. Kongress der Deutschen Gesellschaft für Urologie – Saarbrücken, 28.09.–01.10.1988

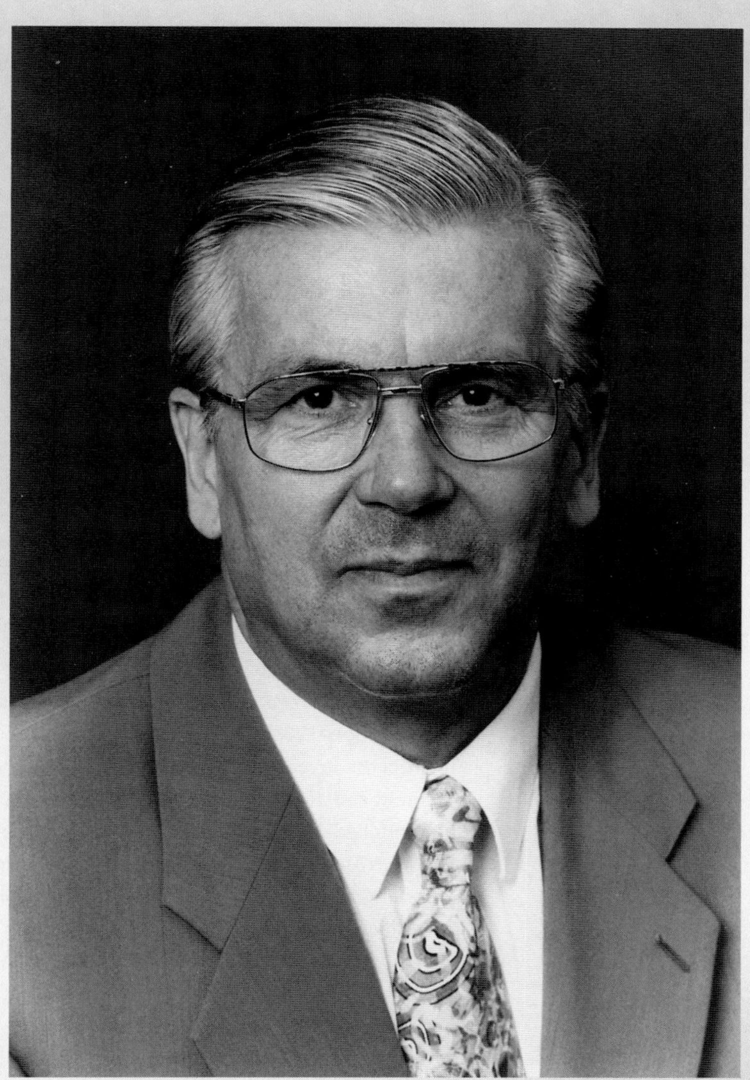

Prof. Dr. med. Manfred Ziegler

Prof. Dr. med. Manfred Ziegler (◘ Abb. 17.1)

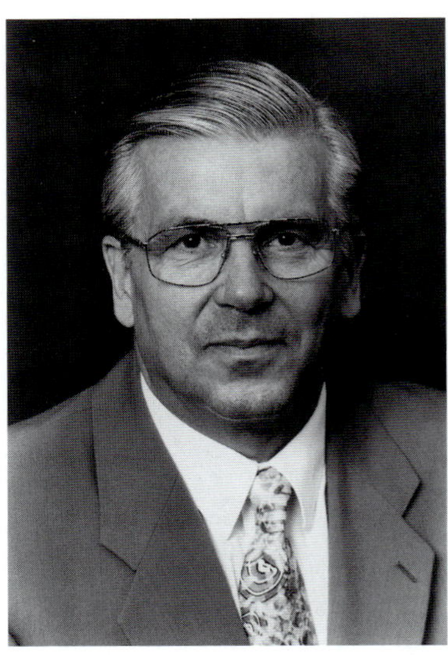

◘ **Abb. 17.1** Prof. Dr. med. Manfred Ziegler

Curriculum vitae (nach M.Z.)

Geboren am 17.08.1934 in Ludwigshafen/Rhein

1941–1945 Volksschule Litzmannstadt (Lodz/Polen)

1946–1955 Naturwissenschaftliches Gymnasium in Ludwigshafen/Rhein – Abitur

1954–1960 Medizinstudium in Heidelberg

1960 Promotion mit einer Arbeit aus dem pharmakologischen Institut Heidelberg: Die Verteilung von radioaktivem Orthophosphat in der Katzenniere, untersucht mit der Gefrierschnitt-Autoradiographie

1960–1963 Medizinalassistent: Speyer: Chirurgie, Innere Medizin Haßfurt/Main: Gynäkologie und Geburtshilfe

1963–1964 Wissenschaftlicher Assistent in den Forschungslaboratorien der Ciba AG in Basel (Prof. Groß): Physiologie und Pathophysiologie des Renin-Angiotensin-Systems

1964–1974 Chirurgisches Zentrum der Universität Heidelberg: wissenschaftlicher Assistent in der Allgemeinchirurgie (Prof. Linder) sowie in der Urologischen Abteilung (Prof. Röhl)

1969 Habilitation für das Fach Urologie Thema: Der Einfluss von Änderungen des Blutvolumens auf die Abgabe von Renin durch die Nieren

1973 Ernennung zum außerplanmäßigen Professor durch den Kultusminister von Baden-Württemberg

1974–1975 Direktor der Urologischen Klinik an den Städtischen Krankenanstalten in Ludwigshafen/Rhein

1975–2000 Ordentlicher Professor an der Universität des Saarlandes und Direktor der Urologischen Universitätsklinik im Landeskrankenhaus Homburg/Saar

1979 Präsident der Südwestdeutschen Gesellschaft für Urologie und des Jahreskongresses in Saarbrücken

1987/1988 Präsident der Deutschen Gesellschaft für Urologie

1988/1994 Vorsitzender der Fort- und Weiterbildungskommission der Deutschen Urologen1988
Ehrendoktor des Hyogo College of Medicine, Nishinomiya/Japan

1990 Ehrenmitglied der All-Union Scientific Society of Urology (UDSSR)

1991 Ehrenmitglied der Societatea Romana de Urologie (Rumänien)

1992 Medaille d'Argent Diplome de la ville de Bordeaux (Ehrenbürger)

1995 Ernennung zum »Clinical Professor of Medical College, Korea University«

Wissenschaftliche Forschungen wurden unterstützt durch die DFG und dem BMFT insbesondere Physiologie und Pathophysiologie des Renin-Angiotensin-Systems sowie das Projekt »Harnsteinlithotripsie« mit Entwicklung des Lithotriptors »Piezolith« mit der Firma Wolf.

- **Eröffnungsrede zum 40. Kongress 1988 von Prof. Dr. med. M. Ziegler** (◼ Abb. 17.2)

Bemerkenswert erscheint, dass in der Festrede von dem Journalisten P. Scholl-Latour bereits das Ende des sowjetischen »Kolonialreiches« mit dem Ende der UDSSR vorausgesagt wurde.

Hochverehrte Gäste,
liebe Kolleginnen und Kollegen,
meine Damen und Herren!

Das Hallwachs-Brunner-Quartett hat mit dem 1. Satz (Allegro) aus dem Klavierquintett Es-Dur, KV 493 von W. A. Mozart unseren Kongreß musikalisch eingeleitet.

Dank Ihres Vertrauens habe ich die ehrenvolle Aufgabe, im 82. Jahre des Bestehens unserer Vereinigung den XL. Kongreß der Deutschen Gesellschaft für Urologie eröffnen zu dürfen.

Ich heiße alle Gäste sehr herzlich willkommen.

Es ist für mich eine Ehre und Freude zugleich, die früheren Präsidenten unserer Gesellschaft sowie unsere Ehrenmitglieder begrüßen zu dürfen. Ihre Namen sind untrennbar mit der Entwicklung unseres Faches verbunden.

Viele Ehrenmitglieder haben telefonisch bzw. schriftlich ihre Wünsche für einen guten Verlauf des Kongresses übermittelt, wofür ihnen herzlich gedankt sei.

Unsere Gesellschaft ist besonders erfreut über die Anwesenheit so zahlreicher korrespondierender Mitglieder. Ich begrüße sie in Ihrer aller Namen auf das herzlichste.

Ein Zeichen der Bedeutung, die unserem Fach beigemessen wird, ist die Anwesenheit hochgeschätzter Vertreter des öffentlichen Lebens, staatlicher, wissenschaftlicher und kultureller Institutionen. Es bedeutet für uns eine besondere Ehre, sie hier begrüßen zu dürfen.

Die Deutsche Gesellschaft für Urologie ist eine wissenschaftliche Gesellschaft; Ziel der Tagung ist die wissenschaftliche Diskussion.

Ich freue mich daher ganz besonders, den Minister für Kultus, Bildung und Wissenschaft des Saarlandes, Herrn Prof. Breitenbach, begrüßen zu dürfen, der auch die Landesregierung vertritt.

Ich freue mich, den Generalkonsul der Republik Frankreich, Herrn Copigneux, begrüßen zu dürfen.

Eine besondere Freude ist es mir, den Dekan der Medizinischen Fakultät, Herrn Prof. Fritsche, begrüßen zu dürfen, der auch den Präsidenten der Universität des Saarlandes vertritt.

Ich begrüße den Präsidenten der Ärztekammer des Saarlandes, Herrn Prof. Loch, der auch den Präsidenten der Bundesärztekammer vertritt.

Ich darf willkommen heißen den Ehrenpräsidenten unseres Berufsverbandes, Herrn Prof. Knipper, sowie den geschäftsführenden Präsidenten unseres Berufsverbandes, Herrn Dr. Schalkhäuser.

Ein herzlicher Willkommensgruß gilt unseren Kollegen vom Homburger Campus. Für ein ausgezeichnetes Arbeitsklima sorgt dort unsere Verwaltung, mit Herrn Direktor Schilling an der Spitze, den ich besonders herzlich willkommen heiße.

Für das gute Umweltklima und die Unterstützung unserer Tätigkeit ein besonderes Dankeschön dem Oberbürgermeister der Stadt Homburg, Herrn Ulmcke, den ich herzlich begrüße.

Ich begrüße die Vertreter der Bundeswehr sowie die Vertreter befreundeter Streitkräfte, darunter unsere Kollegen aus dem Army-Hospital in Landstuhl.

Ein besonderer Willkommensgruß gilt dem Direktor des Gesundheitswesens der französischen Armee, Herrn Professeur Fromantin.

Meine Damen und Herren, die Medizin stellt ein hervorragendes kulturverbindendes Element dar. Es ist mir daher eine besondere Genugtuung, zahlreiche Urologen aus dem Ausland willkommen heißen zu dürfen.

Wir freuen uns besonders über ihren Besuch, denn nichts wird die so dringend notwendige Gemeinschaft der Völker mehr fördern als der unbedingte und aufrichtige Wille, vorurteilsfrei sich gegenseitig kennen, verstehen und achten zu lernen – und dies über alle politisch gesetzten Grenzen hinweg.

Ich begrüße die Präsidenten befreundeter urologischer Gesellschaften:

aus der DDR, Herrn Prof. Dr. H. Battke,
aus Finnland, Herrn Prof. Dr. Jaakko Elo,
aus Österreich, Herrn Prof. Dr. M. Marberger jr.,
aus der UdSSR, Herrn Prof. Dr. N. A. Lopatkin, der auch Leiter der Delegation aus der UdSSR ist.

Darüber hinaus begrüße ich sehr herzlich die Kollegen aus den arabischen Ländern Ägypten, Syrien und den Vereinigten Emiraten sowie aus Belgien, Bulgarien, England, Frankreich, Italien, Japan, Jugoslawien, Niederlande, Polen, Rumänien, Schweden, der Schweiz, Tschechoslowakei, Ungarn und den USA.

◼ **Abb. 17.2** Eröffnungsrede zum 40. Kongress 1988 von Prof. Dr. med. M. Ziegler

Unserer Freude gebe ich Ausdruck, eine Delegation von Kollegen aus der DDR unter Leitung von Herrn Prof. Dr. M. Mebel begrüßen zu dürfen.

Wir freuen uns besonders darüber, daß sich die Kollegen aus der DDR aktiv an unserem wissenschaftlichen Programm beteiligen. Wir hoffen, daß die schon sehr guten Beziehungen weiter vertieft werden.

Ein recht freundliches Willkommen gilt unseren Partnern täglicher Arbeit, den Vertretern der medizinischen Assistenzberufe.

Besonders möchte ich willkommen heißen die Vertreter der Pharma-Industrie und der medizinisch-technischen Industrie, an ihrer Spitze für den Pharma-Verband Herrn Prof. Dr. Eckert, für den Verband Medizintechnik Herrn von Pohlen.

Unser Gruß gilt ferner den Vertretern von Presse, Rundfunk und Fernsehen, die dazu beitragen, die Bevölkerung sachgerecht über das Gesundheitswesen zu informieren und damit das Bild des Arztes in der Öffentlichkeit richtig darzustellen.

Besonders erfreut bin ich darüber, daß der Kongreß erstmals im Saarland stattfindet. Zwar steht die Wiege der saarländischen Urologie in Homburg; aus räumlichen Gründen muß der Kongreß jedoch in Saarbrücken stattfinden.

Für die von der Stadt Saarbrücken gewährte Gastfreundschaft sage ich allen Einwohnern dieser Stadt in Ihrer aller Namen herzlichen Dank.

Insbesondere Herrn Oberbürgermeister Koebnick, den ich die Freude und Ehre habe, hier begrüßen zu dürfen. Mit meinen Grüßen verbinde ich meinen Dank dafür, daß er mit Millionenaufwand für ein günstiges Kongreß-Umfeld gesorgt hat.

Homburg war nicht nur von Bedeutung für die Entwicklung der Urologie im Saarland, sondern auch für die Entwicklung der Urologie in der gesamten Bundesrepublik Deutschland.

Unter ungewöhnlichen und schwierigen Bedingungen wurde nach dem Krieg unter Mitwirkung von C. E. Alken die Universität des Saarlandes gegründet, wo er zunächst als Prof. agrégé und dann als 1. Lehrstuhlinhaber für Urologie wirkte.

Bereits früh haben Pioniere wie Gustav Simon, Fritz Völcker, Alexander von Lichtenberg und andere die Voraussetzungen zur Verselbständigung unseres Faches geschaffen. Trotzdem waren die Kinderjahre für die deutsche Urologie länger als für andere Kinder der Chirurgie.

Wenn wir heute die deutsche Urologie als lebendes dynamisches Gebilde betrachten dürfen, so danken wir dies unter anderem unserem verstorbenen Ehrenmitglied, C. E. Alken.

Ich freue mich besonders, unter unseren Ehrengästen heute Frau Alken begrüßen zu dürfen.

Die Anwesenheit so vieler Gäste ist Ehre und Verpflichtung zugleich. Für Ihr Kommen möchte ich Ihnen allen Dank sagen.

Es ist uns eine vornehme Pflicht, der Kollegen zu gedenken, die zu uns gehörten und die von uns gingen. Die Deutsche Gesellschaft für Urologie trauert um 8 Mitglieder, die seit unserem letzten Kongreß verstorben sind.

Wenn wir im Tod auch alle gleich sind, so sei es mir doch gestattet, an dieser Stelle unserem verstorbenen Mitglied, Sepp Rummelhardt, einige Worte des Gedenkens zu widmen. Prof. Dr. Sepp Rummelhardt ist am 7. 11. 1987 in Wien gestorben. Die deutschen Urologen sind tief betroffen über den Tod des Freundes und Kollegen, mit dem über Jahrzehnte eine innige Verbindung bestand. Bereits im Kriege und den Jahren danach hielt Prof. Rummelhardt die Kontakte aufrecht. Ihm ist es mit zu verdanken, daß die urologische Tradition aus alter Zeit zwischen den Ländern fortgesetzt und intensiviert wurde. Internationale Anerkennung wurde ihm zuteil. Er organisierte und leitete 1982 den Europäischen und 1985 den Internationalen Urologen-Kongreß in Wien. Die deutschen Urologen übermitteln den österreichischen Kollegen zum Tode ihres Seniors ihr aufrichtiges Beileid.

Es verstarben weiterhin:

Dr. Fritz Beckendorf, Einbeck,
Dr. Josef Cohausz, Münster,
Dr. Wilhelm Danger, Bielefeld,
Dr. Ernst Hoerr, Schwäbisch-Hall,
Dr. Hubert Michel, Darmstadt,
Dr. Heinz Nagel, Essen,
Dr. Johannes Simmet, Wallerfangen.

Den Verstorbenen schulden wir Dank für ihr Lebenswerk. Unsere Anteilnahme gilt den Angehörigen unserer verstorbenen Kollegen.

Einige Gäste werden nun Grußadressen an uns richten.

Begrüßungsansprachen:

1. Der Minister für Kultus, Bildung und Wissenschaft der Regierung des Saarlandes, Herr Prof. Dr. Breitenbach.
2. Der Dekan der Medizinischen Fakultät der Universität des Saarlandes, Herr Prof. Dr. P. Fritsche, auch in Vertretung des Präsidenten der Universität.
3. Der Präsident der Ärztekammer des Saarlandes, Herr Prof. Dr. Loch, auch in Vertretung des Präsidenten der Bundesärztekammer.
4. Der Oberbürgermeister der Stadt Saarbrücken, Herr Koebnick.
5. Der Oberbürgermeister der Stadt Homburg/Saar, Herr Ulmcke.
6. Saarbrücken, der Hauptstadt eines Bundeslandes im Zentrum von Europa, kommt eine besondere Bedeutung zu. Im Jahre des 25. Jubiläums des deutsch-französischen Freundschaftsvertrages darf darauf besonders hingewiesen werden. Ich freue mich, daß der Generalkonsul der Republik Frankreich, Monsieur Copigneaux, ein Grußwort an uns richtet.
7. Herr Prof. Dr. C. Bollack, Straßburg, richtete für die ausländischen Gäste eine Grußadresse an die deutschen Urologen.

Prof. Dr. med. Manfred Ziegler

Meine sehr verehrten Damen und Herren, wohl keine Amtshandlung bereitet dem Präsidenten unserer Gesellschaft mehr Freude, als hervorragende Urologen im Namen des Vorstandes unserer Gesellschaft auszuzeichnen.

Der Vorstand der Deutschen Gesellschaft für Urologie hat die Ehrenmitgliedschaft an vier Kollegen verliehen, die die urologische Wissenschaft in besonderer Weise gefördert haben. Es sind die Kollegen:

Herr Prof. Dr. C. Bollack aus Straßburg
Herr Prof. Dr. N. A. Lopatkin aus Moskau
Herr Prof. Dr. H. Marberger aus Innsbruck und
Herr Prof. Dr. L. Röhl aus Heidelberg.

Die Deutsche Gesellschaft für Urologie verleiht Herrn Prof. Dr. Claude Bollack die Ehrenmitgliedschaft in Würdigung seiner hervorragenden Verdienste um die Urologie und um die Förderung der freundschaftlichen und wissenschaftlichen Beziehungen zwischen französischen und deutschen Urologen. Her Prof. Bollack lebt in Straßburg; er spricht deutsch wie französisch. Er ist nicht nur ein alter Bekannter unserer Kongresse, sondern hat auch als Präsident der Südwestdeutschen Gesellschaft für Urologie bewiesen, daß die verschiedenen Sprachen keine Barriere bilden, um den wissenschaftlichen Erfahrungsaustausch zu pflegen. Auch für unseren jetzigen Kongreß hat er sich als Moderator für die Diskussion mit unseren französischen Kollegen zur Verfügung gestellt.

Herr Bollack, die deutschen Urologen danken Ihnen.

Wir freuen uns, Herrn Prof. Dr. N. A. Lopatkin als Ehrenmitglied in unsere Gesellschaft aufnehmen zu können.

Diese Aufnahme erfolgt in Anerkennung seiner hervorragenden Verdienste auf vielen Gebieten der Urologie und in Würdigung seiner Persönlichkeit sowie seiner großen Verdienste um die Förderung der Beziehungen zwischen den Urologen der UdSSR und der Bundesrepublik Deutschland.

Wissenschaft kennt keine Grenzen; das hat auch Herr Lopatkin bewiesen. Herr Lopatkin hat nach dem Krieg als Präsident der Gesellschaft für Urologie der UdSSR den Urologen der Bundesrepublik Deutschland die freundschaftliche Hand gereicht und die Basis für die gegenwärtige fruchtbare Zusammenarbeit geschaffen.

Lieber Nikolai, dank Deines steten persönlichen Einsatzes hat die wissenschaftliche Zusammenarbeit zwischen Urologen der UdSSR und der Bundesrepublik Deutschland einen hohen Stand erreicht, die freundschaftlichen Bande sind gefestigt. Dafür danken Dir die deutschen Urologen.

Die Deutsche Gesellschaft für Urologie hat Herrn Prof. Dr. H. Marberger die Ehrenmitgliedschaft verliehen. Dies erfolgt in Anerkennung seiner Verdienste als Arzt, Forscher und Lehrer sowie in Würdigung seiner Persönlichkeit. Sie dankt ihm mit dieser Ehrung für seine weltweit bekannten Leistungen auf allen Gebieten der Urologie und für seine verantwortungsbewußte Förderung des urologischen Nachwuchses. Sie dankt ihm insbesondere für die Förderung der Urologie in der Bundesrepublik Deutschland. Als Präsident unserer Gesellschaft hat uns Hans Marberger 1976 nach Innsbruck zu einem hervorragenden Kongreß eingeladen. Eines seiner Kongreßziele, „Freundschaft und gegenseitige Schätzung über die Grenzen zu tragen", hat er in hohem Maße erreicht.

Lieber Hans, wir freuen uns, daß Du die Strapazen Deiner Operation so gut und rasch überstanden hast und wieder bei uns bist.

Meine Damen und Herren, Hans Marberger ist als Nestor der Urologie im deutschsprachigen Raum hoch geschätzt. Die verspätete Ehrung durch unsere Gesellschaft resultiert daraus, daß bisher jeder glaubte, diese sei längst erfolgt.

Lieber Hans, wir bitten Dich, die Verspätung unseres Dankes zu entschuldigen.

Meine Damen und Herren, die Deutsche Gesellschaft für Urologie hat Herrn Prof. Dr. Lars Röhl die Ehrenmitgliedschaft verliehen.

Lars Röhl gehört zu den Schweden, die – wie der von uns hoch verehrte Einar Ljungren – den deutschen Urologen nach dem Krieg wieder freundschaftlich die Hand gereicht haben. Er ging sogar noch weiter – er kam auf Dauer nach Heidelberg und stellte sich mit seinem Wissen zur Verfügung.

Nach Übernahme eines Lehrstuhls in der Bundesrepublik Deutschland war Lars Röhl maßgeblich daran beteiligt, die Urologie im akademischen Bereich zu etablieren. Er hat formend und gestaltend die Entwicklung der Urologie in der Bundesrepublik Deutschland in einer entscheidenden Epoche begleitet und mitgeprägt.

Die deutschen Urologen erfaßt ein Gefühl der Dankbarkeit.

Meine Damen und Herren, die Deutsche Gesellschaft für Urologie hat Herrn Prof. Dr. Claude Schulmann aus Brüssel zum korrespondierenden Mitglied ernannt. Die Ernennung erfolgt in Würdigung seiner Verdienste auf vielen Gebieten der Urologie sowie in Anerkennung seiner stets bezeugten freundschaftlichen Verbundenheit zu den Kollegen der Bundesrepublik Deutschland.

Lieber Herr Schulmann, wir freuen uns, daß Sie als Nachbar aus der engeren europäischen Urologenfamilie mit uns nun noch enger verbunden sind.

Meine Damen und Herren, eine der höchsten Auszeichnungen, die unsere Gesellschaft zu vergeben hat, ist die Verteilung der „Maximilian-Nitze"-Medaille in Gold. Sie wurde bisher nur einmal verliehen, nämlich an E. Schmiedt, München.

Der Vorstand unserer Gesellschaft hat einstimmig beschlossen, daß diese Medaille in diesem Jahr Herrn Prof. Dr. W. Lutzeyer verliehen wird.

Die Verleihung erfolgt in Anerkennung seiner außerordentlichen Verdienste um die deutsche Urologie sowie in Würdigung seiner bahnbrechenden Arbeiten auf vielen Gebieten der Urologie. In all den Jahren des Aus- und Aufbaues der Urologie in der Bundesrepublik Deutschland hat er sich zielstrebig für die Weiterentwicklung unseres Faches eingesetzt. Die Deutsche Gesellschaft für Urologie ehrt den unermüdlichen und engagierten Sachwalter der Gesellschaft als Generalsekretär.

Meine Damen und Herren, es war für mich eine der schönsten Aufgaben im Amt des Präsidenten, diese Ehrungen im Auftrag des Vorstandes unserer Gesellschaft vornehmen zu dürfen.

Im Mittelpunkt der nun folgenden Ehrung steht zwar wiederum ein Urologe. Die Ehrung wird aber der Dekan unserer Fakultät, Herr Prof. Fritsche, vornehmen.

Dekan Prof. Fritsche:
Verleihung der Würde eines Ehrendoktors an Prof. Ikoma, Nishinomija, Japan.

Meine Damen und Herren, ich bin mir der hohen Auszeichnung bewußt, die mir bei der Wahl zum Präsidenten unserer Gesellschaft zuteil wurde. Letztendlich verdanke ich es jedoch meinen Lehrern, daß ich heute hier vor ihnen stehen darf, ganz im Sinne des Dichterwortes: „Was man ist, das bleibt man anderen schuldig." Traditionsgemäß möchte ich Ihnen jetzt meine Lehrer vorstellen.

Meine ersten chirurgischen Wagnisse betreute Chefarzt Dr. J. Hilsmann. Er betrieb am St.-Vincentius-Krankenhaus in Speyer eine hervorragende Chirurgie. Er wird morgen bei bester Gesundheit in seiner Heimatstadt Neheim-Hüsten seinen 82. Geburtstag feiern, wozu ich ihm die besten Wünsche übermittle.

Die Entwicklung meiner akademischen Laufbahn bestimmte mein hochverehrter Lehrer, Prof. Fritz Linder, der heute leider nicht anwesend sein kann. Der Urologie wohlgesonnen und verbunden, hat er in Berlin und Heidelberg Lehrstühle für Urologie gegründet, wofür ihm die Ehrenmitgliedschaft unserer Gesellschaft verliehen wurde. Ihm verdanke ich Anregungen für viele wissenschaftliche Arbeiten.

Durch Vermittlung von F. Linder habe ich während $1\frac{1}{2}$ Jahren in den wissenschaftlichen Laboratorien der Ciba AG in Basel unter Leitung von Prof. Franz Gross gearbeitet.

Inhalt meiner Arbeiten bildeten Untersuchungen zur Genese der renovaskulären Hypertonie, ein Thema, mit dem sich auch F. Linder bereits in den dreißiger Jahren zusammen mit Hans Sarre bei Franz Volhardt beschäftigt hatte.

Franz Gross hat mit seinen Untersuchungen, an denen ich teilnehmen durfte, fundamentale Ergebnisse über die Bedeutung des Renin-Angiotensin-Aldosteron-Systems bei der Genese der renovaskulären Hypertonie geliefert.

Voraussetzung für wissenschaftliches Arbeiten war für Franz Gross ein exaktes Konzept, das korrekt und trotzdem zügig zu absolvieren war. Unter seiner Anleitung und Kritik erhielt ich eine solide Ausbildung, von der ich noch heute profitiere. Leider ist F. Gross zu früh verstorben; so bleibt mir nur noch, ihm von dieser Stelle aus meinen Dank nachzurufen.

Von Basel zurück in Heidelberg nahm ich - wiederum auf Vorschlag von F. Linder - meine ersten Kontakte zu Lars Röhl auf, der in Heidelberg gerade den Lehrstuhl für Urologie übernommen hatte. Indirekt hat somit F. Linder einen dritten urologischen Lehrstuhl durch mich besetzt. Ich bin ihm zu außerordentlichem Dank verpflichtet.

Bei Lars Röhl hatte neben der Fülle der Aufgaben in der Klinik die wissenschaftliche Arbeit einen hohen Stellenwert. Einen Schwerpunkt seiner klinisch-wissenschaftlichen Tätigkeit bildete die Nierenchirurgie, die er sowohl in situ als auch extrakorporal auf den höchsten Standard brachte.

In Anerkennung der großen Bedeutung der naturwissenschaftlichen Disziplinen für die urologische Grundlagenforschung förderte er entsprechende Forschungsmöglichkeiten, die er seinen Mitarbeitern überließ. Dabei waren die Forschungsschwerpunkte jedes einzelnen auf dessen Vorbildung abgestimmt.

Daneben hat L. Röhl stets auswärtige Studien und Forschungsaufenthalte gefördert. Ihm verdanke ich Aufenthalte in Lausanne, an mehreren urologischen Kliniken in den USA, Kanada und London.

Von Remarque stammen die Worte: „Den Charakter eines Menschen erkennt man erst dann, wenn er Vorgesetzter geworden ist." Die Mitarbeiter von Lars Röhl waren vom Glück begünstigt mit einem Chef, der ihnen mehr beibrachte als die Urologie. Lars Röhl ist Vorbild für seine Schüler, von denen heute viele sein Werk in leitender Position fortführen. Ihm, dem ich so vieles verdanke, bleibe ich stets in dankbarer Freundschaft verbunden.

An dieser Stelle möchte ich aber auch meine früheren Oberärzte, J. Potempa und K. Boll, dankbar erwähnen, die uns Jüngere im klinischen Alltag geführt und mit uns das Handwerkliche der endoskopischen und offenen Urologie eingeübt haben.

Meine Damen und Herren, der Kongreß der Deutschen Gesellschaft für Urologie verfolgt immer mehrere Ziele. Im Mittelpunkt des Kongresses steht selbstverständlich der durch die Satzung vorgegebene Auftrag - Förderung der Wissenschaft. Die Auswahl der Kongreßthemen orientiert sich an aktuellen Fragen unseres Faches. Während des Kongresses sollen die neuesten experimentellen und klinischen Ergebnisse vorgestellt und in kollegialen, aber auch kontroversen Gesprächen diskutiert werden.

Wohl zu keiner Zeit hat sich das therapeutische Repertoire der Urologie in so kurzer Zeit so rasant verändert wie in den letzten 8 Jahren. Besonders offensichtlich ist dies am Beispiel der Harnsteintherapie erkennbar, bis dahin ein Schwerpunkt der Uro-

Prof. Dr. med. Manfred Ziegler

chirurgie. Unter Berücksichtigung von Architektur und Physiologie der Niere hatten die Verfahren zur operativen Behandlung komplizierter Nierensteine einen hohen Stand erreicht. Ohne Verlust an Nierenfunktion konnten komplizierte Nierenausgußsteine entfernt werden, erforderlichenfalls unter Einsatz protektiver Verfahren auch in Blutleere.

Als Urologen sind wir Spezialisten auf einem überschaubaren Sektor der Medizin. Nur in ständiger fachübergreifender Wechselbeziehung zu anderen Wissenschaften sind Fortschritte möglich. So wurden in enger Zusammenarbeit zwischen Urologen, Physikern und Ingenieuren Geräte entwickelt, die das Spektrum der operativen Harnsteintherapie vollständig verändert haben. Während dabei endourologische Verfahren und extrakorporale Lithotripsie zunächst noch konkurrierten, kommen perkutane und ureteroskopische Verfahren heute meist nur noch adjuvant zum Einsatz, d.h. die extrakorporale Lithotripsie hat in wenigen Jahren den Beweis für ihre Effektivität bei der Behandlung von Steinen im gesamten Harntrakt erbracht. Die offene Harnsteinoperation wird allerdings zur Rarität, ihre exakte Beherrschung kann nicht mehr in erforderlichem Umfang gelehrt und erlernt werden. Aus ähnlichen Gründen müssen wir die neuen Entwicklungen auf dem Sektor der plastischen Urochirurgie mit Aufmerksamkeit verfolgen.

So konnte man auf dem diesjährigen Internationalen Kongreß für Endourologie und extrakorporale Stoßwellenlithotripsie in Paris Anfang dieses Monats den m.E. falschen Eindruck gewinnen, daß alle obstruktiven Prozesse am oberen Harntrakt perkutan antegrad oder ureteroskopisch retrograd ebenso endourologisch saniert werden können, wie der vesicorenale Reflux durch endoskopische Silikonpolsterung des intramuralen Ureters. Aufgrund der bisherigen Ergebnisse ist dabei allerdings nicht mit einem ähnlichen Siegeszug der Endourologie zu rechnen, wie bei der Harnsteintherapie. Ganz im Gegenteil muß davon ausgegangen werden, daß die offenen Verfahren der plastischen Urochirurgie auch in Zukunft einen hohen Stellenwert in unserem therapeutischen Repertoire haben werden. Diese Aspekte waren für die Auswahl der Kongreßthemen mit entscheidend.

Nachdem bei unserem letzten Kongreß die Verfahren der Endourologie und extrakorporalen Lithotripsie im Mittelpunkt der Diskussion standen, sollen bei unserem diesjährigen Kongreß die Entwicklungen der offenen operativen Verfahren den Schwerpunkt der Präsentationen und Diskussionen bilden. Drei Hauptthemen werden in vier Sitzungen abgehandelt.

Die neuesten Entwicklungen und Ergebnisse der plastischen Urochirurgie am oberen und unteren Harntrakt bilden die Grundlage für die Diskussion in zwei Hauptsitzungen.

Die bekannten Verfahren zur Harnableitung und zum Blasenersatz mittels Darm wurden in den letzten Jahren durch viele Modifikationen ergänzt, so daß der Überblick verloren zu gehen droht. Eine Standortbestimmung ist dringend erforderlich.

Gefäßchirurgische Probleme in der Urologie sind mannigfaltig, waren jedoch bisher kein Thema bei einem unserer Kongresse. Die Kenntnis und Beherrschung der operativen Verfahren an kleinen und großen Gefäßen sollte ebenso zur Standardausbildung gehören, wie die Verfahren der plastischen Urochirurgie und die Beherrschung der Verfahren der Darmchirurgie.

Das bedeutet eine große Herausforderung an Qualität und Quantität der zukünftigen Ausbildung. Der in Weiterbildung befindliche Urologe muß alle Krankheitsbilder erkennen und behandeln lernen, um jederzeit tätig werden zu können. Voraussetzung dafür ist eine intensive Auseinandersetzung mit allen urologischen Problemen. Die von den Tarifpartnern gekürzten Arbeitszeiten reichen dazu bei weitem nicht aus.

Der Chirurg H.H.Streicher stellt dazu fest: „Die britische Weiterbildungszeit, die eine wöchentliche Arbeitszeit von 80 Stunden nennt, scheint ein gesunder Maßstab zu sein. Wer hierzu körperlich oder geistig nicht fähig ist oder nicht willens ist, sollte keine Weiterbildung in Chirurgie anstreben." Diese Feststellung der Chirurgen trifft m.E. auch für die Urologie zu.

Die britische Weiterbildungsordnung, an der sich auch andere europäische Länder orientieren, bildet einen der Schwerpunkte der derzeit laufenden Verhandlungen, in denen der Inhalt der Weiterbildung zum „europäischen Facharzt für Urologie" definiert wird. Es ist fraglich, ob die deutsche Urologie ihren derzeit unbestritten international hohen Stellenwert ohne Neuorientierung beibehalten kann.

Die Weiterbildung ist nicht nur durch Fehlentscheidungen der Tarifpartner, sondern auch zunehmend durch verwaltungstechnische Eingriffe bedroht. So hat die Weiterbildung zum Urologen in engem Kontakt zu den Nachbardisziplinen Allgemein-, Abdominal- und Gefäßchirurgie oder z.B. im Rahmen der Nierentransplantation mit der Nephrologie und Immunologie zu erfolgen. Dazu ist nicht nur ein intensiver Gedankenaustausch, sondern auch ein Austausch der Mitarbeiter zwischen den Kliniken wünschenswert. Dieser ist aus bürokratischen Gründen immer schwieriger zu praktizieren.

Der intensiven Weiterbildung hat die lebenslange Fortbildung zu folgen, die in diesem Kongreß weitgehend organisatorische Berücksichtigung fand. In Zusammenarbeit mit dem geschäftsführenden Präsidenten und dem Hauptausschuß des Berufsverbandes der Deutschen Urologen wurde ein Fortbildungsprogramm des Berufsverbandes der Deutschen Urologen derart integriert, daß dem interessierten Kollegen die Möglichkeit gegeben ist, sowohl Ergebnisse der wissenschaftlichen Sitzungen zu erfahren, als auch Fortbildungsseminare und die Industrieausstellung zu besuchen.

Wenn sich auch an dem wissenschaftlichen Kongreß unserer Gesellschaft nichts ändern darf, so schulden wir doch den Kollegen Dank, die unermüdlich die berufspolitischen Probleme bewältigen. Wir alle profitieren letztendlich von der Arbeit des Berufsverbandes. Ich möchte hier die zielbewußte und selbstlose Arbeit des geschäftsführenden Präsidenten, Herrn Dr. K. Schalkhäuser, hervorheben.

Herrn Schalkhäuser ist es zu verdanken, daß die berufspolitische Fehlentwicklung der letzten Jahre, welche der Einheit unseres Faches nicht förderlich war, korrigiert wurde. Gefordert ist der innere Frieden zur Bewältigung der Existenzfrage unseres Faches in der gegenwärtigen Arztsituation in der Bundesrepublik Deutschland. Diese Forderung zu erfüllen, war ein weiteres Ziel der Programmgestaltung.

Meine Damen und Herren, solange Medizin eine Wissenschaft ist und ihre praktische Anwendung auf wissenschaftlicher Basis erfolgt, wird die Art, wie diese Wissenschaft teils vorangetrieben, teils gelehrt wird, ein zentrales Problem sein.

Im Mittelpunkt unseres Kongresses stehen selbstverständlich die wissenschaftlichen Bemühungen um eine Standortbestimmung auf verschiedenen Gebieten unseres Faches. Die Flut der Vortragsanmeldungen überstieg jedoch alle Erwartungen. Wurden 1970 (W. Stähler) 133 Vorträge berücksichtigt, und 1981 (R. Nagel) über 220 Vortragsanmeldungen registriert, so lag die Zahl der angemeldeten Präsentationen in diesem Jahr ohne Video- und Filmbeiträge bei 600. Damit ist fast die „Überfülle der 732 Vortragsanmeldungen" (F. Stelzner) erreicht, die 1985 zum Chirurgenkongreß registriert wurden.

Diese Zahlen sprengen sowohl den räumlichen als auch den zeitlich vorgegebenen Rahmen für unseren Kongreß, d. h. in Zukunft müssen neue Wege beschritten werden, will man zu einem vernünftigen, noch überschaubaren Programm kommen.

Der Weg aus der räumlichen Enge ist bereits beschritten. Ab 1990 werden die Kongresse unserer Gesellschaft in ständiger Rotation nur noch in Hamburg, Berlin und München stattfinden, d. h. in Städten mit großen Kongreßzentren. Darüber hinaus soll künftig eine Programmkommission dem Präsidenten bei der Gestaltung des Programmvolumens zur Seite stehen.

Meine Damen und Herren, Ziel dieses Kongresses ist die wissenschaftliche Standortbestimmung zu aktuellen Fragen der operativen urologischen Therapie. Darüber hinaus mußte bei der Programmgestaltung die Weiter- und Fortbildung integriert werden. Wenn diese Ziele erreicht werden, dann nur dank der Unterstützung, die mir stets durch die Mitglieder des Vorstandes, insbesondere aber durch meine Mitarbeiter, zuteil wurde. Ihnen gilt mein besonderer Dank. Danken möchte ich aber auch allen Sitzungsleitern, Moderatoren, Referenten und Rundtischteilnehmern, durch die die Gestaltung dieses Kongresses entscheidend getragen wird.

Danken möchte ich auch den Ausstellern der Industrie, die uns über ihre neuesten pharmazeutischen und medizinisch-technischen Fabrikate informieren und ohne deren Beitrag der Kongreß nicht in dieser Form stattfinden könnte.

Neben Wissenschaft und Fortbildung wurde die Möglichkeit für freundschaftliche Gespräche nicht vergessen. Dazu steht ein Rahmenprogramm zur Verfügung mit der Möglichkeit, Saarbrücken mit seiner Umgebung – unter anderem auch die Universitätsstadt Homburg/Saar – kennenzulernen. Darüber hinaus bieten abendliche Veranstaltungen Gelegenheit zum persönlichen Kennenlernen und für Gespräche. Ich hoffe, daß Sie mit dem Eindruck nach Hause gehen werden, daß das Saarland mehr als eine Reise wert ist.

Ich bin sicher, daß sich trotz intensiver Organisation Fehler in den Programmablauf einschleichen werden, die ich Sie bereits jetzt zu entschuldigen bitte.

Das Hallwachs-Brunner-Quartett wird uns zum Abschluß mit dem 1. Satz (Allegro) aus dem Klavierquintett G-Moll, KV 478 von Wolfgang Amadeus Mozart erfreuen.

Hiermit erkäre ich den XL. Kongreß der Deutschen Gesellschaft für Urologie für eröffnet.

Prof. Dr. M. Ziegler
Urologische Klinik und Poliklinik
der Universität
D-6650 Homburg/Saar

41. Kongress der Deutschen Gesellschaft für Urologie – Freiburg, 04.–07.10.1989

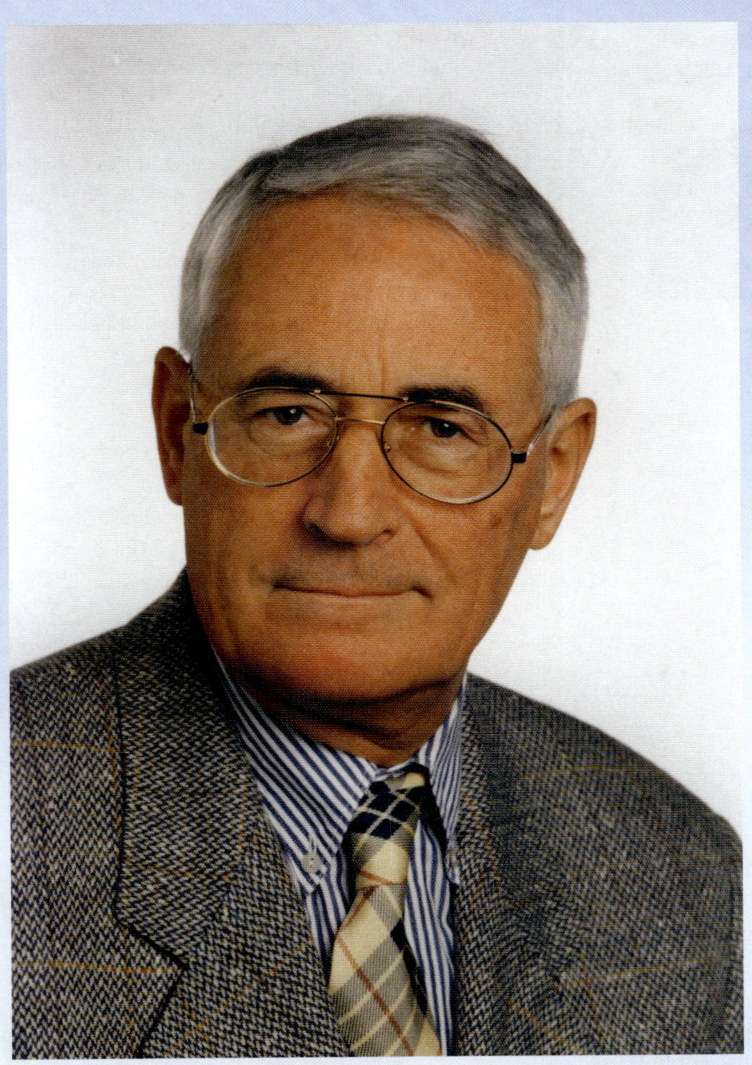

Prof. Dr. med. Horst Walter Sommerkamp

Prof. Dr. med. Horst Walter Sommerkamp (◗ Abb. 18.1)

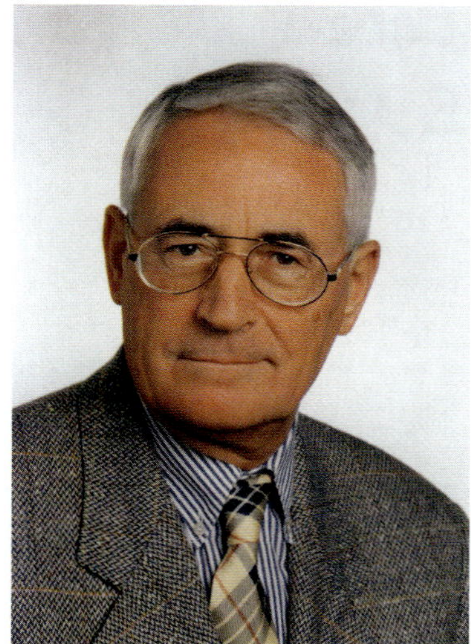

◗ **Abb. 18.1** Prof. Dr. med. Horst Walter Sommerkamp

Curriculum vitae (nach H.S.)

Geboren am 25.04.1933 in Berlin

Volksschulbesuch in Berlin über 4 Jahre

Während des Krieges Besuch verschiedener Oberschulen in Marienbad, Brandenburg, Bad Ems

1947	Besuch des Goethe-Gymnasiums Berlin
1951	Abitur in Berlin
1951–1957	Studium der Humanmedizin an den Universitäten Erlangen, Berlin und Innsbruck
1957	Medizinalassistenz Chirurgie im St. Georg-Krankenhaus Hamburg
1957–1958	»rotating intern« am Milwaukee County General Hospital
1958	Städtisches Krankenhaus Berlin-Neukölln (Frauenheilkunde)
1958–1959	Innere Medizin Berlin-Neukölln
1958	Promotion an der Freien Universität Berlin. Nach der Bestallung als Arzt
1959	Assistenzarzt an der Chirurgischen Abteilung des Elisabeth-Krankenhauses Bochum
1960	Wissenschaftlicher Assistent am Physiologischen Institut der Universität Tübingen
1961	Assistenzarzt an der Chirurgischen Universitätsklinik Marburg (Prof. Schwaiger; Prof. Rodeck)
1967	Facharztanerkennung für Urologie sowie Habilitation für Urologie an der Medizinischen Fakultät der Universität Marburg/Lahn. Oberarzt der Urologischen Abteilung der Chirurgischen Klinik Marburg.
1975	Ernennung zum wissenschaftlichen Rat und Professor
1978	Berufung auf den Lehrstuhl für Urologie an der Universität Freiburg
1983	Präsident der Südwestdeutschen Gesellschaft für Urologie
1988/1989	Präsident der Deutschen Gesellschaft für Urologie

Mitglied zahlreicher medizinischer Fachgesellschaften:

- Deutsche Gesellschaft für Urologie (◗ Abb. 18.2)
- Berufsverband der Deutschen Urologen
- Societe internationale d'urologie (SIU)
- Europäische Gesellschaft für Urologie (EAU)
- American Urological Association (AUA)
- Südwestdeutsche Gesellschaft für Urologie
- Deutsche Gesellschaft für Chirurgie
- Deutsche Gesellschaft für Experimentelle Chirurgie

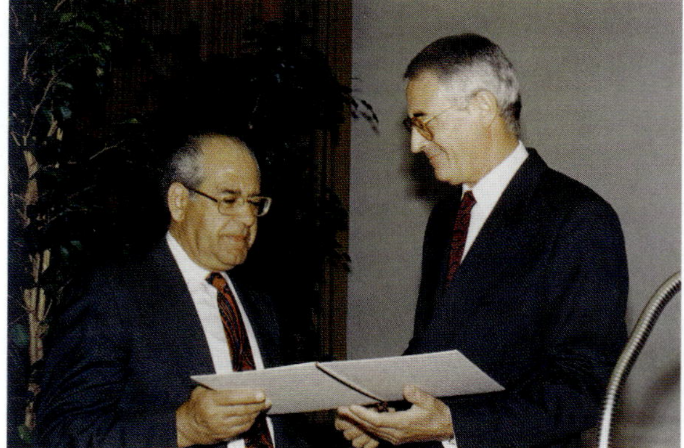

◗ **Abb. 18.2** H. Sommerkamp überreicht Prof. Emil A. Tanago, M.D. aus San Francisco die Urkunde zur Ehrenmitgliedschaft der DGU. Zu den Kongressen wurden stets Persönlichkeiten zu Ehrenmitgliedern und korrespondierenden Mitgliedern ernannt sowie diverse Preisträger bekannt gegeben (Arbeitskreis Geschichte der Urologie 2007).

- **Eröffnungsrede zum 41. Kongress 1989 von Prof. Dr. med. W. Sommerkamp** (◘ Abb. 18.3)

Verehrte Gäste,
liebe Kolleginnen und Kollegen,
meine Damen und Herren,

zur 41. Tagung der Deutschen Gesellschaft für Urologie möchte ich Sie auf das herzlichste in Freiburg willkommen heißen. Die Klänge von Mozarts Klarinettenquintett, dargeboten von Schweizer Musikern mit unserem Fachkollegen Dr. Ausfeld, waren ein spezieller Gruß unserer Landesnachbarn an Sie. Es ist mir eine große Freude, Sie in so großer Zahl in dieser Universitätsstadt begrüßen zu können. Unser Gruß gilt zunächst unseren Gästen aus dem In- und Ausland, den Vertretern des öffentlichen Lebens und der Wissenschaft. Es ist mir eine Freude und Ehre unter den Teilnehmern dieses Kongresses Kollegen und Freunde aus fast allen west- und vielen osteuropäischen Ländern, aus den USA, Japan, Afrika sowie Ländern aus dem Mittleren Osten begrüßen zu können. Insgesamt sind Gäste aus 18 Nationen vertreten.

Als Repräsentanten der Landesregierung begrüße ich den Minister für Wissenschaft und Kunst Herrn Prof. Dr. Engler, als Vertreter der Stadt Freiburg den Oberbürger-

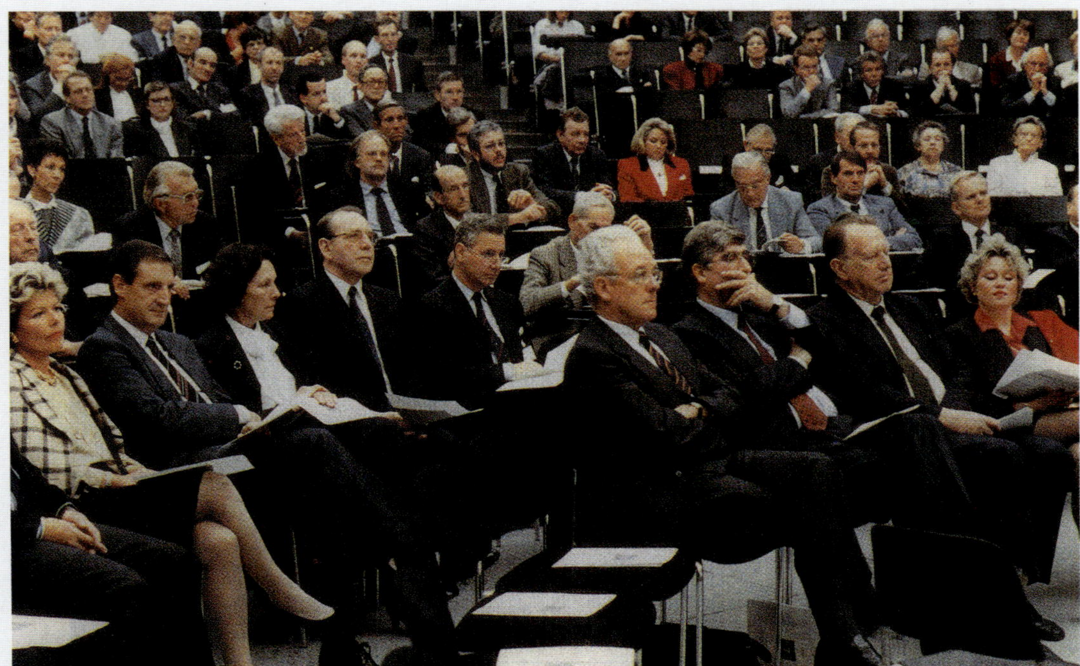

meister Herrn Dr. Böhme und für die Universität Seine Magnifizenz Herrn Prof. Dr. Rüchardt sowie den Kanzler der Universität Herrn Dr. Siburg. Der Dekan der medizinischen Fakultät Herr Prof. Beck ist zu seinem Bedauern verhindert, an dieser Eröffnungsfeier teilzunehmen. Er wünscht der Tagung einen erfolgreichen Verlauf.

Ein besonderes Willkommen gilt der offiziellen Delegation der DDR und dem Präsidenten ihrer Gesellschaft Herrn Prof. Dr. Battke. Wir freuen uns, daß der seit 4 Jahren wiederaufgenommene gegenseitige Besuch zur wissenschaftlichen Diskussion auch in Freiburg seine Fortsetzung gefunden hat. Ich bin sicher, daß ein fruchtbarer Informations- und Gedankenaustausch in den kommenden Tagen zustande kommen wird.

Den Ehrenmitgliedern und den korrespondierenden Mitgliedern unserer Gesellschaft sage ich gleichermaßen ein herzliches Willkommen.

Als aktive Teilnehmer dieses Kongresses begrüße ich besonders auch den Präsidenten der Europäischen Gesellschaft für Urologie Herrn Prof. Debruyne, für die Schweiz Herrn Prof. Tscholl und Herrn Prof. Marberger als Präsidenten der Österreichischen Gesellschaft für Urologie. Ein Willkommen auch den Präsidenten der deutschen Regionalgesellschaften dieses Jahres, den Herren Hartung, Ludwig, Rathert und Seppelt. Wir stellen mit Genugtuung fest, daß die harmonische Zusammenarbeit unserer Gesellschaft mit dem Berufsverband der Deutschen Urologen und seinem Präsidenten Herrn Dr. Schalkhäuser, den ich recht herzlich begrüße, seine Fortsetzung gefunden hat.

Meine Damen und Herren,

mehr denn je dienen nationale und internationale Kongresse dem direkten Gedanken- und Informationsaustausch zwischen Kollegen. Wenn auch heute durch moderne Kommunikationsmittel Informationen jeglicher Art in kürzester Zeit verfügbar gemacht werden können, so erreichen sie doch niemals den Wert eines direkten Fachgesprächs. Dies macht die spezifische Bedeutung eines Kongresses aus und ich hoffe, daß neben dem wissenschaftlichen Programm reichlich Gelegenheit besteht, hier in Freiburg persönliche Kontakte aufzufrischen und zu pflegen.

Meine Damen und Herren,

ich darf nun den Kultusminister des Landes Baden-Württemberg Herrn Prof. Dr. Engler bitten, Worte der Begrüßung an uns zu richten.

◘ **Abb. 18.3** Eröffnungsrede zum 41. Kongress 1989 von Prof. Dr. med. W. Sommerkamp

Begrüßungsansprachen

1. Der Minister für Wissenschaft und Kunst, Herr Prof. Dr. H. Engler
2. Der Oberbürgermeister der Stadt Freiburg, Herr Dr. R. Böhme
3. Der Rektor der Albert-Ludwigs-Universität Freiburg, Herr Prof. Dr. Ch. J. Rüchardt

Ich danke unseren Ehrengästen für die persönliche Würdigung unserer Tagung und die guten Wünsche zum Gelingen und Erfolg des Kongresses.

Meine Damen und Herren,

wie in jedem Jahr haben wir Veranlassung einiger Mitglieder in ehrender Erinnerung zu gedenken, die seit der letzten Tagung verstorben sind. Folgende Kollegen sind im letzten Jahr von uns gegangen:

Prof. Dr. N. Allwall
Dr. P. Bub, Stuttgart
Dr. F. Deilmann, Trier
Prof. Dr. K. Ebhardt, Pforzheim
Prof. Dr. J. Edelhoff, Lübeck
Prof. Dr. H.-J. Hanschke, Cuxhaven
Dr. K. Kraft, Bad Wildungen
Dr. Michaelis, Berlin
Dr. U. Reuter, Minden
Prof. Dr. K. Uhlir, CSSR
Dr. U. Voegele, Minden
Prof. Dr. D. Zorn, Hannover

Erst vor wenigen Wochen kam unser Kollege und Vorsitzender des Arbeitskreises EDV Roman Zink und sein Sohn bei einem tragischen Bergunfall ums Leben.

Ich darf Sie bitten, sich zur Ehrung unserer Toten von Ihren Plätzen zu erheben. Ich danke Ihnen.

* * *

Meine Damen und Herren,

erstmals in der Geschichte unserer Gesellschaft wurde dieser Stadt und dieser Universität das Privileg zuteil, unsere Jahrestagung beherbergen zu dürfen. Regionale Tagungen der Südwestdeutschen Gesellschaft für Urologie wurde in den Jahren 1968 von Herrn Prof. Thelen und 1983 von mir logistisch unproblematisch abgehalten. Um den Anforderungen an einen nationalen Kongreß gerecht werden zu können, waren wir auf größtmögliche Bereitwilligkeit und aktive Mithilfe der Universität, der Stadt und der Behörden angewiesen. Mein Dank gilt daher besonders seiner Magnifizenz, Herrn Prof. Rüchardt, der oft bürokratische Hemmnisse aus dem Weg räumte und die Nutzung der universitären Gebäude, in denen wir uns befinden, ermöglichte. Als Dank und Anerkennung erlaubt sich die Deutsche Gesellschaft für Urologie, das Studentenwerk der Universität Freiburg finanziell zu unterstützen. Ohne ein gelegentliches Machtwort des Oberbürgermeisters Dr. Böhme wären viele Dinge nicht durchsetzbar gewesen, die wir zu Ihrer Annehmlichkeit eingeplant hatten. Zu großem Dank sind wir auch den Firmen verbunden, die durch ihr Engagement und ihre Unterstützung den Rahmen dieses Kongresses ermöglicht haben.

Seit der Gründung der Universität Freiburg im Jahre 1457 durch Erzherzog Albrecht besteht auch die Medizinische Fakultät. Die Urologie fristete lange Zeit – wie auch andernorts – ihr Dasein unter dem Patronat der Chirurgie, erlangte 1971 im universitären Bereich den Status einer Abteilung und 1975 den eines ordentlichen Lehrstuhls. Ich hatte das Privileg, die Aufgaben dieses neugeschaffenen Lehrstuhls als Erster wahrnehmen zu dürfen. Ich nehme dies zum Anlaß, einer Tradition zu folgen und in Dankbarkeit der Persönlichkeiten zu gedenken, die meinen beruflichen Werdegang geprägt und mich in vielfacher Hinsicht gefördert haben.

Nach Studium und Medizinalassistenzenzeit in Berlin, Erlangen, Hamburg und Milwaukee bestärkte ein Jahr Chirurgie in Bochum unter Doz. Dr. Schüttemeyer meine Überzeugung, daß ein operatives Fach meinen Neigungen zu entsprechen schien. Ein Jahr am Physiologischen Institut der Universität Tübingen unter den Professoren Brecht und Bartels vermittelte mir dann die Grundlagen wissenschaftlichen Arbeitens. Von 1961 an begann ich meine chirurgisch-universitäre Ausbildung in Marburg unter unserem Ehrenmitglied Herrn Prof. Schwaiger. Die Jahre in seiner Klinik waren überaus lehrreich und insofern besonders eindrucksvoll für mich, als Schwaiger in seiner ihm eigenen noblen Art – Sachkunde und einen unübertroffenen eleganten Operationsstil mit einem Umgangston zu vereinigen wußte, der sich wohltuend vom seinerzeit üblichen chirurgischen Verhaltensmuster abhob. Im Laufe der Marburger Jahre, erlag ich später dann doch den spezifisch-urologischen Verlockungen, die Prof. Rodeck mit seiner Abteilung zu offerieren hatte, wechselte die Disziplin und habilitierte mich 1967 für das Fach Urologie. Mit Rodeck hatte ich einen klinischen Lehrer und Mentor gefunden, der mir und seinen Schülern in vielfacher Hinsicht ein Vorbild war. Seine unermüdliche Hinwendung zum Patienten, seine damit verknüpfte wohlüberlegte Indikationsstellung und seine akribische Operationstechnik hätten manche seiner Zöglinge als schwer erreichbar entmutigen können; sie waren jedoch Bestandteil seiner väterlichen, im positiven Sinne autoritären Art. – 1971 übernahm ich die Abteilung für Urologie in Freiburg und ich habe es wiederum Herrn Prof. Schwaiger zu danken, daß er die Einrichtung eines Lehrstuhls für Urologie gefördert hat, auf den ich 1975 berufen wurde.

Prof. Dr. med. Horst Walter Sommerkamp

Vor uns liegen Tage intensiver wissenschaftlicher Auseinandersetzung mit Daten und Erkenntnissen, die in diesem Kongreß eingebracht werden. Schon jetzt kann mit Gewißheit gesagt werden, daß der Stand der klinischen und experimentellen urologischen Forschung in Deutschland keinen Vergleich auf internationaler Ebene zu scheuen hat. Die Entwicklung innovativer Technologien, der konsequente Ausbau onkologischer Therapiekonzepte und die Verfeinerung diagnostischer und operativer Techniken haben weltweit zu Beachtung und Anerkennung geführt. Wir freuen uns, daß wir auf dieser Tagung die Gelegenheit haben mit hervorragenden Klinikern und Forschern aus dem In- und Ausland in eine fachliche Diskussion eintreten zu können.

Die Hauptthemen des Kongresses sind in diesem Jahr letztmalig vorgegeben worden, wobei jedoch genügend Raum für die freie Thematik gelassen wurde; dabei hat sich aus der Vielfalt der Anmeldungen unschwer erkennen lassen, daß die urologische Onkologie sowie die endoskopischen und apparativen Verfahren die Brennpunkte der derzeitigen wissenschaftlichen Aktivitäten darstellen. Diese Beobachtung ist von tieferer Bedeutung als es zunächst den Anschein hat, und ist sich deutlich abzeichnender Ausdruck einer inhaltlichen Wandlung unseres Fachs, die durch neue medizinische Erkenntnisse und Entwicklungen, und einen sich daran orientierenden Anspruch von seiten der Patienten geprägt wird. Möglichst geringe Invasivität aller diagnostischen und therapeutischen Maßnahmen, Ausschöpfen der konservativen Ressourcen und das Verweisen des operativen Eingriffs an das Ende des therapeutischen Spektrums sind in vielen Bereichen unseres Fachs klare – und für den Patienten begrüßenswerte – Zielvorgaben. Ihre Umsetzung in die Praxis und ihre Auswirkungen auf das Berufsbild des Urologen sind jedoch vielschichtig und weitreichend. Der Trend zur Einschränkung operativer Tätigkeit, zur Ausweitung endoskopischer Techniken und die verstärkte Einbeziehung konservativ-onkologischer Aufgaben in unser Tätigkeitsfeld hat bereits jetzt Folgen für Ausbildung und Weiterbildung unserer ärztlichen Mitarbeiter. Schon vor zwei Jahren wurde auf unserem Jahreskongreß in Stuttgart vom Präsidenten auf die Konsequenzen der Stoßwellenlithotripsie auf die Ausbildung des Nachwuchses in der Steinchirurgie hingewiesen. Auswirkungen auf den Ausbildungs- und Operationskatalog sind nicht ausgeblieben und berühren inzwischen auch andere Bereiche. Bei der Zunahme hochspezialisierter Behandlungsverfahren, die hohe Investitionen erfordern, ist eine vermehrte Inanspruchnahme der großen Kliniken zu erwarten. Damit könnte sich eine Polarisierung zwischen den klinischen Zentren der Maximalversorgung der kleineren Einheit herausbilden. Urologie auf höchstem Niveau wird möglicherweise nur dort betrieben

werden können, wo eine breitgefächerte Spezialisierung, gestützt auf eine enge Kooperation mit Nachbardisziplinen und abgesichert durch die Verfügbarkeit modernster Technologien gewährleistet ist. Die Gefahr besteht jedoch, daß bei dem hochselektionierten Krankengut dieser Zentren Abstriche an der Grundausbildung des Nachwuchses zu machen sind, da unkomplizierte Routinefälle in den Krankenhäusern der Regelversorgung verbleiben. Für den Kollegen in der urologischen Praxis wird die Ausweitung und Verfeinerung von Subspezialitäten zum Erfordernis: schon jetzt wird allerdings Mikrobiologie, Andrologie, Zytologie und Labordiagnostik durchweg auf hochprofessionellem Niveau betrieben.

Mit Besorgnis müssen wir in der Bundesrepublik feststellen, daß Bestrebungen von seiten fachlich benachbarter Disziplinen und auch der Kostenträger darauf gerichtet sind, der Urologie bereits gewonnenes Terrain streitig zu machen. Dies trifft in erster Linie für die Onkologie, die Infektiologie' und für das Transplantationswesen zu. Essentielle Bestandteile unseres Fachs in Diagnostik, Therapie und Nachsorge werden – meist unter dem Deckmantel organisatorischer und kostendämpfender Gesichtspunkte – zur Disposition gestellt und Nachbardisziplinen zu- oder untergeordnet. Es bedarf wohl keiner besonderen Aufforderung an Sie, diese Entwicklung mit höchster Wachsamkeit zu verfolgen. Unsere Führungsgremien der wissenschaftlichen Gesellschaft wie des Berufsverbandes sind in der kommenden Zeit gefordert, diesen Aktivitäten entgegenzutreten, die angelegt sind, die in den letzten Jahrzehnten gewonnene Breite unseres Fachs einzuengen.

Wir sollten unser Augenmerk auch auf die künftige Entwicklung der Urologie im Rahmen der Europäischen Gemeinschaft lenken. Mit der in 3 Jahren anstehenden Öffnung des EG-Marktes sind Angleichung von Ausbildung und Chancengleichheit bei der Niederlassung Probleme, die derzeit von Expertengruppen geprüft und auf ihre zeitgerechte Umsetzung bearbeitet werden. Hier ergeben sich für die Bundesrepublik besondere Probleme durch den hohen Anteil an Kollegen mit nichtoperativer Tätigkeit, im Vergleich zu Ländern mit restriktiver Ausbildungs- und Zulassungspolitik und dem Berufsbild des Urologen als „urologic surgeon".

Die Schwerpunkte klinischer und wissenschaftlicher Tätigkeit werden in den kommenden Jahren auf dem onkologischen Sektor liegen, im Ausbau nichtinvasiver Behandlungsmethoden und in der Entwicklung hochspezialisierter Tätigkeitsfelder. Das Skalpell wird weniger oft zur Hand genommen werden müssen als das Endoskop. Der Präsident des diesjährigen amerikanischen Urologenkongresses Paul Peters formulierte die Situation vor einigen Monaten so: „Wir werden in den kommenden Jahren sehr viel mehr Zeit am Krankenbett und sehr viel weniger Zeit im Operationssaal verbringen."

* * *

Meine Damen und Herren,

der Vorstand der Deutschen Gesellschaft für Urologie hat auch in diesem Jahr den Beschluß gefaßt, den Kreis der Ehrenmitglieder der Gesellschaft zu erweitern, die sich um die Urologische Wissenschaft und um die Gesellschaft verdient gemacht haben. Die Wahl fiel auf Herrn Prof. Dr. Emil A. Tanagho, San Francisco, dem wir als einzigem in diesem Jahr die Ehrenmitgliedschaft verleihen.

Herr Kollege Tanagho ist Professor und Chairman des Departments of Urology der Universität von Kalifornien in San Francisco. Er ist Mitglied und Ehrenmitglied von insgesamt 23 nationalen und internationalen medizinischen und urologischen Gesellschaften, vielfacher Preisträger wissenschaftlicher Auszeichnungen und in der Schriftleitung der führenden urologischen Fachzeitschriften vertreten.

Nach seiner Ausbildung zum Urologen an der Alexandria-University in Ägypten, die er 1957 mit dem Master of Surgery in Urology abschloß, arbeitete er als Research Urologist am Institute of Urology in London. Bereits damals legte er durch Arbeiten über Anatomie und Physiologie des unteren Harntraktes den Grundstein für seine heutige wissenschaftliche Tätigkeit. Diese Untersuchungen wurden 1963 bis 1964 an der Universität von Kalifornien in San Francisco fortgesetzt. Es folgte eine zweijährige Tätigkeit als Assistent Professor of Urology an der Universität von Alexandria in Ägypten, bevor Dr. Tanagho dann seit 1967 am Department of Urology in San Francisco arbeitete, dessen Chairman er seit 1977 ist.

Das Spektrum seiner wissenschaftlichen Tätigkeit umfaßt anatomische und physiologische Studien an den unteren Harnwegen – ich möchte hier nur den „Blasenschrittmacher" erwähnen –, Möglichkeiten der Rekonstruktion des Blasenhalses bei verschiedenen Formen der Harninkontinenz und in letzter Zeit grundlegende Arbeiten zur erektilen Dysfunktion.

Seine besondere Beziehung zur deutschen Urologie wurde durch enge wissenschaftliche und persönliche

Kontakte gefestigt, die zahlreiche Mitglieder unserer Gesellschaft mit ihm und seinem Forschungszentrum knüpfen konnten.

Die exzellente Ausstattung seines Forschungslabors ebenso wie sein persönliches Engagement im Labor haben dazu beigetragen, daß in den letzten Jahren 55 Research Fellows in seiner Abteilung mit innovativen Forschungsprojekten beschäftigt waren. Seine besondere Beziehung zur deutschen Urologie wurde durch enge wissenschaftliche und persönliche Kontakte gefestigt, die zahlreiche Mitglieder unserer Gesellschaft mit ihm und seinem Forschungszentrum knüpfen konnten. Insgesamt arbeiteten bisher 8 Research Fellows aus der Bundesrepublik an seiner Abteilung. Mehrere Deutsche haben aufgrund der Arbeiten in seiner Abteilung internationale Preise errungen. 1986 wurde Dr. Tanagho zusammen mit einem Mainzer Kollegen der Alken-Preis überreicht.

Insgesamt ist eine sehr produktive Verbindung zwischen Prof. Tanagho und mehreren deutschen Universitäten geknüpft worden. Die deutsche Urologie verdankt Herrn Prof. Emil Tanagho wesentliche Impulse, und wir sind stolz darauf, ihn als neues Ehrenmitglied in unserer Gesellschaft begrüßen zu dürfen.

* * *

Meine Damen und Herren,

mit diesem Freiburger Kongreß geht eine Ära zu Ende, die der Tradition verpflichtet war, die Tagung am Tätigkeitsort des jeweils gewählten Präsidenten auszurichten. Die ständig wachsende Zahl der Mitglieder unserer Gesellschaft, die Expansion wissenschaftlicher Aktivitäten und die gestiegenen Anforderungen an die technische Ausstattung und den Raumbedarf haben uns gezwungen, sich dieser veränderten Situation anzupassen. Die Zukunft gehört den Städten Deutschlands, die den Anforderungen gerecht werden, die heute mit der Ausrichtung eines nationalen Kongresses verknüpft sind. Viele von Ihnen werden die kommenden Tage in Freiburg mit einem lachenden und einem weinenden Auge erleben: ich kann nur hoffen, daß ein halbwegs günstiges Mischungsverhältnis zustande kommen wird.

Ich möchte nun Herrn Prof. Mohr von der Universität Freiburg zu seinem Festvortrag „Umwelt und Medizin" bitten.

Prof. Dr. med. Horst Walter Sommerkamp

Da der **Festvortrag von Prof. Mohr** auch heute noch besondere Aktualität hat, sei er hier ergänzend wiedergegeben (◼ Abb. 18.4).

Festvortrag zur Eröffnung

Medizin und Umwelt

H. MOHR

Sehr geehrte Damen und Herren –

Kann man als seriöser Wissenschaftler heute noch über Umweltprobleme sprechen? Oder ist die ganze Umweltdebatte zu einem Medienspektakel degeneriert?

Gibt es bei uns überhaupt ernsthafte Umweltprobleme, oder sind wir einer zivilisationskritischen Hysterie aufgesessen?

Wer fest damit gerechnet hatte, daß auch heuer den ganzen Sommer über verendete Robben auf dem Fernsehschirm seziert würden, hat sich geirrt. Vielleicht wird hie und da noch ein Kadaver angespült, aber das „Robbensterben" ist abgeschlossen. Die Natur hat eine Überpopulation beseitigt, über ein Virus – wie es im Lehrbuch steht. Daß eine Meeresverschmutzung dabei geholfen hat, ist wenig wahrscheinlich. –

Vor ein paar Jahren, als das Waldsterben den Deutschen nahegebracht wurde, erschien in einem maßgebenden Magazin ein Panoramabild des St. Wilhelmer Tals am Fuße des Feldbergs, eine Prognose für die 90er Jahre: Abgestorbene Wälder, Felsstürze ringsum, entsetzliche Erosion, ins Tal gerutschte Berghöfe. Wenn Sie heute das St. Wilhelmer Tal besuchen – und ich wünschte, Sie würden es tun – werden Sie von einem Waldsterben nichts bemerken. Sie werden sich vielmehr an einem Landschaftsbild von seltener Schönheit erfreuen können. –

Für die Beobachtung, daß in der Nähe einiger britischer Atomanlagen signifikant mehr Kinder als üblich an Leukämie erkrankten, hat man selbstverständlich die erhöhten radioaktiven Emissionen verantwortlich gemacht, obgleich nach Ansicht der Fachleute die Dosis für eine solche Wirkung viel zu gering ist. Die Diskussion hat seinerzeit auch auf unser Land übergegriffen und gravierende politische Entscheidungen – Verzicht auf Wiederaufarbeitung, Ausstieg aus der Kernenergie – wesentlich beeinflußt. Die voreilige Erklärung der Leukämiefälle hat sich bei weiteren epidemiologischen Studien nicht erhärten lassen. Vielmehr dürfte die geringfügige Zunahme der Leukämien mit der besonderen Bevölkerungsstruktur in der Nähe der Atomanlagen zusammenhängen. Die ehemals ländlichen Gebiete sind in kurzer Zeit dicht besiedelt worden. Unter solchen Bedingungen könnten sich krebserzeugende Viren schneller als anderswo ausgebreitet haben. Tatsächlich hat man in fünf rasch gewachsenen Städten, die sich nicht in der Nähe von Atomanlagen befinden, eine entsprechend erhöhte Zahl von Leukämien registriert. –

Natürlich gibt es Umweltprobleme! Viele sind künstlich hochgespielt – wir nennen sie „Medienprobleme", einige sind echt und bedrohlich. Darüber möchte ich heute abend zu Ihnen sprechen.

Umwelt – was ist das eigentlich?

Umwelt ist ein Kulturprodukt – vom Menschen geschaffen, nicht vorgefunden. Die Verwandlung von Natur in Umwelt im Zusammenhang mit der Entwicklung von Agrikultur gilt mit Recht als der Kulturakt schlechthin. Ein Feld, ein Forst, ein Garten sind subtile Kulturprodukte, weit entfernt von der Natur.

Die Natur bietet dem Menschen nur kärgliche Existenzbedingungen. Nur wenige Menschen, vielleicht fünf Millionen weltweit, konnten als Sammler und Jäger unter naturnahen Produktionsverhältnissen leben. Die allermeisten der heutigen fünf Milliarden Menschen hätten nicht die geringste Chance eines naturnahen Lebens, selbst wenn dieses für irgendwen erstrebenswert sein sollte.

Das Wort „Natur" wird weithin mit Gesundheit und Zuträglichkeit assoziiert. Wenn man sagt, daß etwas „natürlich" sei, meint man häufig, daß es auch „gut" sei für den Menschen.

Welch eine Täuschung! In Wirklichkeit hat der Mensch sein Leben, seine Gesundheit und seine Geschichte der Natur abgerungen, abgetrotzt. Er hat sich durch Denken und Arbeit aus dieser Natur seine Welt geschaffen, seine Umwelt, von der frühbäuerlichen Kulturlandschaft des Neolithikums bis hin zur monumentalen Stadtlandschaft, die eine neue Dimension geistigen Lebens ermöglichte.

In der gegenwärtigen Umweltdiskussion wird „Natur" häufig in gleicher Bedeutung wie „Umwelt" aufgefaßt.

◼ **Abb. 18.4** Festvortrag von Prof. Mohr

Wenn bei uns heute von „Naturschutz" die Rede ist, meint man in der Regel den Schutz der Kulturlandschaft, vor allem der (bäuerlichen) Kulturlandschaft mit ihren ästhetischen Qualitäten, und keineswegs die Restaurierung der ursprünglichen mitteleuropäischen Waldgesellschaften, von denen außerhalb der Fachwissenschaft kaum jemand noch etwas weiß. „Umweltschutz" zielt auf die Erhaltung der natürlichen Grundlagen eines kultivierten menschlichen Lebens. Bewahrung der Eigenart, Vielfalt und Schönheit der Kulturlandschaft, Bewahrung des kulturellen Erbes, ist eine ganz andere Zielsetzung als Erhaltung oder Restaurierung von Wildnis. Umweltschutz ist Kulturschutz!

Bei dem momentanen Disput um den richtigen Weg in die Zukunft kann es deshalb nicht um ein „Zurück zur Natur" gehen, sondern um den Erhalt der natürlichen Grundlagen eines kultivierten menschlichen Lebens. Diese Grundlagen waren immer gefährdet, seitdem kulturelle Evolution die Natur in Umwelt transformierte. Ökologische Krisen durchziehen die Weltgeschichte seit dem Paläolithikum. Platon hat seinerzeit im Dialog „Kritias" die Zerstörung der Lebensgrundlagen der griechischen Hochkulturen beklagt: „Einst, als es noch Wälder gab auf den Bergen Attikas, nahm die reichliche Erdschicht das Wasser auf und bewahrte es, so daß die eingesogene Menge sich ganz allmählich von den Höhen aus verteilte und Quellen speiste: aber nun ist die fette und weiche Erde herausgeschwemmt und allein das magere Gerippe des Landes noch vorhanden – gleichsam nur das Knochengerüst eines durch Krankheit geschwächten Leibes."

Unsere heutige Krise ist ernster, weil sie globale Dimensionen hat und keine globale Lösung in Sicht ist.

Das Kardinalproblem heute ist die Zahl der Menschen. „Zu viele Menschen sind der Erde Tod." Derzeit leben über fünf Milliarden Menschen; vor 50 Jahren waren es zwei Milliarden; täglich kommen etwa 280 000 dazu. In wenigen Jahren werden mehr als sechs Milliarden Menschen auf dieser Erde hausen. Etwa 93 % dieses Wachstums wird in den Entwicklungsländern erfolgen.

Johannes Gross, der gescheite und mit Recht einflußreiche Publizist, hat kürzlich geschrieben: „Der Ruin des Planeten wäre selbst dann unvermeidlich, wenn die Erde ein Garten der politischen und ökologischen Vernunft würde. Die Erde ist nicht für 5 Milliarden Menschen gebaut."

Hat der Mann recht?

In der Tat, auch die Experten glauben, daß die heutigen fünf Milliarden Menschen auf der Welt die mittelfristige Tragekapazität unseres Planeten bereits weit übersteigen. Wir leben zur Zeit von dem eng begrenzten Vorrat fossiler Ressourcen und von dem ebenso begrenzten Entsorgungspotential der Biosphäre und der Atmosphäre. Wir leben von der Substanz. Und wir erkennen mit Entsetzen, daß die Entsorgung der Menschenmassen das eigentliche Problem ist. Die Bevölkerungslawine hat weltweit eine Müll- und Abfallawine ausgelöst, die uns global zu überrollen droht. Wer die Verhältnisse in weiten Teilen der Dritten Welt kennt oder die unglaubliche Luft- und Wasserverschmutzung in der DDR und in Osteuropa, der weiß – trotz der hausgemachten Müllprobleme – die disziplinierte Idylle unserer Region zu schätzen.

Wie dramatisch global die Situation tatsächlich ist, zeigt vielleicht am ehesten die Nutzung der Nettoprimärproduktion durch den Menschen. Nach den neuesten Schätzungen werden bereits 40 % der potentiellen Nettoprimärproduktion der Landflächen durch den Menschen direkt oder indirekt genutzt. Was bedeutet dies?

Die jährliche Nettoprimärproduktion (NPP) wird definiert als solare Energie, die biologisch fixiert wird, abzüglich der Atmung der pflanzlichen Primärproduzenten, die diese biologische Fixierung bewirken. NPP ist somit die Energie, die für alle Konsumenten einschließlich des Menschen übrigbleibt. Der Mensch beansprucht derzeit bereits 40 % der potentiellen NPP der Landflächen. Für alle übrigen Konsumenten – etwa 30 Mio. Arten – bleiben die restlichen 60 %.

Wer um diese Dinge weiß, wird von dem satten, weltfremden Pathos der etablierten Kulturkritik abgestoßen. Kürzlich schrieb der Philosoph Reinhard Löw im Feuilleton der FAZ:

„Wären transzendentale Begründungen nicht obsolet, würde also der Mensch nicht nur in der evolutionsbiologischen Verwandtschaft mit der Natur, sondern in seiner Schöpfungsverwandtschaft mit ihr begriffen, dann ergäben sich die Rechte aller Geschöpfe und alles Geschöpften von selbst. Denn nicht als Despot stünde der Mensch der Schöpfung gegenüber, sondern er stünde in ihr an der Spitze der Lebenspyramide, eingebunden in göttliches Recht und angehalten, den Geschöpfen das Ihrige zukommen zu lassen."

Wie will Reinhard Löw „den Geschöpfen das Ihrige zukommen lassen", wenn er und seine Artgenossen einfach durch ihre gigantische Zahl 40 % der potentiellen Nettoprimärproduktion für sich abzweigen?

Auch das seit Albert Schweitzer beliebte Grundaxiom „Ehrfurcht vor dem Leben" bringt uns in unüberwindliche Schwierigkeiten! Welches Leben ist gemeint? Das Leben der Arten, das Leben der Individuen, das Leben des Menschen? Das Leben der Tuberkelbazillen und der Aidsviren? Alles schließt sich gegenseitig aus: Wer setzt welche Prioritäten?

Prof. Dr. med. Horst Walter Sommerkamp

Seit der neolithischen grünen Revolution, seit der Entstehung von Agrikultur im Neolithikum, wurden zugunsten von Kulturpflanzen und Nutztieren die Wildarten systematisch zurückgedrängt und ausgerottet. Die immer wieder beschworene „ungebrochene Naturverbundenheit der Jäger und Sammler" ist zwar eine nostalgische Illusion; zweifellos aber hat mit der „Erfindung" von Agrikultur im Neolithikum der Eingriff des Menschen in die natürlichen Ökosysteme eine neue Dimension erreicht.

Aus der Naturlandschaft entstand die (zunächst bäuerliche) Kulturlandschaft, aus den natürlichen (mehr oder minder selbstregulierenden) Ökosystemen entstanden weltweit die vom Menschen bestimmten (die anthropogenen) Ökosysteme. Diese anthropogenen Ökosysteme sind es, und nur sie, die das Ertragsgut liefern, das tägliche Brot für Milliarden von Menschen. Von der Natur, ich sagte es schon, kann der moderne Mensch nicht leben. Schillers Einwand gegen Rousseau paraphrasierend, ist festzuhalten, daß die Leiter, auf der wir in den mütterlichen Schoß der Natur hinabsteigen könnten, ein für alle Mal umgestoßen ist.

Welche Beziehungen bestehen zwischen Medizin und Umweltkrise, die – wie wir gesehen haben – eine Begrenzungskrise ist?

(1) Es wird immer wieder behauptet, die ungeheure Zunahme der Menschenzahl auf der Welt sei auf das Wirken der Medizin zurückzuführen. Dies ist nicht richtig. Maßgebend war vielmehr die Steigerung der Tragekapazität der Welt für Menschen, bis hin zu der heutigen Tragekapazität, die etwa 1000fach überhöht ist gegenüber den naturnahen Produktionsverhältnissen. Die Tragekapazität wird nicht bestimmt von der Heilkunst, sondern ist eine Funktion des jeweiligen Verfügungswissens im Bereich der Primärproduktion. Die populationsdynamische Bedeutung der Medizin beschränkt sich darauf, daß die durch den Stand der Technik vorgegebene Tragekapazität schneller ausgeschöpft wird als ohne Medizin. Dies gilt auch für unsere Zeit.

Blicken wir einen Moment zurück auf die Entwicklung unserer Region: Unter Bevölkerungs- und Medizinhistorikern sind die Ursachen der zwischen 1740 und 1820 erstmals drastisch und kontinuierlich sinkenden Sterblichkeit in Europa umstritten. Zwei Schulen konkurrieren in der Auseinandersetzung um das Verständnis des Prozesses. Die eine betont die Bedeutung der öffentlichen Gesundheitspflege und verbesserter Hygiene, die andere Lehrmeinung hält die verbesserte Ernährung für den Hauptgrund der abnehmenden Mortalität.

In Wirklichkeit, so meine ich, standen die beiden Faktoren in einem dialektischen Verhältnis: Das im Zusammenhang mit der Aufklärung günstiger werdende Angebot an Nahrung und Energie erhöhte die Tragekapazität; die verbesserte Gesundheitspflege, seinerzeit besonders das Zurückdrängen von Insektenarten, die gefährliche Krankheiten übertrugen, führte zu einem schnellen Bevölkerungswachstum. Anfang des 19. Jahrhunderts war die Tragekapazität unter den damaligen Produktionsbedingungen erreicht, die Agrarpreise stiegen rapide, ab 1816 kam es allenthalben zu Hungersnöten, die uns am eindrucksvollsten in den Grimm- 'schen Märchen überliefert sind.

Erst die moderne chemisch-technische Industrieagrikultur, die um 1850 mit J. v. Liebig einsetzte, kombiniert mit der Erfindung der Eisenbahn und dem Einsatz der Kohle als Energieträger, steigerte die Tragekapazität wieder um das 10fache und schuf damit die Rahmenbedingungen für den Siegeszug der naturwissenschaftlich orientierten Medizin, der im letzten Viertel des 19. Jahrhunderts einsetzte.

(2) Es wird immer wieder behauptet, diese moderne Medizin – eingefügt in eine hochzivilisierte Umwelt – sei an ihre Grenzen gestoßen. Gegenüber den heute vorherrschenden Zivilisationskrankheiten sei sie nahezu machtlos. Es habe sich lediglich das Spektrum der Krankheiten geändert; die Summe an Krankheit und Leiden sei geblieben und die Macht des Todes sei ungebrochen. Natürlich ist dies richtig. Wir müssen sterben, weil unser Alterstod, wie bei allen Organismen, in unserem Erbgut vorprogrammiert ist. Auch beim Menschen ist die maximale Lebenserwartung durch Gene festgelegt – eine für den Biologen triviale Erkenntnis. Unsere ganze Individualentwicklung, auch das Altern, ist ein zielgerichteter Ablauf in Raum und Zeit, gekennzeichnet durch „biomarker" und bestimmt durch unsere Gene. Der unaufhaltsame und irreversible Entwicklungsprozeß, dem wir unterliegen, beruht auf dem Wirken eines materiellen vorgegebenen Programms, dessen Struktur und Wirkungsweise die Molekularbiologie unserer Tage entschlüsselt. Das Altern ist also keine Krankheit, auch wenn es mit Krankheit und Leiden verbunden sein kann, und der Eintritt der Altersschwäche ist nicht das düstere Resultat von aufaddierten Defekten oder Verfehlungen, sondern die abschließende Entwicklungsphase unseres Lebens, die erstaunlich präzisen Regelprozessen unterliegt.

Die Menschen in unserer Population würden, wenn sie alle den Alterstod erlitten, im Durchschnitt mit etwa 83 Jahren sterben. Die Wahrscheinlichkeitsfunktion für den Alterstod in unserer Population, eine Gaußsche Glockenkurve, verläuft symmetrisch zu diesem Wert. Unser Ende wäre also auch dann besiegelt, wenn es keine Infektionen, keine Unfälle, keine chronischen Krankheiten, keinen Drogengenuß, kein Übergewicht und keinen Mangel an Bewegung gäbe.

Vorprogrammiert ist nicht nur die physische, sondern auch die psychische Seneszenz, einschließlich jener Verhaltensweisen des alternden Menschen, die der Jugend so sonderbar vorkommen: der rückwärtsgewandten Betonung der eigenen Bedeutung („damals, als ich Rektor war …"), einer konservativen Grundhaltung, die Brüche oder Erschütterungen im Weltbild zu vermeiden trachtet, schließlich der Resignation und inneren Emigration – sie alle sind nichts anderes als Anpassungen unseres Verhaltens an die physiologischen Änderungen, die sich programmgemäß in uns vollziehen.

Ein Novum unserer Zeit ist es, daß immer mehr Menschen den Alterstod sterben oder bei entsprechender Therapie ihren Alterstod sogar verfehlen. Die übersteigerte Lebenserwartung hat einen hohen Preis. Ein Beispiel: Nur ein Prozent der Gesamtbevölkerung leidet bei uns an der Alzheimer-Krankheit, bei den mehr als 65jährigen sind es schon 5 Prozent. Von den Deutschen, die das 80. Lebensjahr überschritten haben, sind etwa ein Viertel dazu verurteilt, am Morbus Alzheimer dahinzusiechen.

Dies ist ein weites, schwieriges Feld. Das Selbstverständnis der Medizin steht hier zur Diskussion. Aber eine Zielsetzung wird alle Debatten fraglos überdauern: Es ist das Ziel der Medizin, Leiden zu mindern. Und in dieser Mission ist die Medizin in der Bilanz ungeheuer erfolgreich gewesen. Wer dies nicht anerkennt, weiß einfach nicht, wie unsere Vorfahren gelebt und gelitten haben. Woher kommt dieses Leiden, aus der Umwelt, aus uns selber?

Leiden, die uns mit Notwendigkeit treffen, sind von dreierlei Art.

(1) Wir leiden an genetisch bedingten Defekten, weil unser Erbgut defekte Gene enthält. Besonders deutlich manifestiert sich deren Einfluß bei den erblich bedingten Stoffwechsel- und Entwicklungsstörungen, einschließlich des genetischen Krebses und der erblich bedingten Geisteskrankheiten. Diese Defekte lassen sich häufig auf bestimmte mutierte Gene oder auf definierte Chromosomenanomalien zurückführen. Sie alle kennen die Symptome der Trisomie 21, das Down-Syndrom. Darüberhinaus hat die Molekulargenetik die geistigen Krankheiten immer mehr an die DNA herangeführt. Wir wissen heute, daß Chorea Huntington und Kyklophrenie durch klar definierte Defekte im Erbgut verursacht sind, die derzeit niemand heilen kann. Man kann mit Psychopharmaka und (vielleicht) mit Psychotherapie die Symptome lindern, das ist alles. Genetisch bedingte Defekte sind unumgänglich. Mutationen, Änderungen an Genen, Chromosomen und Genomen, sind die Voraussetzung jeder Evolution. Ihrer Natur nach sind viele, ja die meisten der Mutationen negativer

Art, sie verursachen Defekte. Dies ist ein Naturgesetz, das mit der Natur der Gene und mit der Kohärenz des Erbguts zusammenhängt. Unter den Bedingungen einer natürlichen, adaptiven Selektion werden die Defektmutanten zum großen Teil eliminiert (ihre homozygoten Träger sterben z.B. häufig, bevor sie sich reproduzieren); unter den Lebensbedingungen einer kultivierten, mit Medizin und Caritas versorgten Menschheit werden genetische Defekte hingegen angereichert. Das ist der horrende Preis, den wir für das Aussetzen der natürlichen Selektion zu zahlen haben. Unsere „genetische Last", wie man die Bürde an Krankheit nennt, die auf die defekten Gene einer Population zurückzuführen ist, nimmt ständig zu. Anders ausgedrückt: Caritas und Medizin schaffen Leiden. An dieser Erkenntnis führt kein Weg vorbei.

Ein Beispiel: Der juvenile Diabetes mellitus, jene Form der genetisch bedingten Zuckerkrankheit, die sich bereits im Kindesalter manifestiert, war vor der Entdeckung des Insulins und der Diättherapie eine in der Regel tödliche Krankheit, die den Träger daran hinderte, seine defekten Gene fortzupflanzen. Heute wird kaum ein Diabetiker, der auf Insulin anspricht, seinen genetischen Defekt als ein Signal, auf Nachkommen zu verzichten, auffassen. Infolgedessen werden sich in unserer Population die betreffenden Defekt-Gene weit über den Pegel hinaus anhäufen, den sie unter den Bedingungen einer natürlichen Selektion in menschlichen Populationen erreichen.

Dies ist der Tribut, den die Population, aber auch der einzelne, dafür zu zahlen hat, daß wir Kulturmenschen geworden sind, denen Caritas ein Anliegen und kurative Medizin eine Selbstverständlichkeit geworden sind. Aber was würde sich in den Kliniken und Arztpraxen abspielen, wenn es der Wissenschaft einmal nicht mehr gelingen sollte, genügend Insulin bereitzustellen? – Derzeit sind in der Bundesrepublik bereits mehr als 600 000 Menschen auf Insulin angewiesen!

(2) Eine zweite Kategorie von Leiden, die uns mit Notwendigkeit treffen, sind jene Krankheiten und Schmerzen, die aus der Umwelt kommen, die uns andersartige Lebewesen zufügen, Mikroben, Pilze, Tiere, indem sie uns angreifen, sei es aus Konkurrenz, sei es, weil wir ihnen als Nahrung oder als Nährboden dienen. Infektionskrankheiten waren bis in unsere Zeit hinein die wichtigste Todesursache des Menschen.

Diese Auseinandersetzungen zwischen den Arten gehören zum Alltagsgeschehen der Evolution. Die Entstehung der Arten beruht im wesentlichen auf adaptiver Selektion, daran kann kein Zweifel bestehen. Dies bedeutet Konkurrenz: die Verdrängung, die Bekämpfung, die Ausnutzung, die Vernichtung des Konkurrenten. Adaptive Selektion bedeutet aber auch Symbiose,

Prof. Dr. med. Horst Walter Sommerkamp

die Herausbildung subtiler Ökosysteme, die Entstehung von Gesamtfitness, die Entstehung von reziprokem Altruismus. All dies, die rücksichtslose Konkurrenz ebenso wie die fein abgestimmte Symbiose, gehört zum Alltagsgeschehen der Evolution. Aber im Schnitt dominiert das Leiden.

Die Entwicklung von Bewußtsein bei den höheren Säugetieren und bei den Hominiden hat an den Faktoren und Gesetzen, die das evolutionäre Geschehen bestimmen, bis in die Neuzeit hinein nichts Entscheidendes geändert. Erst die moderne Wissenschaft, besonders die auf wissenschaftliche Erkenntnis gestützte Medizin, hat das naturgegebene menschliche Leiden in einer geradezu unglaublichen Weise gemildert, vor allem durch die Ausrottung der wichtigsten Infektionskrankheiten. Die Menschen unserer Zeit haben sich längst daran gewöhnt. Wer unter den Kritikern unserer wissenschaftlich-technischen Kultur hat sich die Mühe gemacht, nachzuempfinden, wie unsere Vorfahren gelebt und gelitten haben und wie sie gestorben sind? Wer weiß noch, was in den Häusern und in den Seelen der Menschen vorging, wenn sie der Pest und Cholera, den Pocken und der Tuberkulose, dem Ergotismus und der Syphilis hilflos ausgeliefert waren oder wenn die schwangere Frau wußte, daß viele der Gebärenden an Kindbettfieber unter entsetzlichen Qualen sterben mußten? Aber wir sollten uns nicht zu sicher fühlen! Eine zunehmend kompakter und mobiler werdende, in Sachen Promiskuität nicht gerade zimperliche Menschheit bietet glänzende Voraussetzungen für das Gedeihen von Parasiten und Viren. Was den Seehunden in der Nordsee passiert ist, kann auch uns jederzeit passieren: AIDS und PET sind düstere Vorboten für das Wirken einer evolutorischen Regulation, deren wissenschaftliche und therapeutische Bewältigung keineswegs garantiert ist.

(3) Eine andere Kategorie jener Leiden, die uns von außen treffen und denen wir als Folge der Evolution unentrinnbar ausgeliefert sind, sind diejenigen, die der Mensch dem Menschen zufügt. Es ist zwar ein Märchen, wenn immer wieder behauptet wird, bei den höheren Säugetieren oder gar bei den Primaten sei das innerartliche Töten unbekannt; aber die Beobachtung ist richtig, daß die Neigung zum Quälen und Töten von Artgenossen beim Homo sapiens besonders ausgeprägt ist. Gnadenlose Grausamkeit, Mord, Totschlag, Folter und Genozid markieren die Kulturgeschichte des Menschen bis zum heutigen Tag.

Genozid und Caritas – Krieg und Medizin: Die irritierende Doppelnatur des Menschen beruht darauf, daß in uns alternative Verhaltensstrategien genetisch vorprogrammiert sind: Altruismus und Egoismus, Liebe und Haß, Verzicht und Bereicherung, Mitleid und Schaden-

freude, Milde und Gewalttätigkeit, Empathie und Rücksichtslosigkeit. Die moderne Evolutionstheorie lehrt uns, daß nur Mischstrategien evolutionär stabil sind. Stabilität bedeutet, daß sich keine Strategievariante auf die Dauer durchsetzen kann.

Der Mensch ist weder gut noch böse. Er ist seiner Natur nach gut und böse, mit Notwendigkeit.

Wie können wir unsere Natur zügeln und der drohenden Umweltkrise entgegenwirken?

Wir brauchen Wissen und Optimismus!

Wissen in zweierlei Form: Verfügungswissen und Orientierungswissen. Verfügungswissen (Sachwissen) gibt die Antwort auf die Frage: Wie kann ich etwas, was ich tun will, tun? – Verfügungswissen bedeutet „Machen können" – und in diesem Sinn bedeutet Verfügungswissen „Macht".

In der Welt, in der wir leben, ist Verfügungswissen vorrangig wissenschaftliche Erkenntnis, das pragmatische Wissen der Handlungswissenschaften (Technik, Medizin, Agrikultur, Ökonomie) eingeschlossen.

Orientierungswissen (Wissen um Handlungsmaßstäbe) beantwortet die Fragen: Was soll ich tun? Was darf ich (nicht – oder nicht mehr) tun? Orientierungswissen bedeutet Sittlichkeit.

Kultur, kultiviertes Leben, ist dadurch charakterisiert, daß der Mensch nicht alles tut, was er tun könnte. Verfügungswissen wird durch Orientierungswissen gezügelt. Dies ist der Inbegriff von Kultur.

Im Vergleich zu früheren Phasen in der Geschichte bieten die modernen Wissenschaften dem handelnden Menschen ein Verfügungswissen von unerhörter Zuverlässigkeit und Kohärenz.

Gleichzeitig verfällt das Orientierungswissen. Wir suchen vergeblich nach einem verbindlichen Wertsystem, nach einer Instanz, die die Stetigkeit und Kohärenz des ethischen Urteils gewährleisten würde.

Natürlich weiß ich keine Formel für verbindliches Orientierungswissen in einer pluralistischen, säkularen und pessimistischen Welt, es sei denn der Verweis auf jene Tugenden, die in der klassischen Ethik „Kardinaltugenden" genannt wurden: Klugheit, Gerechtigkeit, Tapferkeit und Maß. Mäßigung im Umgang mit der Natur wurde bereits im frühen Judentum damit begründet, daß die Natur Gottes Schöpfung sei. Ihrer habe man sich im Angesicht Gottes zu bedienen. Ich kann mir in der Tat nicht vorstellen, wie der einzelne glücklich sein und die Gesellschaft auf die Dauer lebensfähig bleiben könnte, wenn wir nicht zu diesen Tugenden – sie sind für mich der Inbegriff praktischer Vernunft – zurückfinden. Und weiter: wir werden die Kraft unseres Weltbildes vergeuden, wenn wir den zupackenden Optimismus eintauschen gegen das ewige Gerede von der kaputten Welt. Natürlich stehen wir vor schwierigen Problemen, nicht nur global, auch in unserer Region. Aber die eigentliche Gefahr für unsere Zukunft besteht – zumindest in unserer Region – nicht in der Bedrohung durch die äußeren Ereignisse oder in der Insuffizienz unseres Sachwissens, sondern in dem Erlahmen unserer geistig-moralischen Kraft, den Herausforderungen der Zeit zu begegnen. Dort müssen wir ansetzen, wenn es darum geht, die Zukunft zu gewinnen.

Anschrift des Verfassers:

Prof. Dr. rer. nat. Dres. h.c. Hans Mohr
Institut für Biologie II
Schänzlestraße 1
7800 Freiburg i. Br.

42. Kongress der Deutschen Gesellschaft für Urologie – »Vereinigungskongress« – Hamburg, 26.–29.09.1990

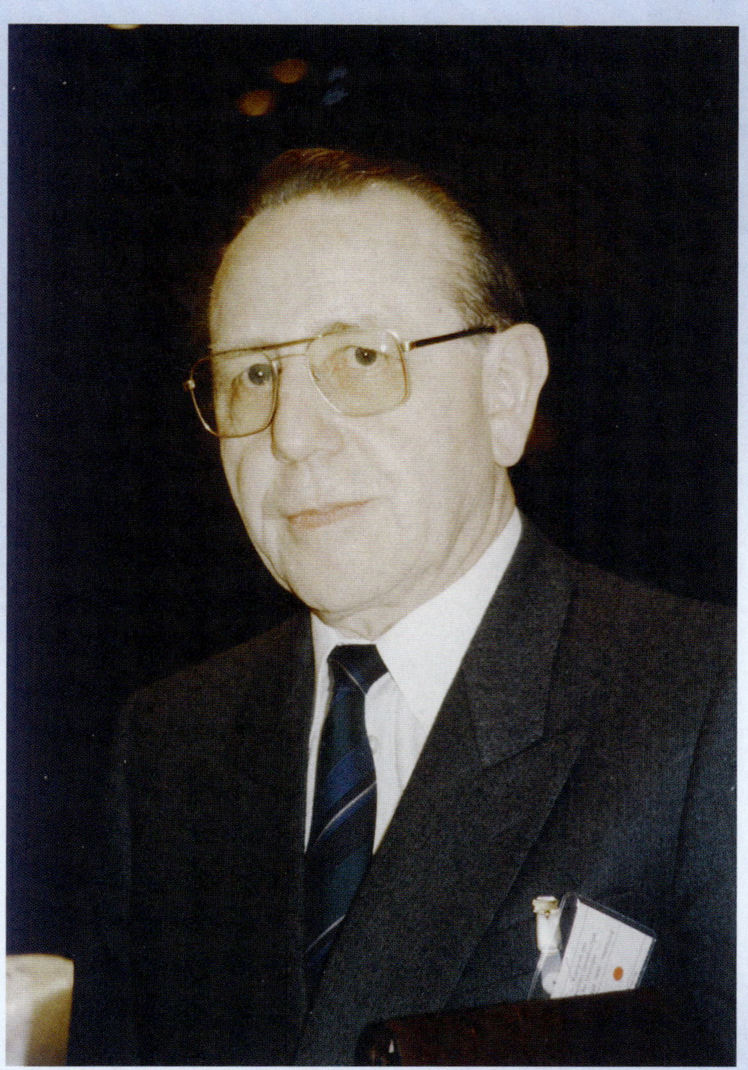

Prof. Dr. med. Joachim Kaufmann

Prof. Dr. med. Joachim Kaufmann (◘ Abb. 19.1)

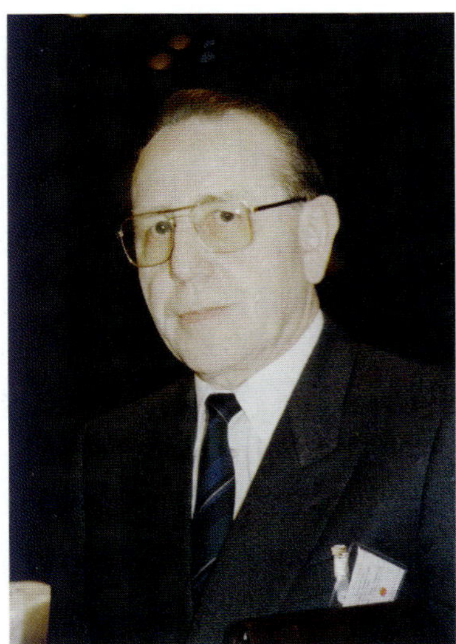

◘ **Abb. 19.1** Prof. Dr. med. Joachim Kaufmann

Curriculum vitae (nach J.K.)

Geboren am 27.07.1929 in Breitenworbis/Eichsfeld

1945–1948	Besuch der Staatl. Oberschule in Duderstadt und in Heiligenstadt / Thüringen
1948	Abitur
1948–1950	Oberschulhelfer (Aushilfslehrer) für Mathematik und Physik an den Staatlichen Oberschulen Bad Frankenhausen und Sondershausen/ Thüringen
1950–1956	Studium der Medizin an der Freien Universität Berlin
1956	Staatsexamen
1956–1957	Wissenschaftliche Hilfskraft an der I. Medizinischen Klinik der F.U. Berlin (Prof. von Kreß)
1957	Promotion
1957–1962	Chirurgische und urologische Weiterbildung im Klinikum Charlottenburg der F.U. Berlin (Prof. Linder, Prof. Hellenschmied, Prof. Brosig)
1962	Wechsel an die chirurgische Universitätsklinik Hamburg (Prof. Zukschwerdt, Prof. Klosterhalfen)
1962	Facharzt für Urologie
1965	Oberarzt der Urologischen Universitätsklinik Hamburg (Prof. Klosterhalfen)
1967	Habilitation
1971–1994	Chefarzt der Urologischen Abteilung des Allgemeinen Krankenhauses Altona in Hamburg
1973	Ernennung zum außerplanmäßigen Professor der Universität Hamburg
1982–1992	Ärztlicher Direktor des A.K. Altona

Prof. Kaufmann war von 1976–1977 Vorsitzender der Vereinigung Norddeutscher Urologen, Ausrichtung der 18. Jahrestagung in Hamburg und der 19. in Braunlage/ Harz.

Von 1980–1988 war er Schriftführer der Deutschen Gesellschaft für Urologie.

1988 erfolgte die Wahl zum Präsidenten der DGU für das Kongressjahr 1989/1990 und Ausrichtung des XLII. Kongresses der Deutschen Gesellschaft für Urologie.

Durch die von verschiedenen Sponsoren unterstützte Teilnahme von etwa 300 Urologinnen und Urologen aus der ehemaligen DDR stieg die Teilnehmerzahl auf 2500.

19

- **Eröffnungsrede zum 42. Kongress 1990 von Prof. Dr. med. J. Kaufmann** (◧ Abb. 19.2)

Sehr geehrter Herr Senator!

Meine sehr verehrten Damen und Herren!

Sehr geehrte Kolleginnen und Kollegen!

Nach der musikalischen Einleitung mit dem 1. Satz aus dem Klaviertrio Op. 1 Nr.3 / C moll von Ludwig van Beethoven begrüße ich Sie zur Eröffnung des 42.Kongresses der Deutschen Gesellschaft für Urologie und heiße Sie ganz herzlich willkommen in Hamburg.

Der Willkomensgruß gilt zuvorderst unseren Kolleginnen und Kollegen aus der DDR, den deutschen Landen Mecklenburg, Berlin, Brandenburg, Sachsen, Sachsen-Anhalt und Thüringen.

Seit 31 Jahren können die Älteren unter Ihnen zum ersten Mal wieder und die Jüngeren zum ersten Mal überhaupt ungehindert an einer wissenschaftlichen Tagung unserer Gesellschaft gemeinsam teilnehmen.

Vor einem Jahr noch kaum vorstellbar, verblaßt bereits heute das Außergewöhnliche der Entwicklung vor der Selbstverständlichkeit, mit der wir inzwischen die Freizügigkeit des Reisens über die zur Geschichte gewordene Grenze hinweg wahrnehmen.

Um so mehr gilt es, über die so selbstverständlich gewordene Akzeptanz der Normalität weder die Einmaligkeit der Vorgänge des letzten Jahres noch rückblickend die Geschichte unserer Gesellschaft aus dem Bewußtsein zu verlieren.

Die Deutsche Gesellschaft für Urologie war seit ihrer Gründung am 16. September 1906 in Stuttgart von Anfang an über die Landesgrenzen hinaus **die** wissenschaftliche Gesellschaft aller deutschsprechenden Urologen. Zu ihren Gründungsmitgliedern zählen so prominente Namen wie VON FRISCH aus Wien und WILDBOLZ aus Bern. Auch nach den Wirren des 2. Weltkrieges war die

◧ **Abb. 19.2** Eröffnungsrede zum 42. Kongress 1990 von Prof. Dr. med. J. Kaufmann

Mitgliedschaft in der Gesellschaft nicht beschränkt auf das Gebiet der späteren Bundesrepublik.

Noch 1959, also zehn Jahre nach Gründung der DDR, fand im damals schon geteilten, aber noch nicht getrennten Berlin der Deutsche Urologenkongreß unter dem Vorsitz des Hallensers STOLZE statt. Es sollte für 31 Jahre der letzte Kongreß sein, der Urologen aus Ost und West vereinte und ungehindert an den wissenschaftlichen Veranstaltungen im Ostsektor und in den Räumen der Freien Universität teilnehmen ließ.

Die Gründung der Arbeitsgemeinschaft der Urologen der DDR, aus der dann später die Gesellschaft für Urologie der DDR hervorging, signalisierte das Ende der gemeinsamen Tagungen für lange Zeit.

Auf dem 19. Kongreß 1961 in Köln sprach der damalige Vorsitzende Alken von der „bitteren und schmerzhaften Erfahrung" für die Urologie, daß in unserem eigenen Vaterlande auch der Wissenschaft nun Grenzen gezogen werden könnten. Und in der Tat mußten sich über drei Jahrzehnte wissenschaftlich aktive Kollegen in Ost und West dem politischen Machtanspruch eines autoritären Regimes beugen und auf den persönlichen wissenschaftlichen Erfahrungsaustausch verzichten.

Erst 1982 konnte zu Beginn der 34. Tagung der damalige Präsident Prof. Klosterhalfen in den Räumen dieses Hauses wieder eine offizielle Delegation von drei Vetretern der Gesellschaft für Urologie der DDR begrüßen.

Als jemand, der seine eigenen persönlichen Wurzeln in Mitteldeutschland hat, zwischen 1951 und 1961 im damaligen Brennpunkt Berlin unter LINDER (Ehrenmitglied der DGU), HELLENSCHMIED und BROSIG beruflich geprägt worden ist, der den beruflichen Feinschliff aber hier in Hamburg in den Jahren 1962 bis 71 unter dem 1. Ordinarius des 1965 errichteten Lehrstuhles für Urologie der Universität Hamburg Herrn Professor KLOSTERHALFEN erhielt, verhehle ich nicht meine ganz persönliche Freude darüber, daß nun wiederum Hamburg der Ort der ersten unbehinderten Begegnung zum wissenschaftlichen Erfahrungsaustausch und mir die Ehre zuteil geworden ist, diesem Kongreß zu zu präsidieren. Mögen alle teilnehmenden Kollegen aus dem anderen Teil Deutschlands hier in Hamburg erfahren, daß das in den letzten Jahrzehnten von den jeweiligen Präsidenten der Urologenkongresse immer wieder zum Ausdruck gebrachte Bedauern über die erzwungene Nichtanwesenheit der mitteldeutschen Kollegen keine leere Floskel war, sondern vom Herzen kam.

Inzwischen sind zahlreiche fachliche und menschliche Kontakte auf Klinikebene und auf regionalen Kongressen neu geknüpft worden. Weitere sind notwendig auch in unseren wissenschaftlichen Gremien, den Arbeitskreisen für Fort- und Weiterbildung. Nur so wird es möglich, rasch zu einer Harmonisierung und damit zu einem fruchtbaren Wettbewerb unserer urologischen Institutionen in ganz Deutschland zu kommen.

Für heute aber wünsche ich, daß sich unsere diesjährige Tagung, daß sich Hamburg Ihnen, verehrte Kollegen, öffnen möge. Die Voraussetzungen haben Sie selbst durch Ihr Kommen, durch Ihr Hiersein, unsere niedergelassenen Kollegen und Klinikärzte, die Mitglieder unserer Gesellschaft und des Berufsverbandes durch ein breit gestreutes Engagement geschaffen. Ihnen allen, den Vertretern der pharmazeutischen Industrie und der Medizintechnik gilt mein Dank.

Sehr herzlich begrüße ich den Präses der Behörde für Arbeit, Gesundheit und Soziales, Herrn Senator Runde, als Vertreter der Feien und Hansestadt Hamburg,
den Präsidenten der Wissenschaftlich-medizinischen Fachgesellschaften, Herrn Prof. Dr. Vosteen und unsere zahlreichen Ehrengäste.
Als Vertreter befreundeter Gesellschaften begrüße ich den Präsidenten der österreichischen Gesellschaft für Urologie Herrn Prof. Dr. Lipsky, den Präsidenten der Schweizerischen Gesellschaft für Urologie, Herrn Prof. Dr. Tscholl, den Präsidenten der Europäischen Gesellschaft für Urologie, Herrn Prof. Dr. Steg, den Präsidenten der Allunionkonferenz der Sowjetunion, Herrn Prof. Lopatkin,
Ich begrüße unsere Gäste aus Österreich, der Schweiz, den Niederlanden und Scandinavien, aus Finnland, Polen, der Tschechoslowakei, aus Japan und aus Südafrika.

In Ehren gedenken wir der im letzten Jahr von uns gegangenen Mitglieder unserer Gesellschaft. Verstorben sind die Herren Prof. JOSEF BARTRINA, Barcelona, Prof.Dr.Ing. GEORG FLACHENECKER, Universität der Bundeswehr München, Prof.Dr. WOLFRAM PIRLICH, Leipzig/Jena, Prof.Dr. THEODOR SCHULTHEIS, Bad Wildungen, Dr.med. KLAUS WIDOK, München. Für immer verlassen hat uns auch GEORG GASSER, Professor für Urologie an der Universität Wien am 13. März 1990. Herr GASSER hat den beruflichwissenschaftlichen und menschlich-persönlichen Kontakt mit uns ganz besonders gepflegt. Er war der Repräsentant für die engen freundschaftlichen Beziehungen, die uns mit unseren österreichischen Kollegen verbinden. In Unkenntnis seiner kurzen, schweren Erkrankung hatte der Vorstand der Deutschen Gesellschaft für Urologie auf seiner Sitzung im Januar 1990 beschlossen, Herrn Prof. Gasser die Ehrenmitgliedschaft anzutragen. Diese anzunehmen ist ihm nicht mehr vergönnt.

Zum Gedenken an unsere verstorbenen Mitglieder bitte ich Sie, sich von den Plätzen zu erheben.

Ich danke Ihnen.

Herr Senator Runde, ich darf Sie nun um Ihr Grußwort bitten. (Es folgt die Begrüßungsansprache. Danach Fortsetzung der Eröffnungsansprache des Präsidenten)

Politik, wohl auch kommunale Gesundheitspolitik gilt als die Kunst des Möglichen. Sie, Herr Senator, haben seit Ihrem Amtsantritt den Krankenhäusern Ihres Zuständigkeitsbereiches wieder das Gefühl gegeben, daß das Mögliche nicht nur angestrebt, sondern auch durchgesetzt wird. Dieses ist für Hamburg allgemein und für die zehn Krankenhäuser des Landesbetriebes ganz besonders eine sehr positive Entwicklung, auf die wir über mehrere Legislaturperioden hinweg gewartet haben.

Mit Recht haben Sie die Bedeutung der extrakorporalen Steinzertrümmerung für die Urologie erwähnt. In diesem Zusammenhang haben wir Veranlassung auf ein Jubiläum aufmerksam zu machen: Die erste Steinzertrümmerung bei einem Patienten fand 1980, also vor genau 10 Jahren in München statt. Inzwischen sind insgesamt mehr als 2 Millionen erfolgreiche Behandlungen weltweit durchgeführt worden. Eine wahrhaft revolutionierende Entwicklung, bedenkt man die Auswirkung auf den Alltag einer urologischen Klinik.

Der damaligen Arbeitsgruppe SCHMIEDT - EISENBERGER - CHAUSSY in München sind zu Recht zahlreiche Ehrungen zuteil geworden, unter anderem zählt dazu der Förderpreis der Europäischen Wissenschaften der Hamburger KÖRBER-STIFTUNG.

Meine Damen und Herren, Wissenschaft ist Fortschritt in kleinen Schritten. Diese allzuhäufig sehr kleinen Fort-Schritte einem breiten Forum sichtbar zu machen und besprechen zu können, ist Inhalt und Ziel unserer diesjährigen Tagung. Auf vorgegebene Schwerpunktthemen ist erstmals bewußt verzichtet worden. Sie ergeben sich von selbst aus der Aktualität der Forschung. Die Breite der wissenschaftlichen Aussage aus dem Gesamtgebiet der Urologie ist also gewollt.

Prof. Dr. med. Joachim Kaufmann

Die Breite der wissenschaftlichen Aussage sollte auch zukünftig die Jahrestagungen der Deutschen Gesellschaft prägen, besser noch: dieser vorbehalten bleiben. Denn sogenannte Expertengepräche gibt es hierzulande und außerhalb in erfeulich großer Zahl und über das Jahr verteilt genug.

Die Jahrestagung der wissenschaftlichen Gesellschaft hat andere Funktionen wahrzunehmen: Für Diagnostik und Therapie wichtige, in klinischen Studien oder der Grundlagenforschung gewonnene Erkenntnisse sind zu diskutieren und überzubringen in den urologischen Alltag. Die Jahrestagung ist auch der Ort, an dem die wissenschaftliche Fachgesellschaft Stellung zu beziehen hat zu noch offenen Fragen der klinischen Medizin, um so Fehlentwicklungen zu wehren, wenn es denn notwendig ist. Die Organisatoren der diesjährigen Tagung haben sich bemüht, dem Rechnung zu tragen.

In den Vormittagsstunden finden nur die Sitzungen des Hauptforums in diesem Saal statt. Notwendige Parallelveranstaltungen werden bewußt auf die Nachmittagssitzungen beschränkt. Diese Sitzungen berücksichtigen dann allerdings das breite Informationsbedürfnis von der experimentellen bis zur praxisbezogenen Urologie. Die Poster sind ganztägig zu besichtigen und ermöglichen dem Interessierten die vertiefende inhaltliche Auseinandersetzung. Poster sind eine ausgezeichnete Plattform, über Inhalte kritisch nachzudenken und die wissenschaftlichen Aussagen kritisch zu hinterfragen.

So interpretiert erfüllt unsere Jahrestagung eine ganz wesentliche Funktion als wissenschaftliches Diskussionsforum und praxisbezogenes Informationszentrum zugleich.

Die Tagungen der Regionalgesellschaften sollten andere Schwerpunkte setzen. Vorstellbar ist eine Umstrukturierung in Seminarveranstaltungen mit dem Ziel permanenter regionaler Fortbildung. Die regionalen Tagungen sind das ideale Forum, die Aktivitäten unserer sehr effektiven Arbeitskreise zu bündeln und das berechtigte Interesse aller Urologen an der Vermittlung praxisbezogener, wisssenschaftlich fundierter Fortbildung zufriedenzustellen. Das würde zugleich dem gesetzlichen Auftrag einer Qualitätssicherung in unseren Kliniken zuarbeiten.

Die Qualitätssicherung hat der Gesetzgeber sowohl für die stationäre Versorgung als auch für den ambulanten Bereich vorgeschrieben. Die Schwierigkeiten der praktischen Umsetzung in praktikable Konzepte sind bekannt. Dem damit verbundenen erhöhten finanziellen Aufwand wird der Krankenhausträger irgendwann Rechnung tragen. Spätestens dann wird die dokumentierte Qualität unserer Leistung am Patienten Rückschlüsse zulassen über die fachlich - wissenschaftliche Qualifikation unserer Mitarbeiter.

Die berufspolitische Tragweite dieser Transparenz und ihre Auswirkung auf das Selbstverständnis der medizischen Fachgebiete insgesamt sollte man nicht unterschätzen. Es wird nämlich offenkundig werden, inwieweit sich unser wissenschaftlicher Anspruch deckt mit der Wirklichkeit seiner praktischen Umsetzung am Krankenbett und in der ärztlichen Ambulanz. So belegt zum Beispiel die allen bekannte, von ACKERMANN durchgeführte Erhebung über den prozentualen Anteil urologischer Erstautoren an den im Jahre 1985 insgesamt erschienen 825 wissenschaftlichen Publikationen über Tumorerkrankungen der Urogenitalorgane zwar unsere wissenschaftliche Kompetenz für die Versorgung der Tumoren unseres Fachgebietes einschließlich der systemischen onkologischen Nachsorge.Sie belegt aber nicht deren praktische Umsetzung in Klinik und Praxis.

Die Qualitätssicherungsvorschrift sollten wir deshalb zukünftig als Chance begreifen, unsere Kompetenz auch in der praktischen Umsetzung an Tumorkranken dokumentieren zu können. Diese Dokumentation und damit der Nachweis unserer Kompetenz ist notwendig. Nur so können wir uns auf Dauer der fortwährenden Versuche erwehren, daß Teilgebiete aus unserem urologischen Fachbereich herausgebrochen werden, die für unser Selbstverständnis essentiell wichtig sind.

Die Verantwortung Für die Pflege und Weiterbildung unseres Fachgebietes liegt bei uns allen. Letztlich entscheidet das Engagement eines jeden einzelnen Mitarbeiters über seine spätere Kompetenz in urologischen Fragen.

Zu der vielgestaltigen Problematik der fachliche Zuständigkeit zählt auch die der Organtransplantation, hier: der Nierentransplantation. Seit Beginn der Transplantationsära Ende der fünfziger, Anfang der sechziger Jahre haben sich urologische Kliniken experimentell und klinisch mit der Problematik der terminalen Niereninsuffizienz und der Transplantationstechnik beschäftigt. Das führte am 13. 5. 1964 zur ersten erfolgreichen Lebendspender-Nierentransplantation in der Urologischen Universitätsklinik des Krankenhauses Westend des Klinikums Charlottenburg der Freien Universität Berlin. Die Überlebenszeit dieser Organtransplantation betrug 25 Jahre.

In Heidelberg wurde eine inzwischen international übernommene Technik der Harnleiter-Blasen - Implantation entwickelt. Neben Berlin und Heidelberg haben sich die Kliniken Bonn, Erlangen Frankfurt, Hamburg und Marburg besonders verdient gemacht um die Weiterentwickllung der Organkonservierung und der und der Operationstechniken.

Der Vorstand der Deutschen Gesellschaft für Urologie hat deshalb beschlossen, den Urologen der ersten Stunde, die die Nierentransplantation in die Zuständigkeit der Urologie eingebracht haben, mit der Verleihung der Maximilian-Nitze-Medaille für hervorragende Verdienste um die Urologie zu ehren.

Die Deutsche Gesellschaft anerkennt damit die Initiativleistung mit der ganz wesentliche wissenschaftliche Ansätze für die urologischen Mitarbeiter in der Transplantationstechnik, der Organkonservierung und der immunsuppressiven Nachsorge eröffnet worden sind. Sie haben damit den auch satzungsgemäßen Auftrag erfüllt, den auf dem Gebiet der Urologie tätigen Arzt in seiem Beruf zu fördern.

Die Verleihung der Maximilian-Nitze -Medaille in Gold erfolgt an die Herren

Prof. Dr. Brosig, Berlin;

Prof. Dr. Nagel, Berlin;

Prof. Dr. Klosterhalfen, Hamburg;

Prof. Dr. Röhl, Heidelberg;

Prof. Dr. Rodeck, Marburg;

Prof. Dr. Sigel, Erlangen;

Prof. Dr. Vahlensieck, Bonn;

Prof. Dr. Weber, Frankfurt.

Es ist mir eine ganz besondere Ehre und Freude zugleich, Ihnen die Medaillen überreichen zu dürfen.

Die Deutsche Gesellschaft für Urologie zählt seit jeher zahlreiche ausländische Kollegen zu ihren Mitgliedern und viele von ihnen als aktive Teilnehmer ihrer Tagungen. Der Vorstand hat auf seiner Sitzung am 29. Januar 1990 nach begründetem Antrag beschlossen, folgenden Herren die Ehrenmitgliedschaft anzutragen:

Prof. Dr. Georg Gasser, Wien;

Dr. med. Viktor Hesse, Pretoria;

Prof. Dr. Georg Rutishauser, Basel.

Die drei Herren haben durch ihre wissenschaftliche und praktische Tätigkeit die Urologie und das Ansehen unserer Gesellschaft in hervorragender Weise gefördert. Sie haben über Jahrzehnte hinweg die freundschaftlichen Beziehungen mit den Mitgliedern der Gesellschaft gepflegt und unsere Tagungen durch ihre

Aktivitäten bereichert. Sie haben sich um die deutschsprachige Urologie in besonderem Maße verdient gemacht.

Herr Prof. Dr. Georg Gasser ist für uns alle unerwartet am 13. März 1990 noch während seines aktiven Dienstes verstorben. Bis zuletzt regelmäßiger Teilnehmer unserer Tagungen war er in seiner Heimat sein gesamtes Berufsleben über außerordentlich kreativ und in bemerkenswerter Kontinuität um die Weiterentwicklung der Urologie bemüht. Bereits 1958 wurden ihm für seine Arbeiten über das Harnsteinleiden der Preis der Akademie der Wissenschaften und der Theodor-Körner-Preis zuerkannt. Zusammen mit Vahlensieck hat Georg Gasser das in jährlichem Abstand tagende Harnsteinsymposion Bonn / Wien begründet. Er hat durch Gründung des Ludwig-Bolzmann-Institutes die Andrologie in die Urologische Klinik seines Krankenhauses Wien/Lainz integriert. Er war Träger des Ehrenkreuzes für Wissenschaft und Kunst und Träger des großen goldenen Ehrenzeichens der Stadt Wien. Herr Professor Georg Gasser hat sich um die Urologie verdient gemacht.

Herr Dr. Viktor Hesse ist der deutschen Urologie seit seiner Zeit an der Chirurgischen Klinik der Ludwig-Maximilian-Universität München in den Jahren 1963 bis 1965 verbunden.. Aus dieser Zeit stammen wissenschaftliche Publikationen über die Nierentransplantation. Die ersten 25 transplantierten Nieren sind in Pretoria unter der Leitung von Viktor Hesse durchgeführt worden. Seit 1981 korrespondierendes Mitglied unserer Gesellschaft, hat Herr Dr. Hesse die Zusammenarbeit mit der Deutschen Gesellschaft für Urologie konsequent gefördert. Auf seine Initiative gehen mehr als 50 urologische Symposien zurück in die wissenschaftlich und praktisch tätige Mitglieder unserer Gesellschaft einbezogen waren. Durch den dauerhaften und kontinuierlichen Erfahrungsaustausch auf Klinikebene hat Herr Dr. Hesse die Urologie und das Ansehen unserer Deutschen Gesellschaft in seinem Lande in besonderer Weise gefördert.

Herr Prof. Dr. med. Rutishauser ist seit 1975 ordentlicher Professor für Urologie an der Universität Basel, Chef der urologischen Klinik und seit 1967 stellvertretender Vorsteher des Departements Chirurgie der Universität. Habilitiert mit einer Arbeit über Druck und Dynamik in den oberen Harnwegen belegen 258 Publikationen die wissenschaftlichen Aktivitäten. Herr Prof. Rutishauser war 1974 bis 1976 Präsident der Schweizerischen Urologischen Gesellschaft und präsidierte 1969/70 die Südwestdeutsche Gesellschaft für Urologie. Die Breite seiner immer praxisbezogenen wissenschaftlichen Aussagen aus dem Gesamtgebiet der Urologie hat ihn prädisponiert als Mitherausgeber der wesentlichen urologischen Fachzeitschriften.

Die Deutsche Gesellschaft für Urologie würdigt mit der Ehrenmitgliedschaft die wissenschaftlichen Verdienste um die Urologie und anerkennt die über Jahrzehnte gepflegten freundschaftlich-beruflichen Kontakte zur Deutschen Gesellschaft.

43. Kongress der Deutschen Gesellschaft für Urologie – Berlin, 18.–21.09.1991

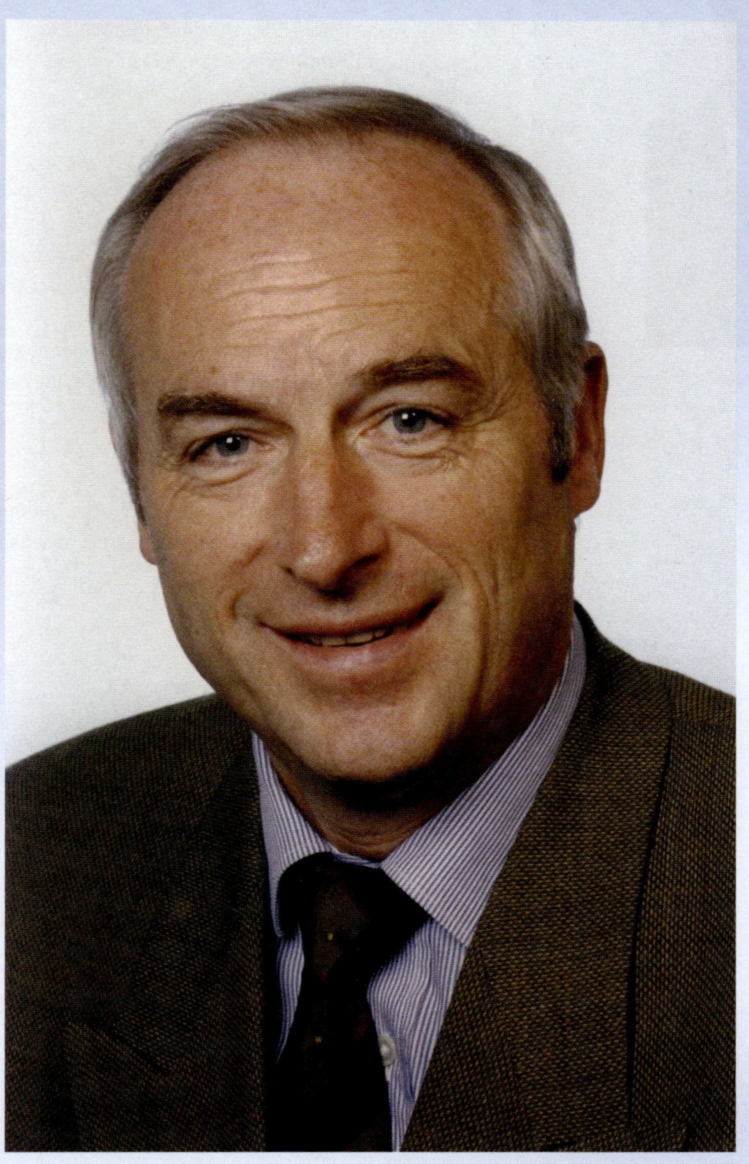

Prof. Dr. med. Theodor Senge

Prof. Dr. med. Theodor Senge (◘ Abb. 20.1)

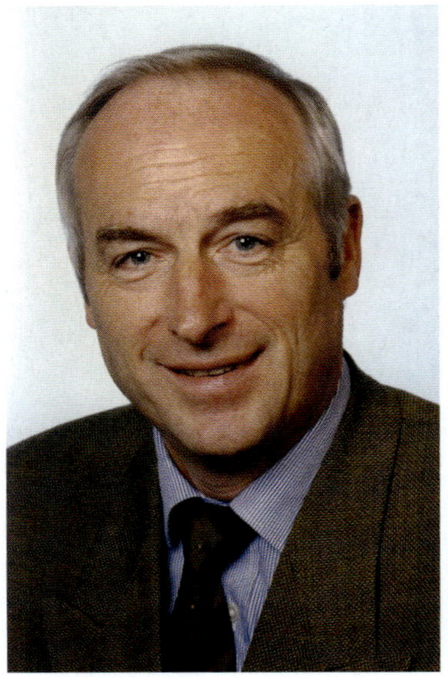

◘ **Abb. 20.1** Prof. Dr. med. Theodor Senge

Curriculum vitae (nach Th.S.)

Geboren am 25.02.1937 in Ershausen/Thüringen

1958	Abitur
1958–1963	Medizinstudium in Marburg, Berlin und Düsseldorf
1963	Staatsexamen
1964	Promotion
1964–1965	Medizinalassistenz in Dortmund und Marburg
1965–1973	Ausbildung zum Urologen an der Universität Duisburg-Essen (Prof. Kremer) und Urologie (Prof. Mellin)
1970	Facharzt für Urologie
1973	Habilitation am Klinikum Essen
1973–2003	Chefarzt der Urologischen Abteilung Josefs-Hospital Herne sowie seit 1978 ordentlicher Professor und Direktor der Urologischen Klinik am Marienhospital Herne – Klinikum der Ruhruniversität Bochum
1974	Mit dem Schoeller-Junkmann-Preis der Deutschen Gesellschaft für Endokrinologie ausgezeichnet
1990–1991	Präsident der Deutschen Gesellschaft für Urologie
2002	Verleihung des Bundesverdienstkreuzes 1. Klasse

Die wissenschaftlichen Schwerpunkte lagen in hormonalen Studien und tierexperimentellen Untersuchungen zu Wachstum und Wachstumshemmung der gut- wie bösartig veränderten Prostata.

- **Eröffnungsrede zum 43. Kongress 1991 von Prof. Dr. med. Th. Senge** (◘ Abb. 20.2)

Verehrte Gäste!
Meine Damen und Herren!

Die musikalische Einstimmung hat mit der Darbietung der Festouvertüre von Brahms durch das Orchester der Polnischen Philharmoniker unter Leitung des Generalmusikdirektors, Herrn Bevier, stattgefunden.

Ich nutze die Gelegenheit, den Mitgliedern der Deutschen Gesellschaft für Urologie für Ihr Vertrauen zu danken, daß ich als Präsident für ein Jahr das Leben unserer Gesellschaft mitbestimmen und diesen 43. Kongreß in Berlin mitausrichten durfte. Die diesjährige Veranstaltung stellt sich durch bemerkenswerte Umstände als eine besondere Begegnung dar. Es ist nach 32 Jahren der erste gesamtdeutsche Urologenkongreß, den Urologen aus den neuen und alten Ländern mit ihren wissenschaftlichen Aktivitäten gemeinsam gestalten. Das war zum letzten Mal 1959 möglich.

Der damalige 32. Urologenkongreß stand unter der Leitung von Prof. Martin Stolze aus Halle. Seine in der Begrüßungsansprache formulierten Wünsche, die ich gleich zitieren darf, haben sich inzwischen voll erfüllt.

Leider wurde in den dazwischenliegenden Jahren von den Isolierten viel Entsagung und sinnlose Opfer abverlangt. Stolze sagte 1959: »Wir dokumentieren mit unserem Berliner Kongreß mit vollem Bewußtsein und mit aller Deutlichkeit die Zusammengehörigkeit der beiden Sektoren und drücken damit auch den Wunsch aus, daß in absehbarer Zeit nicht nur Berlin, sondern unser Vaterland wieder eins werde«, soweit Stolze.

Berlin als Tagungsort des inzwischen jährlich stattfindenden Urologenkongresses hat eine besondere Attraktivität! Ihr ist es mitzuverdanken, daß viele Gäste, besonders aus den östlichen Nachbarländern, diese Veranstaltung besuchen. Ich begrüße Sie alle sehr herzlich und heiße Sie im Namen unserer Gesellschaft willkommen.

Schon vor dem ungeahnten und dramatischen politischen Umbruch in der Sowjetunion hatten wir dank finanzieller Unterstützung durch Dritte die Möglichkeit, Fachvertreter für Urologie aus den baltischen Staaten, den Städten Wilna, Riga und Reval, einzuladen. Daneben ergingen Einladungen an Hochschullehrer von Minsk, Kiew usw. Viele sind unserer Einladung gefolgt, darüber freue ich mich sehr.

Der diesjährige Kongreß zeigt in besonderer Deutlichkeit, daß Isolation in der Wissenschaft durch die Beseitigung politischer Grenzen weitgehend aufgehoben werden kann. Damit steht unsere Zusammenarbeit mit Kollegen aus osteuropäischen Ländern und der Sowjetunion vor einem ungeahnten Aufschwung.

Ein historischer Rückblick in die Geschichte unserer Gesellschaft sei hier erlaubt. Berlin galt über Jahrzehnte mit seinen großen urologischen Kliniken und der Tätigkeit berühmter Urologen als Mekka der Urologen. Der Fortschritt hatte hier seine Wiege. James Israel, der als erster die Nierenchirurgie erfolgreich und brillant beherrschte, war in Berlin tätig, ebenso wie Leopold Kasper, der die urologische Wissenschaft vorangetrieben hat. Weil er Jude war, mußte er in die Emigration gehen, ähnlich wie von Lichtenberg und Swick, denen wir die urologische Radiologie verdanken.

Diese Namen von 4 berühmten Berliner Urologen sollen genügen, viele mehr könnte man nennen, um auf die kreative Entfaltung in der Urologie hinzuweisen, wenn es keine strangulierende Ideologie gibt.

Ich begrüße auf das herzlichste unsere Ehrengäste. Ich begrüße ferner unsere Ehrenmitglieder und die Träger der Maximilian-Nitze-Medaille. Ein besonderer Willkommensgruß gilt Herrn Senator Luther als Vertreter der Regierung des Landes Berlin. Zahlreiche ausländische Gäste besuchen diese Tagung, die Namen der Kolleginnen und Kollegen aus über 20 Nationen sind so zahlreich, daß es unmöglich ist, jeden einzelnen vorzustellen. Seien Sie alle auf das herzlichste begrüßt. Ich freue mich sehr über Ihre Teilnahme.

Auch im letzten Jahr hat der Tod schmerzliche Lücken in die Reihen unserer Gesellschaft gerissen. Ich habe die traurige Pflicht, Sie davon in Kenntnis zu setzen, daß folgende Kollegen seit unserer Begegnung in Hamburg verstorben sind. Wir haben verloren: Priv.-Doz. Dr. Dieter

◘ **Abb. 20.2** Eröffnungsrede zum 43. Kongress 1991 von Prof. Dr. med. Th. Senge

BRITTEN, Solingen; Dr. Friedrich GRABNER, Hannoversch-Münden; Dr. Hubert MICHEL, Darmstadt; Dr. Heinz NAGELS, Essen; Dr. Marcel OBERNEDER, Kempten; Dr. Fritz SUNDERMEIER, Münster; Prof. Dr. Anton THELEN, Freiburg.

Wir verneigen uns in Ehrfurcht vor den Toten. Wir gedenken ihrer und sind dankbar für ein Stück gemeinsame Zeit.

Zu den angenehmen und vornehmen Pflichten eines Präsidenten gehört der Vorgang, Ehrungen vornehmen zu dürfen.

Wie schon in den vergangenen Jahren möchte die Deutsche Gesellschaft für Urologie auch diesmal Persönlichkeiten durch Verleihung der Ehrenmitgliedschaft auszeichnen, die sich besondere Verdienste um die Deutsche Urologie erworben haben. Der Vorstand der Gesellschaft hat beschlossen, Herrn Prof. Dr. Dieter Kirchheim aus Olympia/USA und Herrn Prof. Friedmund Neumann, Berlin, die Ehrenmitgliedschaft der Deutschen Gesellschaft für Urologie zu verleihen.

Herr Prof. KIRCHHEIM, in Magdeburg geboren, hat nach seinem Medizinstudium Deutschland verlassen. Für ihn war nach dem Weggang vieler akademischer Lehrer während des Krieges und die damit verbundene Isolation und erzwungene Stagnation in der medizinischen Wissenschaft die persönlich-fachliche Entfaltungsmöglichkeit eingeengt. Er ging in die USA und ließ sich dort an den Kliniken in Rochester, Mayo Clinic, am Johns Hopkins Hospital in Baltimore und Portland zum Urologen ausbilden. Sein wissenschaftliches Interesse für die Prostata und das Prostatacarcinom wurde durch seinen langjährigen Lehrer, Herrn Prof. HODGES in Portland, wo KIRCHHEIM lange Zeit tätig war, geweckt. HODGES war ein Freund und Mitarbeiter von Charles HUGGINS, dessen Verdienste um die Therapie des Prostatacarcinoms mit dem Nobelpreis gewürdigt wurden.

Bis zum heutigen Tag beschäftigt sich Herr KIRCHHEIM mit der Biologie des Prostatakrebses. Seine Arbeiten zur Enzymhistochemie der Prostata gehören inzwischen schon zur klassischen Fachliteratur.

Herr KIRCHHEIM hat aber auch vielen Kollegen, die aus Deutschland kamen und sich zur Weiterbildung in den USA aufhielten, großzügig Gastfreundschaft gewährt.

In der Ehrenmitgliedschaft sehe ich auch eine Anerkennung für die Unterstützung, die viele amerikanische Urologen uns Deutschen gewährt haben, die sich dort weiterbildeten.

Herr Prof. Friedmund NEUMANN erhält die Ehrenmitgliedschaft wegen seiner Verdienste, die er sich als experimentell tätiger Endokrinologe erworben hat. Seine Arbeiten über den hormonalen Regelkreis und die therapeutischen Steuerungsmöglichkeiten bei Erkrankungen des männlichen Genitaltraktes haben bleibenden

Bestand. Herr NEUMANN hat sehr früh die nachteilige Wirkung der Östrogene bei der Behandlung des Prostatacarcinoms registriert und auf mögliche Nebenwirkungen hingewiesen. Ihm ist es zu verdanken, daß eine große klinische multizentrische Studie abgeschlossen werden konnte, in der nachgewiesen wurde, daß Östrogene bei der Therapie des Prostatakarzinoms mehr Nachteile als Vorteile bringen.

Herr NEUMANN darf als einer der Väter genannt werden, die die komplette Androgenblockade beim Prostatacarcinom schon sehr früh möglich gemacht haben.

In den Jahren 1963–1968 war Herr NEUMANN für die Entwicklung von Cyproteronacetat – besser bekannt unter dem Namen Androcur – erfolgreich mitverantwortlich tätig. Die Verwendung dieser Substanz zur Therapie des fortgeschrittenen Prostatakarzinoms gehört zur Standardtherapie. Die Auszeichnung von Prof. NEUMANN verstehe ich auch als einen Dank für seine Großzügigkeit und Unterstützung, die er vielen jungen Urologen im Laufe der letzten 20 Jahre bei experimentellen Arbeiten gegeben hat. Herr NEUMANN hat sich bei seinem Arbeitgeber, der Fa. SCHERING, immer wieder erfolgreich um eine finanzielle Unterstützung eingesetzt, wenn es galt, eine gut konzipierte klinisch-experimentelle Arbeit mit endokrinologischer Fragestellung zu fördern.

Wichtig war dabei stets der Aspekt der Grundlagenforschung und nicht das möglicherweise kommerziell verwertbare Ergebnis. Damit soll dankbar unterstrichen werden, daß die Industrie klinische Forschung ohne primäres Eigeninteresse vielfach und vielfältig fördert. Ohne die Unterstützung durch die Industrie sind häufig die notwendigen finanziellen Mittel nicht aufzubringen. Die Fördermöglichkeiten durch das Bundesministerium für Forschung und Technologie oder die Deutsche Forschungsgemeinschaft sind erfahrungsgemäß begrenzt.

Die Urologie wurde von der großartigen Arbeit einzelner zu ihrer heutigen Unabhängigkeit und Leistungsfähigkeit geführt. Ein großer Name ist der von Maximilian Nitze, der durch die Entwicklung des Cystoskops bekannt geworden ist und seit 1880 in Berlin als niedergelassener Urologe tätig war. Nach ihm ist die von der DGU geschaffene Maximilian-Nitze-Medaille benannt, die an Urologen verliehen wird, die sich besondere Verdienste um die Urologie erworben haben.

Herr Prof. Ernst ZINGG, Ordinarius des Lehrstuhls für Urologie an der Universität in Bern, ist in diesem Jahr der Preisträger und Ausgezeichnete.

Seine Verdienste um die Deutsche Urologie sind bemerkenswert, jeder erinnert sich gern an seine sehr fundierten Beiträge zu klinischen Fragestellungen, seine kritischen Referate waren stets ein Genuß. Seine Stellung als akademischer Lehrer wird durch das zweibändige Lehrbuch »Hohenfellner/Zingg« ganz besonders betont.

Die DGU hat mit Herrn KIRCHHEIM und Herrn ZINGG zwei ausländische Kollegen ausgezeichnet. Daran wird deutlich, daß wir grenzüberschreitende Arbeit schätzen und suchen. Nur bei einem freien Gedankenaustausch und ungestörter Bewegungsfreiheit ist Forschung erfolgreich möglich.

Es entspricht einer guten Tradition, wenn man sich seiner Lehrer erinnert, die einen beruflich geprägt haben.

Ich möchte stellvertretend für viele, die mich in meinem Beruf mitgeformt haben, auf zwei Persönlichkeiten hier eingehen. Ihnen gehört mein besonderer Dank.

Als ersten nenne ich Herrn Prof. Franz BÖMKE, ehemaliger Direktor des Pathologischen Instituts der Städtischen Krankenanstalten in Dortmund. Dort war ich vor meiner Fachweiterbildung fast 1 Jahr tätig.

Unter Anleitung von Prof. BÖMKE habe ich die Zusammenhänge zwischen Zelldefekt und Tod durch sorgfältiges Beobachten verstehen gelernt. Herr BÖMKE hat die notwendige Ehrfurcht vor dem Leben über den Tod hinaus bei jeder Sektion, die ich mit ihm durchgeführt habe, mir vor Augen geführt. Herr BÖMKE hat mich mit leisem Druck zu den ersten Publikationen gebracht und das Interesse zur wissenschaftlichen Arbeit in mir geweckt.

Danach wurde Prof. Paul MELLIN mein prägender Lehrer, bei dem ich 1966 in Essen mit meiner Weiterbildung zum Urologen begann.

Paul MELLIN hat mich als Urologe geformt. Seine meisterhafte operative Technik, die er als gestandener Chirurg und Urologe mitbrachte, war eine ideale Schule, in der nicht nur das klassische urologische Handwerk am Harntrakt, sondern auch im Umgang mit dem Darm gelehrt wurde. Dies war die beste Voraussetzung, später ohne größere Mühe Harnableitungs- und Umgangsleitungs-Operationen unter Verwendung von Darm selbst durchzuführen. Paul MELLIN hat mein Interesse an Prostataerkrankungen stets wohlwollend begleitet und meine Forschung unterstützt. Er hat sich um die Einrichtung eines Urologischen Lehrstuhls innerhalb des Bochumer Modells an der Ruhr-Universität verdient gemacht.

Es gehört weiterhin zu den Privilegien des Präsidenten einer wissenschaftlichen Gesellschaft, seine Gedanken zu aktuellen Problemen seines Faches zu äußern und seine Meinung dazu vortragen zu dürfen. Diese Gelegenheit nehme ich gern wahr.

Wir alle in der Urologie sind von den Vorgängen nicht unberührt geblieben, die sich an einzelnen Hochschulen in den neuen Ländern abgespielt haben und abspielen.

Ich möchte mich einer Äußerung meiner Meinung deshalb nicht entziehen, weil mich ein offener Brief eines

Lehrstuhlinhabers für Urologie aus den neuen Ländern erreicht hat. Das Umfeld in einer doktrinären Staatsstruktur, wie sie in der DDR vorlag, kann einen einzelnen kompromittieren und auch zum Opportunismus verführen. Ich will eine solche Versuchung für niemanden von uns in ähnlicher Situation ausschließen. Deshalb steht mir und auch dem Vorstand der DGU keine Bewertung eines Einzelschicksales zu.

Mit dankbarer Erleichterung begrüßen wir deshalb die Tatsache, daß nun im wiedervereinigten, demokratischen Deutschland studentischer Unterricht und die Fachweiterbildung nicht mehr von parteiideologischer Verpflichtung belastet werden. Eine parteitreue Erziehung durch parteitreue Lehrer und Professoren kompromittiert die notwendige Unabhängigkeit bei ärztlichen Handlungen. Die nur dem Gewissen verpflichtete, an Grundsätzen der Ethik und Nächstenliebe orientierte Handlungsfreiheit ist besonders für uns Ärzte eine unabdingbare Voraussetzung. Unser Tun sollte allein der klassischen Maxime dienen, die seit mehr als 2000 Jahre gilt: Salus et voluntas aegroti suprema lex: Wohl und Wille des Patienten ist unsere höchste Pflicht. Diese Freiheit ist nun für alle Ärzte in Deutschland garantiert.

In den letzten Jahren wurden auf unseren Kongressen häufig Forschungsergebnisse und Neuerungen beispielhafter und für die Zukunft richtungweisender Art vorgestellt. In diesem Jahr sind stürmische Neuentwicklungen und Neuentdeckungen aus der Forschung und ihre rasche Übertragung in die Klinik nicht zu erwarten. Wir bewegen uns eher in der leisen Phase, den Fortschritt im Fach Urologie voranzutreiben. Der Trend geht aus dem Programm jedoch klar hervor. Es werden viele Referate aus der Grundlagenforschung, der Molekularbiologie und der Gentechnik vorgestellt. In der Urologie ist, wie in allen anderen Fächern, der Erfolg auf hohem Niveau nur durch zeitaufwendige, personal- und kostenintensive Arbeiten zu erreichen.

Die Wege dazu sind in unserem Fach eingeschlagen, schnelle Resultate sind bei der schwierigen Materie nicht zu erwarten.

Klinisch verfügbare Forschungsdaten, die den Namen Fortschritt verdienen, stellen immer die Summe vieler kleiner Einzelschritte dar und müssen reifen.

Es überrascht deshalb um so mehr, wenn sehr früh aus gut konzipierten Forschungsansätzen, die neue Therapieformen einleiten können, vorläufige Resultate mit dem Effekt der Werbung in die Öffentlichkeit lanciert werden. Die Medien können den wahren Inhalt einer wissenschaftlichen ärztlichen Leistung nicht bewerten, sie nehmen aber begierig jede Neuigkeit zur Berichterstattung auf. Es werden damit Hoffnungen geweckt oder Zwänge eingeleitet, die das Vertrauen belasten, das wir Ärzte bei unseren Arbeiten, insbesondere für die Forschung, nötig haben.

Ich nenne bewußt das publizistische Interesse um die Enzymhemmer als Therapieansatz zur Behandlung der symptomatischen BPH (Benigne Prostatahyperplasie). Bei einer Volumenminderung der Prostata oder einer Gewichtsreduktion von 20% ist ein überzeugender Fortschritt oder ein Durchbruch in der Therapie wohl noch nicht erreicht. Der betroffene Patient leidet wahrscheinlich weiter trotz der Verordnung und Einnahme einer neuartigen Pille unter Miktionsstörungen.

Lassen wir uns nicht zu voreiligen Berichten verführen, um den ohnehin schon teuren Pharmabereich im Gesundheitswesen noch teurer zu machen? Sind wir die Interessenvertreter Dritter geworden? Auch wir Ärzte tragen in unserem Gesundheitssystem eine ökonomische Mitverantwortung. Sie muß durch seriöses Handeln bestätigt werden.

Vergleichbar stellt sich für mich das Beispiel der Thermotherapie und Hyperthermiebehandlung bei der symptomatischen Prostatavergrößerung dar. Sind die damit erzielten Behandlungsergebnisse um so vieles besser, als sie mit den klassisch-operativen Behandlungsmethoden schon erreicht werden? Dürfen deshalb einzelne Urologen die Thermotherapie schon als **optimale** Behandlungsform in der Öffentlichkeit vorstellen? Handelt es sich bei solchen Berichten um die Selbstdarstellung einzelner? Wir bleiben glaubwürdiger, wenn bei der Präsentation von Forschungs- und Behandlungsergebnissen die Konturen zwischen wünschenswerter, legitimer Information der Öffentlichkeit und dem unlauteren Wettbewerb klar erkennbar bleiben.

Meine Absicht ist es nun, für die nächsten Jahre eine Prognose für unser Fach abzugeben, künftige Entwicklungen aufzuzeigen und Perspektiven zu entwickeln. Jedem Urologen wächst dabei viel Arbeit zu, eine rechtzeitige Einstellung auf sich ändernde Umfeldsituationen ist deshalb wünschenswert.

Die Bevölkerung unseres Landes wird zunehmend älter. Heute schon liegt der Anteil der über 60jährigen bei 25% und steigt ständig.

Die Gruppe der älteren und alten Menschen bildet einen großen Teil der Patienten eines Urologen. Das Spektrum der geriatrischen Krankheitsbilder wie der Problemkomplex Inkontinenz, obstruktive Miktionsstörungen, Bluthochdruck und Niereninsuffizienz, aber auch die Rate der urogenitalen Neoplasien nehmen zu. Nur **der** Urologe wird als kompetenter Arzt akzeptiert werden, der sich rechtzeitig auf die sich wandelnden Aufgaben einstellt. Die Behandlung onkologischer Krankheitsbilder wird man künftig nur demjenigen noch gestatten, der eine entsprechende Qualifikation nachweisen kann. Jeder Urologe sollte sich rechtzeitig für die Diagnostik, ganz besonders für die konservative Therapie und die systemische Chemotherapie bei urologisch-neoplastischen Krankheitsbildern die souveräne fachliche Kompetenz erwerben. Die Gesundheitspolitik wird die zentrale Erfassung der Befunde aus der Klinik und den Praxen durch Datenweitergabe fördern und durchsetzen, weil man sich bei der schwierigen Finanzierungsmöglichkeit nur so eine Kontrolle der Kosten erhofft.

Unsere diagnostischen Maßnahmen werden künftig einem Wandel unterliegen. Die ersten Neuerungen sind erkennbar. Die zweidimensionale Sonographie wird heute schon durch die dreidimensionale Technik abgelöst und läßt für die Urologie eine höhere Diagnosegenauigkeit erwarten. Die Gentechnik verändert über Genproben unser klassisches Untersuchungsprogramm, die Ganzkörperimmunszintigraphie als diagnostische Maßnahme steht zur Erfassung von morphologischen Defekten und metabolischen Störungen einsatzbereit vor der Tür.

Auch die Therapie in der Urologie ist von Neuerungen nicht ausgeschlossen. Die manuell urochirurgische Technik tritt in eine Konkurrenz zu endoskopischen Operationsverfahren, die minimal invasiven Maßnahmen werden sich durchsetzen. Die Superpille, die Mehrfacherkrankungen behandeln kann, ist heute keine Illusion mehr; ich erinnere an gentechnisch hergestellte Produkte, mit denen heute schon entzündliche Dickdarmerkrankungen erfolgreich behandelt werden können. Sie könnten z. B. auf die interstitielle Cystitis übertragen werden. Die computerkontrollierte Automedikation und die nach dem Biorhythmus orientierte Medikation gewinnt für die Urologie an Bedeutung.

Wenn ich eingangs von einer eher leisen Phase in der Präsentation der Forschungsergebnisse berichtet habe, so ist die Hoffnung dennoch berechtigt, daß wir vor einer stürmischen Weiterentwicklung unseres Faches stehen.

Prof. Dr. med. Theodor Senge

Der 43. Kongress wird auch bezeichnet als der erste »gesamt«-deutsche Urologenkongress nach dem Zweiten Weltkrieg. Die konsequente Trennung nach dem Mauerbau 1960 wurde aufgehoben.

Die Diskussion um diese Rede erinnert an die Sensibilitäten dieser Zeit: »In der Eröffnungsrede sollte man auf die historische Bedeutung zahlreicher Kliniken in der sog. ehemaligen »DDR« oder den neuen Bundesländern eingehen. Hier wären zu nennen:

1. Die Aktivitäten von Maximilian Nitze zur Entwicklung des Zystoskops zunächst in Dresden, dann in Wien, aber schließlich zur klinischen Reife in Berlin.
2. Die Entwicklung der Ausscheidungsurographie durch Swick und von Lichtenberg in Berlin.
3. Der erste Archivar der Deutschen Gesellschaft für Urologie, Herr Keller kam aus Dresden.
4. Die großen Beiträge von Boeminghaus sen. aus den Tagen in Halle bei Völcker.
5. So war auch Dr. Eisenbart Student der Medizin in Halle. Hieraus ergibt sich die allgemeine Tendenz oder Aussage, dass die Kontinuität der Entwicklung der deutschen Urologie durch die Wiedervereinigung erheblich gewonnen hat und keine künstliche Trennung bzw. Veränderung der Gewichtung mehr von politischer Seite erfolgt.

Wenn auch der Trend in der Urologie nicht gerade zur manuellen Tätigkeit geht, sondern interventionelle Maßnahmen und die Technik größeren Raum gewinnt, so sind die ostdeutschen Kollegen dahingehend auch sehr ansprechbar, wenn man ihre manuelle Geschicklichkeit aufgrund der schlechteren apparativen Ausstattung betont.

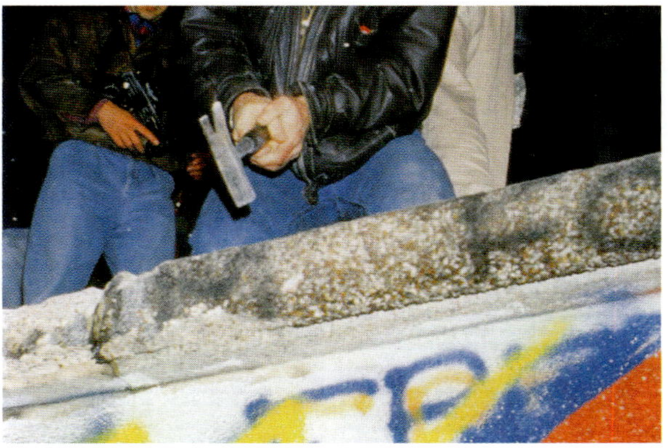

Abb. 20.3 Nach der revolutionären Entwicklung der ESWL (1972–1980) war der Fall der Mauer 1989 ein Höhepunkt der Lithotrypsie in Deutschland und die ESWL ein Diskussionspunkt auf vielen Kongressen (Arbeitskreis Geschichte der Urologie 2007)

Hervorgehoben werden kann sicher auch, dass die Hilfe und Unterstützung der ostdeutschen Kollegen durch die westdeutschen Bundesländer und die westdeutsche Regierung zu einer extrem raschen Anhebung des Standards der ehemaligen DDR geführt hat. Vergleicht man die 80 Lithotriptoren im Westen mit bereits 16 Lithotriptoren im Osten bei einer Bevölkerung von 60:17 Millionen wird diese Relation sicher auch den größten Kritikern Vernunft beibringen.

Vielleicht wäre auch ein Hinweis auf die einsetzende Formalisierung der Beziehungen und den vorurteilsfreien Umgang miteinander angebracht.

Als pressewirksame Einlage und zur Auflockerung der Rede wäre eventuell auch ein Hinweis auf die größte Lithotripsieaktivität der Geschichte am 8. November 1989 an der Mauer in Berlin möglich« (**□** Abb. 20.3).

44. Kongress der Deutschen Gesellschaft für Urologie – München, 09.–12.09.1992

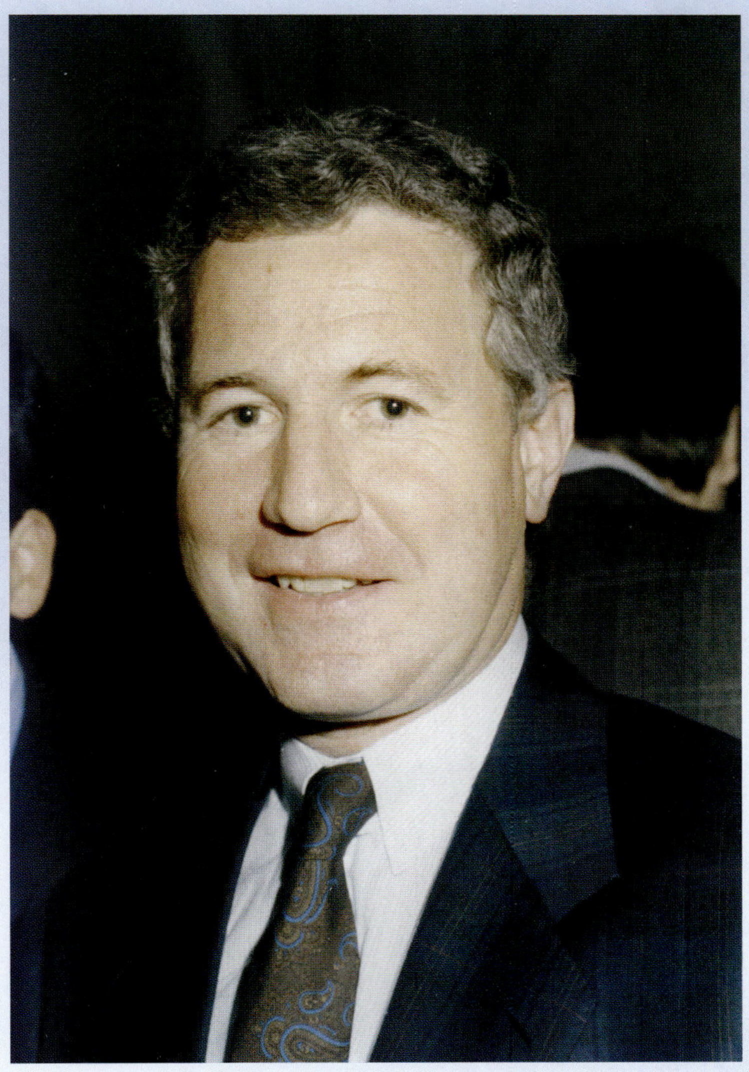

Prof. Dr. med. Rudolf Hartung

Prof. Dr. med. Rudolf Hartung (◘ Abb. 21.1)

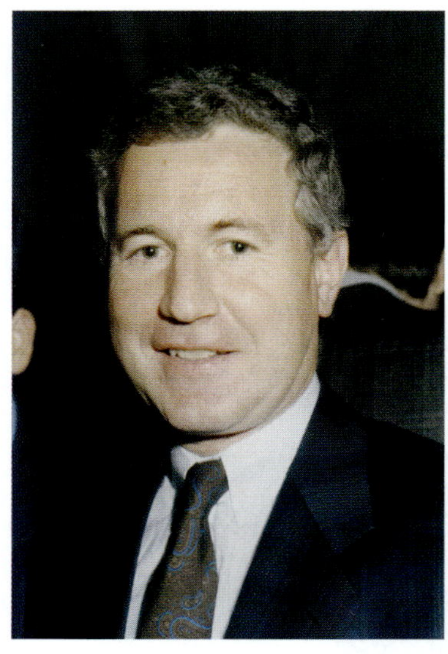

◘ Abb. 21.1 Prof. Dr. med. Rudolf Hartung

Curriculum vitae (nach R.H.)

Geboren am 26.04.1941 in München

1960–1966 Medizinstudium in München und Paris, Famulatur in Kanada

1967–1968 Medizinassistent in Chirurgie, Urologie, Gynäkologie und Innere Medizin

1968–1969 Assistenzarzt an der Chirurgischen Klinik und Poliklinik der TU München, Klinikum rechts der Isar (Prof. Maurer)

1969–1974 Assistenzarzt urologische Klinik und Poliklinik der TU München, Klinikum rechts der Isar (Prof. Mauermayer)

1975 Ernennung zum Oberarzt

1968 Habilitation für Urologie

1980 C3-Professur

1981–1986 Ordinarius und Direktor der Urologischen Klinik der Gesamthochschule/Universität Essen

1986–2009 Ordinarius und Direktor der Urologischen Klinik und Poliklinik der TU München, Klinikum rechts der Isar

Präsident der Deutschen Gesellschaft für Urologie
Präsident der Bayerischen Gesellschaft für Urologie
- Korrespondierendes Mitglied der American Urological Association
- Korrespondierendes Mitglied der Italienischen Gesellschaft für Urologie
- Mitglied der European Association of Urology – Scientific comitee
- Mitglied der Societe International d'Urologie
- Ehrenmitglied der Urological Society of Australasia
- Korrespondierendes Mitglied der British Association of Urological Surgeons
- Ehrenmitglied der Rumanian Society of Endourology

Im Beirat zahlreicher Fachzeitschriften:
- Aktuelle Urologie
- Urologia Internationalis
- World Journal of Urology
- Der Chirurg
- Urological Research
- Strahlentherapie
- European Journal of Medical Research
- Der Urologe
- Minimal-invasive Chirurgie

Die klinischen Schwerpunkte liegen in der:
- Endourologie, insbesondere Lehre der endoskopischen Urologie durch zahlreiche Seminare
- Tumorchirurgie
- rekonstruktive Harnröhrenchirurgie
- Mikrochirurgie bei Problemen der Refertilisierung und erektilen Dysfunktion

Wissenschaftliche Projekte liegen in der Chemotherapie, des metastasierenden Prostatakarzinoms, der Laser-Lithotripsie sowie in zahlreichen immunologischen Therapieverfahren.

Prof. Dr. med. Rudolf Hartung

- **Eröffnungsrede zum 44. Kongress 1992 von Prof. Dr. med. R. Hartung** (◨ Abb. 21.2)

Sehr verehrter Herr Staatsminister Glück,
meine Herren der Bayerischen Staatsministerien,
meine Herren Vertreter der Stadt München
Spectabilis Dudel,
meine Herren Präsidenten der Fachgesellschaften,
liebe Kolleginnen und Kollegen,
liebe Freunde,

ich eröffne den 44. Kongreß der Deutschen Gesellschaft für Urologie und heiße Sie alle sehr herzlich willkommen.

Der Willkommensgruß gilt in diesem Jahr auch unseren Ehrenmitgliedern, die von Schweden bis Japan unserer Einladung folgen konnten sowie den zahlreichen Gästen aus dem Ausland, die noch nie zuvor in so großer Zahl und aus so vielen Ländern, nämlich aus insgesamt 22, an einem Deutschen Urologenkongreß teilnahmen.

So grüße ich den Präsidenten der Societé International d` Urologie, Jim Glenn aus den USA, den Präsidenten der American Urological Association Logan Holtgrewe, sowie die Präsidenten der Urologischen Gesellschaften Frankreichs, Italiens und `Österreichs; allesamt Gesellschaften mit denen wir selt vielen Jahren kooperieren.

Ihr Besuch, meine Herren, ist für uns eine besondere Ehre und ich danke Ihnen sehr, daß Sie auch von sehr weit her gekommen sind.

Unser Willkommensgruß soll in diesem Jahr aber auch den Urologischen Gesellschaften gelten, mit denen künftig engere Kooperationen geplant sind, und so begrüße ich herzlich als ihre Vertreter die Präsidenten der Gesellschaften aus Bulgarien, Polen, Rumänien, der Slowakischen Republik, der Tschechischen Republik, der Ukraine, von Ungarn und Weißrußland.

Das große Interesse und die große Nachfrage aus den nun zugänglichen osteuropäischen Ländern wird neben der Verpflichtung gegenüber den neuen Bundesländern für unsere Gesellschaft und dem Berufsverband eine Herausforderung der nächsten Jahre sein.

Wenn ich Sie, meine Damen und Herren, heute auf diesen Kongreß einstimmen will, so vielleicht unter dem Motto: »Internationale Urologie und Respekt gegenüber der Tradition«.

Was letzteres betrifft, so haben Sie im Programmheft vielleicht bemerkt, daß erstmals sowohl die bisherigen Präsidenten unserer Gesellschaft, als auch korrespondierende Mitglieder und Ehrenmitglieder aufgeführt sind.

Diese schlichte Nennung vermag nicht ihre Verdienste um die Urologie und um die Gesellschaft zu würdigen, sie soll aber zumindest Namen ins Gedächtnis rufen, die manch Jüngere unter uns nur noch vom Hörensagen oder gar nicht mehr kennen. Sie alle haben dazu beigetragen, daß unsere Gesellschaft ihre heutige Bedeutung erlangen konnte, und so ist der für uns ehrenvolle Besuch so vieler bedeutender ausländischer Repräsentanten eine späte Anerkennung auch ihrer Leistung.

Eine Öffnung zur Internationalen Urologie als solche ist nichts Neues, doch unsere Jahrestagung war bisher überwiegend für Beiträge von Mitgliedern der Gesellschaft reserviert. Man darf darüber nachdenken, ob nicht in Zukunft mehr als bisher auch nicht-deutschsprachige Referenten zu Wort kommen und ich meine, daß sowohl die immer rascher sich ändernden Entwicklungen in unserer Disziplin, sowie der Standard unseres Handelns hierzulande als auch die neuen politischen Gegebenheiten weltweit und besonders in Europa, dieses erfordern.

In Genua haben sich kürzlich zwölfhundert Urologen aus vielen europäischen Ländern zum 1. Europäischen Facharztexamen gemeldet. Was dies im Rahmen der so oft diskutierten europäischen Harmonisierung bedeuten wird, ist heute nicht abzusehen. Zunächst ist es zumindest eine gewisse Beurteilung des Ausbildungsniveaus unterschiedlicher Provenienzen.

Unterschiedlicher Standard und Pläne für intensiveren Wissenstransfer werden auch das Thema einer Sitzung sein, die am Rande des Kongresses zusammen mit dem Berufsverband und all den schon genannten ausländischen Vertretern stattfinden wird. Gespräche unseres Generalsekretärs in den USA und in einigen osteuropäischen Ländern haben die Notwendigkeit zu mehr Grenzüberschreitung in jene Länder erkennen lassen und dazu geführt, daß wir zu einem ersten Meeting zu diesem Thema eingeladen haben.

◨ **Abb. 21.2** Eröffnungsrede zum 44. Kongress 1992 von Prof. Dr. med. R. Hartung

Meine sehr verehrten Damen und Herren, seit der letzten Tagung in Berlin sind Kollegen von dieser Welt gegangen, derer wir jetzt zusammen gedenken wollen.

Wir denken an die jungen Kollegen
Dr. NÜRNBERGER,
Dr. SCHMIDT,
Dr. STEINER,
Dr. SCHILLING und
Dr. KIESWETTER
aus Wien, die im Flug zu einer Urologentagung nach Hannover tödlich verunglückten,

wir denken an die Mitglieder unserer Gesellschaft,
Dr. Peter OTTO, Konstanz,
Prof. Dr. Antal BABICS, Ungarn,
Prof. Dr. Rüdiger ENGELKING, Köln,
Prof. Dr. Nils ALLWALL, Schweden,
Dr. Paul THELEN, Köln,
Dr. Norbert FABER, Berlin,
Prof. Alpay KELAMI, Berlin,
Dr. Herbert SPARWASSER, Koblenz,
Dr. Wolfram Dietrich HEINRICH, Essen,
Dr. Kurt HASSELBACHER, Wiederitzsch,
Dr. Gerhard ALTVATER, Bottrop,
Prof. Klaus DEVENS, München,
Prof. Paul MEINHARDT, Herten,
Dr. Günther DRUSCHEL, Itzehoe,
Dr. Wolfgang GERECHT, Dudweiler,
Dr. Giorgio RAVASINI, Italien.

Wir wollen bemüht sein, diesen verstorbenen Kollegen und Freunden ein ehrendes Angedenken zu erhalten.

In diesem Jahr hat der Vorstand der Gesellschaft zwei neue Ehrenmitglieder gewählt.

Es sind dies Professor Patrick Walsh, Baltimore, und Professor Karl Kremer, Düsseldorf.

Professor Patrick Walsh, Direktor des Brady Institute of Urology am Johns Hopkins Hospital in Baltimore, ist uns allen als überragender Forscher und Chirurg ein Begriff. Experimentelle und klinische Arbeiten aus seinem Institut zum Thema Prostatahypertrophie und Prostatakarzinom und besonders zum Thema: »Radikale Prostatachirurgie« sind wegweisend.

Einzelheiten seines Curriculums werde ich am Samstag bei der Verleihung der Ehrenmitgliedschaft an ihn anläßlich seines Schlußreferats vortragen.

Heute aber möchte ich Ihnen das zweite Ehrenmitglied vorstellen. Es ist dies kein Urologe, sondern ein Chirurg, der in seinen aktiven Zeiten dazu beigetragen hat, daß die Urologie ein selbständiges Fach werden konnte: Professor Dr. Karl Kremer, vormals Ordinarius der Chirurgie in Essen und Düsseldorf.

In Berliner Kliniken in allen chirurgischen Disziplinen ausgebildet, wurde er 1949 Facharzt für Chirurgie und 1954 für Anästhesie. Bei Professor Derra in Düsseldorf habilitiert, wurde er 1961 Nachfolger von Professor Reischauer als Leiter der Chirurgischen Klinik in Essen. 1970 erfolgte der Ruf auf den Lehrstuhl nach Düsseldorf den er bis 1988 inne hatte.

Unserem Fach den Weg zu ebnen, verehrter Herr Professor Kremer, war für manchen Chirurgen zu damaligen Zeiten nicht selbstverständlich, für einen weise Voraussehenden aber sinnvoll. Mein Vorgänger in Essen, Professor Paul Mellin, den Sie seit der gemeinsamen Chirurgischen Zeit in Potsdam kannten, hat Sie bei der Eröffnung des Urologenkongresses 1978 als einen alten Freund begrüßt, der entscheidend dazu beigetragen hat, am Essener Klinikum eine eigene Urologie zu etablieren, die bereits 1967 Lehrstuhl wurde.

Es freut mich ganz besonders, daß ich als ehemaliger, wenn auch nur temporärer Essener, Ihnen die Ehrenmitgliedschaft unserer Gesellschaft überreichen darf. Diese Ehrung ist nicht nur eine Anerkennung Ihrer persönlichen Verdienste, sondern auch ein Ausdruck unseres heute fairen Verhältnisses zur Chirurgie.

Eine Weiterentwicklung in den medizinischen Disziplinen erfolgt nur dann, wenn durch intensive Forschung neue Impulse gegeben werden. Zur Forschung muß unser Nachwuchs motiviert und aufgefordert und auch gefördert werden. Aus welcher Einzelleistung dann auch immer ein wirklicher Fortschritt resultiert, zeigt sich oft erst später. Auch nach einem Kongreß wie diesem werden wir fragen müssen, welche Beiträge haben uns wirklich bereichert? Von sogenannten neuen Sensationen bleibt oft nicht viel übrig, und so ist es gut, daß wir an unseren Alltagsleistungen gemessen werden.

Den Preisträgern dieses Jahres wollte ich das Forum geben, das ihnen gebührt, nämlich in diesem Rahmen beglückwünscht zu werden. Die aus dem Kongreß noch resultierenden Preise werden am Festabend verliehen.

Den Nitze-Preis 1992 erhielten zwei Kollegen:

Sozusagen als Zeichen für beeindruckende, alpenländische Kreativität ging der Preis in diesem Jahr zu gleichen Teilen nach München (ans Rechts der Isar) und nach Innsbruck. Ich beglückwünsche Herrn Dr. Klocker aus Innsbruck für seine Arbeit: »Point mutation in the DNA binding of the androgen receptor in two families with Reifenstein Syndrome« und ich gratuliere meinem Oberarzt, Herrn Dozent Dr. Rainer Hofmann zu seiner Arbeit: »Stimulated and unstimulated pressure response of the ileocolonic junctional zone and its use as a continence mechanism«.

Meine Damen und Herren, viele meiner Vorgänger im Amt haben die Präsidentschaft als den oder einen der Höhepunkte ihrer beruflichen Karriere bezeichnet. Ich bin weit davon entfernt, dies so zu betrachten, denn die

Prof. Dr. med. Rudolf Hartung

Entwicklungen in unserem Fach sind so rasant und spannend zugleich, daß ich auch nach Überschreitung der Halbzeit eines möglichen beruflichen Weges noch lange ein Lernender sein möchte. Und so will ich an dieser Stelle auch denen danken, bei denen ich lernen durfte.

Es sind dies meine internistischen Lehrer, Professor Walter Seitz und Professor Nepomuk Zöllner, der mit unerbittlicher Strenge nur präzise Gedanken zuließ, mein chirurgischer Lehrer und Gründer unserer Fakultät der Technischen Universität München, Professor Georg Maurer, sowie mein urologischer Lehrer, Professor Wolfgang Mauermayer. Er hat die urologische Chirurgie immer auch als eine Art Kunst zelebriert, und davon konnte ich ihm einiges abschauen. Darüberhinaus hat er stets meine freie Entfaltung zugelassen.

Zu den wissenschaftlichen Schwerpunkten der Tagung muß ich mich nicht äußern, sie haben sich aus gegenwärtigen Entwicklungen ergeben. Vielleicht aber haben Sie erkannt, daß wir danach getrachtet haben, zu einer Reihe umstrittener und klärungsbedürftiger Fragen kritisch aktuelle Stellungnahmen anzubieten, von denen ich sehr hoffe, daß sie für jeden informativ sind.

Über zukünftige fachliche oder gesundheitspolitische Entwicklungen will ich nicht spekulieren, am Vorabend des außerordentlichen Ärztetages wäre dies auch verwegen. Die im neuen Gesundheitsstrukturreformgesetz diskutierten dirigistischen Änderungen würden uns alle, wo auch immer wir tätig sind, sehr treffen und demotivieren. Es ist keine Frage, daß die weitgehende Ausschaltung der ärztlichen Selbstverwaltung nicht nur zu einem Rückgang der medizinischen Versorgung führen, sondern auch den medizinischen Fortschritt bremsen würde. Dieses Thema wird uns alle in den nächsten Monaten beschäftigen.

Ich möchte dies trennen von Betrachtungen über unsere gegenwärtige Urologie, die hierzulande im wissenschaftlichen Bereich äußerst innovativ ist und die Entwicklung unseres Faches – auch gemessen am internationalen Standard – entscheidend mitbeeinflußt hat. Diese Leistungen muß ich nicht aufführen, ich will jedoch gerade deshalb über einige andere zu beobachtende Tendenzen nachdenken:

Diese Tendenzen sind von Natur aus komplex und ihre Aspekte sind vielfältig, sie sind auch kaum mit einem einfachen Begriff zu umschreiben. Man könnte von »Verfügbarkeitsmedizin« sprechen, in dem Sinn, daß wir heute über Instrumentarien zur Diagnostik und Therapie verfügen, deren Einsatz nicht immer sinnvoll und notwendig ist.

Durch verbesserte Diagnostik werden wir in Zukunft noch häufiger auch sehr kleine Tumore entdecken, deren Therapienotwendigkeit sehr differenziert überlegt werden muß.

Was wir seit langer Zeit aus der Autopsie-Statistik über das Vorkommen des Prostatacarcinoms beim älteren Mann wissen, erleben wir heute häufiger »dank« oder »wegen« durchgeführter PSA-Bestimmung als klinisches Problem. Der ansonsten unauffällige knapp 80jährige Mann wird bei unverdächtigem Tastbefund wegen eines PSA-Wertes von 15 an der Prostata biopsiert. Mit dem Nachweis eines Carcinoms ist ein mehrfaches Dilemma geboren. Zum einen muß man sich fragen, ob man mit dieser Information jemanden unglücklich machen soll und zum anderen, was soll therapiert werden? Unter Umständen wird gar operiert oder medikamentös behandelt, ein abwartendes Verhalten wird noch überlegt. Ließe sich aber nicht auch die Frage stellen, war die Diagnostik denn überhaupt nötig, wenn ihr keine Therapie folgen muß?

Dieses Beispiel – und es gäbe weitere Analoga – soll in Andeutung das Problem skizzieren, das uns in den nächsten Jahren angesichts der zahlenmäßig-vermehrt diagnostizierten Malignome beschäftigen muß. Wir werden nach aktuellem Wissensstand differenzieren müssen, was im Einzelfall nötig ist und unsere Wissensfindung sollte kürzere Halbzeiten erleben als bisher. Mit der verbesserten Diagnostik erkennen wir Erkrankungen, die im jungen und mittleren Lebensalter sicher einer Therapie bedürfen, beim sehr alten Menschen aber oft nur Befunde darstellen, die ihren Träger nicht krank machen und damit auch seine Prognose nicht beeinflussen.

Und so ist es aus meiner Sicht eine besonders vordringliche Aufgabe der wissenschaftlichen Forschung, in der Präzisierung verläßlicher Prognosefaktoren voranzukommen, um individualisiertes Vorgehen begründen zu können.

Unsere 1. Internationale Veranstaltung im Frühjahr zu diesem Thema hat die vorrangige Bedeutung dieser Forschungsrichtung nur unterstrichen und zugleich erkennen lassen, daß wir in vielen Bereichen noch keinen festen Boden unter den Füßen haben. Es versteht sich von selbst, daß solche Erkenntnisse, die einen prognoseorientierten Therapieentscheid verbessern, auch kostenrelevant sein werden.

Den Verlockungen der »Verfügbarkeitsmedizin« nicht bedingungslos nachzugeben heißt aber auch, therapeutisches Instrumentarium nur dann einzusetzen, wenn absolute Erfordernis besteht. Wir sollten uns vor konstruierter Indikation auch zur Schaffung neuer Märkte hüten, und hier ist das plötzlich neu erwachte Bewußtsein um die gutartige Prostatavergrößerung als ein weiteres Beispiel zu nennen.

Um recht verstanden zu sein: Ich bin für jede Verbesserung der Therapie, die geringere Morbidität und geringere Kosten bei gleicher Effektivität wie bisheriges

Vorgehen beinhaltet. Doch zu alleroberst steht der Streit um die Indikation. In der zum Teil noch unklaren Pathophysiologie der BPH sind Symptomatik und Befund, außer bei der klaren Obstruktion, oft schwer einzuordnen und das Auf und Ab des natürlichen Alterns dieses Organs ist der ideale Hintergrund für so viele Placebo-Vorgehen. Das Spektrum dieser Varianten wird in den nächsten Tagen erneut zu diskutieren sein. Ich meine nur, man sollte sich darüber im klaren sein, daß Alternativen nur dann interessant sind, wenn sie Operationen erübrigen helfen und sie nicht nur aufschieben. Auch neue Medikationen sollten angesichts dieses erwachten BPH-Bewußtseins indikationsabhängig und kontrolliert eingesetzt werden, nicht zuletzt auch unter dem Aspekt, daß dazu ausschließlich der Urologe eine Meinung haben sollte. Diesen Anspruch kann er aber nur dann aufrechterhalten, wenn er in allen Anwendungen kritisch bleibt.

Und letztlich sehe ich eine solche »Verfügbarkeitsmedizin« auch an einigen Entwicklungen im Einsatz der Laparaskopie in unserem Fach und bei manchen Patienten in ihrer Anspruchshaltung bei Problemen der erektilen Dysfunktion.

Mit der Beschränkung auf wirklich notwendige Diagnostik und Therapie tragen wir permanent zur Kostenreduktion in unserem Gesundheitswesen bei. Wenn wir hier sorgsam umgehen und unser Wissen kontinuierlich aktualisieren, wie wir dies mit der Einrichtung der Seminare der Fort- und Weiterbildungskommission erdachten, dann bleibt die Urologie in ihrer Überschaubarkeit der feine Club, den wir alle gewählt haben.

Wenn wir aus eigenen Reihen die Qualität unseres Handelns sichern – und Sie wissen, daß eine Kommission unserer Gesellschaft mit diesem Thema befaßt ist – so leisten wir einen Beitrag, der nicht nur uns zugute kommt, sondern vor allem auch für die Existenz des Nachwuchses in unserem Fach notwendig ist. Es wird dies eine Aufgabe sein, an der die wissenschaftliche Gesellschaft und der Berufsverband in engem Verbund arbeiten werden, eine Kooperation, die in den letzten Jahren dank glücklicher personeller Konstellation gut funktionierte. Als ein Erfolg dieser guten Zusammenarbeit darf das Ergebnis des 95. Deutschen Ärztetages bezüglich der Novellierung der Inhalte zur Weiterbildungs-

ordnung gelten. Das eingebrachte urologische Leistungsspektrum wurde ohne Abstriche akzeptiert, und wichtige Leistungen, die bislang nicht unbestritten zur Urologie gehörten, sind nun endgültig dem Urologen zugeordnet.

Das effektive Zusammenwirken zwischen der Gesellschaft und dem Berufsverband wird besonders angesichts der schon erwähnten gesundheitspolitischen Entwicklungen in den nächsten Jahren besonders bedeutend sein.

Mit diesen Anmerkungen sollte meine Rede beendet sein, und vielleicht würden einige von Ihnen nun einen Vortrag eines eingeladenen Redners erwarten. Er entfällt, denn ich wollte Sie nicht länger von den Begegnungen und Gesprächen beim Staatsempfang abhalten. Er entfällt aber auch deshalb, weil man die mir angebotenen Gedanken eines Europaparlamentariers, Nobelpreisträgers oder Literaturkritikers nachlesen kann und ich das für eine solche Rede aufzubringende Honorar anders verwenden wollte.

Wie Sie wissen, liegt in der medizinischen Versorgung der neuen Bundesländer noch vieles im Argen.

An der Urologischen Universitätsklinik Jena z. B. steht für eine Warteliste von 100 Nierentransplantationsanwärtern nur 1 Bett zur Verfügung. Um einen Anstoß zu weiteren Verbesserungen zu starten, ist Herrn Professor Schubert mit einer finanziellen Unterstützung zu einer sofortigen Anschaffung einer weiteren Betteneinheit sehr geholfen, da andere Mittel erst allmählich ankommen. Und so sah ich das vierstellige Honorar für diesen Zweck und zur Unterstützung der Transplantationen an einer Urologischen Einheit sinnvoller angewandt.

Ich möchte abschließend meinen Kollegen des Vorstands für die gute Zusammenarbeit danken, insbesondere dem Generalsekretär, der engagiert auch mir viele Mühen abgenommen hat.

Ich wünsche Ihnen allen interessante und angenehme Tage in München

For our foreign guests again a heartly welcome and an enjoyable stay.

Vielen Dank.

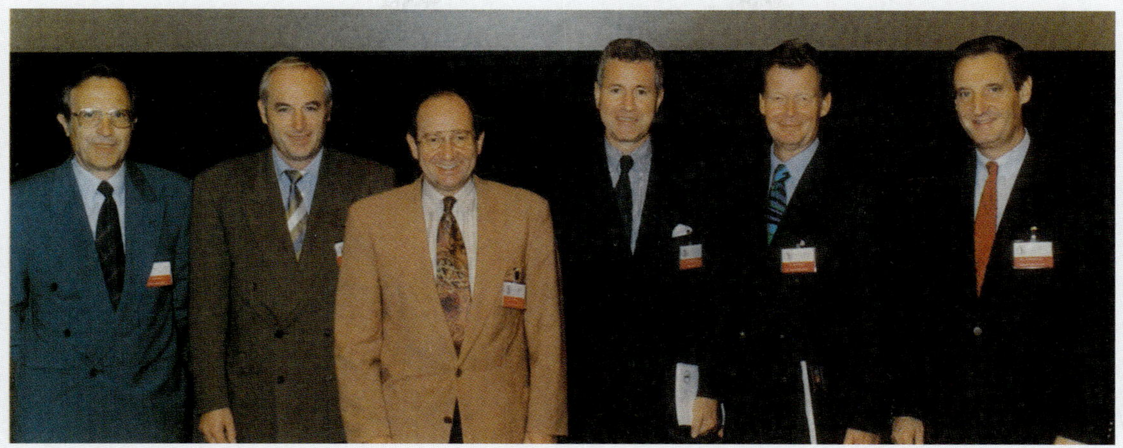

XLIV. Kongreß
der Deutschen Gesellschaft für Urologie
Präsident: Prof. Dr. Rolf Hartung
München, 9.–12. September 1992

G. Ludwig

Nachlese

Die Jahrestagung der Deutschen Gesellschaft für Urologie fand zum 5. Mal in München, der Stadt, in der 1949 die jetzige Deutsche Gesellschaft für Urologie wiedergegründet wurde, statt. Nach Ludwig KIELLEUTHNER (1929), Ferdinand MAY (1949), Egbert SCHMIEDT (1964) und seinem Lehrer Wolfgang MAUERMAYER (1979) setzte Rolf HARTUNG in diesem Jahr die Tradition der Münchner Urologen als Ausrichter des Jahreskongresses der Deutschen Gesellschaft für Urologie fort. Erstmals ging im Europajahr 1992 die Einladung neben traditionell an unserer Tagung aus dem westlich befreundeten Ausland teilnehmenden Kollegen, insbesondere an prominente Vertreter aus den alten und neuen Ländern Osteuropas, um den Austausch wissenschaftlicher Erkenntnisse durch Öffnung weiterer Grenzen zu erleichtern. Dem wurde auch durch eine spezielle Einladung des Präsidenten für Vertreter der osteuropäischen Urologie an einem besonderen Abend des Kongresses Rechnung getragen.

Die im letzten Jahr bewährte, personell nur durch Verhinderungen leicht modifizierte Programmkommission ordnete die wiederum von Gutachtern geprüften angenommenen Vortrags- und Posteranträge, die alle Gebiete der Urologie umfaßten.

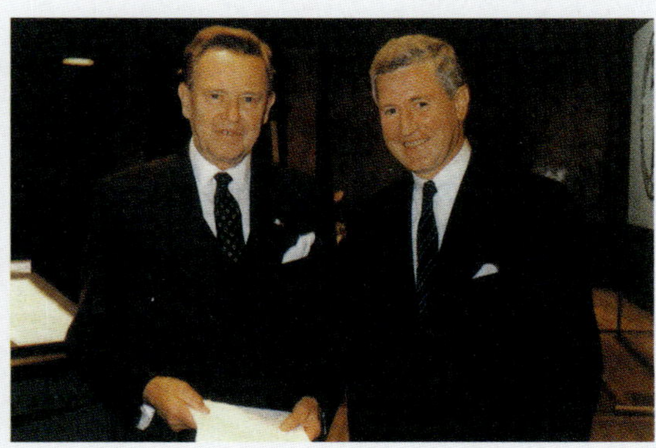

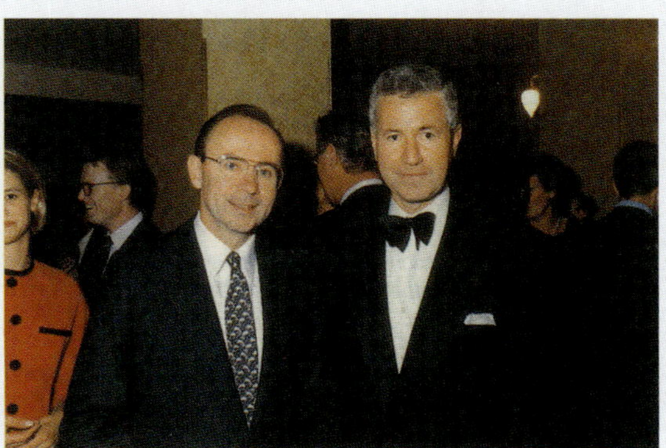

Der Vorstand der Deutschen Gesellschaft für Urologie R. Hubmann, Th. Senge, G. Ludwig, R. Hartung, H. Melchior und R. Ackermann (oben)

Der Präsident Prof. Rolf Hartung überreicht Prof. Karl Kremer, Düsseldorf, die Urkunde über die Ehrenmitgliedschaft (rechts oben)

Der Präsident mit dem 2. Ehrenmitglied Prof. Dr. Patrick Walsh, Baltimore (rechts unten)

⬛ Abb. 21.3 Nachlese zum 44. Kongress der DGU, Präsident Prof. Dr. med. R. Hartung

45. Kongress der Deutschen Gesellschaft für Urologie
Wiesbaden, 29.09.–02.10.1993

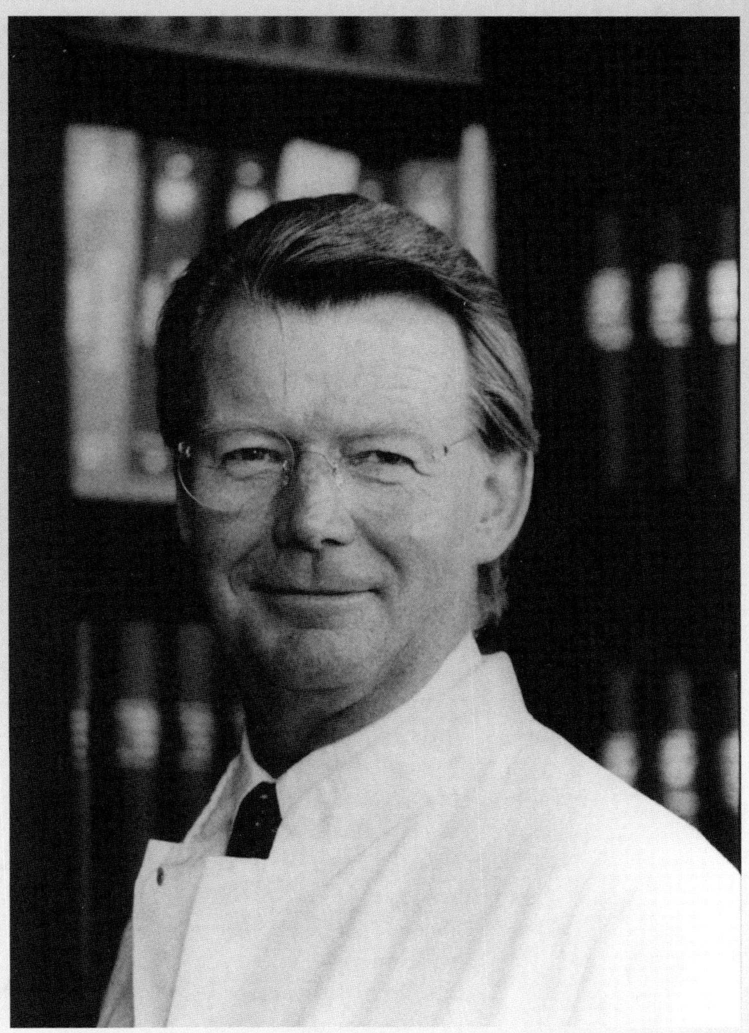

Prof. Dr. med. Hansjörg Melchior

45. Kongress der Deutschen
Gesellschaft für Urologie
Wiesbaden, 29.09.–02.10.1993

Prof. Dr. med. Hansjörg Melchior (◘ Abb. 22.1)

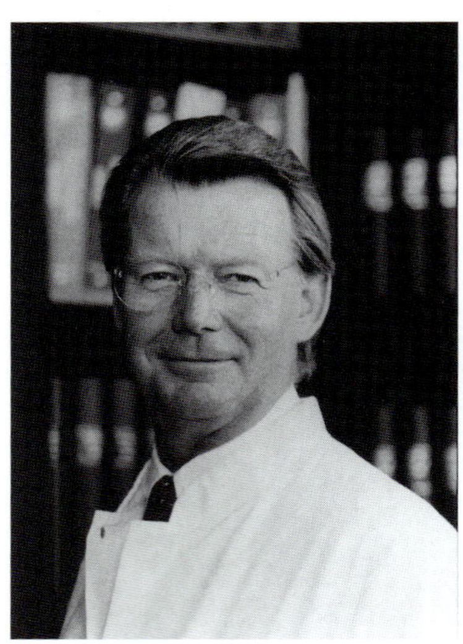

◘ **Abb. 22.1** Prof. Dr. med. Hansjörg Melchior

Curriculum vitae (nach H.M.)

Geboren am 08.07.1937 in Kassel

1957	Abitur am Friedrichsgymnasium in Kassel
1957–1960	Studium der Naturwissenschaften (Physik) an der Philipps-Universität in Marburg/Lahn
1960–1966	Studium der Medizin an der Philipps-Universität in Marburg/Lahn
1966	Promotion zum Doktor der Medizin an der Philipps-Universität in Marburg/Lahn (Prof. Golenhofen)
1968	Bestallung als Arzt
	Ernennung zum wissenschaftlichen Assistenten der Abteilung Urologie der Klinischen Anstalten der RWTH Aachen (Prof. Lutzeyer)
1972	Facharzt für Urologie und Ernennung zum Oberarzt der Abteilung Urologie der Klinischen Anstalten der RWTH Aachen
1972	Mitglied der European Association of Urology
1973	Membre etranger de l'Association Francaise d'Urologie
1975	Ernennung zum außerplanmäßigen Professor der RWTH Aachen
1977–2003	Chefarzt der Klinik für Urologie der Städtischen Kliniken Kassel
1977	Gründung des AK Urologische Funktionsdiagnostik (und Urologie der Frau) der FWBK der Deutschen Urologen, Vorsitzender bis 1991, dann Ehrenvorsitzender
1978	Berufung in den Vorstand der B. Braun-Stiftung, Melsungen
1981–1983	Vorsitzender der Vereinigung der Norddeutschen Urologen, Ausrichtung von deren Jahreskongressen 1982 in Kassel und 1983 in Odense/DK
1982	Gründung des Forschungsinstitutes für Medizinische Messtechnik e.V. in Kassel
1982	Gründung des AK der Leitenden Krankenhausärzte im Berufsverband der Deutschen Urologen, Vorsitzender bis 1997
1982	Ernennung zum Honorarprofessor an der Philipps-Universität Marburg/Lahn
1984–1991	Mitglied des Ärztlichen Direktoriums der Städtischen Kliniken Kassel (Direktor 1986–1988)
1986–1994	Sekretär der Deutschen Sektion der Societe Internationale d'Urologie
1987	Gründung der Gesellschaft für Inkontinenzhilfe (GIH) und deren Vorsitzender
1990	Gründung der Vereinigung der Mitteldeutschen Urologen und deren Vorsitzender
1992–1993	Präsident der Deutschen Gesellschaft für Urologie und Ausrichtung der 45. Kongresses 1993
1993	Mitbegründer der Föderation operativer medizinisch-wissenschaftlicher Fachgesellschaften (FomwF), stellvertretender Vorsitzender bis 1996
1996	Facharzt in spezieller urologischer Chirurgie

22

Prof. Dr. med. Hansjörg Melchior

Mitglied in wissenschaftlichen Fachgesellschaften:
- Deutsche Gesellschaft für Urologie
- Vereinigung der Norddeutschen Urologen
- Nordrhein-Westfälische Gesellschaft für Urologie
- Südwestdeutsche Gesellschaft für Urologie
- Vereinigung der Mitteldeutschen Urologen
- European Association of Urology
- American Urological Association (corresponding member)
- Association Francaise d'Urologie (membre etranger)
- Societe International d'Urologie
- Confederacion Americana de Urologia
- Gesellschaft für Inkontinenzhilfe
- Deutsche Gesellschaft für Plastische und Wiederherstellungschirurgie
- Maximilian-Nitze-Preis der Deutschen Gesellschaft für Urologie
- 1982 Filmpreis der Medicinal International Marburg 1982
- 1985 Filmpreis der Deutschen Gesellschaft für Urologie
- 1985 Peter-Bischoff-Preis der Vereinigung der Norddeutschen Urologen
- 1988 Jahrespreis des AKO Urologische Funktionsdiagnostik

Der wissenschaftliche Schwerpunkt von Prof. Melchior lag neben der operativen Tätigkeit in der Urodynamik. So veranstaltete er zwei große internationale Kongresse zur Urodynamik in Aachen, die insgesamt das Denken der Urologen in funktioneller Hinsicht erweiterte. Melchior gelang es Menschen mit seinen Ideen zu begeistern. Hierauf sind seine Gründungen der Arbeitskreise und verschiedener Gesellschaften zurückzuführen. Er gründete die Kasseler Gesundheitstage und den Kasseler Bürgerpreis. Er widmete sich sehr früh der Kunst, unterstützte seine Frau, die Galeristin Karin Melchior und leitete von 1977–1998 das documenta-Forum. Von 1987–1997 war er Vorsitzender der documenta-Foundation. 1990 initiierte er den Kasseler Bürgerpreis »Das Glas der Vernunft«, der jährlich an Persönlichkeiten und Institutionen verliehen wird, die sich in besonderer Weise um die Ideale der Aufklärung und Überwindung ideologischer Schranken sowie Vernunft und Toleranz gegenüber Andersdenkenden verdient gemacht haben.

Für seine Verdienste erhielt er 2010 das Bundesverdienstkreuz.

- **Eröffnungsrede zum 45. Kongress 1993 von Prof. Dr. med. H. Melchior** (■ Abb. 22.2)

I. Begrüßung

Sehr geehrter Herr Staatssekretär, Herr Stadtrat,
liebe Ehrenmitglieder,
meine Herren Präsidenten und Generalsekretäre der
befreundeten wissenschaftlichen Fachgesellschaften
sowie internationaler und ausländischer urologischer
Vereinigungen, liebe Repräsentantinnen und
Repräsentanten unserer Sponsoren und der
ausstellenden Firmen,
liebe Kolleginnen und Kollegen,
liebe Freunde und Gäste,

zum XLV. Kongreß der Deutschen Gesellschaft für
Urologie begrüße ich Sie herzlich hier in Wiesbaden.
Dies ist der größte Urologen-Kongreß, der jemals in
Deutschland – wahrscheinlich in Europa – stattgefunden hat: 4.374 Teilnehmer aus 29 Ländern wurden
registriert, über 100 Firmen der medizinisch-technischen und der pharmazeutischen Industrie zeigen ihre neuesten Produkte und Entwicklungen auf einer
Ausstellungsfläche von mehr als 3.000 m². Über 750
wissenschaftliche Beiträge waren für diesen Kongreß
angemeldet worden; von der Programmkommission
wurden 194 Vorträge, 165 Poster und 23 Videoprä-
sentationen in das Programm aufgenommen. Ein
Kongreß der Superlative!

Zweifellos haben für die Entwicklung des deutschen
Urologen-Kongresses die politischen Umwälzungen
in den osteuropäischen Ländern und der Fall des Eisernen Vorhanges eine entscheidende Rolle mitge-
spielt. Deutschand ist in eine zentrale Lage Europas
gerückt; Freunde und Kollegen aus den osteuropäischen Ländern haben nun auch die Möglichkeit, unsere wissenschaftlichen Kongresse zu besuchen.
Daraus resultieren neue Perspektiven, aber auch
neue Aufgaben in Verbindung mit zusätzlicher Verantwortung für unseren Berufsstand und unsere wissenschaftliche Gesellschaft.

Der Präsident hat aber auch alljährlich· die traurige
Aufgabe, an die Mitglieder zu erinnern, die während
seiner Amtszeit für immer von uns gegangen sind.

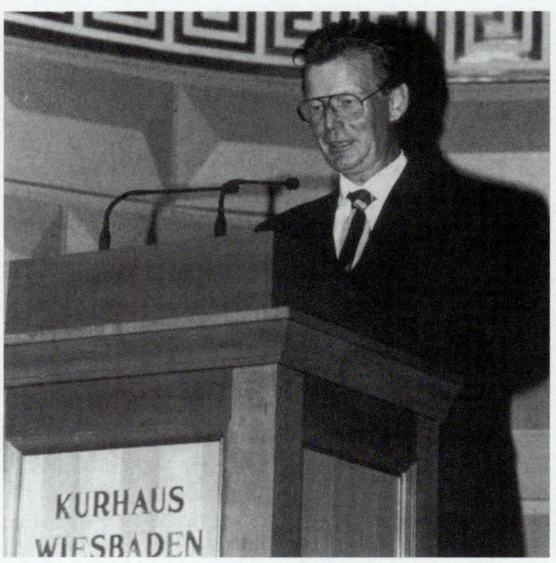

Die Deutsche Gesellschaft für Urologie trauert 1993
um ihre Mitglieder:

- Dr. Jürgen Behr, Holzminden,
- Dr. Karl Rauchenwald, Klagenfurt,
- Dr. Fritz Schnell, Berlin,
- Dr. Uwe Streich, Halle,

sowie um das Korrespondierende Mitglied Professor
Dr. Sava Petkovic, Belgrad.

Die Programmkommission hat dem diesjährigen
Kongreß ein etwas verändertes Gesicht gegeben;
denn Jahrestagungen wissenschaftlicher Fachgesellschaften sollten zunächst der aktuellen Information
aller Kollegen dienen, unabhängig davon, ob sie in
Klinik, Praxis oder Forschung tätig sind. Darüber hinaus aber müssen solche Kongresse ausreichend
Raum und Zeit anbieten, um neue Forschungsergebnisse präsentieren und diskutieren zu können.
Auch sollten die medizinisch-technische wie die
pharmazeutische Industrie die Möglichkeit erhalten,

■ **Abb. 22.2** Eröffnungsrede zum 45. Kongress 1993 von Prof. Dr. med. H. Melchior

Prof. Dr. med. Hansjörg Melchior

ihre neuesten Produkte und Entwicklungen einem möglichst breiten Personenkreis vorzustellen.

Aus diesen Gründen wurden die Vormittage ausschließlich für wissenschaftliche Informationen freigehalten: In Übersichtsreferaten präsentieren eingeladene Referenten den gegenwärtigen Stand des Wissens zu aktuellen Themen für Klinik und Praxis. Darüber hinaus wurde ein gesundheitspolitisches Thema in das wissenschaftliche Programm aufgenommen.

Während dieser Vormittagssitzungen, den sogenannten „Foren", bleibt die kongreßbegleitende Fachausstellung geschlossen. Im Anschluß an die Foren werden in parallelen Vortrags-, Poster- und Videositzungen die neuesten Forschungsergebnisse diskutiert. Darüber hinaus besteht dann die Möglichkeit, auch die kongreßbegleitende Fachausstellung zu besuchen.

Für Begleitpersonen und solche Kongreßteilnehmer, die sich einmal vom anstrengenden wissenschaftlichen Programm erholen wollen, wurde ein kongreßbegleitendes Kulturprogramm vorbereitet, welches die Schönheiten des Rheingaus zeigt und kulinarische Besonderheiten dieser alten Kulturregion anbietet. Es müßte für jeden etwas individuell Besonderes zu finden sein.

II. EHRUNGEN

Es ist für mich eine große Freude, als Präsident der Deutschen Gesellschaft für Urologie Persönlichkeiten ehren zu dürfen, die sich in besonderer Weise um die Urologie verdient gemacht haben, und ihnen damit im Namen unserer Gesellschaft danken zu dürfen.

Die Deutsche Gesellschaft für Urologie ernennt zum **Korrespondierenden Mitglied:**

1. Mr. Terry D. Allen, M.D., Professor für Kinderurologie an der Universität von Texas in Dallas. Professor Allen hat sich insbesondere um die Urodynamik und die Kinderurologie verdient gemacht und war viele Jahre für die Betreuung ausländischer Gäste der AUA verantwortlich; er hat extra Deutsch gelernt.

2. Herrn Professor Andrzej Borkowski, Direktor der Abteilung für Urologie der Medizinischen Fakultät der Universität Warschau und Präsident der Polnischen Urologischen Gesellschaft. Professor Borkowski besucht seit vielen Jahren regelmäßig unsere Kongresse und ich bin ihm persönlich seit fast 20 Jahren freundschaftlich verbunden.

3. Herrn Professor Klaus Golenhofen, Marburg, der in besonderer Weise als Muskelphysiologe die Forschungsarbeiten zum peristaltischen Harntransport

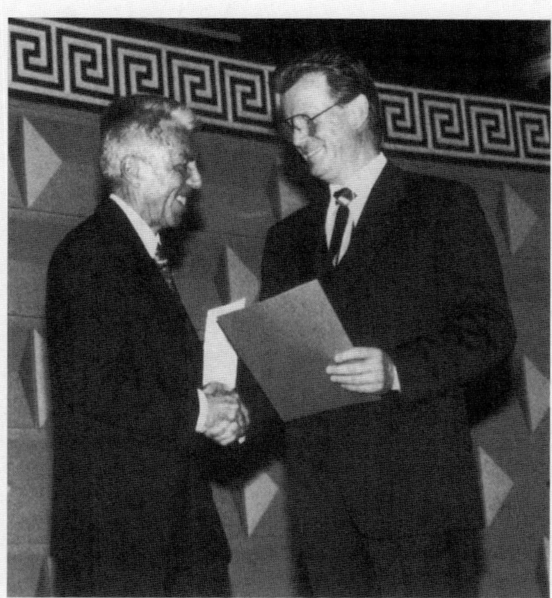

Verleihung der Ehrenmitgliedschaft an Prof. Dr. K. Brandauer

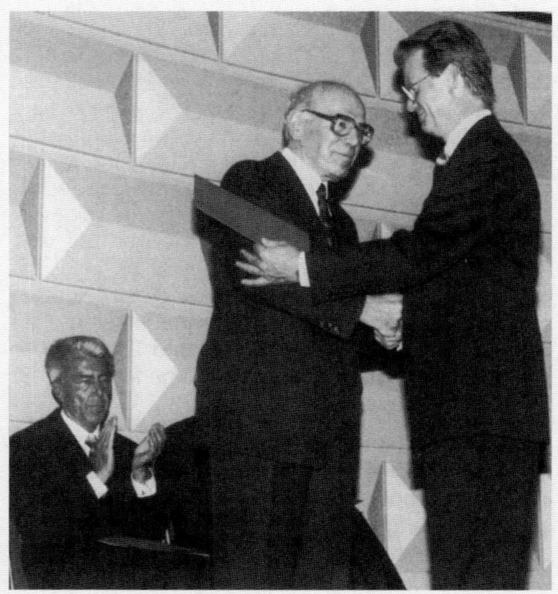

Verleihung der Ehrenmitgliedschaft an Prof. Dr. W. Lutzeyer

beeinflußt hat. Herr Professor Golenhofen war vor fast 30 Jahren einer meiner ersten akademischen Lehrer.

4. Mr. Stuart L. Stanton, Gynäkologe am St. George's Hospital in London, welcher sich insbesondere um Diagnostik und Therapie der Harninkontinenz der

Frau verdient gemacht hat. Mr. Stanton war auf zahlreichen Symposien und Seminaren unserer Gesellschaft Gast und Referent.

Die höchste Auszeichnung, die die Deutsche Gesellschaft für Urologie zu vergeben hat, ist die Ernennung zum **Ehrenmitglied.** Der Vorstand unserer Gesellschaft hat beschlossen, anläßlich dieser XLV. Jahrestagung für besondere Verdienste um die Urologie zum Ehrenmitglied zu ernennen:

– die Herren Professoren Klaus Bandhauer, St. Gallen, und Wolfgang Lutzeyer, Aachen.

Auch wenn die Leistungen dieser beiden außergewöhnlichen Persönlichkeiten hinreichend bekannt sind, möchte ich doch einige wichtige Daten schwerpunktmäßig auflisten:

Professor Dr. Klaus Bandhauer, der Österreicher in der Schweiz, seit fast 35 Jahren Mitglied der DGU! In wenigen Tagen wird er das 20-jährige Jubiläum der Ernennung zum Professor für Urologie feiern können. Seit 1970 leitet er die Klinik für Urologie am Kantonsspital St. Gallen, wo er zahlreiche Urologen nicht nur aus der Schweiz, sondern auch aus Österreich und Deutschland weitergebildet hat. Neben zahlreichen Seminaren hat er 1981 den Südwestdeutschen Urologenkongreß, 1985 den Kongreß der Schweizerischen Gesellschaft für Urologie ausgerichtet; im April des kommenden Jahres wird er uns zum 5. Mal zum Alpenländischen Symposium einladen. Seine wissenschaftlichen Schwerpunktthemen waren die Andrologie, insbesondere die Fertilitätsstörungen, die Harnröhrenchirurgie, die endoskopischen Operationstechniken und das Blasenkarzinom. Klaus Bandhauer ist in erster Linie Kliniker! Klaus Bandhauer hat sich um die Urologie verdient gemacht, wir verdanken ihm viel.

Professor Dr. Wolfgang Lutzeyer, 22 Jahre Ordinarius für Urologie an der RWTH Aachen; als einer der ersten Lehrstuhlinhaber für Urologie hat er sich um die Entwicklung zur Eigenständigkeit unseres Faches besondere Verdienste erworben. Die wissenschaftlichen Schwerpunkte waren die Harnleiterchirurgie, die Urodynamik, die Nephrolithiasis, die Kryochirurgie sowie die Uro-Onkologie. Als Vorsitzender der Nordrhein-Westfälischen Gesellschaft für Urologie hat er deren Kongresse 1968 in Aachen und 1969 in Bad Oeynhausen ausgerichtet, beide sind uns noch in guter Erinnerung. 1972/73 war er Präsident der Deutschen Gesellschaft für Urologie und hat 1973 den Kongreß in Aachen geleitet. Herr Professor Lutzeyer war einer der ganz wichtigen Repräsentanten unserer Gesellschaft, die auch im Ausland für Anerkennung und Reputation der deutschen Urologie Sorge getragen haben. Die Deutsche Gesellschaft für Urologie ist ihm zu Dank verpflichtet.

Die Eröffnungsfeier sollte musikalisch umrahmt werden von mir persönlich eng befreundeten Künstlern: Professor Klaus Martin Ziegler, ein international renommierter Organist, und Mechthild Seitz, eine begnadete Sängerin, die sich selbst als „Stimme" bezeichnet. Ihr musikalisches Spektrum ist ungewöhnlich breit, vom Traditionellen bis zum Zeitgenössisch-Experimentellen, ähnlich den Themen unseres Kongresses. Am vergangenen Dienstag nun ist Klaus Martin Ziegler während eines Orgelkonzertes gestorben, an dem Instrument, welches seine Welt war. Nun sind kurzfristig Dietmar Diesner, ein großartiger Saxophonist, und Stefan Seitz, ein experimenteller Sänger, eingesprungen. Ihre Musik weicht ab von den konventionellen Hörgewohnheiten, beide sind Performance-Künstler mit außergewöhnlichen Begabungen.

III. DIE LEHRER

Der guten Tradition unserer Gesellschaft folgend möchte ich von dieser Stelle aus den Persönlichkeiten danken, die entscheidend meinen Werdegang beeinflußt haben.

Als eine außerordentliche Besonderheit sehe ich es an, hier und heute meine Eltern begrüßen zu können, um ihnen dafür zu danken, daß sie meine Karriere über einen außerordentlich langen Zeitraum unterstützt haben.

Mein Doktorvater war Herr Professor Dr. Gunther Hildebrandt, Direktor des Institutes für Arbeitsphysiologie und Rehabilitationsforschung der Philipps-Universität Marburg, der mich an die wissenschaftliche Arbeit herangeführt, mich – noch als Student – 1962 zu meinem ersten wissenschaftlichen Vortrag auf dem Deutschen Physiologen-Kongreß in Würzburg geschickt und auch meinen ersten internationalen Auftritt 1963 in Prag zu verantworten hat.

Herrn Professor Dr. Klaus Golenhofen, dem neuen Korrespondierenden Mitglied unserer Gesellschaft, verdanke ich meine Grundkenntnisse in der Muskelphysiologie sowie viele wissenschaftliche Anregungen, die ich später in die Urodynamik einbringen konnte.

Professor Dr. Gustav Adolf Martini, emeritierter Direktor der Medizinischen Universitätskliniken Marburg, hat mich als Medizinalassistent überzeugt, Arzt zu werden und die Labors der theoretischen Institute zu verlassen.

Professor Dr. Ludwig Fuchs, langjähriger Chef der Chirurgischen Klinik im Rotes-Kreuz-Krankenhaus Kassel, hat in mir als jungem Arzt die Begeisterung für die Chirurgie geweckt und mich gelehrt, die uns anvertrauten Patienten mit Engagement zu versorgen

Prof. Dr. med. Hansjörg Melchior

und auch nachts oder an Wochenenden jederzeit nicht nur einsatzbereit, sondern auch einsatzfreudig zu sein.

Meine Weiterbildung und eigentliche akademische Ausbildung habe ich in Aachen bei unserem neuen Ehrenmitglied Professor Lutzeyer erhalten. Gleich zu Beginn meiner Aachener Zeit wurde mir morgens beim Waschen bedeutet:

1. Wer als Arzt was werden will, darf sich nicht allein auf seine fachliche Weiterbildung konzentrieren; geistige Beweglichkeit und kulturelle Interessen sind für eine zukünftige Führungspersönlichkeit ebenso wichtig.

2. Die Familienplanung übernehme von nun an ich!

Die Urodynamik wurde mein wichtigstes wissenschaftliches Arbeitsgebiet. 1973 durfte ich meinen Chef bei der Organisation des XXV. Kongresses unserer Gesellschaft unterstützen. In zeitgenössischer Kunst und Theater fanden Chef und Schüler ein breites gemeinsames Interessenfeld, welches gepflegt wurde und Anlaß für zahlreiche gemeinsame Ausflüge war.

Die chirurgische Weiterbildung erfuhr ich bei Professor Dr. Martin Reifferscheid, dem ich zahlreiche Tricks in der Abdominal- und speziell in der Darmchirurgie verdanke.

Danken möchte ich an dieser Stelle meiner Frau Karin, die seit nunmehr über 32 Jahren meinen Weg vom Medizinstudenten bis zum Präsidenten der Deutschen Gesellschaft für Urologie nicht nur begleitet hat, sondern im wahrsten Sinne des Wortes mitgegangen ist. Auch diesen Kongreß hat sie in besonderer Weise mit gestaltet.

IV. DAS AMTSJAHR

Das Amtsjahr 1992/93 war in erster Linie geprägt von den Reformbestrebungen der deutschen Gesundheitspolitik. So ist es auch nicht verwunderlich, daß die Deutsche Gesellschaft für Urologie im Rahmen des wissenschaftlichen Programms ihrer Jahrestagung ein gesundheitspolitisches Thema als Forumsveranstaltung behandeln wird. Gesundheitspolitik ist ein Thema, dem wir uns stellen müssen; wir dürfen uns nicht in den abgeschlossenen Tempel der hehren Wissenschaften zurückziehen in der Hoffnung, daß unsere Erkenntnisse von der Gesellschaft als nützlich und sinnvoll angesehen werden.

W. Wosiak klagt an: Noch niemals in ihrer vieltausendjährigen Geschichte war die Medizin so leistungsfähig und erfolgreich wie in der Gegenwart und noch niemals in ihrer Geschichte wurde sie so heftig kritisiert und attackiert wie heute.

Für die Diskrepanz zwischen Erfolg und Kritik gibt es viele Gründe. Wir als Wissenschaftler und Ärzte dürfen stolz sein auf die Erfolge, die die moderne Medizin errungen hat. Die Lebenserwartung konnte in unserem Lande innerhalb eines Jahrhunderts verdoppelt werden, ganze Krankheitsgruppen konnten ursächlich bekämpft und letztlich ausgerottet werden. Die Urologie war an diesem Prozeß nicht unwesentlich beteiligt: Nierentransplantation, der Sieg über den Hodenkrebs, die Erfolge in der Kinderurologie und die Nierenlithotripsie sind nur einige Beispiele.

Daß eine derartige Entwicklung nicht zum Nulltarif zu haben sein kann, ist selbstverständlich und einsehbar; dies müßte auch unseren Kritikern vermittelbar sein. Nun aber sind wir an einem Punkt angekommen, an dem der Graben zwischen medizinisch Machbarem und praktisch Finanzierbarem unüberbrückbar zu klaffen droht, an dem die Konkurrenz zwischen medizinischen Innovationen und wirtschaftlichen Ressourcen deutlich wird:

Während 1970 der Gesamthaushalt des Gesundheitswesens in den alten Bundesländern 70,5 Mrd. DM umfaßte, erreichte er 1990 304 Mrd. DM, – ein Steigerungsfaktor 4 innerhalb von 20 Jahren! Das Gesundheitswesen verschlingt 10 % unseres Bruttosozialproduktes! Darüber hinaus werden wir angeklagt, daß trotz rasant steigender Kosten der Anteil Kranker an unserer Gesellschaft ständig größer wird! Ist dies eine Fehlentwicklung, ein Versagen der modernen Medizin? Dieser Prozeß ist das Ergebnis der Erfolge der modernen Medizin!

Die durchschnittliche Gesundheit der deutschen Bundesbürger ist nicht deshalb so schlecht, weil unsere Medizin so schlecht ist, sondern weil unsere Medizin so gut ist, weil sie so viele Schwerkranke am Leben erhält – und zwar an einem lebenswerten Leben erhält! –, die vor wenigen Jahren längst gestorben wären. Dialysebehandlung chronisch Niereninsuffizienter, coronare Bypassoperationen oder Organtransplantationen bescheren uns lebenslang behandlungspflichtige Patienten, die enorme Kosten verursachen, aber ein lebenswertes Leben führen können. Was wäre ein Diabetiker ohne Insulin, ein Bluter ohne teure Gerinnungsfaktoren, ein Patient mit infizierter Harnstauungsniere ohne instrumentelle Harnableitung? Sie wären tot und würden keine Kosten mehr verursachen. „DIE ZEIT" wirft uns vor, daß es noch immer mehr Krebskranke in der Bundesrepublik Deutschland gibt als in irgendeinem anderen Land Europas. Die Folge einer schlechten Krebstherapie oder der Einfluß besonderer Umweltrisiken?

Krebs konnte sich nur dort zur gefürchteten Menschheitsgeißel entwickeln, wo die moderne Medizin die Menschen so alt werden läßt, daß sie überhaupt eine

Chance haben, an Krebs zu erkranken: 1905 starben in unserem Lande nur 3,7 % an Krebs, aber noch 10 % an Tuberkulose, heute ist Krebs eine der häufigsten Todesursachen.

Der Standard der modernen Medizin stellt uns nun vor gesellschaftliche und ökonomische Probleme, die gelöst werden müssen. Wir als Wissenschaftler und Ärzte dürfen die Lösung dieser Probleme nicht allein den Politikern überlassen. Wir selbst sind aufgerufen, uns an den Diskussionen zu beteiligen, die die Heilung unseres kranken Gesundheitswesens zum Ziele haben; denn wir verfügen über die Sachkenntnisse, die erforderlich sind.

Die wissenschaftlichen Fachgesellschaften – und nicht nur die Standesorganisationen – müssen aber auch von denen, die nach Gesetz und Recht für das Gesundheitswesen verantwortlich sind, frühzeitig in die Diskussion einbezogen werden; denn nur die wissenschaftlichen Fachgesellschaften verfügen über Wissen und Kompetenz, um zu entscheiden, welche diagnostischen und therapeutischen Innovationen medizinisch sinnvoll und ohne schädliche Begleitfolgen sind, ob die positiven Effekte für den Patienten die Nebenwirkungen überwiegen, ob Vorteile gegenüber bisherigen Verfahren bestehen und ob diese Maßnahmen gesundheitsökonomisch vertretbar sind.

Kosten sparen heißt nicht, Innovationen zu verhindern, sondern überkommene Diagnose- und Behandlungsschemata zu entmüllen. Die wissenschaftlichen Fachgesellschaften sind aufgerufen, sinnvolle diagnostische und therapeutische Standards zu erarbeiten.

Wir brauchen aber auch einen hohen Standard der Qualitätssicherung, – nicht nur der diagnostischen und therapeutischen Maßnahmen, sondern auch derer, die Medizin betreiben. Bei einer Halbwertszeit des medizinischen Wissens von 5–10 Jahren kann auf Dauer nicht geduldet werden, daß ein Arzt mit dem Wissensstandard, den er nach Abschluß seiner Aus- und Weiterbildung erworben hat, 30–40 Jahre praktiziert.

Voraussetzung für die Qualitätssicherung, wie sie das Gesundheitsreformgesetz fordert, ist die Erarbeitung von Standards und Klassifikationen für operative Interventionen und für diagnostische Maßnahmen. Für die Vergleichbarkeit von Leistungen muß ein vernünftiger Diagnosen- und Therapieschlüssel erarbeitet werden, für Sonderentgelte und Fallpauschalen müssen vergleichbare Daten erhoben werden.

Das bisher Vorgelegte ist zweifellos Stückwerk, zum Teil völlig unbrauchbar. Der Gesetzgeber muß einsehen, daß nur über die wissenschaftlichen Fachgesellschaften die Daten geliefert werden können, die für eine medizinisch sinnvolle, patientenorientierte, kostensparende Durchsetzung des Gesetzes benötigt werden. Die wissenschaftlichen Fachgesellschaften können und müssen ihren Sachverstand einbringen, – das aber nicht zum Nulltarif.

Auch die Krankenhausstrukturen brauchen nicht in überkommenen Formen zu verharren. Wir brauchen Krankenhäuser, die ihre Strukturen den unterschiedlichen Pflege-, Behandlungs- und Überwachungsbedürfnissen der Patienten anpassen und die Voraussetzungen schaffen, um die Patienten schneller zu rehabilitieren und in die Gesellschaft zu reintegrieren. Wir brauchen Nachsorge- und Pflegeeinheiten für solche Patienten, die nach oder trotz einer Klinikbehandlung nicht in der Lage sind, sich im häuslichen Milieu selbst zu versorgen oder versorgt zu werden.

Neben den gesundheitspolitischen Aufgaben stand die Novellierung der Weiterbildungsordnung, insbesondere die Erarbeitung der Weiterbildungsinhalte, im Zentrum der Arbeit des Amtsjahres 1992/93. Ich hoffe, daß es den Vorständen der Deutschen Gesellschaft für Urologie und des Berufsverbandes der Deutschen Urologen gelungen ist, der Weiterbildungskommission der Bundesärztekammer einen Katalog der Weiterbildungsinhalte vorzulegen, der der interdisziplinären Diskussion standhält und eine gute Basis für die zukünftige Entwicklung unseres Faches bildet. Sieht man von einigen heißen Diskussionen über spezifische Interessenkonflikte ab, so muß man im nachhinein feststellen, daß die Zusammenarbeit mit anderen – vor allem den operativen – Fachgesellschaften außerordentlich fruchtbar war.

Auf dem Boden dieser Kooperation ist auf Anregung des Präsidiums der Deutschen Gesellschaft für Chirurgie die **„Föderation der operativen wissenschaftlichen Fachgesellschaften"** gegründet worden, welche im Namen von über 44.000 Mitgliedern die Fragen und Visionen der operativen Disziplinen in die gesundheitspolitische Diskussion einbringen wird.

Eine weitere Aufgabe hat sich aus der Öffnung des Eisernen Vorhanges und den Strukturveränderungen in den osteuropäischen Ländern ergeben. Es ist Aufgabe unseres Landes und damit auch der Deutschen Gesellschaft für Urologie, dafür Sorge zu tragen, daß das ökonomische und damit auch das medizinisch-technische West-Ostgefälle möglichst rasch ausgeglichen wird, um das Wohnen und Leben im gemeinsamen Haus Europa erträglich und spannungsfrei zu gestalten. Es gilt, durch Training qualifizierter Urologen aus den osteuropäischen Ländern ebenso wie durch Ausstattung der Kliniken mit medizinisch-technischen Einrichtungen und pharmazeutischen Pro-

Prof. Dr. med. Hansjörg Melchior

dukten die urologische Versorgung in diesen Ländern unseren Standards anzugleichen. Die Gründung einer internationalen Kooperation wissenschaftlicher urologischer Fachgesellschaften einerseits und der medizinisch-technischen wie der pharmazeutischen Industrie andererseits ist das Ziel; erste Schritte auf diesem Weg wurden zusammen mit der American Urological Association und der Association Française d'Urologie gegangen.

Das Amtsjahr 1992/93 war ein außerordentlich arbeitsintensives Jahr, welches geprägt war von einer hervorragenden, zukunftsorientierten Zusammenarbeit innerhalb des Vorstandes unserer Gesellschaft und mit dem Präsidium des Berufsverbandes. Wir haben versucht, die Urologie gegen Anfechtungen zu verteidigen, in frei werdende Räume zu führen, prospektiv zu denken und an den Fundamenten für die „Urologie 2000" zu arbeiten.

Die Urologie der Gegenwart soll in den nächsten Tagen im Rahmen dieses Kongresses dargelegt und diskutiert werden; aber nicht nur die wissenschaftliche Auseinandersetzung, sondern auch die persönliche Begegnung und die kulturelle Erbauung sollen Inhalte dieser Tagung sein.

Der XLV. Kongreß der Deutschen Gesellschaft für Urologie ist eröffnet. Ich wünsche Ihnen schöne Tage in Wiesbaden.

Prof. Dr. med. Hansjörg Melchior
Präsident der DGU 1992/93

Der Kongress zeichnete sich aus durch eine durchgehende graphische Gestaltung (◨ Abb. 22.3).

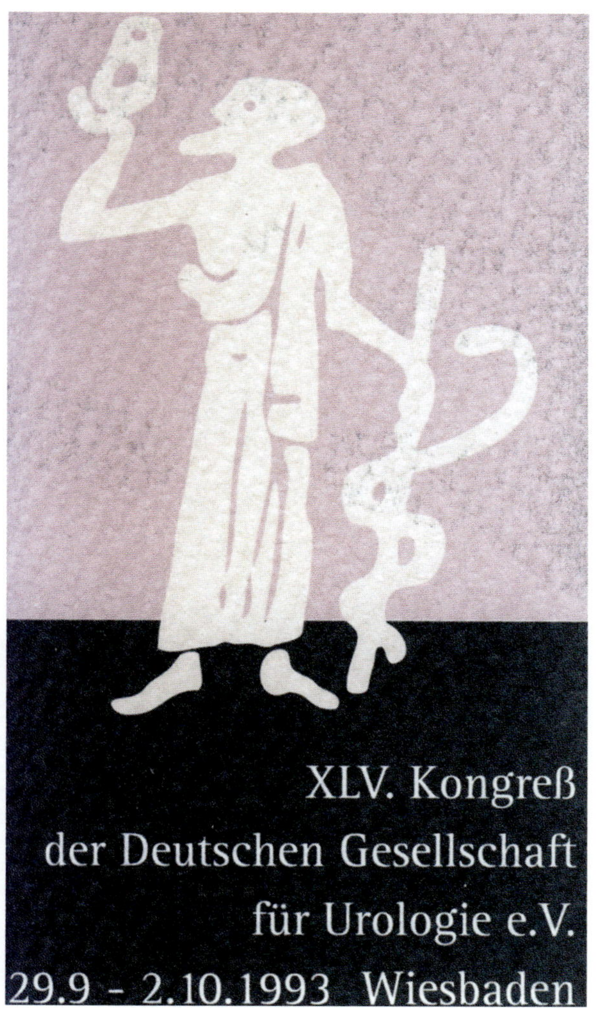

◨ **Abb. 22.3** Mit dem 45. Kongress führte Melchior eine einheitliche graphische Gestaltung der Druckmedien ein

46. Kongress der Deutschen Gesellschaft für Urologie – Stuttgart, 14.–17.09.1994

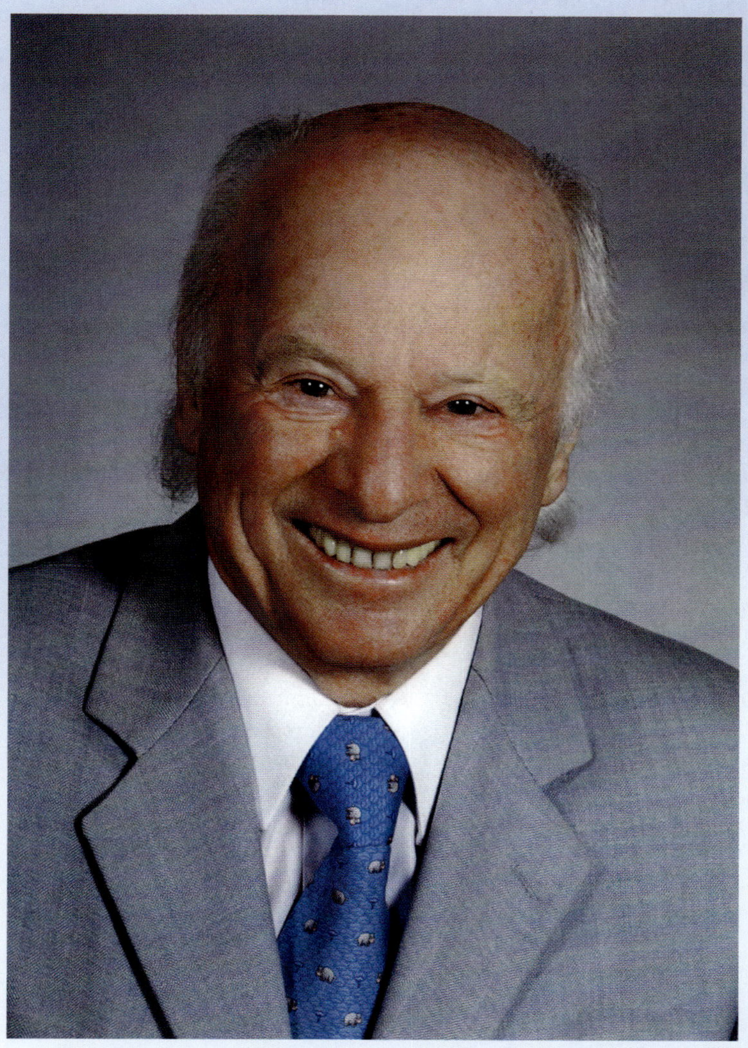

Prof. Dr. med. Richard E. Hautmann

23

Prof. Dr. med. Richard E. Hautmann (◘ Abb. 23.1)

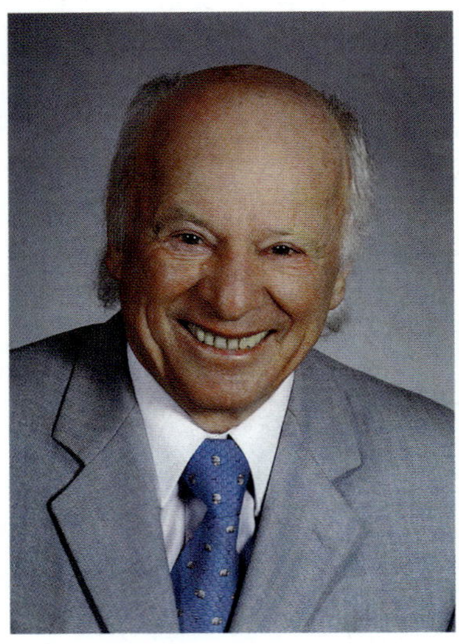

◘ **Abb. 23.1** Prof. Dr. med. Richard
E. Hautmann

Curriculum vitae (nach R.E.H.)

Geboren am 09.02.1943 in Würzburg

1971	Assistenzarzt an der Klinik für Urologie (Prof. Lutzeyer) der RWTH Aachen
1972	Klinik für Chirurgie (Prof. Klostermeier) der RWTH Aachen
1973–1984	Klinik für Urologie (Prof. Lutzeyer) der RWTH Aachen
1974	Facharzt für Urologie
1977	Habilitation für Urologie an der RWTH Aachen
1984–2009	Berufung auf den Lehrstuhl für Urologie an der Universität Ulm und Direktor der Klinik für Urologie
1989–1991	Dekan der Medizinischen Fakultät
1998–2004	Direktor des Universitätsklinikums Ulm
1993–1994	Präsident der Deutschen Gesellschaft für Urologie und Ausrichtung des 46. Kongresses in Stuttgart 1994

Mitglied der:
- Deutschen Gesellschaft für Urologie
- Europäischen Gesellschaft für Urologie
- American Association of Genitourinary Surgeons
- American Urological Association
- Urology Research Soc.
- Society of Basic Urology Research

Ehrenmitglied zahlreicher internationaler urologischer Gesellschaften:
- American Urological Association
- Dutch Urological Association
- Hungarian Urological Association

- Deutsche Gesellschaft für Urologie
- Berufsverband der Deutschen Urologen
- Columbianische Gesellschaft für Urologie
- Südwestdeutsche Gesellschaft für Urologie

Zahlreiche Auszeichnungen:
- Spence Medal
- German Cancer Award
- Maximilian-Nitze-Medaille
- Achievement Award
- Frans Debruyne Lifetime
- Francisco Diaz Medaille

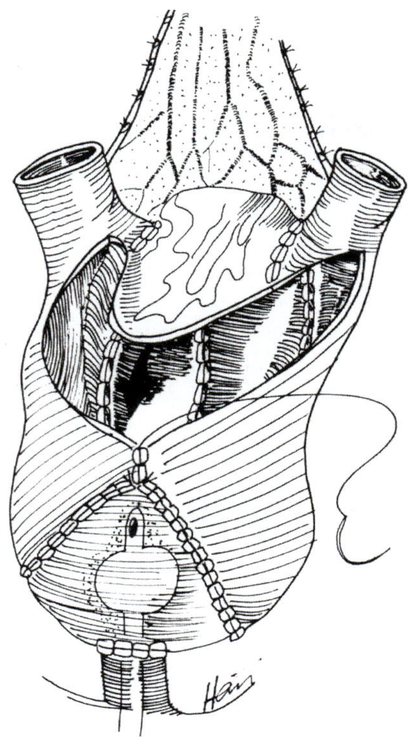

Abb. 23.2 Eine Originalzeichnung von R. Hautmann zur orthotopen Ersatzblase

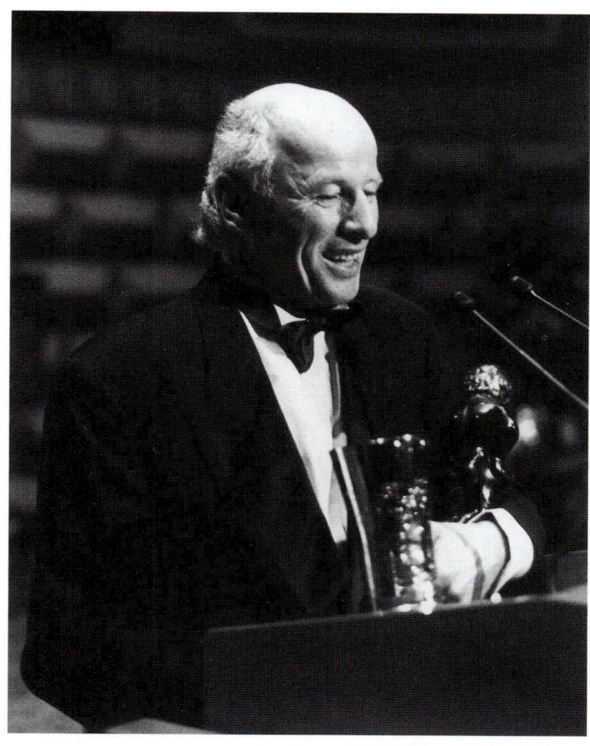

Abb. 23.3 R. Hautmann ist erfreut über die gelungene »Dinner-Show: Urologen für Urologen« zum 88. Geburtstag der DGU

Von 1984–2009 war Prof. Hautmann Herausgeber des offiziellen Organs der Deutschen Gesellschaft für Urologie »Der Urologe«.

Weiter war er im Herausgebergremium des Urological Research, World Journal of Urology.

Er war viele Jahre im Forschungskomitee für Urologie der Deutschen Forschungsgesellschaft und dem Institut für Lasermedizin.

Weltweite Anerkennung errang Hautmann durch die fundierten Forschungen zur Urolithiasis und insbesondere zum orthotopen Blasenersatz. Hier trug er wesentlich zur Entwicklung und weltweiten Akzeptanz des Verfahrens bei (Arbeitskreis Geschichte der Urologie 2007) (Abb. 23.2).

Unvergessen bleibt der legendäre Festabend in der Stuttgarter Liederhalle, als Urologen diesen Abend gestalteten und er später als Videoaufzeichnung (gesponsert durch die Firma Hoyer) an die Mitglieder der Deutschen Gesellschaft für Urologie verteilt wurde »Urologen für Urologen – Dinner-Show zum 88. Geburtstag der DGU«.

Die Freude über den gelungenen Festabend ist Prof. Hautmann anzusehen (Abb. 23.3).

■ **Eröffnungsrede zum 46. Kongress 1994 von Prof. Dr. med. R. E. Hautmann** (◘ Abb. 23.4)

Hochverehrte Festversammlung,

insbesondere sehr geehrte Frau Ministerin Solinger, und sehr geehrter Herr Oberbürgermeister Rommel.

Mein Gruß gilt dem Regierungspräsidenten, Herrn Andriof und den Herren Landräten.

Sehr geehrte Herren Bläsi, Kramer und Meinhold als Repräsentanten des Baden-Württembergischen Ministeriums für Wissenschaft und Forschung, meine Herren Präsidenten und Generalsekretäre der befreundeten Wissenschaftlichen Fachgesellschaften sowie internationaler und ausländischer urologischer Vereinigungen, sehr geehrter Herr Vizepräsident der Landesärztekammer, meine sehr geehrten Herren Direktoren und Geschäftsführer aus der Wirtschaft und von den Krankenkassen-Verbänden, sehr geehrte Repräsentanten aus dem Bereich der Medizintechnik und der Pharmaindustrie sowie der ausstellenden Firmen, verehrte Ehrengäste und Gäste, liebe Kolleginnen und Kollegen, liebe Freunde!

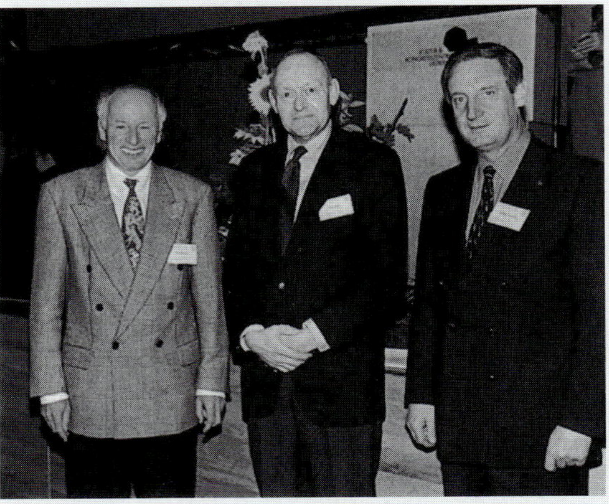

Abb. 2: Präsident Prof. Hautmann, Prof. W. Turner, Charleston. USA, Secretary of the American Urological Association Generalsekretär DGU Prof. Ackermann

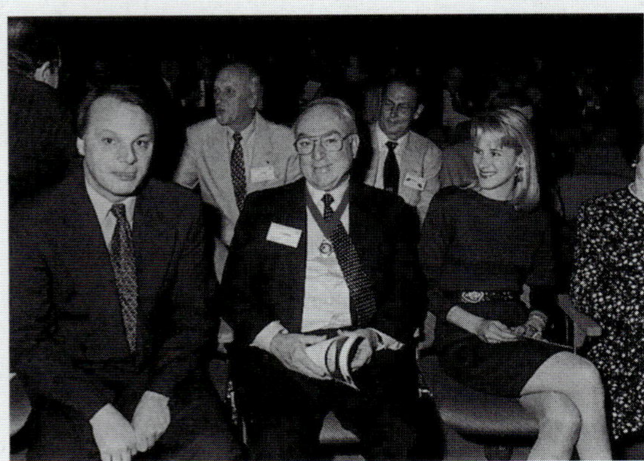

Abb. 1: 1. Reihe: Professeur Guy Vallanciens, Dep. d'Urol. Centre Medico-Chirurgical de la Porte de Choisy, Paris. Ernennung zum „Korrespondierenden Mitglied" der DGU; President American Urological Association, Inc.; Eugene C. Carlton, Jr., MD in Begleitung vor Tochter Laura Trammel
2. Reihe: Prof. Lars Röhl, Waxholm, Schweden, em. Lehrstuhlinhaber Universität Heidelberg; MR Wolfgang Zacher, Bez.KrH. Halle

Am *Sonntag, dem 16. September 1906*, also übermorgen vor 88 Jahren, wurde an dieser Stelle, hier in Stuttgart, die Deutsche Gesellschaft für Urologie gegründet. Über diese Gründung findet sich der ausführliche Bericht in den Verhandlungen der Deutschen Gesellschaft für Urologie:

Der Blick zurück ist hoch interessant. Erwartungsgemäß läßt er eine große Begeisterung für dieses Fach erkennen, aber er legt auch unzweideutig die Position der deutsch sprechenden Urologen in der damaligen Welt klar.

Der *Stolz* unserer Gründer auf ihre Pionierleistungen ist unüberhörbar, wenn *Oberlaender* aus Dresden als ältestes Mitglied den Vorsitz übernimmt:

> „Ich habe nicht nötig, Ihnen hier auseinanderzusetzen, wie berechtigt gerade die *deutsch sprechenden Urologen* zur Gründung einer eigenen Gesellschaft sind, da *eben von diesen Ländern* aus die epochemachenden Entdeckungen, *welche die Spezialdisziplin der Urologie schufen*, ausgegangen sind."

Dieser Anspruch leitet sich aus der Entwicklung der Endoskopie durch Maximilian Nitze, die Entdeckung der Röntgenstrah-

◘ **Abb. 23.4** Eröffnungsrede zum 46. Kongress 1994 von Prof. Dr. med. R. E. Hautmann

len mit dem Ausbau der urologischen Röntgendiagnostik und der Entwicklung der Nierenchirurgie her. Er wird aber auch verständlich aus der damaligen politischen Situation, aus der die Erfolge der französischen, englischen und amerikanischen Urologen übertroffen werden sollten.

Doch auch 88 Jahre später zeigt sich eine unverminderte Innovationskraft der deutschen Urologen. Und in einer von Anfang an und weit technisierten Disziplin ist die Kooperation mit unseren Partnern von der medizintechnischen Industrie und der forschenden Pharmaindustrie der Garant für das Fortführen dieser Tradition.

Ein offenes, grenzüberschreitendes Konzept, trug unsere Gesellschaft von Anfang an. *Oberlaenders* erste Sätze an die konstituierende Versammlung, die aus nur 38 Teilnehmern bestand, lauteten 1906:

> „Meine Herren! – Ich danke Ihnen zunächst herzlich für Ihr Erscheinen, insbesondere heiße ich die Herren aus Österreich, Ungarn und der Schweiz herzlich willkommen und hoffe, daß ein günstiger Stern, der unser Vorhaben zu gutem Gelingen bringen möge, uns hier zusammengeführt hat."

Unsere Gesellschaft umfaßte von Beginn an die Urologen des ganzen deutschen Sprachraumes, aber auch nach den USA ausgewanderte Deutsche für eine wissenschaftliche Zusammenarbeit. Bereits 1906 bestanden somit schon zu den USA enge Beziehungen, die unverändert anhalten. Rund 250 deutsche Urologen nehmen jährlich aktiv am Amerikanischen Urologenkongreß teil und die AUA, der urologische Gigant jenseits des Atlantik, ist ihrerseits regelmäßig und offiziell an unserem Kongreß beteiligt.

Die Gründung unserer Gesellschaft erfolgte nicht, wie man erwartet hätte, in Berlin oder Wien, sondern hier in Stuttgart im Vorfeld der Naturforscher-Versammlung 1906. *Oberlaender* sagt hierzu:

> „Von der Hauptstadt des Reiches, derjenigen Stadt, in welcher sich naturgemäß das wissenschaftliche Streben am

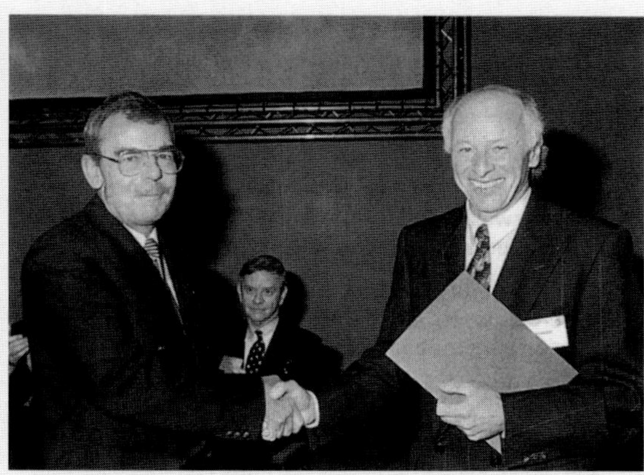

Abb. 3: Verleihung der Ehrenmitgliedschaft der DGU an Prof. Dr. E. Zingg, Bern
im Hintergrund: Prof. William R. Fair, Chief Ulrology Service Memorial Sloan Kettering Cancer Center, New York, Ehrenmitglied der DGU 1994

ausgesprochensten konzentriert, wo sich alle Adern straffen, um einen Fortschritt zu erreichen, ist diesmal hauptsächlich der Gedanke unserer Gründung ausgegangen. In der urdeutschen Stadt Stuttgart, wo sich süddeutsche Konnivenz mit schwäbischer Eigenart, die deutsche Zähigkeit und Treue glücklich vereint repräsentiert, soll heute die Gründung der Gesellschaft stattfinden. Möge dieses Zusammentreffen von bester Vorbedeutung für das Gedeihen unseres Vorhabens sein!"

So war es in der Tat.

Nach 1977 und 1987 unter *Arnhold* bzw. *Eisenberger* findet unsere Jahrestagung nunmehr zum dritten Mal in Stuttgart statt.

Seit unserer letzten Tagung in Wiesbaden hat der Tod schmerzliche Lücken in die Reihen unserer Gesellschaft gerissen. Ich habe die traurige Pflicht, an diejenigen Mitglieder zu erinnern, die während dieser Zeit für immer von uns gegangen sind:

Ehrenmitglied und Altpräsident unserer Gesellschaft
Prof. Dr. Wolfgang Mauermayer
das Ehrenmitglied Prof. Dr. Egon Wildbolz

Unser Korrespondierendes Mitglied
Prof. Dr. Folke Edsmyr

Unsere Mitglieder
Dr. Hans-Helmut Baur, Dr. Walter Biernat, Prof.Dr. Carl Blumensaat, Dr. Otto Boden, Dr. Herbert Dühring, Dr. Horst Gonnermann, Dr. Norbert-Georg Jansen, Dr. Hans Peter Jung, Dr. Eckard Krüger, Dr. Franz Josef Pfennigmann, Dr. Bernhard Rave, Prof. Dr. Carl-Friedrich Rothauge, Dr. Erich Strothotte

Wir verneigen uns in Ehrfurcht vor diesen Toten. Wir sind allen dankbar für ein Stück gemeinsamen Weges und vielen dafür, daß sie die akademischen Lehrer unserer Generation waren.

Ich bitte Sie, sich zu Ehren der Verstorbenen von Ihren Plätzen zu erheben.

Ich danke Ihnen.

Meine Damen und Herren!

An einem Sonntag gegründet und oben angefangen! Auch 88 Jahre später bedarf dies keiner Ergänzung. Die Urologie der Gegenwart und der Zukunft wird in diesen Tagen hier vorgestellt. Neben der wissenschaftlichen Diskussion sollen aber auch persönliche und kulturelle Begegnungen Inhalte dieser Tagung sein.

Der XLVI. Kongreß der Deutschen Gesellschaft für Urologie ist eröffnet. Ich wünsche Ihnen schöne Tage in Stuttgart.

Der guten Tradition unserer Gesellschaft folgend, möchte ich den Persönlichkeiten danken, die meinen Werdegang entscheidend beeinflußt haben.

Weiterbildung und akademische Ausbildung habe ich in Aachen von Professor Lutzeyer erhalten. Er ließ von Anfang an bei seinen Schülern keinen Zweifel aufkommen, daß die exzellente Beherrschung der Urologie inklusive der Urochirurgie, nur die Grundvoraussetzung eines akademischen Menschen ist. Er setzt andere Prioritäten: Er war ein meisterhafter Lehrer der Didaktik. Er bestand darauf und demonstrierte selbst, daß Leben an einer Universität nur geistiges Florettfechten und niemals Hammerwerfen sein darf. Er war Stilist und Ästhet: Er hörte nicht auf zu lehren, daß schlimmste sachliche und inhaltliche Fehler immer verziehen werden, daß aber jede formale Entgleisung fatal endet. Vorwürfe nach übermäßiger Abwesenheit der Ordinarien konterte er cool: Reisen bildet. Er zögerte aber andererseits auch keine Sekunde, diese Philosophie auf Auslandsaufenthalte seiner Schüler zu übertragen und forderte stets: "Wissenschaft muß international sein". Daß seine akademische Vorstellungswelt auf fruchtbaren Boden fiel, mögen Sie alleine aus der Tatsache ersehen, daß 4 der 9 Vorstandsmitglieder unserer Gesellschaft Lutzeyer-Schüler sind. Für seine Verdienste um die deutsche Urologie wurde er im vergangenen Jahr mit der Ehrenmitgliedschaft unserer Gesellschaft ausgezeichnet.

Ich freue mich außerordentlich, auch den Mann begrüßen zu dürfen, der mich überzeugt hat, Arzt und Urologe zu werden. 1962, eine Woche nach dem Abitur, begann ich fast probeweise das Krankenpflegepraktikum in der Missionsärztlichen Klinik in Würzburg und begegnete dort durch eine Zufallsentscheidung der Urologie und dem Chefarzt Gumbrecht. Er machte mir von Anfang an klar, daß die wahrhaftige, aber geheimzuhaltende Königsdisziplin der Medizin die Urologie sei. Er lehrte, daß weniger als 12 Stunden Dauerarbeit nur von Schwächlichen als Leistung erachtet wird, aber er war es auch, als ich nach einer Woche immer noch beim Haken halten Orthostaseprobleme hatte, der die aufkommenden Selbstzweifel, ob dies die richtige Berufsentscheidung sei, mit dem überzeugenden Argument vertrieb, daß genau so alle großen Chirurgen begonnen hätten.

Meine Liebe zur Grundlagenforschung verdanke ich Prof. Hartmut Oswald, mit mir fast altersgleich derzeitiger Direktor des Pharmakologischen Institutes der Universität Tübingen. Er kann bedauerlicherweise nicht hier sein, aber fast erwartungsgemäß verbringt er ein Forschungssemester in La Jolla in Kalifornien. Seine Einstellung zur Grundlagenforschung hat er in

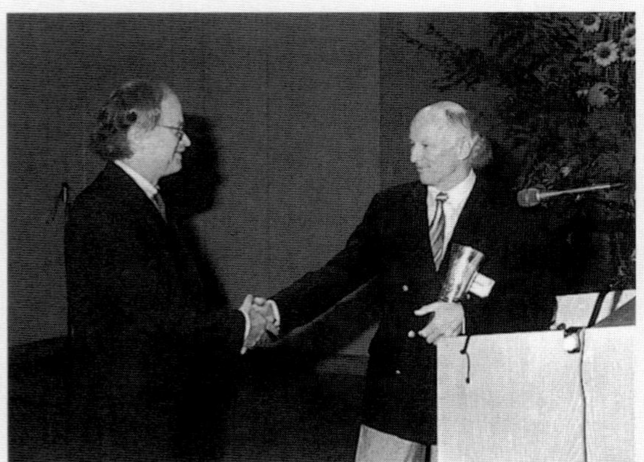

Abb. 4: Übergabe der Präsidentschaft an Herrn Prof. U. Jonas

unnachahmlicher Form zusammengefaßt: „Die Brüste der Alma Mater gehen schwer - nur wer lang und kräftig saugt, kommt zur Milch".

Zu den angenehmen und vornehmen Pflichten eines Präsidenten gehört es, Ehrungen vornehmen zu dürfen.

Die Deutsche Gesellschaft für Urologie möchte in diesem Jahr Persönlichkeiten durch Verleihung der Ehrenmitgliedschaft auszeichnen, die sich besondere Verdienste um die deutsche Urologie erworben haben.

Der Vorstand der Gesellschaft hat beschlossen, Herrn Prof. Dr. Ernst Zingg aus Bern und Herrn Prof. Dr. William R. Fair, New York, die Ehrenmitgliedschaft der Deutschen Gesellschaft für Urologie zu verleihen. Herrn Prof. Dr. Guy Vallancien, Paris, ernennt die Deutsche Gesellschaft für Urologie zum Korrespondierenden Mitglied.

1. Prof. Dr. med. Ernst Zingg, Bern

Nach dem Medizinstudium in Zürich arbeitete er 1 ½ Jahre in der Pathologie unter Zollinger. Die chirurgische Ausbildung in Zürich erhielt er von dem Sauerbruch-Schüler Brunner und dem Pionier der Herzchirurgie Senning. Nach der chirurgischen Fachausbildung Spezialisierung an der Urologischen Universitätsklinik in Zürich unter Mayor. 1969 Übernahme der ehemaligen Abteilung Wildbolz in Bern und Aufbau der Urologischen Universitätsklinik. Der Klinikgründer war der große Kocher-Schüler Wildbolz, eines der genannten 38 Gründungsmitglieder unserer Gesellschaft. Zinggs Hauptvorträge und kritischen Referate vor dieser Gesellschaft sind unvergessen, ganz gleich, ob er über die Zystektomie oder die Geschlechtsumwandlung zu uns gesprochen hat. Seine Stellung als chirurgischer Lehrer ist unumstritten und wurde in Form der Op.-Lehre Mayor/Zingg in den 70er und 80er Jahren unser aller chirurgisches Standardwerk. Sein urologisches Reich endet weit jenseits unserer Fachgrenzen mit dem Schwerpunkt Nebenschilddrüsenchirurgie, einer Operation, die er häufiger als die meisten, wenn nicht gar alle Chirurgen ausgeführt hat. Die Selbsteinschätzung seines manuellen Geschickes scheint mit unserer identisch, sonst wäre schwer verständlich, daß sein Hobby ausgerechnet dasjenige eines Hubschrauberpiloten sein mußte.

Bereits 1991 wurde er mit der Maximilian-Nitze-Medaille unserer Gesellschaft ausgezeichnet.

Er hat mir nur ein Curriculum von exakt 7 ⅓ Zeilen gesandt. Zu Recht. In der urologischen Welt begleitet er eine beneidenswerte Rolle, die weder die Nennung von Titel, Institution, Stadt oder Nation erfordert: Er ist *Der Zingg.*

2. Prof. Dr. William R. Fair

Bill Fair studierte Medizin am Jefferson Medical College in Philadelphia. Von 1961 bis 63 war er Preventive Medicine Officer der 24. Infanterie-Division in Augsburg. Seine Facharztausbildung erhielt er an der Stanford University in Californien.

Die wesentlichen Positionen, die er innehatte waren:
- Associate Professor of Surgery an der Stanford University

- Professor of Surgery and Chairman der Washington University
- Chief Urologic Surgery Service, Memorial Sloan Kettering Cancer Center, New York, seine heutige Position.

Er war der erste Urologe, der vom National Institute of Health den Research Career Development Award erhielt. Von den Auszeichnungen ragt der Hugh Hampton Young Award der Amerikanischen Gesellschaft für Urologie heraus. Er ist Mitherausgeber oder Mitglied des Editorial Board nahezu aller bedeutenden englischen und amerikanischen urologischen Zeitschriften.

Seine Verdienste um die deutsche Urologie bestehen u.a. darin, daß er seit Jahren Forschungsassistenten von deutschen Universitäten die Chance, als Research-Fellow an einem der führenden Krebsinstitute dieser Welt, dem Memorial Sloan Kettering Cancer Center gibt. Seine Stipendiaten erfüllen höchste Kriterien, sind in der Regel von der Deutschen Forschungsgemeinschaft gesponsort und lernen, dem derzeitigen Forschungstrend folgend, aktuell die Gen-Therapie. Für einige Mitglieder unserer Gesellschaft stand er an der Eintrittspforte zur American Association of Genitourinary Surgeons, der 1886 gegründeten ältesten urologischen Vereinigung überhaupt.

3. Prof. Guy Marie Bernard Vallancien

Professor Vallancien hatte seine Ausbildung in Paris bei großen und klangvollen Namen: Couvelaire im Hospital Necker und Kuss im Hospital Pitié. Er ist Mitglied von 20 wissenschaftlichen Vereinigungen und hat 320 Arbeiten veröffentlicht. Er war 6 Jahre lang der Generalsekretär der Französischen Gesellschaft für Urologie und hat seit dieser Zeit kontinuierlich die Beziehungen zur Deutschen Gesellschaft für Urologie intensiviert. 1992 wurde er Professor für Urologie an der Curie-Universität der Hotel Dieu-Fakultät in Paris. In Anerkennung seiner Verdienste ernennt ihn die Deutsche Gesellschaft für Urologie zum Korrespondierenden Mitglied.

Für die musikalische Begleitung dieser Eröffnung möchte ich dem Paracelsus-Quartett aus Wien herzlich danken. Einem der Künstler ganz besonders dafür, daß er uns im Laufe des Kongresses zweimal mit seinen Talenten überzeugt: Einmal hier als Künstler und zum zweiten im Wissenschaftlichen Programm als Urologe: Herrn Wilhelm Hübner aus Wien.

Korrespondenz: Prof. Dr. med. R. Hautmann
Direktor der Urologischen Universitätsklinik
Prittwitzstraße 43
89075 Ulm/Donau
Tel.: (0)731-502-7800
Fax: (0)731-502-7855

47. Kongress der Deutschen Gesellschaft für Urologie – Hamburg, 22.–23.09.1995

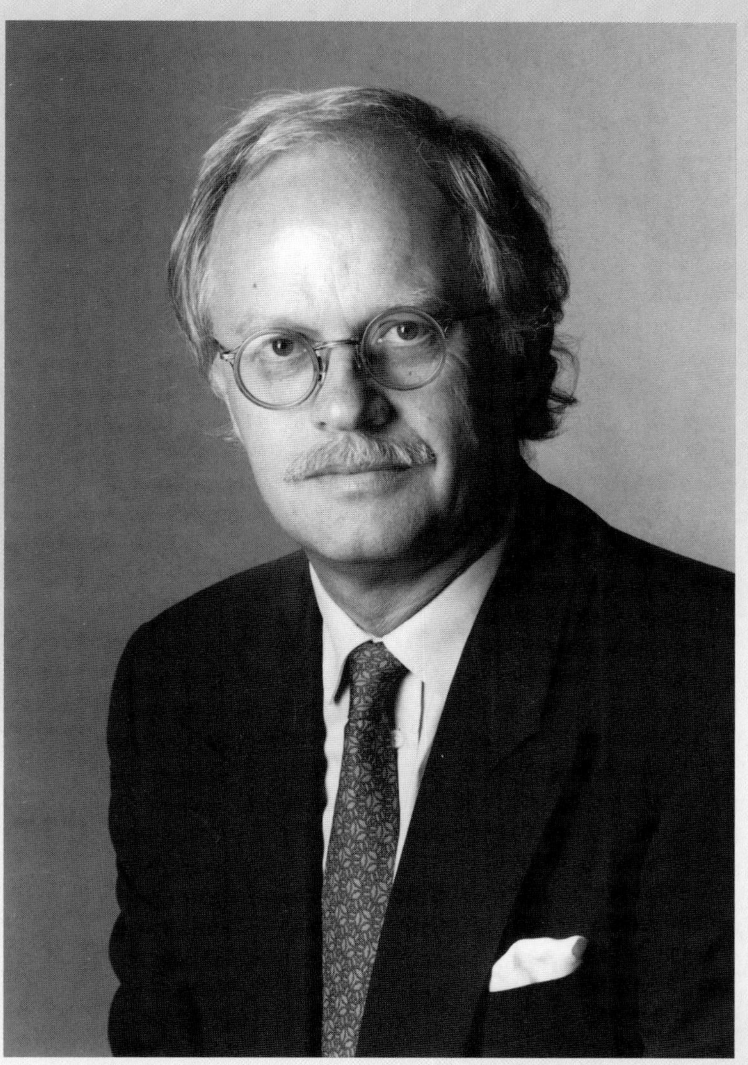

Prof. Dr. med. Udo Jonas

47. Kongress der Deutschen Gesellschaft für Urologie – Hamburg, 22.–23.09.1995

Prof. Dr. med. Udo Jonas (◻ Abb. 24.1)

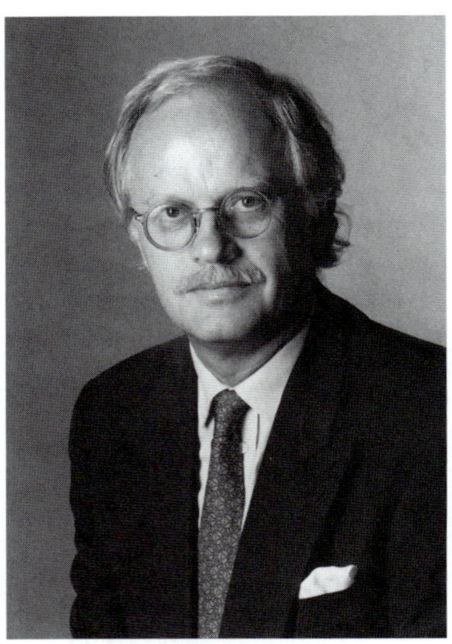

◻ **Abb. 24.1** Prof. Dr. med. Udo Jonas

Curriculum vitae (nach U.J.)

Geboren am 02.12.1942 in Wien

Grundschule in Koblenz und Nassau

1953–1963 Gymnasium in Lahnstein, Bad Ems und Graz

1963–1969 Medizinstudium an den Universitäten in Wien, Heidelberg und Gießen

1969 Promotion zum Doktor der Medizin

1969–1970 Medizinalassistent in Gießen, Nassau und Lainz (Österreich)

1970–1974 Facharztausbildung. Urologische Universitätsklinik Mainz (Prof. Hohenfellner)

1970–1971 Krankenhaus der Stadt Wien, Lainz, Chirurgie (Prof. Denk)

1973–1974 Stipendiat der DFG und des NiH am Departement of Urology (Prof. Smith) der University of California, San Francisco

1975 Klinischer Oberarzt an der Urologischen Abteilung des Bundeswehrkrankenhauses (Prof. Körner), Hamburg

1975–1980 Oberarzt der Urologischen Universitätsklinik Mainz

1977 Habilitation für Urologie

1980 Berufung auf den Lehrstuhl für Urologie (Nachfolge Prof. Donker) der Universität Leiden, Niederlande

1987–2008 Berufung auf den Lehrstuhl für Urologie (Nachfolge Prof. Kolle) und Direktor der Urologischen Klinik der Medizinischen Hochschule (MHH), Hannover

1994–1995 Präsident der Deutschen Gesellschaft für Urologie

Mitglied vieler wissenschaftlicher Gesellschaften:
- American Association of Genito-Urinary Surgeons
- American Urological Association
- Arbeitskreis BPH der Deutschen Urologen
- Berufsverband der Deutschen Urologen
- Deutsche Gesellschaft für Urologie
- European Association of Urology
- Finnish Urological Club
- Forum Urodynamicum
- Georgian Urological Association (Ehrenmitglied)
- Gesellschaft für Inkontinenzhilfe
- International Continence Society
- Korean Urological Association (Ehrenmitglied)
- Nederlandse Vereniging voor Urologie
- Societe Internationale d'Urologie
- The Irish Society of Urology
- Urological Research Society
- Vereinigung Norddeutscher Urologen

Über 30 Gastprofessuren in 20 Ländern.

Im Beirat folgender Fachzeitschriften:
- Aktuelle Urologie
- Chirurgische Gastroenterologie
- Neurourologie und Urodynamik
- World Journal of Urology
- Jahrbuch der Urologie

Forschungsschwerpunkte waren die Urodynamik, die erektile Dysfunktion, Entwicklung einer semirigiden Penisprothese, Zytologie

- **Eröffnungsrede zum 47. Kongress 1995 von Prof. Dr. med. U. Jonas** (Abb. 24.2)

Sehr verehrter Herr Senator Prof. Hajen,

meine Herren Präsidenten und Generalsekretäre der befreundeten wissenschaftlichen Fachgesellschaften sowie ausländischer urologischer Vereinigungen,

sehr verehrte Ehrenmitglieder und korrespondierende Mitglieder unserer Gesellschaft,

liebe Kolleginnen und Kollegen, liebe Freunde und Gäste der Deutschen Urologie,

zur feierlichen Eröffnung des 47. Kongresses der Deutschen Gesellschaft für Urologie begrüße ich Sie herzlich in Hamburg. Mein Willkommensgruß gilt in diesem Jahr besonders den Freunden und Mitgliedern unserer Gesellschaft, die von Amerika bis Japan nach Hamburg gekommen sind. Ich begrüße den Präsidenten der Societè International d'Urologie, Herrn Prof. Hohenfellner und den Präsidenten der American Association of Urology, Prof. Charles McKiel sowie die offiziellen Vertreter der urologischen Gesellschaften folgender Länder:
Dänemark, Estland, Frankreich, Georgien, Großbritannien, Lettland, Litauen, Niederlande, Norwegen, Österreich, Schweiz, Slowakei, Tschechei, Ungarn und der Ukraine.
Ich begrüße die Repräsentantinnen und Repräsentanten der uns unterstützenden Industrie. Ich danke Ihnen, daß Sie durch Ihre Unterstützung die Durchführung dieses Kongresses ermöglicht haben.
Mein Willkommensgruß gilt insbesondere Herrn Bundeskanzler a.D. Helmut Schmidt und seiner verehrten Frau. Herr Schmidt, wir freuen uns auf Ihren anschließenden Festvortrag anläßlich dieser Eröffnungsfeier.

sen Jahreskongress, der mit knapp 5.000 Teilnehmern aus 31 Ländern der größte Urologenkongress ist, der in Deutschland stattfand, mit zu organisieren. Ist diese Veranstaltung nach dem Jahreskongress der amerikanischen Gesellschaft für Urologie doch weltweit die zweitgrößte nationale Veranstaltung.

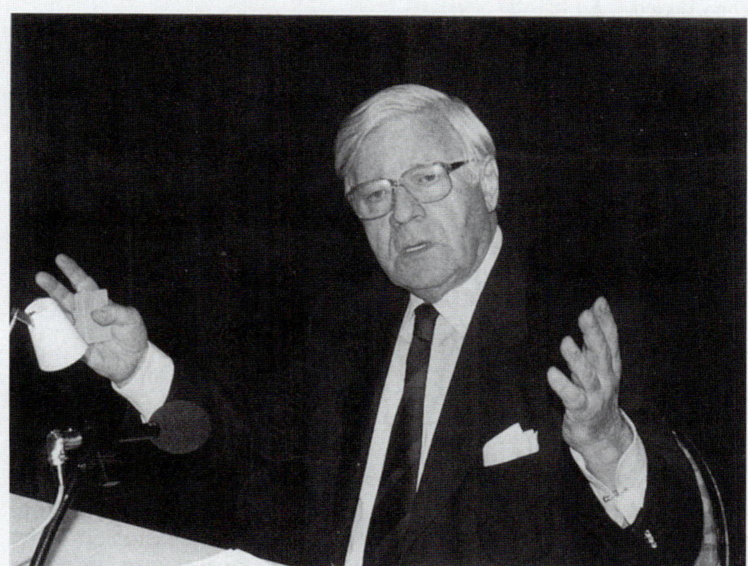

Bundeskanzler a.D. Helmut Schmidt

Ich eröffne den 47. Kongress der Deutschen Gesellschaft für Urologie und möchte zu dieser Gelegenheit den Mitgliedern unserer Gesellschaft für das Vertrauen danken, daß Sie mir als Präsidenten für 1 Jahr die Gelegenheit gegeben haben, die Geschicke unserer Gesellschaft mitzubestimmen und die-

Die Programmkommission der Deutschen Gesellschaft hat mit 204 Postern, 161 Vorträgen und 19 Videobeiträgen ein wissenschaftliches Programm zusammengestellt, das den internationalen Leistungsstand der Deutschen Urologie widerspiegelt. Blicken wir nur 15 Jahre zurück und erinnern

Abb. 24.2 Eröffnungsrede zum 47. Kongress 1995 von Prof. Dr. med. U. Jonas, die Festrede hielt Helmut Schmidt, der sich vehement für die Einführung des Euro aussprach

Herr Brandis ist Mitglied in vielen deutschen und internationalen Gesellschaften, Mitglied der Weiterbildungskommission der Deutschen Gesellschaft für Kinderheilkunde und Herausgeber des European Journal of Clinical Investigation. Darüber hinaus ist er Mitherausgeber verschiedener deutscher und internationaler Zeitschriften.

Die kindliche Niere ist das Bindeglied zwischen Herrn Brandis und der deutschen Urologie. So hat der Vorstand beschlossen, ihm in Würdigung seiner Leistungen auf diesem Gebiet die korrespondierende Mitgliedschaft in unserer Gesellschaft anzubieten.

Prof. Dr. John M. Fitzpatrick

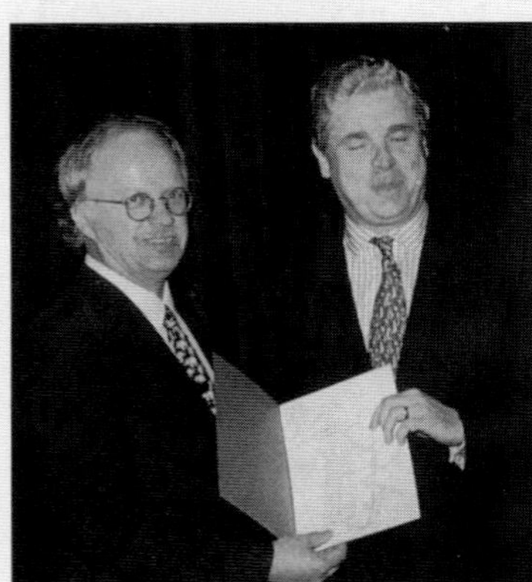

Curriculum vitae

Prof. John M. Fitzpatrick wurde 1948 geboren, er studierte in Dublin, wo er auch anschließend die Facharztausbildung in Chirurgie und Urologie ablegte, die er anschließend in London fortsetzte. Seit 1980 ist er Facharzt für Chirurgie und Urologie.

Seit 1984 entwickelte Prof. Fitzpatrick eine intensive Reisetätigkeit mit etwa 40 Gastprofessuren weltweit, seine stattliche Publikationsliste umfaßt 157 Originalartikel und 35 Buchbeiträge, er publizierte 7 urologische Fachbücher. Prof. Fitzpatrick hat seinen Sitz im Herausgeberboard von 16 Journalen und ist Mitglied von mehr als 10 nationalen und internationalen Vereinigungen.

Das wissenschaftliche Hauptinteresse von Herrn Fitzpatrick sind die Probleme bei der BPH sowie beim Blasen- und Prostatakarzinom. 1979 absolvierte er einen Forschungsaufenthalt an der Urologischen Universitätsklinik in Mainz, wo er Grundlagenforschung zur Frage der Ureterobstruktion und -motilität durchführte. Seit seinem Besuch in Mainz fanden regelmäßig und vielfach Kontakte zu verschiedenen deutschen Universitätskliniken und Mitgliedern unserer Gesellschaft statt, Herr Fitzpatrick ist ein Freund der Deutschen Urologie.

Aufgrund dieser engen Beziehungen, die er auch als Vorstandsmitglied der BAUS intensiv fortgesetzt hat, hat der Vorstand beschlossen, Herrn John Fitzpatrick die korrespondierende Mitgliedschaft unserer Gesellschaft anzubieten.

Professor Dr. Robert J. Krane

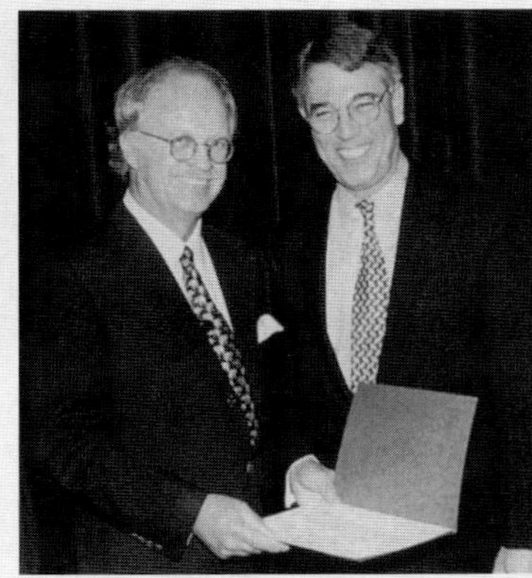

Curriculum vitae

Prof. Robert Krane wurde 1943 in New York geboren. Nach dem College an der Columbia University in New York studierte er am Albert-Einstein-College für Medizin ebenfalls in New York. Internship und Facharztausbildung folgten in Boston. Nach Absolvierung eines 2-jährigen Militärdienstes bei der US-Navy wurde Herr Krane Mitglied im Lehrkörper der Boston University, seit 1981 ist er Professor and Chairman, eine Position, die er bis heute einnimmt.

Prof. Krane ist Mitglied vieler nationaler und internationaler Vereinigungen und Herausgeber verschiedener Journale, u.a. Co-Editor in Chief des World Journal of Urology.

Seine wissenschaftlichen Schwerpunkte sind die Blasenphysiologie, die neurogen gestörte Blase, die Urodynamik sowie die erektile Dysfunktion, Gebiete, auf denen er über viele Jahre Pionierarbeit geleistet hat. Viele seiner Arbeiten sind durch Preise ausgezeichnet.

Sein erster Kontakt zur deutschen Urologie fand 1977 statt, als er Gastredner der Fort- und Weiterbildungskommission der deutschen Urologen war, bemerkenswert war die Tatsache, daß er seine Vorträge immer in Deutsch hielt.

In den letzten 18 Jahren hat Herr Krane viele Kontakte zur deutschen Urologie und zu den verschiedensten Institutionen unseres Landes gepflegt, die sicher mit dazu beigetragen haben, die deutsch-amerikanische Uro-Freundschaft zu stärken.

So hat der Vorstand beschlossen, Herrn Krane mit der korrespondierenden Mitgliedschaft der Deutschen Gesellschaft für Urologie auszuzeichnen.

Dr. Djoko Rahardjo

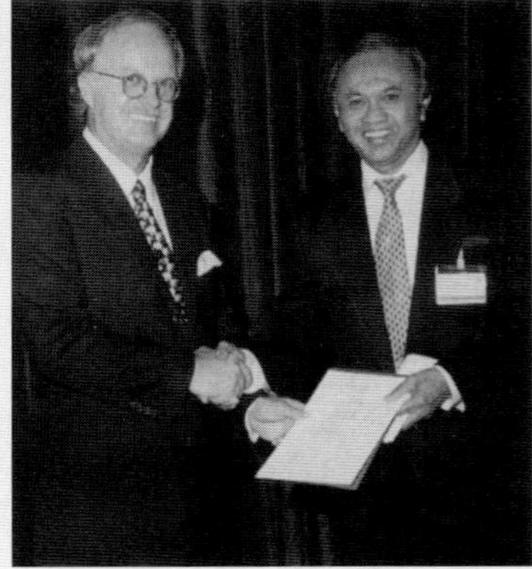

Curriculum vitae

Dr. Djoko Rahardjo wurde 1940 geboren und hat seine universitäre Ausbildung an der Universität von Indonesien

Prof. Dr. med. Udo Jonas

uns, daß bei unserem Kongress 1980 in Berlin 250 Abstracts eingegangen waren, hier jedoch 835, so wird deutlich, welchen Aufschwung diese Veranstaltung genommen hat. Erfreulich ist wiederum die hohe Beteiligung aus dem östlichen Teil Europas, was das enorme Interesse dieser Kollegen an der Deutschen Urologie widerspiegelt, uns aber auch verpflichtet, den Integrationsprozess dieser viel zu lang ausgeschlossenen Kollegen zu unterstützen und zu beschleunigen.

Das wissenschaftliche Programm hat traditionsgemäß kein spezielles Thema, die Kosten im Gesundheitswesen, die Perspektive unseres Fachgebietes über das Jahr 2000 hinaus und der Stellenwert des ambulanten Operierens sind jedoch aktuelle Fragen, die ausgiebig diskutiert werden. So ist die zunehmend klaffende Schere zwischen dem medizinisch Machbaren und dem letztlich Bezahlbaren das Thema, das ausgiebig diskutiert wird, auch unter dem Gesichtspunkt der Erhaltung der Behandlungsqualität für die uns anvertrauten Patienten.

Der internationale Charakter dieser Jahrestagung wird durch die nun regelmäßig stattfindende Gemeinschaftssitzung der deutschen und französischen Gesellschaften für Urologie deutlich, morgen wird von Hamburg aus eine Fortbildungssendung über Satelliten europaweit über EuroTransMed ausgestrahlt, bei der 130 Institutionen und Kliniken aus ganz Europa nicht nur der Diskussion folgen, sondern auch interaktiv teilnehmen können. Thema dieser Sendung ist die Strategie in der Behandlung der gutartigen Prostatahypertrophie, ein zur Zeit heiß diskutiertes Thema.

Somit wird die Urologie breitflächig von klinisch relevanten Themen über Forschungsergebnisse bis hin zu berufs- und gesundheitspolitischen Fragen abgehandelt, die große, kongressbegleitende Fachausstellung komplettiert den Leistungsstand unseres Fachgebietes.

Meine sehr verehrten Damen, meine Herren, liebe Freunde und Gäste der Deutschen Urologie,

ich hoffe, daß ich mit Hilfe und der Unterstützung des Vorstandes der Deutschen Gesellschaft für Urologie, der Programmkommission, letztlich aber auch meiner Mitarbeiterinnen und Mitarbeiter in der Lage war, für Sie eine wissenschaftlich interessante Tagung vorzubereiten.

Ich darf Sie daher im Namen aller herzlich in Hamburg begrüßen und wünsche uns allen erfolgreiche, aber auch erinnerungswürdige Tage in Hamburg.

Als Präsident habe ich die alljährlich traurige Aufgabe, Sie an die Mitglieder zu erinnern, die während des letzten Jahres für immer von uns gegangen sind. Die Deutsche Gesellschaft für Urologie trauert um ihre Mitglieder und Ehrenmitglieder:

Dr. Oswald Adam, Hamburg, Prof. Hermann Dettmar, Saldenburg, Prof. Kamal Eltahir, Aschersleben, Prof. Johannes Flamm, St. Pölten, Prof. Giuliani, Genua, Dr. Alan Lewis Klein, San Francisco, Prof. Fritz Linder, Heidelberg, Dr. Hans Lurz, Mannheim, Prof. Georges Mayor, Auvernier, Dr. Christian Prietzel, Nordhausen, Dr. Hans Schmidt, Wismar, Dr. Michael Walczak, Erwitte

Wir wollen bemüht sein, diesen verstorbenen Kollegen und Freunden ein ehrendes Angedenken zu erhalten, ich darf Sie bitten, sich von Ihren Plätzen zu erheben.

Es ist für mich eine Ehre und Freude, als Präsident der Deutschen Gesellschaft für Urologie Persönlichkeiten, die sich in besonderer Art und Weise um die Urologie verdient gemacht haben, im Namen unserer Gesellschaft unseren Dank auszusprechen und sie auszuzeichnen:

Die Deutsche Gesellschaft für Urologie ernennt zu ihren korrespondieren Mitgliedern:

Prof. Dr. Matthias Brandis

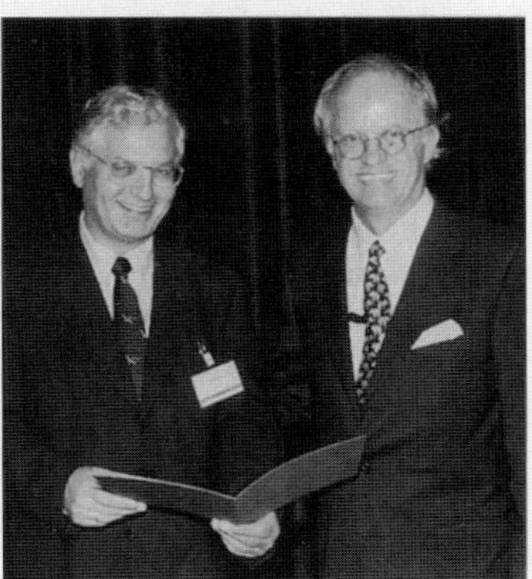

Curriculum vitae

Professor Brandis wurde 1939 geboren, studierte in Hamburg und Wien und legte 1964 das Staatsexamen an der Universität Hamburg ab. Nach Absolvierung der Medizinalassistentenzeit verbrachte Herr Brandis zwei Jahre als Research Fellow an der Cornell University und dem Albert-Einstein-College of Medicine, bevor er seine Facharztausbildung an der Medizinischen Hochschule Hannover begann. 1975 habilitierte er und erhielt 1979 die Professur für Pädiatrische Nephrologie an der Freien Universität Berlin. Von 1981 bis 1988 hatte Herr Brandis die C4-Professur für Kinderheilkunde an der Universität Marburg inne, bevor er 1988 Geschäftsführender Ärztlicher Direktor der Universitätsklinik Freiburg wurde. Diese Position bekleidet er bis heute.

Wissenschaftlicher Schwerpunkt von Herrn Brandis ist die experimentelle und klinische Nephrologie, ein Thema, mit dem er sich bis heute intensiv beschäftigt.

in Jakarta absolviert, wo er auch die chirurgische und urologische Facharztausbildung absolvierte. Im Rahmen dieser Facharztausbildung war Herr Rahardjo von 1970–1972 in Berlin-Neukölln.

Seit 1973 ist Herr Rahardjo Urologe, seit 1986 Direktor der Urologischen Klinik der Universität von Indonesien in Jakarta. Weiterhin ist er Mitglied des medizinischen Teams des Präsidenten der Republik Indonesien.

Dr. Rahardjos Curriculum ist durch die stark klinisch orientierte Pionierarbeit im Aufbau der Urologie in Indonesien geprägt, so ist er Gründungsmitglied der indonesischen Gesellschaft für Urologie und gehört als Vertreter seines Landes vielen nationalen und internationalen Vereinigungen an.

Ich persönlich kenne Herrn Rahardjo seit 1979 und hatte mit ihm und seiner Institution von meiner damaligen Klinik in Leiden aus einen intensiven akademischen Austausch aufgebaut, einen Kontakt, der sich auch anschließend in Hannover fortsetzte. So soll auch erwähnt sein, daß einer seiner Mitarbeiter nach einem 2-jährigen Forschungsaufenthalt in Hannover der erste Mitarbeiter des Departments für Chirurgie in Indonesien überhaupt war, der mit summa cum laude promovierte.

Bei vielen persönlichen Begegnungen konnte ich mich von seiner sehr erfolgreichen Tätigkeit während der letzten 1 1/2 Jahrzehnte überzeugen, in denen es ihm gelang, in Jakarta eine hochmoderne Urologie aufzubauen.

Seit seiner Ausbildung in Berlin unterhielt Herr Rahardjo ständig Kontakte zur Deutschen Urologie, war häufig Besucher unserer Jahreskongresse. So hat der Vorstand der Deutschen Gesellschaft beschlossen, Herrn Rahardjo mit der korrespondierenden Mitgliedschaft zu würdigen.

Die Ehrenmitgliedschaft der Deutschen Gesellschaft für Urologie wird verliehen an:

Dr. Logan Holtgrewe

Curriculum vitae

Dr. Logan Holtgrewe wurde 1930 in Springfield, Illinois geboren. Er begann sein Studium der Medizin an der Kansas University in Kansas City, Missouri. Nach Abschluß des Studiums 1955 folgten Internship und Facharztausbildung in Philadelphia, Durham und Kansas City.

Nach einer 2-jährigen Militärzeit in der US-Navy arbeitet Herr Holtgrewe am Anne Arundel Medical Center Annapolis und ist Associate-Professor für Urologie an der Johns Hopkins Universität in Baltimore.

Herr Holtgrewe ist Mitglied und Ehrenmitglied vieler nationaler und internationaler Gesellschaften und seit 1984 in den verschiedensten Gremien der amerikanischen Gesellschaft für Urologie sowie politischen Kommissionen fest verankert.

1993 war Herr Holtgrewe Präsident der amerikanischen Gesellschaft für Urologie.

Hauptinteressengebiet und Hauptthema vieler seiner Publikationen und Präsentationen ist neben den Behandlungsstrategien des Prostata-Adenoms die zunehmend wichtige und aktuelle Frage der medizinischen Versorgung und ihrer Finanzierung. Ein Fragenkomplex, den ich mit einem seiner Vortragstitel zusammenfassen möchte:

„Our Nation's Health Care Dilemma – Who Pays? How Do We Pay? What Can We Afford?

Mit dieser Expertise ist Herr Holtgrewe ein weltweit gefragter Redner, dessen Impulse und Erfahrungen insbesondere eben auf dem Gebiet der Kostenentwicklung in der Medizin viele nationale Organisationen beeinflußt und geleitet hat.

Dr. Logan Holtgrewe hat sich in besonderer Weise um die Intensivierung der Beziehung zwischen der Deutschen und Amerikanischen Gesellschaft für Urologie verdient gemacht. Daß heute diese freundschaftlichen Beziehungen zwischen DGU und AUA bestehen, ist sein Verdienst. Somit ist die Person Dr. Holtgrewe ein wichtiges Bindeglied im Kontakt beider Gesellschaften und in der akademischen Auseinandersetzung der Urologen aus Deutschland und Nordamerika.

Aufgrund dieser großen Leistung hat der Vorstand der Deutschen Gesellschaft für Urologie beschlossen, Herrn Logan Holtgrewe mit der Ehrenmitgliedschaft unserer Gesellschaft auszuzeichnen.

Prof. Dr. Fumihiko Ikoma

Curriculum vitae

Prof. Fumihiko Ikoma wurde 1930 geboren, von 1950–1954 studierte er Medizin an der Nagoya Universität, wo er auch sein Internship absolvierte. Es folgten die Jahre der Ausbildung an den Universitäten von Niigata und Osaka. Von 1960–1962 war Prof. Ikoma Assistent an der urologischen Klinik des Saarlandes bei Prof. C.E. Alken. Nach seiner Rückkehr aus Deutschland wurde er Assistant Professor in Osaka, anschließend Associate Professor und ist seit 1973 Professor und Direktor der Urologischen Klinik des Hyogo College of Medicine von Osaka.

1988 wurde Herrn Ikoma die Ehrendoktorwürde der Universität des Saarlandes in Homburg zuerkannt.

Prof. Ikoma gehört vielen nationalen und internationalen, insbesondere aber auch der Deutschen Gesellschaft für Urologie an, er ist Mitbegründer der Deutsch-japanischen Konföderation für Urologie, die sich seit vielen Jahren in Deutschland und in Japan trifft.

Die spezifischen Interessen von Herrn Ikoma sind die Kinderurologie, Urody-

Prof. Dr. med. Udo Jonas

namik und Neuro-Urologie sowie die urologische Onkologie.

Seit 1978 ist Herr Ikoma korrespondierendes Mitglied der Deutschen Gesellschaft für Urologie. Aufgrund seiner ständigen Bemühungen zur weiteren Intensivierung der Kontakte zwischen deutschen und japanischen Urologen hat der Vorstand der Deutschen Gesellschaft für Urologie beschlossen, Herrn Ikoma die Ehrenmitgliedschaft der Deutschen Gesellschaft für Urologie zu überreichen. Für Herrn Ikoma, der nach Deutschland gewissermaßen nach Hause kommt, soll dies die starken Bande zwischen ihm und seinen vielen deutschen urologischen Freunden, jedoch auch zwischen der japanischen und deutschen Gesellschaft für Urologie widerspiegeln.

Zuletzt darf ich zwei Persönlichkeiten ehren, die sich in besonderer Weise um die Deutsche Urologie verdient gemacht haben. Beide werden mit der Maximilian-Nietz-Medaille ausgezeichnet, der höchstdotierten Auszeichnung, die die Deutsche Urologie zu vergeben hat. Es ist für mich eine besondere Freude, Ihnen kurz diese Persönlichkeiten vorzustellen:

Prof. Dr. Hubert G. W. Frohmüller

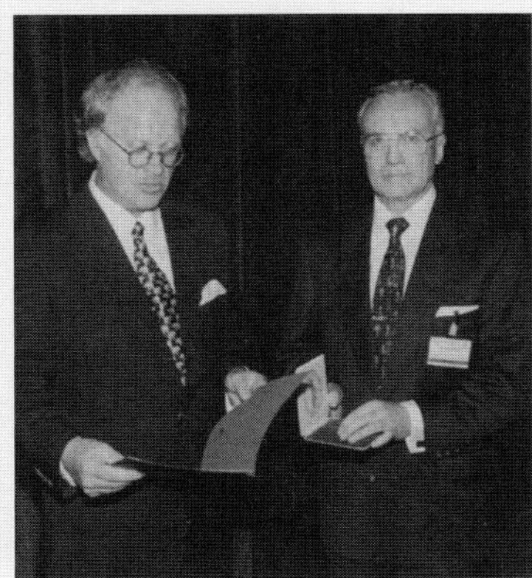

Curriculum vitae

Prof. Hubert Frohmüller wurde 1928 geboren, sein Medizinstudium an der Universität Würzburg schloß er 1952 mit dem Staatsexamen ab. Nach seiner

Medizinalassistentenzeit verbrachte er ein Jahr zum Internship in Paterson in New Jersey, um anschließend in Kleve das Chirurgische Ausbildungsjahr zu absolvieren. Von 1958 bis 1963 war Herr Prof. Frohmüller zur Facharztausbildung an der Mayo Clinic in Rochester, 1963 erhielt er die Qualifikation als Master of Science in der Urologie an der University of Minnesota in Minneapolis.

1964 folgte die deutsche Facharztanerkennung, 1966 habilitierte er an der Medizinischen Fakultät der Universität Würzburg. Im Juli 1971 erhielt er den Ruf auf den Lehrstuhl für Urologie an der Medizinischen Hochschule Hannover, den er jedoch nicht annahm, da er am 1. Dezember des gleichen Jahres zum ordentlichen Professor für Urologie an der Medizinischen Fakultät der Universität Würzburg ernannt wurde – für mich persönlich sicher interessant, da ich mich wahrscheinlich dann erst jetzt in Hannover hätte bewerben können.

Herr Prof. Frohmüller ist Mitglied verschiedener deutscher und ausländischer, medizinisch-wissenschaftlicher Gesellschaften, war Präsident der Deutschen Gesellschaft für Endoskopie und Präsident der Bayerischen Urologenvereinigung. In den Jahren 1985 bis 1986 war er Präsident der Deutschen Gesellschaft für Urologie und organisierte in dieser Funktion 1986 den Deutschen Urologenkongress in Würzburg.

Herrn Frohmüller wurden verschiedene Ehrenmitgliedschaften in Deutschland und in den USA verliehen. Seit 1987 ist er Vorsitzender der Arbeitsgemeinschaft der deutschen Lehrstuhlinhaber für Urologie und seit 1989 Chairman des Residency Review Committee des European Board of Urology der U.E.M.S..

Prof. Frohmüller war einer der ersten deutschen Urologen, die eine mehrjährige Ausbildung in den USA absolvierten, um dann das dort Erarbeitete

erfolgreich in Deutschland umzusetzen. Er hat kontinuierlich die deutsch-amerikanische Beziehung gepflegt und ausgebaut und entscheidend dazu beigetragen, daß wir heute diese exzellenten und freundschaftlichen internationalen Beziehungen, insbesondere zur amerikanischen Gesellschaft für Urologie, aufbauen konnten. Aus seiner Institution sind mehrere Lehrstuhlinhaber und viele Chefärzte hervorgegangen, die seine Schule in Deutschland und dem europäischen Ausland würdig vertreten.

Aufgrund der kontinuierlichen hervorragenden Leistungen über mehrere Jahrzehnte in der Urologie hat der Vorstand der Deutschen Gesellschaft für Urologie beschlossen, Herrn Prof. Frohmüller mit der Maximilian-Nitze-Medaille auszuzeichnen.

Prof. Dr. Rudolf Hohenfellner

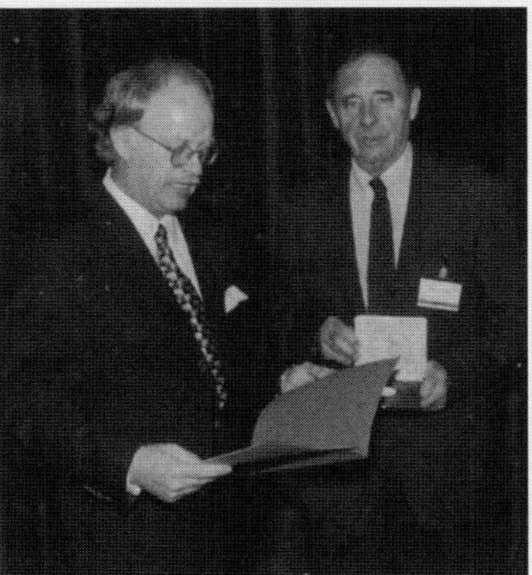

Curriculum vitae

Prof. Rudolf Hohenfellner wurde 1928 in Wien geboren, wo er auch studierte und die urologische Facharztausbildung bei den Professoren Biebus und Übelhör erhielt. 1964 habilitierte er an der Urologischen Universitätsklinik in Homburg/Saar unter Prof. Alken, seit 1967 ist er Direktor der Klinik und Poliklinik der Johannes Gutenberg Klinik in Mainz.

Prof. Hohenfellner ist Mitglied der verschiedensten deutschen und ausländischen medizinisch-wissenschaftlichen Gesellschaften sowie Ehrenmitglied der Nordrhein-Westfälischen, der Österreichischen, der Amerikanischen, der Britischen, der Polnischen und der Europäischen Gesellschaft für Urologie. Darüber hinaus ist er Fellow des American College of Surgeons. Seit 1994 ist Prof. Hohenfellner Präsident der Societé International d'Urologie.

1988 erhielt er die Ehrendoktorwürde an der Medizinischen Hochschule in Hyogo in Japan.

Prof. Hohenfellner ist Gründer und Mitherausgeber der Zeitschrift „Aktuelle Urologie" und Herausgeber der „Operativen Techniken".

Mehr als 560 Artikel in nationalen und internationalen Zeitschriften oder Büchern über die verschiedensten Probleme der Urologie hat Prof. Hohenfellner publiziert. Seit 1983 ist er Träger des großen Bundesverdienstkreuzes der Republik Österreich. 1985 organisierte er als Präsident unserer Gesellschaft den 37. Kongress der Deutschen Gesellschaft für Urologie in Mainz.

Seit seiner Berufung nach Mainz bis heute hat Prof. Hohenfellner 23 seiner Schüler in leitende Positionen entlassen, darunter 9 Ordinarien in Deutschland, Österreich und den Niederlanden. Auch wenn die durchschnittlichen Schwangerschaften eines Chefarztes bzw. Ordinarius, verteilt auf seine Amtsperiode mit knapp 15 Monaten etwas übertragen und die Austragungsperioden für jeden von uns von der straffen Hand dieses österreichischen Vaters geprägt waren, gab es immer, wenn auch nicht immer leicht, so doch zuletzt erfolgreiche Buben.

Prof. Hohenfellner hat durch seine außerordentlich erfolgreiche und hochqualifizierte Arbeit, die geprägt war durch Innovation und konstante hochqualifizierte Forschung von sich persönlich und seiner Institution, einen immensen Beitrag für die Urologie geleistet. Somit ist der Österreicher Hohenfellner einer der herausragendsten Botschafter der Deutschen Urologie.

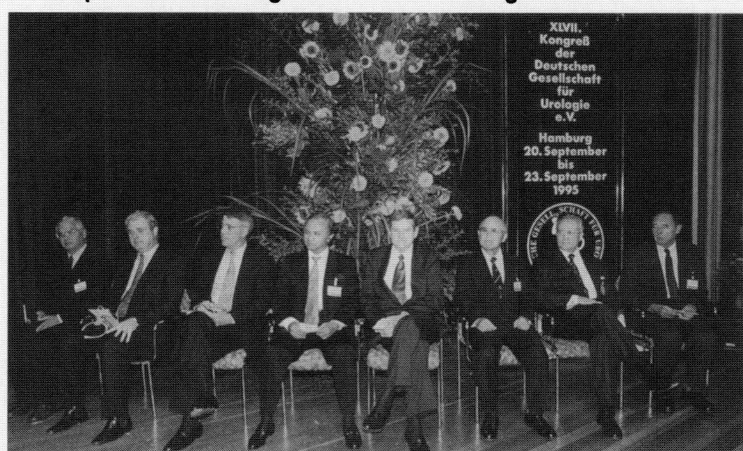

Korrespondierende Mitglieder und Ehrenmitglieder der DGU 1995

v.l.n.r.: Prof. Brandis, Prof. Fitzpatrick, Prof. Krane, Dr. Rahardjo, Prof. Holtgrewe, Prof. Ikoma, Prof. Frohmüller, Prof. Hohenfellner

Aufgrund dieser Leistungen hat der Vorstand der Deutschen Gesellschaft beschlossen, Herrn Prof. Hohenfellner mit der Maximilian-Nitze-Medaille auszuzeichnen.

Die Wahl zum Präsidenten der Deutschen Gesellschaft für Urologie wird als der Höhepunkt der beruflichen Karriere angesehen. Als mir die Mitgliederversammlung vor 2 Jahren das Vertrauen aussprach, war ich mir der Würde, aber auch der Bürde dieses Amtes bewußt und habe versucht, in den 2 Jahren meiner Vorstandstätigkeit die Aufgaben zu bewältigen, denen sich der Vorstand unserer Gesellschaft in den z.Z. äußerst turbulenten Zeiten widmen muß. So betrachte ich diese Präsidentschaft nicht nur als Höhepunkt meiner beruflichen Karriere, sondern auch als Ansporn für mein zukünftiges Handeln.

Einer guten Tradition folgend möchte ich von dieser Stelle aus den Persönlichkeiten danken, die meinen beruflichen Werdegang beeinflußt und geprägt haben:

Mein Dank gebührt in erster Linie meinem Vater, einem Chirurgen „alter Güte", der mir durch sein Leben und sein Vorbild keine andere Wahl ließ, als eben Medizin zu studieren, wobei es von Anfang an zweifelsfrei feststand, daß später ein operatives Fach folgen

sollte. Bis zu seinem Tode 1979 hat er sehr intensiv den Werdegang seiner beiden urologischen Söhne verfolgt und noch mit Freude und Genugtuung erfahren, daß ich 1980 den Ruf auf den Lehrstuhl für Urologie an der Universität Leiden erhielt.

Nach dem Studium für Medizin an den Universitäten Wien, Heidelberg und Gießen stand für mich fest, daß das Fach meiner Wahl Urologie sein sollte. Der Doktorvater meiner Promotionsarbeit in Gießen war Prof. Carl-Erich Rotauge. Nach Absolvierung meiner Medizinalassistentenzeit begann ich die urologische Weiterbildung 1970 bei Prof. Rudolf Hohenfellner in Mainz, ohne natürlich damals zu ahnen, in welchem preußischen Regiment ich bei diesem Wiener Klinikdirektor landete, aus dessen Schmiede ich 1980 als erster Ordinarius hervorging, dem – wie schon erwähnt – bis heute 8 weitere Lehrstuhlinhaber folgten.

Lieber Rudi, ich bin Dir für das, was Du mir an fachlicher Kompetenz, beruflicher Motivation und Identifikation mit der Urologie mitgegeben hast, dankbar. Das Rüstzeug, das ich bei Dir erlernt habe, hat mir ermöglicht, nicht nur mit 36 Jahren meinen ersten Lehrstuhl einnehmen zu können, sondern hat mich auch befähigt, die akademische Urologie national und international zu

Prof. Dr. med. Udo Jonas

vertreten. Aus diesem Grund war es auch eine besondere Genugtuung für mich, Dir heute die Maximilian-Nitze-Medaille überreichen zu dürfen.

Einen Großteil meines operativen Handwerks, insbesondere das Hantieren an den großen Gefäßen habe ich bei Prof. Helmut Denck in Wien erlernt, in dessen Abteilung in Lainz ich mein chirurgisches Jahr absolvierte. Lieber Helmut, ich freue mich sehr, daß Du mit Deiner Frau meiner Einladung nach Hamburg gefolgt bist. Ich danke Dir für alles, was ich bei Dir von klinischer Indikationsstellung bis hin zur Operationstechnik erlernt habe.

Als dritte Persönlichkeit möchte ich Prof. Emil Tanagho aus San Francisco erwähnen, den ich heute abend ebenfalls mit seiner Frau hier begrüßen darf. Prof. Tanagho hatte durch seine Pionierleistung auf dem Gebiet der Blasenphysiologie und der Neuro-Urologie meinen wissenschaftlichen Schwerpunkt geprägt, seit ich ihn 1971 anläßlich einer internationalen Tagung in Aachen persönlich kennenlernte. Es war für mich sofort klar, daß es für meine wissenschaftliche Karriere entscheidend sein würde, in seinen Labors zu arbeiten. Mit Unterstützung der DFG konnte ich so in San Francisco den Grundstein für meine Habilitation und letztlich für meine akademische Karriere legen. Mit besonderer Freude kann ich heute feststellen, daß, nachdem ich die Tür nach San Francisco geöffnet hatte, bis heute 15 Urologen aus 10 deutschen Universitätskliniken Grundlagenforschung in den Labors von Prof. Tanagho betrieben haben, der Großteil dieser damaligen jungen Wissenschaftler ist heute habilitiert, Chefarzt oder Ordinarius.

Somit, lieber Emil hast Du einen maßgeblichen Anteil nicht nur an meiner, sondern auch an der akademischen Entwicklung der deutschen Urologie. Für diese Leistung wurdest Du schon vor 6 Jahren in Freiburg mit der Ehrenmitgliedschaft unserer Gesellschaft ausgezeichnet. Ich danke Dir für Deinen Einfluß auf meine berufliche Karriere,

insbesondere aber für die Freundschaft, die zwischen uns seither besteht.

Zuletzt möchte ich an dieser Stelle meiner Frau Brita danken, die mich in den 28 Jahren seit Ende meines Studiums über alle Etappen meiner Laufbahn und insgesamt 15 Übersiedlungen in 4 Länder auf 2 Kontinente begleitet und mir immer den für meine berufliche Entwicklung nötigen Freiraum gelassen hat.

Meine sehr verehrten Damen, meine Herren, zum Titel meiner Rede habe ich gewählt „Urologie 2000 – Rechte, Pflichten, Perspektiven". Damit möchte ich eine Standortbestimmung unseres Fachgebietes geben, für eine Zeit, in der das Fahrwasser, in dem wir segeln turbulent ist, von vielen Überraschungen bedroht, somit der Kurs unsicher und letztlich das Ziel – wenn überhaupt absehbar – wenig verheißend. Dabei soll am Beispiel der Urologie als einem zentralen, in viele andere Teilgebiete hineinreichenden Fach die Entwicklung im Gesundheitswesen betrachtet werden:

„Rechte"
steht für das, was UROLOGIE heute ist, einem ehemaligen Teil der Allgemeinchirurgie, nach großen Anstrengungen und durch den Einsatz herausragender Persönlichkeiten – hier soll in erster Linie **Carl-Erich Alken** genannt werden – zur Selbstständigkeit geführt, das sich heute als ein anerkanntes Organfach, eng verzahnt mit den konservativen und operativen Nachbardisziplinen, darstellt. Die erreichte Selbständigkeit befähigte zur freien Entfaltung in Organisation, Klinik, Lehre und Forschung und führte dazu, daß die Urologie heute nicht nur allgemeine Akzeptanz gefunden hat, sondern durch die Impulse, die von ihr ausgingen – z.B. in der Endourologie oder der extrakorporalen Stoßwellenlithotripsie weltweit Anerkennung und Bewunderung genießt.

„Pflichten"
bestehen darin, diese Selbständigkeit zu erhalten, den Besitzstand zu wahren und vor begehrlichen Zugriffen zu

schützen. Dies führt zur **Verpflichtung**, den Standort UROLOGIE in allen Aspekten für unseren akademischen Nachwuchs zu verteidigen, von der klinischen Versorgung über Lehre und Weiterbildung bis hin zur akademischen Repräsentanz. So beobachten wir mit großer Sorge Entwicklungen, wie sie in Berlin eingeleitet wurden, einen vakanten urologischen Lehrstuhl nicht wieder zu besetzen.

Meine Damen und Herren, es ist ein fataler Anachronismus, unter dem Vorwand der Rationalisierung die kleineren organbezogenen Fachgebiete wieder den großen Fächern unterordnen zu wollen, da es ausschließlich die Subspezialisierung war, die zu der schon angesprochenen fachspezifischen Expertise und den daraus resultierenden Erfolgen geführt hat. Somit **muß** der Lehrstuhl für Urologie ein integrierter und unabdinglicher Bestandteil jeder deutschen Universitätsklinik bleiben!

Die **„Perspektiven"**
der Gesundheitsversorgung und somit auch der Urologie sind von der begründeten Sorge geprägt, über die Jahrtausendwende hinaus die ständig steigenden Kosten bewältigen zu müssen. Alle Versuche des Gesetzgebers – sei es durch das **Blüm**'sche Gesundheitsreformgesetz oder das Gesundheitsstrukturgesetz von **Seehofer** sind gescheitert. So kam es z. B. nach dem Gesundheitsreformgesetz zwar zu einer kurzzeitigen Ausgabenreduktion, der folgte jedoch schnell ein massiver Wiederanstieg – denn das Dilemma ist, die medizinische Versorgung mit den uns zur Verfügung stehenden und immer geringer werdenden Mitteln finanzieren zu müssen. Und das würde die Quadratur des Kreises bedeuten. Nach **Arnold** kann es nicht zu dieser Quadratur kommen, **„weil überhaupt keine Lösung vorstellbar ist, sondern weil jede bisherige Lösung lediglich das Gewohnte in Frage stellt".**

Die Ursachen der Kostenexplosion und des drohenden Kollaps im Gesundheitswesen sind vielschichtig:

Die **Veränderung der Alterspyramide** führt dazu, daß der Anteil der 65jährigen von unter 10 % 1960 bis 1993 auf über 15 % anstieg. Im Jahre 2030 werden 25 % unserer männlichen Bevölkerung über 60 Jahre alt sein! Dies wird u.a. durch die Tatsache verdeutlicht, daß bereits bei der kommenden Bundestagswahl der Prozentsatz der Wähler, die im Ruhestand stehen, größer ist als der sich im Arbeitsprozeß befindlichen – somit werden zukünftig die Rentner maßgeblich die politische Richtung bestimmen – und dies gewissermaßen als Nebenwirkung einer effektiven Medizin!

Die immer bessere und damit lebensverlängernde Medizin führt zu einer Verschiebung des Morbiditätsspektrums von akuten hin zu chronischen Krankheiten meist mit Multimorbiditäten beim immer älter werdenden Menschen. Das bedeutet, daß – je besser die Medizin ist, der Mensch immer häufiger Krankheiten erleidet, die er früher einfach nicht erlebt hätte, **und dies kostet Geld!**

So tritt neben Akutmedizin, Prävention und Rehabilitation zuletzt die Pflege des alten Menschen in den Vordergrund. Ein 65jähriger kostet weniger als 3500,– DM pro Jahr, für über 85jährige zahlt die Solidargemeinschaft zwischen 13000,– DM und 18000,– DM.

Eine zusätzliche Ursache dieser gesundheitspolitischen Entwicklung liegt darin, daß – und dies dazu noch in einer Zeit finanzieller Restriktionen – ein ständig wachsendes **Anspruchsdenken** und ein Verlangen nach immer mehr **Lebensqualität** – auch im höheren Alter existiert. So wird z. B. in der **Diagnostik** der Einsatz aller, dem aktuellen Wissensstand entsprechenden Maßnahmen gefordert, und das zum persönlichen Nulltarif, denn alles soll ja im Versicherungspaket geschnürt sein. Nun ersetzt – insbesondere in der teuren Gerätemedizin – das „**Neue**" nicht umbedingt das „**Alte**", so folgt z.B. dem konventionellen Röntgen das CT und die Kernspintomographie in der Hoff-

nung, die Diagnose noch exakter stellen zu können. Der Arzt begründet dies mit der wissenschaftlichen Suche nach der Krankheitsursache, natürlich aber auch mit der Sorge, nach dem Standard der Medizin eine Unterlassungssünde zu riskieren und einen ärztlichen Kunstfehler zu begehen, wenn er nicht alle zur Verfügung stehenden Möglichkeiten ausschöpft! Dies ist ein circulus vitiosus, dem nur durch die Einführung klarer **Entscheidungsrichtlinien, von „guide-lines"** zu begegnen ist, sollte dies bei den individuell unterschiedlichen Situationen überhaupt möglich sein, denn zukünftig wird nicht alles machbar sein, was die medizinische Wissenschaft ermöglicht, sondern nur das erlaubt, was auch finanzierbar ist!

Noch deutlicher wird das Kostendilemma in der **Therapie**, hier ein Beispiel:

Pro Jahr werden in der Bundesrepublik etwa 35000 bis 40000 operative Eingriffe in Zusammenhang mit einer gutartigen Prostatavergrößerung durchgeführt. Nach **Melchior**, dem ich diese Zahlen verdanke, belaufen sich die jährlichen Kosten dieser Therapie auf 225 Millionen DM. Aus Statistiken der gesetzlichen Krankenversicherungen wird nun deutlich, daß die enormen Kostensteigerungen von 700 % seit 1970 zum Großteil durch stationäre Behandlungen verursacht werden, nämlich um das 35fache – **1993 waren dies 57 Milliarden DM!**

Kostenverursacher waren am wenigsten die ärztlichen Einkommen: Hier ist vielmehr ein gegensätzlicher Trend feststellbar: die Honorarbewertung fällt, die Klinikabgaben stiegen auf 70 bis 80 % und somit weit über die Grenze der Besitzstandswahrung, Praxen werden aufgrund finanzieller Probleme schließen müssen – in der Urologie werden dies 1996 20 % sein, wenn die Entwicklung hält, was alle fürchten. Nach Einschätzung von **Karsten Villmar**, dem Präsidenten der Bundesärztekammer werden in 5 Jahren 60000 Ärzte ohne Beschäftigung sein – eine unzumutbare Perspektive!

Sind also insbesondere die stationären Kosten der Preistreiber, so liegt die Forderung nahe, Wege **weg vom Krankenhaus** in die ambulante Behandlung oder noch besser direkt zum Primärarzt zu suchen. Aber ist diese, sehr auf der Empirie basierende und daher zunächst billigere Behandlung mittel- bis langfristig nicht doch teurer? Würde ein „try and error" nicht eine Kaskade diagnostischer und therapeutischer Bemühungen nach sich ziehen?

Bei der Prostatahypertrophie würde dieses Konzept bedeuten, die Behandlung zunächst konservativ, bei Erfolglosigkeit dann minimal invasiv und eventuell zuletzt „klassisch"-operativ durchzuführen, um den erstrebten Therapieerfolg zu buchen . Dies kostet Zeit, ist teuer und reduziert Qualität, da der Patient durchaus mehrfachen Fehlversuchen ausgesetzt wird.

Nein, wir brauchen den sinnvollen und wohldosierten Einsatz unseres diagnostischen Spektrums und den **Facharzt** vorort, um zur rechten Zeit die rechte Therapie einzuleiten.

Eine weitere Frage ist, ob eine erfolgreiche ambulant durchführbare konservative Therapie letztlich die Kosten gegenüber der stationären operativen Behandlung verringern kann. Hier sind sicher Zweifel angebracht, stehen doch bei unserem Beispiel der BPH den jährlichen 225 Millionen DM für eine operative Behandlung heute schon 1,4 Milliarden gegenüber, die pro Jahr für die medikamentöse Therapie ausgegeben werden, ohne noch dabei zu berücksichtigen, daß ein signifikanter Prozentsatz dieser Patienten nach **erfolgloser** medikamentöser Behandlung letztlich doch einer Operation zugeführt werden muß!

Sicher gibt es Beispiele, die das Gegenteil beweisen, es sollte jedoch die Notwendigkeit verdeutlicht werden, daß eine **fachärztliche** Diagnostik erforderlich ist, um dem Patienten die für seine persönliche Situation optimale Therapie anbieten zu können, der

Prof. Dr. med. Udo Jonas

Primär- oder Hausarzt besitzt diese Erfahrung nicht, er ist damit überfordert.

Um den Aufgaben unseres Fachgebietes gerecht werden zu können, hat sich die Deutsche Gesellschaft für Urologie 1994 eine neue Struktur gegeben, der Sie in Stuttgart mit breiter Mehrheit zugestimmt haben:

Prinzip war eine Aufgabenteilung, um Arbeitskraft und spezifische Expertise gezielt einsetzten zu können. Erlauben Sie mir daher, **1 Jahr danach** einige Punkte anzusprechen:

In zunehmendem Maße werden wir mit Anfragen von Kollegen, Kostenträgern und Ministerien überhäuft, die Auskunft z. B. über den prinzipiellen Einsatz von Medikamenten, Medicalprodukten oder Therapieverfahren wünschen. Bisher wurden die Antworten durch mehr oder weniger nach dem Zufallsprinzip ausgesuchte Gutachter unterschiedlichster Kompetenz gegeben, die Inhalte spiegelten lediglich die jeweilige persönliche Meinung wieder. Die Deutsche Gesellschaft für Urologie bietet heute – mit Unterstützung der 12 Arbeitskreise der Fort- und Weiterbildungskommission – fundierte Lehrmeinungen, die nicht nur den aktuellen Wissensstand widerspiegeln, sondern die das Gütesiegel der wissenschaftlichen Fachgesellschaft tragen. Daraus folgt unser dringender Appell insbesondere an die Adresse der Politik – sich **vor** ihren Entscheidungen das erforderliche Fachwissen ausschließlich von der wissenschaftlichen Fachgesellschaft einzuholen, um berufspolitische Fehlentscheidungen zu vermeiden.

Das Resort „**Wissenschaft und Praxis**" konzentrierte sich auf die bereits ausführlich behandelten Probleme der Kostenbewältigung im Gesundheitswesen, die Qualitätssicherung, die Klassifikation der medizinischen Leistungen, die Weiterbildungsordnung und die Abgrenzung zu Nachbardisziplinen. Im Schulterschluß mit dem Berufsverband Deutscher Urologen müssen diese Probleme in enger Zusammenarbeit mit den Ärztevertretungen, den Gesundheits- und Sozialministerien sowie den Kostenträgern gelöst werden.

Die politischen Veränderungen im Osten Europas legten uns die Verpflichtung auf, Strategien und Programme zur Förderung und Schulung der Urologien der Länder des ehemaligen Ostblocks zu entwickeln. Mit Hilfe der Industrie wurde eine **West-Ost-Förderung** aufgebaut, die jungen Urologen mehrmonatliche Aufenthalte an unseren Kliniken ermöglicht; in diesem Jahr werden 15 Stipendien vergeben. Selbstverständlich ist Teil dieses Programms, daß die Vertreter der osteuropäischen Fachgesellschaften Gast dieser unserer Jahrestagung sind – ich freue mich, daß heute mehr als 40 Kollegen dieser Einladung folgen konnten. So haben wir uns auch bemüht, den wissenschaftlichen Erfahrungsaustausch zu verstärken, in das diesjährige Kongreßprogramm konnten 26 der 383 Beiträge aus urologischen Kliniken Osteuropas aufgenommen werden. Dies alles ist ein Indiz für ein fruchtbares Zusammenwachsen der urologischen Gemeinschaft!

Meine sehr verehrte Damen, meine Herren,

ich habe versucht, mit Ihnen einige unserer Probleme und Nöte zu teilen, die uns in die Zunkunft begleiten werden. Ich persönlich – ein sonst unbeirrbarer Optimist – fürchte, daß die vielen wohl unvermeidlichen Veränderungen in der Gesundheitsversorgung zu etwas führen werden, über das heute praktisch keiner diskutiert, zu einer Qualitätseinbuße in der Betreuung der uns anvertrauten Patienten!

Lassen Sie uns trotzdem diesen Kongress in der Hoffnung beginnen, daß durch den Austausch wissenschaftlicher Daten und Erfahrungen der Standard der medizinischen Wissenschaft und der Urologie im besonderen weiter verbessert wird und daran tragen alle bei, die aktiv an dieser Veranstaltung teilnehmen!

48. Kongress der Deutschen Gesellschaft für Urologie – Düsseldorf, 16.–19.10.1996

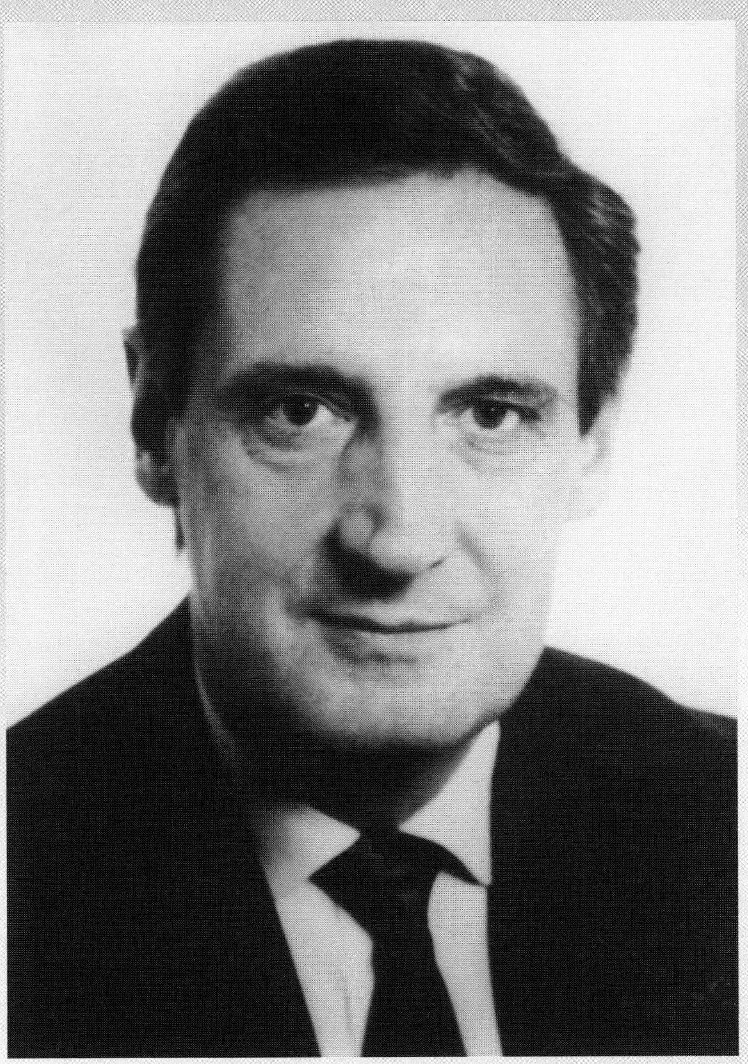

Prof. Dr. med. Rolf Ackermann

Prof. Dr. med. Rolf Ackermann (Abb. 25.1)

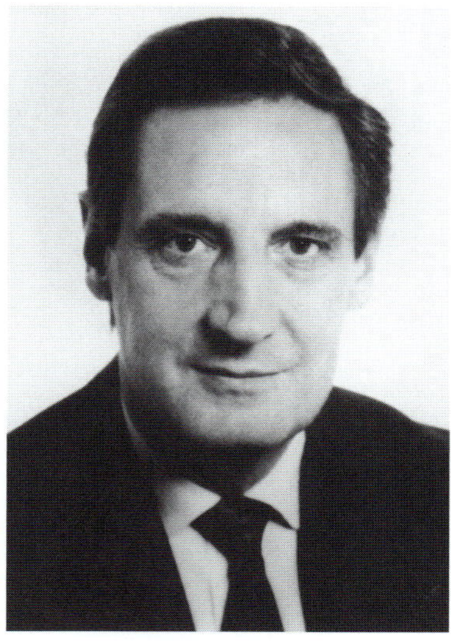

 Abb. 25.1 Prof. Dr. med. Rolf Ackermann

Curriculum vitae (nach R.A.)

Geboren am 14.08.1941 in Ulm

1962–1968	Studium der Medizin an den Universitäten Würzburg und Wien
1968	Promotion zum Dr. med.
1968–1970	Medizinalassistent im Krankenhaus Scuol/Schweiz, Universitäts-Frauenklinik Ulm und Krankenhaus Glückstadt/Elbe
1970–1977	Wissenschaftlicher Assistent an der Urologischen und Chirurgischen Universitätsklinik Würzburg (Prof. Frohmüller)
1973	Stipendiat des NIH am Department of Surgery, University of California, Los Angeles, USA
1975	Facharzt für Urologie
1976	Oberarzt der Urologischen Universitätsklinik Würzburg
1977	Habilitation für Urologie
1980	Ernennung zum Professor für Urologie an der Universität Würzburg
1983–2006	Berufung auf den Lehrstuhl für Urologie an der Heinrich-Heine-Universität Düsseldorf und Direktor der Klinik für Urologie
1993–1995	Prorektor für Finanzen der Heinrich-Heine-Universität
1996	Ärztlicher Direktor der Medizinischen Einrichtungen der Heinrich-Heine-Universität, Düsseldorf

Die wissenschaftliche Arbeit wurde wiederholt mit Preisen der Deutschen Gesellschaft für Urologie sowie dem Heinrich Warner-Preis und dem Filmpreis der Deutschen Gesellschaft für Urologie ausgezeichnet.

1975 wurde Prof. Ackermann Projektleiter im Sonderforschungsbereich 105 der DFG »Cytologische Grundlagen der experimentellen Biologie«.

Von 1984–1989 war er Vorsitzender des Arbeitskreises Onkologie der Fort- und Weiterbildungskommission der Deutschen Gesellschaft für Urologie und des Berufsverbandes der Deutschen Urologen.

Herausgeber und Beirat verschiedener nationaler und internationaler Fachzeitschriften.

Mitglied zahlreicher wissenschaftlicher Fachgesellschaften.

- Mitglied der American Association of Genitourinary Surgeons
- Mitglied des Organisationskomitees des XI. Kongresses der European Association of Urology 1994
- Ehrenmitglied der New York Section of the American Urological Association
- Ehrenmitglied der American Urological Association
- Ehrenmitglied der Slowakischen Gesellschaft für Urologie

Von 1988–1994 Generalsekretär der Deutschen Gesellschaft für Urologie, 1995/1996 Präsident der Deutschen Gesellschaft für Urologie und Ausrichtung des 48. Kongresses (Abb. 25.2).

Prof. Dr. med. Rolf Ackermann

International Breakfast Forum:
"Perspectives of Urology as a
Surgical Speciality"

Chairman:

Prof. Dr. F.H. Schröder, Rotterdam, The Netherlands

Faculty:

Prof. W. Artibani	**Prof. P. Ekman**
Modena, Italy	Stockholm, Sweden
Prof. Y. Aso	**Prof. W.F. Hendry**
Shizuoka-ken, Japan	London, U.K.
Prof. L. Boccon-Gibod	**Prof. R.F. McIlroy**
Paris, France	Auckland, New Zealand
Prof. E. Carlton	**Prof. R. Vela-Navarrete**
Houston, USA	Madrid, Spain

1. **The Home-base of Urology - Now and in the Future**
   W. Artibani
2. **Changes in Urological Practice**
   R. Vela-Navarrete
3. **Subspecialisation in Future Urology**
   L. Boccon-Gibod
4. **Quality Control in Urological Practice**
   P. Ekman
5. **Research in Urology**
   Y. Aso
6. **Education - Future**
   E. Carlton
7. **Education - Internationalisation**
   R.F. McIlroy
8. **Shared Care in Urology - Relationship with First-line and Paramedical Assistants**
   W.F. Hendry

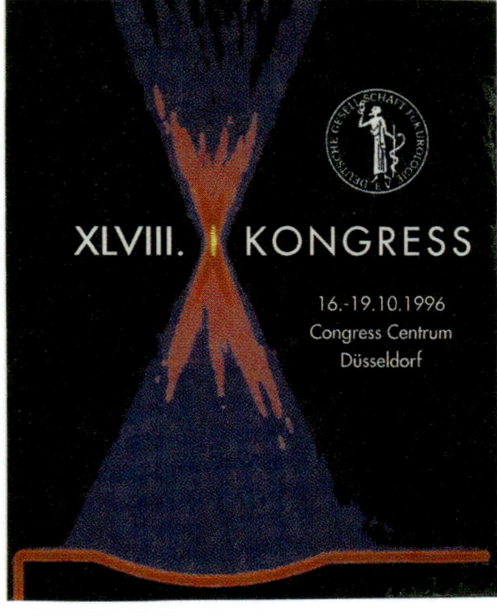

Abb. 25.2 Ein international hochkarätig besetztes Forum zur Entwicklung der Urologie

Für seine zahlreichen Verdienste um die Deutsche Gesellschaft für Urologie wurde Ackermann zum Ehrenmitglied der DGU und erhielt im Jahre 2000 die Maximilian-Nitze-Medaille.

Wie Prof. Hohenfellner 1985 den Anstoß zu einer Umstrukturierung der DGU gab, so hat Ackermann als Generalsekretär die Struktur der DGU im Umfang ihrer Aufgaben und ihrer Bedeutung völlig neu gestaltet und damit die Zukunft gesichert. Der Kongress in Düsseldorf demonstrierte erneut die internationale Bedeutung (◘ Abb. 25.3).

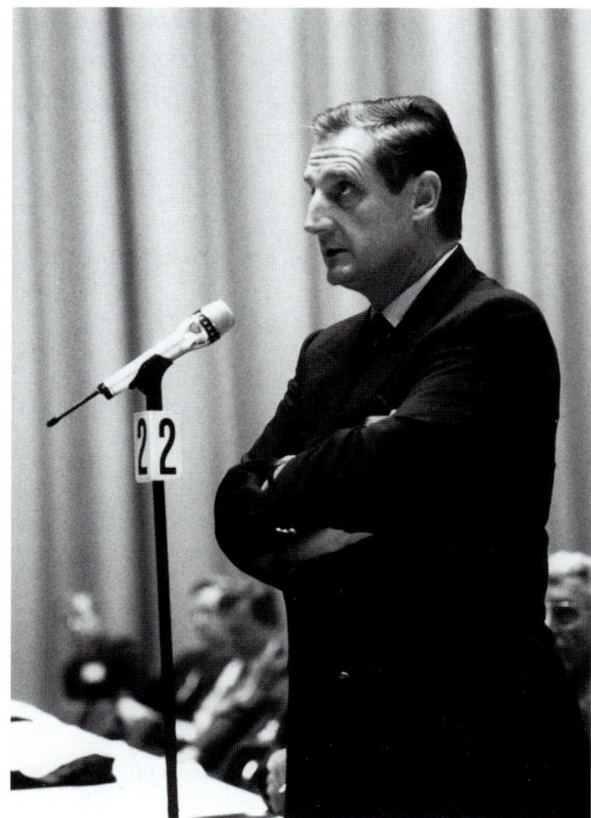

◘ **Abb. 25.3** R. Ackermann schaltet sich – wie gewohnt – in eine Diskussion ein

■ **Eröffnungsrede zum 48. Kongress 1996 von Prof. Dr. med. R. Ackermann** (◨ Abb. 25.4)

Klinische Forschung im Spannungsfeld zwischen Krankenversorgung und theoretischer Wissenschaft

In einem im April dieses Jahres erschienenen Kommentar mit dem Titel „Surgical research or comic opera: questions, but a few answers" hat sich kein geringerer als der Herausgeber des „Lancet" mit Problemen der klinischen Forschung beschäftigt. Ein Hinweis dafür, daß die klinische Forschung nicht nur hierzulande sondern offenbar auch in anderen wissenschaftsorientierten Ländern Defizite aufweist. Seiner Bewertung lag ein Studium des 1. Heftes 1996 von 9 renommierten chirurgischen Fachzeitschriften mit insgesamt 215 Publikationen zu Grunde. Dabei handelte es sich um 175 Originalbeiträge. Interessant ist nun deren Verteilung: Nur 12/175 (7%) der Arbeiten befassen sich mit prospektiv-randomisierten aussagefähigen klinischen Studien, in 18 % (31/175) wurde über tierexperimentelle Laboruntersuchungen berichtet, während 80 Arbeiten sog. „case series" darstellen, also retrospektive Analysen von Patientendaten, deren wissenschaftlicher Wert nach Ansicht des Autors bestenfalls umstritten ist. Die härtesten Kritiker be-

zeichnen diese Form der Betätigung als nicht wissenschaftlich und stufen solche planlos ermittelten Beobachtungen als wissenschaftlich wertlos ein. Dieses Urteil könnte schlimmer nicht ausfallen und fügt sich, wenn auch im Tenor schärfer, in frühere Beurteilungen der klinischen Forschung ein.

1979 hat der ehemalige Vizepräsident der Deutschen Forschungsgemeinschaft WOLFGANG GEROK in einem Memorandum zur Situation der klinischen Forschung Stellung genommen. Seine damalige Einschätzung sei in Erinnerung gerufen: „Trotz der hohen Leistungen auf einigen Gebieten ist jedoch unverkennbar, daß unter Berücksichtigung von Zahl, Größe und apparativem Potential der klinischen Arbeitsstätten der Vergleich mit einigen anderen europäischen und außereuropäischen Ländern in der Summe negativ ausfällt" und er fügt hinzu: „Unverkennbar ist auch die Kritik an der klinischen Forschung besonders von Seiten der Vertreter der naturwissenschaftlichen und theoretisch-medizinischen Fächer".

Auch der Wissenschaftsrat kommt in seinen 1986 herausgegebenen Empfehlungen zur klinischen Forschung in den Hochschulen zu einer ähnlichen Einschätzung und sieht hierin Gefahren für die Qualität der medizinischen Ausbildung und der ärztlichen Versorgung kranker Menschen.

In den vergangenen Jahren hat es vielfältige Bemühungen gegeben, die Situation für die klinische Forschung entscheidend zu verbessern. Hierzu gehört zweifellos die Einrichtung klinischer Forschergruppen als Förderinstrument mit dem Ziel, Klinik und theoretische Wissenschaft näher zusammenzubringen. Dennoch bleibt die Thematik, wie der eingangs zitierte Kommentar belegt, vor allem für die operative Medizin, aktuell. Die Gründe hierfür sind vielfältig und zumindest teilweise erkennbar:

Die veränderten Rahmenbedingungen der Krankenversorgung wirken sich besonders im Bereich der Hochschulmedizin in negativer Weise aus. Unterscheiden sich doch die Hochschulklinika in Bezug auf ärztlichen und pflegerischen Aufwand, und damit auf der Kostenseite, selbst von denjenigen großen außeruniversitären Krankenhäusern, die in Struktur und Leistungsfähigkeit den Hochschulkliniken am ähnlichsten sind. Dies überrascht nicht, wenn man bedenkt, daß der Anteil der universitären Betten an der Gesamtbettenzahl in Deutschland weniger als 10 % ausmacht, der Anteil an der Maximalversorgung aber bei über 50 %, in den neuen Bundesländern bei annähernd 100 % liegt. Da auf der Erlösseite bei gedeckeltem Budget keine Kompensation durch Leistungssteigerung oder -ausweitung mehr möglich ist, wird in vielen Hoch-

◨ **Abb. 25.4** Eröffnungsrede zum 48. Kongress 1996 von Prof. Dr. med. R. Ackermann

schulkliniken dem Management und den ökonomischen Problemen eine im Vergleich zur Forschung zunehmend höhere Priorität eingeräumt. Mit großem personellen Aufwand wird z.B. über umfangreiche Leistungserfassung versucht, Möglichkeiten zur Rationalisierung auszumachen, um dem Kostendruck entgegenwirken zu können. Es ist zu erwarten, daß mit der von der Kultusministerkonferenz seit einigen Jahren behandelten Neuordnung der Hochschulmedizin die klinische Forschung vor zusätzliche Probleme gestellt wird. Diese Neuordnung sieht unter anderem eine striktere Trennung zwischen Forschung und Lehre einerseits und der Krankenversorgung andererseits vor. Damit soll u.a. vor allem auch eine in wirtschaftlicher Hinsicht eigenständigere Führung der Hochschulklinika erreicht werden. Diese Entwicklung, so sehr sie aus anderen Gründen vielleicht zu begrüßen ist, wird dazu führen, daß sich die Leitungsebene jeder klinischen Institution primär um die für ihre Existenz unerläßlichen Aspekte des Managements kümmern wird. Das Bestehen im Wettbewerb mit anderen Einrichtungen oder die Steigerung der Qualität der Dienstleistung, um nur zwei Aspekte zu nennen, werden neben den wirtschaftlichen Problemen wahrscheinlich so viel Aufmerksamkeit von Seiten der Leitung einer Klinik erfordern, daß die klinische Forschung zwangsläufig als nachrangige Aufgabe eingestuft werden wird. Die für die Krankenversorgung notwendige, für die Forschung aber negative Bündelung der personellen Resourcen steht auf der anderen Seite eine immer deutlicher werdende Begrenzung der Forschungsmittel gegenüber. Die in den Landeshaushalten für die Einrichtungen der Hochschulmedizin für Lehre und Forschung ausgewiesenen und zur Verfügung gestellten Zuführungsbeträge werden seit mehreren Jahren

in vielen Bundesländern nur fortgeschrieben, was de facto einer schleichenden aber merkbaren Reduktion entspricht.

Diese Entwicklung zwingt die Medizinischen Fakultäten, über neue Konzepte der Mittelverteilung auf der Grundlage der Qualität wissenschaftlicher Arbeit nachzudenken, was nur wünschenswert sein kann. Damit kam aber auch die Frage auf, welche Art von Forschung nun als wertvoll und damit förderungswürdig zu bezeichnen ist und welcher Forschung dieses Gütesiegel nicht zugebilligt werden kann. Es lag nahe, daß im Rahmen dieses Prozesses vor allem die sog. klinische Forschung zunehmend auf den Prüfstand gehoben wird.

Erlauben Sie mir an dieser Stelle einige Anmerkungen zur Definition des Begriffs „Klinische Forschung" um auf einen dritten Aspekt eingehen zu können.

Der Begriff „Klinische Forschung" umfaßt nach Ansicht des Wissenschaftsrates im weiteren Sinn alle Formen der Erforschung von Ursachen, Entstehung und Verlauf von Krankheiten, sowie die wissenschaftliche Beschäftigung mit ihrer Erkennung und Behandlung, die aus der ärztlichen Arbeit im Umgang mit kranken Menschen hervorgehen.

Im Sinne dieser Definition verlangt „Klinische Forschung" ganz wesentlich die Mitwirkung von Ärzten, die aufgrund eigener persönlicher Erfahrung in der Betreuung von Kranken relevante Probleme und Fragestellungen entwickeln können. GEROK unterscheidet begrifflich eine klinische Forschung im engeren Sinne und versteht darunter die Analyse von Krankheitsphänomenen mit naturwissenschaftlichen Methoden, d.h. mit Methoden der theoretischen Medizin, beispielhaft sei hier die Molekularbiologie genannt. Es gibt kaum einen Forschungsbereich der

sich mit den Ursachen und der Entstehung von Krankheiten beschäftigt, wo heute nicht molekularbiologische Methoden und Techniken zum Einsatz kommen. Forschungsanträge ohne molekularbiologische Arbeitsweisen haben kaum mehr eine Chance als förderungswürdig bewertet zu werden.

Dies wiederum verlangt, daß zwischen Klinik und theoretischer Wissenschaft ein enger Austausch bestehen muß. Dieser Austausch verlangt vom Kliniker fundierte Kenntnisse in der Grundlagenwissenschaft, die nur durch längere wissenschaftliche Arbeit auf einem Gebiet der theoretischen Medizin zu erwerben sind. Nur dadurch wird eine gemeinsame Sprache erreicht, die eine effektvolle Verzahnung ermöglicht und den Kliniker nicht zum Probenlieferanten degradiert.

Diesen hohen Anforderungen stehen die dargestellten, eher bitter anmutenden Realitäten unserer Zeit gegenüber. Um einen Ausweg aus diesem Dilemma zu finden, das sich seit langem, aber gegenwärtig in besonderem Ausmaß darstellt, bedarf es neuer Strukturen aber auch neuer Anregungen und Motivationen um wieder sagen zu können - und ich zitiere den ehemaligen Präsidenten der DFG Professor MAIER-LEIBNITZ: „Nicht zuletzt wollen wir die jungen Mediziner selbst ermutigen, sich auf das Wagnis klinischen Forschens einzulassen." Damit komme ich zum dritten Teil meines Beitrags. Die Herausforderungen, die sich uns gegenwärtig und zukünftig stellen, betreffen nicht nur die forschungsorientierte Klinik, sondern gleichermaßen unseren Nachwuchs, unsere jungen Kolleginnen und Kollegen. Welche Motivationen sind notwendig, um klinische Forschung für Jüngere attraktiv erscheinen zu lassen?

Der Heidelberger Chirurg SCHÜRMANN hat sich jüngst mit den Moti-

Prof. Dr. med. Rolf Ackermann

ven für chirurgische Forschung beschäftigt. Motive gibt es viele, Information darüber, was junge Medizinerinnen und Mediziner zur klinischen Forschung bewegt, sind dagegen spärlich. Sicher spielt häufig die Neugierde und Freude an der wissenschaftlichen Analytik, aber auch die Perspektive des Erfolgserlebnisses bei der Entwicklung neuer Erkenntnisse eine wichtige Rolle. Ob die berufliche Perspektive einer selbständigen Position, die auch weiter Forschung erlaubt, ein Motiv darstellt bleibt seiner Ansicht nach ungewiß. Da im letzten Falle häufig auch die Habilitation zumindest erwünscht, wenn nicht Voraussetzung ist, also die Anerkennung zur besonderen Befähigung für Forschung und Lehre in einem bestimmten Fachgebiet, wird die überwiegende Mehrzahl der ärztlichen Mitarbeiter universitärer klinischer Einrichtungen einer doppelten Beanspruchung durch Aufgaben in der Klinik und solchen in der Forschung ausgesetzt. Dies führt nicht selten dazu, daß die einen zu Lasten der anderen vernachlässigt werden. Eine Erweiterung der wissenschaftlichen Erkenntnis kann auf diese Weise kaum vorhersehbar zustande kommen. Das Problem wird den Ausführungen Schürmanns nach um so gravierender, wenn man bedenkt, daß z.B. das Gros der Positionen, für die eine Universität Chirurgen ausbildet, nicht akademisch ist. Dies trifft auch für die Urologie zu. Die Ursache der doppelten Anforderungen von klinischen und wissenschaftlichen Tätigkeiten sind darauf zurückzuführen, daß für die verschiedenen Berufsziele der in Weiterbildung begriffenen Kolleginnen und Kollegen keine getrennten Wege und Qualifikationen definiert sind. Dieser Zustand wird nur schwer, wenn überhaupt, zu ändern sein.

Was muß also geschehen, um klinische Forschung unter den gegebenen Umständen effizient zu machen?

Die hierzu erforderlichen Aktivitäten lassen sich in 3 Bereiche gliedern:

1. Klinische Forschung, die in zunehmendem Maße Grundlagenforschung darstellt und somit die Anwendung komplexer Methoden der medizintheoretischen und naturwissenschaftlichen Fachgebiete verlangt, kann nur gedeihen, wenn eine fachliche Betreuung des wissenschaftlichen Nachwuchses durch Ältere gewährleistet ist. Diese Aufgabe beginnt bei der Formulierung der Fragestellung und der Arbeitshypothese und setzt sich fort in der Entwicklung des Studiendesigns oder des Arbeitsprojektes und umfaßt schließlich die Evaluierung der Ergebnisse.

2. Unter diesen Voraussetzungen stehen eine Reihe von Förderinstrumenten zur Verfügung, entsprechend dem Qualifikationsniveau des an einer Forschungsarbeit Interessierten. Die DFG hat z.B. 1995 Mittel in Höhe von DM 53,6 Mio für 554 Forschungs- und 244 Ausbildungsstipendien an 798 Nachwuchswissenschaftler weitergegeben. 230 der 798 Geförderten waren Biologen oder Mediziner. In Anbetracht der Komplexität der Materie und der Arbeitsmethoden soll die mit diesen Stipendien geförderten Ausbildungen oder Forschungsarbeiten wenigstens einen Zeitraum von 2 Jahren umfassen. Der einjährige Aufenthalt in den USA entspricht nicht mehr den Erfordernissen unserer Zeit. Auf der Grundlage der positiven Erfahrungen in den angelsächsischen Ländern hat der Wissenschaftsrat eine bereits angesprochene engere Kooperation zwischen Klinik und der medizin-theoretischen Wissenschaft empfohlen, was zur Einrichtung von nunmehr 33 klinischen Forschergruppen geführt hat. Das aufgrund einer jüngsten Mitteilung des BMBF vom Wissenschaftsrat im Ganzen positiv bewertete Programm soll folgende Schwerpunkte setzen:

● Die Zusammenarbeit zwischen Kliniken und Vertretern der medizinischen Grundlagendisziplinen soll erleichtert werden.

● Die Voraussetzungen für eine forschungsorientierte Organisation der Kliniken sollen verbessert werden. Dazu werden neue Arbeitsrichtungen etabliert mit der Möglichkeit neue, vorwiegend der Forschung gewidmete Einheiten in den Kliniken zu schaffen und in sie zu integrieren.

● Nachwuchswissenschaftler fördern, indem sie an wissenschaftlich anspruchsvollen längerfristig angelegten kooperativen Forschungsarbeiten mit eigenen Beiträgen teilnehmen können.

● Es sollen örtliche Forschungsschwerpunkte auf der Grundlage einer mittelfristig gesicherten Förderzusage der DFG entwickelt werden. Dazu müssen schon bei der Antragsstellung Hochschule und Land bereit sein, erfolgreiche Gruppen langfristig in die beteiligten Kliniken und Institute zu integrieren.

Diesem Programm mit einer Laufzeit von 16 Jahren stehen Sondermittel des (Ministeriums) in Höhe von 216,5 Mio. DM zur Verfügung. Die über die begrenzten finanziellen Möglichkeiten der DFG und anderer Drittmittelgeber geförderte klinische Forschung kann aber nur erfolgreich und für die Beteiligten zufriedenstellend verlaufen, wenn das wissenschaftliche Umfeld in der klinischen Institution stimmt. Damit komme ich zum 3. Bereich:

3. Ein forschungsfreundliches Umfeld beinhaltet, daß Räumlichkeiten, Geräte und die übrige Grundausstattung sowie die dazugehörenden Verbrauchsmittel vorhanden sind, daß wertvolle Forschungsarbeit von der Klinikleitung unterstützt und durch klinisches Vorwärtskommen gewürdigt wird und daß eine Forschungsplanung und -organisation, d.h. ein Forschungsprofil der Klinik entwickelt wird. Diese Anreize müssen erkennbar sein.

Diese letzte Forderung zu erfüllen setzt voraus, daß die für die Krankenversorgung durchaus effiziente und deshalb gerechtfertigte vertikale Hierarchie im Bereich der Forschung einer horizontalen Struktur Platz macht.

Das fehlende wissenschaftsfreundliche Umfeld stellt häufig ein Hindernis bei der Vergabe von Fördermitteln dar. Zu denken muß uns geben, daß 80 % der Drittmittel für medizinische Forschung nur von 10 % der medizinischen Institute und Kliniken eingeworben werden. In diesem Zusammenhang sei es erlaubt, eine ehemalige Mitarbeiterin der DFG zu zitieren, die feststellt: „Deutlich bleibt dennoch, daß es einige Zugpferde gibt", während das Gros der Kliniken der Forschung keinen größeren Raum bietet.

Institutionalisierte Forschung, wie dies z.B. mit der Einrichtung von Lehrstühlen für experimentelle Chirurgie verfolgt wurde, kann zweifellos ein wertvolles Instrument für dauerhafte klinische Forschung auf hohem Niveau sein. Klinische Fächer wie z.B. die Urologie werden aber kaum in der Lage sein, den hierfür erforderlichen begründeten Bedarf anzumelden. Unsere Hoffnungen und Möglichkeiten liegen in neuen Strukturen, wie den interdisziplinären Forschungszentren, die in vielen medizinischen Fakultäten entstehen. Sie sind breiter angelegt als klinische Forschergruppen. Ziele der interdisziplinären Forschungszentren sind:

● Aufbau von effizienten Strukturen auf fachübergreifender Ebene

● Entwicklung eines für die jeweilige Hochschule spezifischen Forschungsprofils

● Einsatz der Forschungsmittel von Bund und Ländern nach Qualitätsgesichtspunkten

● transparente Finanzierung von Forschung und Versorgung

Wir müssen diese Möglichkeiten suchen und nutzen.

Meine sehr verehrten Damen und Herren,

es war das Anliegen meines Beitrages Ihnen die Probleme der klinischen Forschung vor Augen zu führen, aber auch die Konditionen zu beschreiben, die für ihr Gedeihen erforderlich sind. Klinische Forschung stellt eine essentielle Voraussetzung für die akademische Existenz eines Fachgebietes dar, auch für die Urologie. Die dabei gewonnenen Erkenntnisse haben in der Vergangenheit viel zur Eigenständigkeit unseres Faches beigetragen. Unser innovatives Potential bestimmt unsere Zukunft. Ungeachtet des zunehmenden Wettbewerbs um die Resourcen, sollten wir die Herausforderungen engagiert annehmen. Es wäre stimulierend, wenn wie in den USA Forschung auch bei uns durch Mediziner selbst höher geschätzt würde.

Die Problematik der klinischen Forschung sollte uns auch in den nächsten Tagen in den wissenschaftlichen Sitzungen gegenwärtig sein.

49. Kongress der Deutschen Gesellschaft für Urologie – Wiesbaden, 24.–27.09.1997

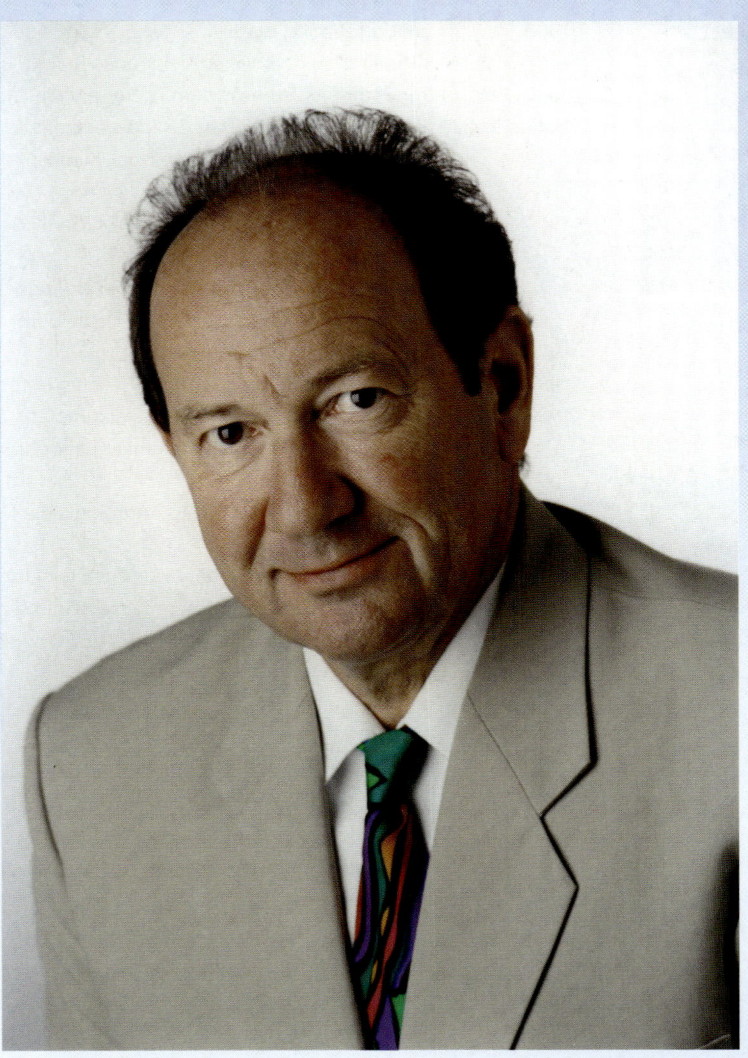

Prof. Dr. med. Gerd Ludwig

Prof. Dr. med. Gerd Ludwig (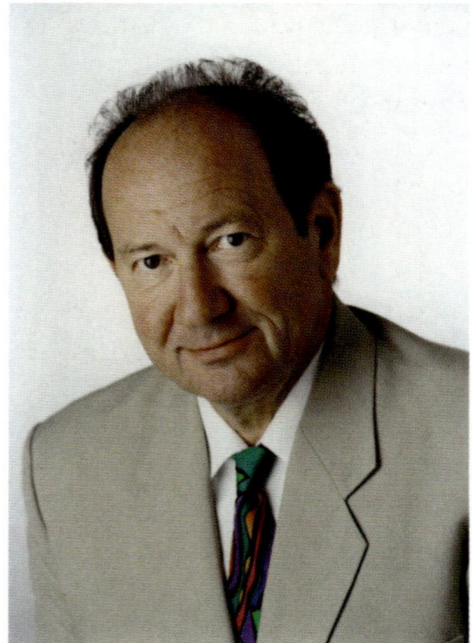 Abb. 26.1)

Abb. 26.1 Prof. Dr. med. Gerd Ludwig

Curriculum vitae (nach G.L.)

Geboren am 11.06.1942 in Köln

1948–1952	Grundschule in Hoffenheim/Elsenz
1952–1961	Gymnasium in Sinsheim und Heidelberg
1955–1961	Studium der Medizin an der Ruprecht-Karls-Universität in Heidelberg und der Medizinischen Akademie in Düsseldorf
1968	Promotion zum Dr. med.
1967–1969	Medizinalassistent am Theresienkrankenhaus Mannheim
1969–1970	Chirurgischer Assistenzarzt am Theresienkrankenhaus Mannheim
1970–1974	Assistent an der Urologischen Klinik der Städtischen Krankenanstalten Mannheim, (Prof. Potempa), Klinikum der Universität Heidelberg
1974	Assistent der Chirurgischen Klinik (Prof. Trede) der Städtischen Krankenanstalten Mannheim
1974	Facharzt für Urologie und Oberarzt der Urologischen Klinik, Klinikum Mannheim der Universität Heidelberg
1975	Venia legendi und Privatdozent für Urologie
1982	Ernennung zum außerplanmäßigen Professor für Urologie
1982–2007	Direktor der Urologischen Klinik, Klinikum der Stadt Frankfurt a. M.-Höchst, akademisches Lehrkrankenhaus der Johann-Wolfgang-Goethe-Universität Frankfurt
1984	Vorsitzender des Arbeitskreises Andrologie der Deutschen Urologen
1988	Schriftführer im Vorstand der Deutschen Gesellschaft für Urologie
1989	Präsident der Südwestdeutschen Gesellschaft für Urologie
1996–1997	Präsident der Deutschen Gesellschaft für Urologie

Mitglied in wissenschaftlichen Gesellschaften:

- Deutsche Gesellschaft zum Studium der Fertilität und Sterilität
- Südwestdeutsche Gesellschaft für Urologie
- Deutsche Gesellschaft für Urologie
- American Urological Association
- International Society of Endoscopic Urology
- Deutsche Gesellschaft für Geriatrie

Zahlreiche experimentelle und klinische Forschungen. So war von besonderer Bedeutung in klinischer Hinsicht die Andrologie mit Herausgabe des in zwei Auflagen erschienenen Buches: Praxis der Spermatologie.

Prof. Dr. med. Gerd Ludwig

- **Eröffnungsrede zum 49. Kongress 1997 von Prof. Dr. med. G. Ludwig**

Das Fach Urologie: Anspruch, Wirklichkeit, Vision

Jedes Fach in der Medizin muss sich daran messen lassen, was es in seiner Spezialisierung hervorhebt, es also von anderen Fächern abgrenzt,[1] was es zu leisten imstande ist.

Die Urologie ist eines der ältesten Fächer in der Medizin. Ich darf nur an die Steinschneider erinnern, die bereits vor Christus in Ägypten und Arabien schmerz- und, falls es gelang, trotzdem segensreich wirkten.

Und doch dauerte es sehr lange, bis sich die Urologie allmählich im 19. Jahrhundert, beginnend in Frankreich, in England, den USA und Deutschland, aus der Chirurgie subspezialisierte und kleine Triebe des Anspruchs auf die Eigenständigkeit eines Fachs aufkeimten.

Zwei Weltkriege behinderten, wie alles, was Kriege an Positivem behindern, auch die Weiterentwicklung der Urologie – vor allem in Deutschland.

Die Eigenständigkeit des Fachs Urologie ist bei uns untrennbar mit dem Namen Carl Erich Alken verbunden. Sie gelang dem hervorragenden Organisator und glänzenden Politiker vor allem dadurch, dass er sich auf **Ansprüche** berufen und diese auch durchsetzen konnte.

Ein Lehrstuhl nach dem anderen entstand, eine Abteilung nach der anderen, eine urologische Fachpraxis nach der anderen wurde eröffnet (Arbeitskreis Geschichte der Urologie 2007).

Einige progressive deutsche Urologen erkannten die wissenschaftlichen Möglichkeiten in den USA, lernten dort vieles und gaben es hier weiter.

Aber dann erhoben sie und auch andere, zu Hause Gebliebene aufgrund eigener Leistungen im eigenen Land berechtigte *Ansprüche,* zu den Spritzenvertretern des Fachs Urologie zu gehören.

Die *perkutanen Techniken* in der Urologie wurden in Mainz von Gert Hutschenreiter und Peter Alken entwickelt, nachdem es meines Wissens Karl-Heinz Kurth war, der als erster überhaupt über einen Kanal eines liegenden Nephrostomiekatheters perkutan einen vergessenen Stein herausholte (Anm.: historisch gelang dies bereits Jahre zuvor in Schweden und 1976 in Aachen).

Jörg Schuller und Knut Korth verfeinerten die perkutanen Techniken und sorgten für weltweite Aufmerksamkeit und Verbreitung.

Dann kam der Paukenschlag aus München: Die nichtinvasive, berührungsfreie Steinzertrümmerung von außen, die ESWL.

Ferdinand Eisenberger und Christian Chaussy waren es, die mit Hilfe des technischen Know-how der Physiker (Der Urologe 2007) der Flugzeugfirma Dornier, eine für mich nobelpreiswürdige Revolutionierung in der Therapie der Harnsteine anstießen und mitentwickelten.

Es war auf demselben AUA-Kongress, im Jahre 1980, auf dem der amerikanische Präsident Sam D. Graham seine programmatische Rede mit dem durchaus nachvollziehbaren, wenn auch nicht gerade bescheiden Titel »Let us continue to be leaders« hielt, als Christian Chaussy und seine Münchner Mitarbeiter über die ersten In-vitro- und In-vivo-Studien mit der ESWL berichteten und einen Prototyp für die klinischen Anwendungen ankündigten.[2]

Dieter Jocham entwickelte in München photodynamische Untersuchungs- und Behandlungstechniken des oberflächlichen Harnblasenkarzinoms.

In Mainz, Ulm und Bern wurden neue Techniken im orthotopen kontinenten Harnblasenersatz als Weiterentwicklung der Camey-Blase und des Kock-Pouchs vorgestellt und fanden weltweite Anwendung.

Aus diesen Leistungen entstand der berechtigte *Anspruch* der deutschen Urologie, im Reigen der Weltspitze mittanzen zu dürfen.

Wie steht es mit diesem Anspruch heute, im September 1997? Haben wir zu viele oder zu wenige Ansprüche für uns, an uns? Sind unsere Ansprüche bleibend berechtigt oder ruhen wir uns auf unseren Lorbeeren aus?

Wie ist die **Wirklichkeit**, heute, jetzt, hier?

Wir haben die genannten wissenschaftlichen Errungenschaften und die anderer Länder in der Urologie in Deutschland umgesetzt. Wir haben zahlreiche hochleistungsfähige urologische Kliniken und Abteilungen gleichmäßig über Deutschland verteilt, und wir haben mit die dichteste Versorgung einer Bevölkerung mit niedergelassenen Urologen an der Pro-Kopf-Relation gemessen.

---

1 Die Europäische Gesellschaft für Urologie betonte auf einem Symposium zur Abgrenzung des Faches Urologie: Das Alleinstellungsmerkmal der Urologie ist die Beherrschung des Zystoskops.

---

2 Studien die vom Herausgebergremium des Journal of Urology damals als unsinnig abgelehnt wurden.

Wir haben auf Anstoß von Rudolf Hohenfellner den Vorstand der wissenschaftlichen Gesellschaft um den dringend erforderlichen Generalsekretär erweitert und unter Rolf Ackermann und Herbert Rübben weitere wichtige **Strukturveränderungen** vorgenommen, die allerdings längst noch nicht abgeschlossen sind.

Wir haben eine von Jochen Thüroff kompetent geleitete funktionierende Fort- und Weiterbildungskommission mit zahlreichen sachkundigen und fleißigen Arbeitskreisen.

Wir haben Qualitäts-, Rechts- und eine Vielzahl anderer Kommissionen, die für wichtige Aspekte der Urologie verantwortlich sind, die es allerdings auszuweiten und zu aktualisieren gilt.

Und wir haben einen tüchtigen, fleißigen und schlagkräftigen Berufsverband, der sich unter der Führung von Klaus Schalkhäuser und Manfred Richter-Reichhelm engagiert um berufspolitische Fragen kümmert, die zum Teil, wie der URO-EBM, nationalen Modellcharakter annehmen könnten.

Grund zur Zufriedenheit? Zum Zurücklehnen? Zur satten Rückschau auf das Erreichte?

Sie wissen es wie ich: Die Antwort kann nur **Nein** sein!

Zufriedenheit ist etwas Erstrebenswertes, Sattheit auch, wenn man Hunger hat, aber beide dürfen nur erstrebenswerte *Phasen* sein, die vorübergehen müssen, sonst lähmen sie, sonst stumpfen sie ab.

Zufriedenheit und Sattheit führen zu Trägheit und unguter Gelassenheit. Neugier, Aktivität, der Wunsch nach weiterer Verbesserung durch Veränderung sind ihre größten Feinde. Sie gilt es zu aktivieren.

Forschen und Fortschreiten sind semantisch eng verwandte Bergriffe, linguistisch von einander abgeleitet.

Zwar entwickelten in Lübeck und entwickeln und erforschen jetzt in München Alfons Hofstetter und Rolf Muschter neue Lasertechniken.

Zwar bemühen sich in Memmingen Peter Faul und in München rechts der Isar Rolf Hartung erfolgreich um Verbesserungen im operativen Goldstandard der benignen Prostatahyperplasie (TUR-P). Und in Düsseldorf erkannte Rolf Ackermann die Zeichen der Zeit in der Tumorforschung mit dem Aufbau einer leistungsfähigen molekularbiologischen Forschungsabteilung.

Jörg Schubert folgte seinem Vorbild in Jena mit einem nach der Wiedervereinigung erstaunlich schnell und effektiv installierten Forschungslabor.

In Würzburg, im UKE Hamburg und in Dresden sind immunologische forscherische Schwerpunkte entstanden. In Hannover, Gießen und Mannheim wird effektive Forschung in Fertilität und Impotenz sowie Urodynamik betrieben.

Es bemühen sich Herbert Rübben in Essen über die RUTT und Lothar Weißbach in Berlin über die AUO wissenschaftliche Studien in der Onkologie voranzutreiben, ein mühsames Unterfangen in der zähflüssigen Bereitschaft zur Kooperation in vielen Kliniken und bei den meisten niedergelassenen Kollegen, die andere Sorgen haben heute.

Aber genügt das? Kann und soll das so weitergehen?

Ich wiederhole: Forschen heißt aufbrechen, nicht stehenbleiben. Forschen heißt fortschreiten. Das muss die deutsche Urologie in der Betrachtung ihrer heutigen *Wirklichkeit* in Angriff nehmen.

Meine Behauptungen: 1. Wir müssen mehr und effektiver forschen. 2. Es gibt viel zu viele Urologen bei uns. 3. Es mangelt uns an Flexibilität, und wir verlieren Terrain, wenn wir uns nicht umstellen.

Diese Behauptungen mögen erschrecken und sie sollen es: denn sie stimmen und sind belegbar. Wir alle, Chefs urologischer Kliniken und Abteilungen, und dabei fasse ich mich an die eigene Nase, bilden einfach zu viele Urologen aus und tragen damit zu einer unguten und wirtschaftlich und finanziell irgendwann einmal nicht mehr tragbaren Überproduktion bei.

Die Forschung liegt *auch* durch Rückgang finanzieller Möglichkeiten durch die Forschungsministerin, aber nicht allein dadurch, in einem Zustand, der nicht als optimal bezeichnet werden kann. Neidische und verständliche, von wirtschaftlichen und berufspolitischen Ängsten bedrohte Nachbardisziplinen versuchen auf Kosten der Urologie Terrain zu erobern. Wirtschaftliche Nöte lassen bei niedergelassenen Kollegen Gleichgültigkeit gegenüber der Kooperation mit Kliniken bei wissenschaftlichen Studien und sonstigen wünschenswerten Gemeinsamkeiten aufkommen.

Es funktioniert ja noch bei uns, aber wie lange noch und wie gut? Sollten wir nicht versuchen, das zu ändern, das zu verbessern?

Sollten wir nicht versuchen die immer noch ordentliche, für die Zukunft aber vielleicht nicht mehr akzeptable *Wirklichkeit*, durch Aufraffung zu Veränderungen zu optimieren?

Welche Visionen könnten es sein, die dazu führen würden?

l had a dream, sagte Martin Luther King in seiner berühmt gewordenen visionären Rede über die Veränderungen der amerikanischen Gesellschaft.

Prof. Dr. med. Gerd Ludwig

Weder möchte ich mich mit dem großen amerikanischen Friedensnobelpreisträger vergleichen, noch mich an die Dimension der gewaltigen Visionen anlehnen.

Aber auch ich möchte nach meiner Analyse der Wertung und der Kritik des Bestehenden Vorschläge machen, wie und was man ändern könnte. Da ich nicht weiß, ob und welche dieser Vorschläge ernst genommen, geprüft und diskutiert oder gar umgesetzt werden, habe ich sie Visionen genannt.

1. Forschungsverbesserung

Forschung lebt von Ideen, die ohne Geld nicht verwirklicht werden können. Es gilt also auf die Geldgeber, die in diesem Fall in den Kultusministerien sitzen, es gilt also, auf die Politik Einfluss zu nehmen.

Dies können wir nur, indem wir uns bemühen, in Gremien wie dem Wissenschaftsrat, mehr Geltung zu erreichen. Wir müssen versuchen, in dieses Gremium hineinzukommen. Wir müssen versuchen, in der Deutschen Forschungsgemeinschaft und in der Leitkommission der Krebsgesellschaft mehr Gewicht zu bekommen und uns nicht durch abwertende Gutachten anderer facheigener Anträge selbst herauskatapultieren, um uns so vom wissenschaftlichen Geldtopf wegzukannibalisieren.

Wir müssen die urologischen Lehrstühle mit kompetenten Leuten besetzen, die den Mut haben, sich innerhalb der Fakultät zu behaupten und die Kraft haben, sich wehren zu können, um den berechtigten Anspruch der Urologie zu verteidigen.

Wir müssen wegkommen vom Proporzdenken der Eigeninteressen, wobei diese äußerst verständlich, jedoch in der Entwicklung unseres Fachs im Gesamten äußerst hinderlich sind.

Das heißt, Leistungen sollen nicht rationiert, sie sollten jedoch rationalisiert werden, was monetären Eigeninteressen durchaus in vielen Fällen zuwider laufen muss. Dies ist im Hinblick auf die Solidargemeinschaft aber durchaus ökonomisch.

Aber wer spart schon gerne bei sich selbst zuerst? Die altruistischen Gene sind nicht mit der Gießkanne verteilt worden.

»Der brave Mann denkt an sich selbst zuletzt« sagt Schiller in seinem Wilhelm Tell, aber Bert Brecht hält dieser hochmoralischen Vorstellung die häufiger anzutreffende Einstellung, »das Hemd ist einem näher als der Rock« entgegen.

Die *Ordinarienkonferenz* als fachkompetentes und entscheidungsstarkes Gremium müsste zu einem Konsens kommen, wer wo und wann als neuer möglicher Ordinarius einer Fakultät empfohlen wird.

Sie müssten sich über die zwar verständliche, aber eitle und manchmal schädliche Verbreitung eigener Ableger hinwegsetzen, zum Wohl der deutschen Urologie. So sollte man beispielsweise nicht jemanden in eine Fakultät mit einer starken Kinderchirurgie empfehlen, der die Kinderurologie nicht perfekt beherrscht. Dieses wichtige Gremium Ordinarienkonferenz muss aktiver werden, zusammenstehen und auch die berufspolitischen Interessen der Urologie herzhaft vertreten. Es darf nicht angehen, dass man ihm eines Tages den Vorwurf macht, ein Forum geselliger Ratlosigkeit geworden zu sein.

2. Qualitätsverbesserung und Effektivität von good clinical practice

Wir sollten uns überlegen, ein System zu schaffen, das den Wissensstand überprüfen und evaluieren kann. Wir brauchen ein Checking. Wir können es uns auch nicht erlauben, unsere zum Facharzt für Urologie ausgebildeten Kollegen auf alle Zeiten in einen unüberprüften Wissensstand zu entlassen. Wir brauchen ein Punktesystem, vergleichbar den amerikanischen »credit points«, um die Qualität des Facharztes zu garantieren. Das Fortbildungssystem haben wir in den Arbeitskreisen der Fort- und Weiterbildungskommission.

Wir sollten hohe Maßstäbe an unsere Facharztprüfungen legen, und wir sollten den Mut haben, unsere Ausbildungsstätte überprüfen zu lassen, wobei sich auch die Prüfer eine Überprüfung gefallen lassen müssten. Hier allerdings sind die Landesärztekammern gefordert. Doch wir können uns nicht immer auf den Hinweis, das sollten die Politiker machen, zurückziehen. Wir müssen selbst Politik betreiben, d. h., wir müssen bereit sein, uns in die politischen Gremien hinein wählen zu lassen. Uns aufstellen lassen bei der Kandidatur für die Landesärztekammern, dort sind die Schaltstellen.

Wir müssen bereit sein, uns in der Anzahl der auszubildenden Urologen zu beschränken, um der ohnehin vorhandenen Überzahl der Urologen nicht noch weiteren Nachschub zu liefern. Unser Nachbarland Holland bietet hierfür ein nachahmenswertes Modell an.

3. Verbesserung der Vorstandsarbeit in DGU und BDU

Bei all der vielen und auch guten Arbeit, die geleistet wird: vielleicht fehlt es dem Vorstand der DGU, und damit schließe ich mich als ein langjähriges Vorstandsmitglied und jetzigen Präsidenten ein, offensichtlich an

Überzeugungskraft und Begeisterungsfähigkeit, um aus dem durchaus vorhandenen hochwertigen Potential unserer Kollegen noch mehr Mitarbeiter zu finden, denen man Aufgaben übertragen kann, Aufgaben, die ihren Fähigkeiten angemessen sind. Aufgaben, für die die Manpower des Vorstands mit neun Mitgliedern einfach nicht ausreicht. Hier gilt es neue Motivations- und Appellationsformen zu finden.

Außerdem glaube ich, dass, mit tieferer Erkenntnis in die Aufgaben eines Vorstands der wissenschaftlichen Gesellschaft, diese Aufgaben in der vorhandenen Struktur gar nicht mehr zufriedenstellend erfüllbar sind. Es gilt also, die angedachten Umstrukturierungen des Gesellschaftsvorstandes in ein modernes Management mit Nutzung der aktuellen Kommunikationsformen, wie E-Mail und Internet, vielleicht in einer professionellen Geschäftsführung zu überdenken. Hierbei muss auch über eine engere Verzahnung und Zusammenlegung der wissenschaftlichen Gesellschaft und des Berufsverbandes der Deutschen Urologen, mit dem Ziel einer *noch* engeren Kommunikation evtl. unter einem Dach, nachgedacht werden.

4. Verbesserte Zusammenarbeit mit den Medien

Wir sollten versuchen die gute Arbeit, die die Urologen in Deutschland leisten, besser darzustellen. Damit meine ich, nur saubere, auf wissenschaftlich fundierten Daten beruhende Diagnose- und Therapieformen als das einzig Seriöse für die breite Masse hinüberzubringen. Eitle Selbstdarstellung mit neuen, wenig und kurz erprobten Medikamenten und Apparaten sind dazu ebenso wenig geeignet wie pauschale Ablehnung alternativer Methoden, die vielleicht geprüft werden sollten.

Aber es ist Vorsicht geboten im Umgang mit den Medien. Selbst mit den seriösen. Wo sich doch bei uns auch ein weltweit renommiertes Nachrichtenmagazin nicht entblödete, einem anonymen verbalen Schmutzfinken Raum für seine exhibitionistisch despektierlichen Schilderungen eigener Verfehlungen zu gewähren. Auch wenn Teile davon für Teile von uns zutreffen mögen. Die Verallgemeinerung war nicht zulässig und unfair, die Wortwahl schlicht geschmacklos.

Vorsicht ist auch geboten bei Fernsehinterviews. Journalistische Freiheit wird nicht allzu selten benutzt, um den Kontext und damit die Aussage in Puzzleteile zu zerstückeln und so zu verfremden und – wie kürzlich geschehen – noch dazu mit Aussagen alternativer Träumer und sendungsbewusster Chaoten zu verschneiden. Lassen Sie sich Ihr Interview im Kontext vorspielen, geben Sie es vorher nicht frei und haben Sie den Mut, sich zu verweigern, wenn man Ihnen dies nicht gestattet und sich auf die oft schlimm missbrauchte journalistische Freiheit beruft.

5. Flexibilität zu Nachbardisziplinen

Wir sollten nicht allein um erwünschter Harmonie willen, weder um jeden Preis auf einem Schmusekurs noch auf der etwas heimtückischen Bärenumarmung beharren. Bestes Beispiel für das Scheitern dieser Politik ist unsere Beziehung zur Kinderchirurgie in unserem verständlichen und weiter zu betreibenden Verteidigungsstandpunkt der Kinderurologie für das Fach Urologie. Wenn es keine Verständigungsmöglichkeiten im Gespräch gibt, die man suchen sollte, muss die fachliche Kompetenz entscheiden.

Die aber ist nur gegeben, wenn an allen deutschen urologischen Universitätskliniken und den großen Versorgungseinrichtungen der Städte und Kreise, an jeder urologischen Abteilung, Kinderurologie sachkompetent betrieben wird. Wir müssen einfach durch die bessere Arbeit die Kinderärzte als die entscheidenden Zuweiser von unserer Kompetenz überzeugen. Wir müssen jedoch auch Flexibilität zu den Nachbardisziplinen zeigen im Bemühen um Abbau hindernder und oft überflüssiger, künstlich aufgebauter Schranken und Abgrenzungsbedürfnisse.

Hierzu gehört es auch, andere Meinungen hören zu können, ohne allergisch darauf zu reagieren. Wir sollten uns z. B. zu einer Einigung mit den Chirurgen auf dem Gebiet der Nierentransplantation bereitfinden und dabei den Standpunkt vertreten, dass die Niere ein urologisches Organ ist, das vorwiegend am Ort behandelt wird, notfalls auch transplantiert wird, aber dann von denen, die etwas von der Chirurgie der Niere verstehen, von den Urologen.

Wir sollten im Gespräch mit den Gynäkologen, die mit der assistierten Fertilisierung, mit IVF und ICSI das riesige Potential der ungewollt Kinderlosen an sich gezogen haben, klarmachen, dass sie uns in MESA und TESE und bei den mikrochirurgischen Fertilitätsoperationen als unabdingbare Partner brauchen. Dazu müssen wir an jeder großen Abteilung Andrologie betreiben, d. h. auf andrologischem Gebiet klinisch arbeiten, forschen und lehren, damit wir als fachkompetente Partner akzeptiert werden.

Seien wir flexibel in gynäkologischer Urologie hinsichtlich der Zystoskopie, auch bei der weiblichen Inkontinenz, aber machen wir den Gynäkologen gleichzeitig klar, dass wir sie bei der Exenteration des weiblichen Beckens nicht brauchen.

Zeigen wir allen Endokrinologen und Psychotherapeuten, dass der impotente Mann zuerst zum Urolo-

Prof. Dr. med. Gerd Ludwig

gen gehört, weil es nur 3 % endokrinologische und höchstens 30 % rein psychisch bedingte Potenzstörungen gibt. Um deren Willen müssen wir kooperativ sein, aber die Domäne liegt in Diagnostik und Therapie der organischen Störungen beim Urologen.

Erhalten wir den Kontakt und benutzen wir die Kenntnisse der plastischen Chirurgen und machen ihnen gleichzeitig klar, dass Hypospadie. Epispadie und andere Harnröhren- und Penismissbildungen ebenso wie adrenogenitales Syndrom und Blasenextrophie zu unserem Gebiet gehören, bei dem wir sie nicht brauchen. Aber bieten wir ihnen die gewünschte Zusammenarbeit bei Penisabtrennungen, großen Defektdeckungen und Geschlechtsumwandlungen an.

6. Verändertes Verhalten zur Industrie

Wir sollten unsere starre Abgrenzung in der forscherischen Kooperation ebenso wie in der kommunikativen Darstellung auf Kongressen gegenüber der pharmazeutischen und medizintechnischen Industrie überdenken.

Wir sollten den Nutzen forscherischer Möglichkeiten und einer Kooperation bei wissenschaftlichen Fragestellungen abwägen. In diesem Rahmen wäre auch eine engere Zusammenarbeit in Phase-2- und Phase-3-Studien denkbar, wobei ganz klar jeglicher Einfluss merkantiler Ziele in wissenschaftliche Diskussionen abgelehnt werden muss. Es bliebe aber eine wünschenswerte Einbindung in wissenschaftliche Fragestellungen, wie Studien und Förderung von Forschungsprojekten mit dem Ziel einer wechselseitigen unabhängigen Symbiose.

Auch über die Zulassung von industriell gesponserten Symposien auf den DGU-Kongressen muss nachgedacht werden. Man kann und muss dabei eine unabhängigere Form finden, als sie sich auf manchen Konsensusmeetings, aber auch auf manchen international beachteten Kongressen darstellt.

Mit einem Wort: Wir müssen weg vom sektoralen Denken hin zu einem gemeinheitlichen Umdenken.

Wir müssen lernen, im eigenen Bereich die Endlichkeit des Möglichen zu begreifen, dürfen aber trotzdem nicht nachlassen, das Mögliche zu versuchen.

Meine sehr geehrten Damen und Herren,

Anspruch, Wirklichkeit und Vision des Fachs Urologie

Ich wollte und glaube, ich sollte Ihnen heute als einer Ihrer Präsidenten meine persönlichen Gedanken hierzu, die nicht zuletzt durch eine neunjährige Arbeit im Vorstand der Deutschen Gesellschaft für Urologie Gestalt angenommen haben, offen darlegen.

Ich habe versucht, das zu tun. Ich erwarte nicht, dass Sie mit all meinen Gedanken einverstanden sind, das ist auch nicht nötig. Aber vielleicht wird die eine oder andere Anregung doch aufgenommen. Verzeihen Sie mir, wenn ich manchmal vielleicht etwas direkt war.

Ich wünsche der deutschen Urologie, dass sie Flexibilität und Veränderungsbereitschaft zeigt und dass ihre *Ansprüche* statt im visionären Nebel der Stagnation unterzugehen in erstrebenswerten *Visionen Wirklichkeit* werden.

50. Kongress der Deutschen Gesellschaft für Urologie – Hamburg, 23.–26.09.1998

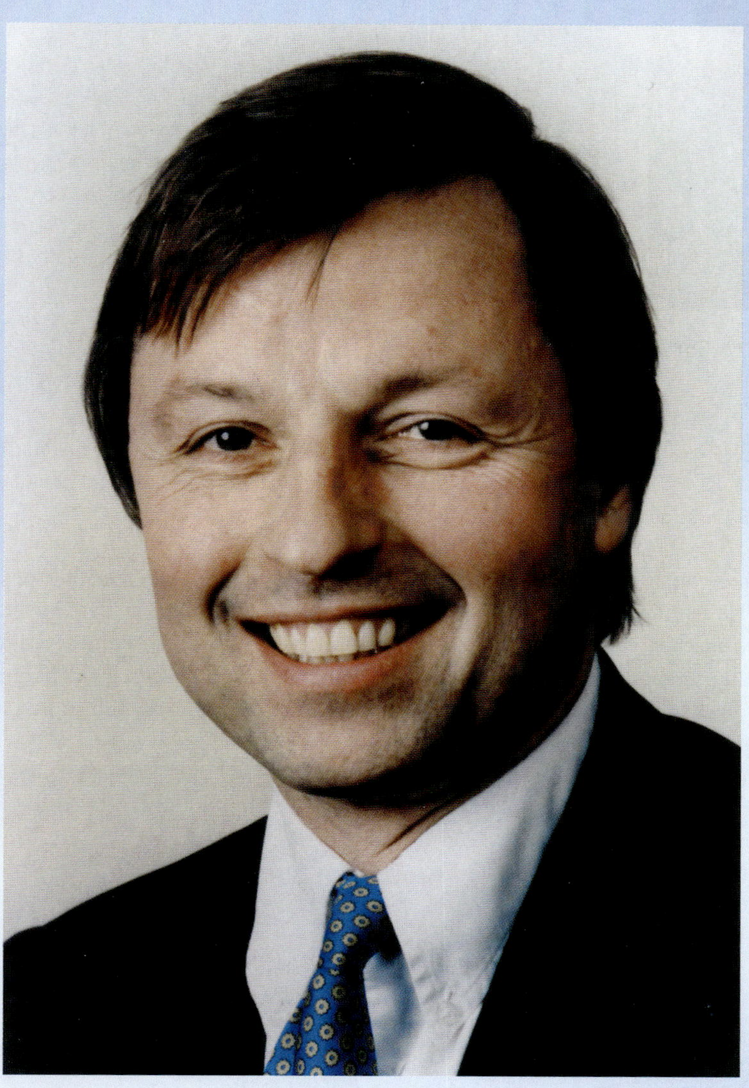

Prof. Dr. med. Hartwig Huland

Prof. Dr. med. Hartwig Huland (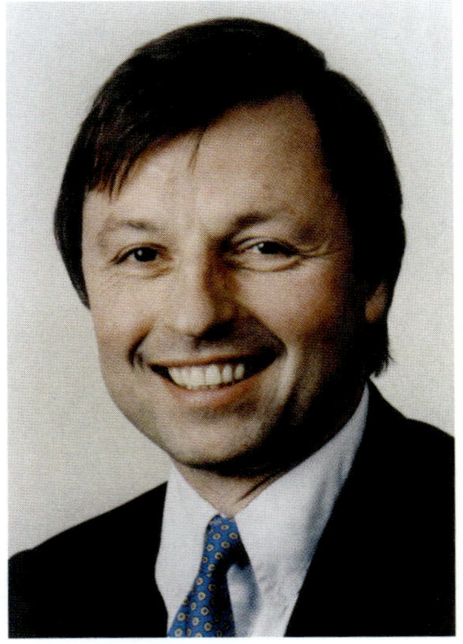 Abb. 27.1)

Abb. 27.1 Prof. Dr. med. Hartwig Huland

Curriculum vitae (nach H.H.)

Geboren am 25.05.1942 in Witten/Ruhr

1968	Beendigung des Studiums mit dem Staatsexamen an der Medizinischen Fakultät der Universität Hamburg
1968	Promotion (Hamburg) zum Dr. med.
1967–1969	Medizinalassistent in Niebüll, Böblingen, Plettenberg
1970	Approbation
1971–1975	Medizinalassistenzarzt am Physiologischen Institut der Universität Kiel (Prof. Weiss) der 1. Medizinischen Klinik der Universität Hamburg (Prof. Bartelheimer), der Chirurgischen Abteilung des Allgemeinen Krankenhauses Hamburg (Prof. Kirschner), der Urologischen Abteilung des Allgemeinen Krankenhauses Hamburg (Prof. Kaufmann), am Department of Urology der Stanford University Californien (Prof. Stamey)
Seit 1975	Urologische Klinik der Universität Hamburg (Prof. Klosterhalfen)
1977	Facharzt für Urologie
1979	Venia legendi für das Fach Urologie
1982	Berufung auf eine C3-Professur an der Universität Hamburg
1988–1992	Berufung auf den Lehrstuhl für Urologie an der Freien Universität Berlin und Direktor der Urologischen Klinik
1992–2007	Berufung auf den Lehrstuhl für Urologie der Medizinischen Fakultät der Universität Hamburg und Direktor der Klinik für Urologie

Die wissenschaftlichen Schwerpunkte von H. Huland:

Harnwegsinfektionen, Nierentransplantationen, Pathophysiologie der hydronephrotischen Atrophie, Onkologie: Harnblasenkarzinom, Immuntherapie des Nierenzellkarzinoms und insbesondere die operative Therapie des lokalisierten Prostatakarzinoms.

Zum Kongress in Hamburg erschien ein postalischer Sonderstempel (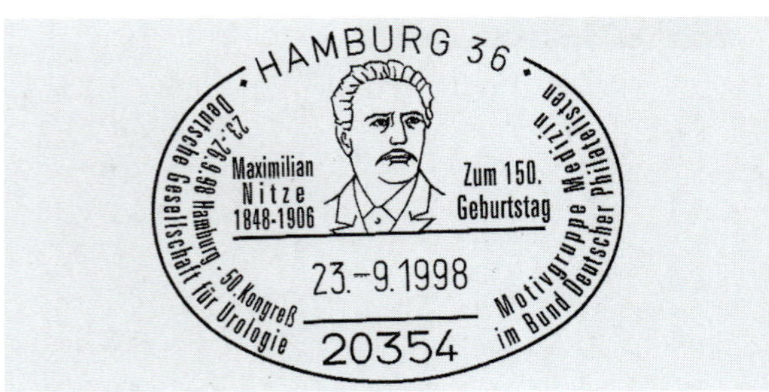 Abb. 27.2) zur Erinnerung an den 150. Geburtstag von Maximilian Nitze (18.09.1848–22.02.1906).

Zwei Sonderausstellungen prägten das optische Erscheinungsbild des Kongresses:

- Die auf 1 × 2 m große Leinwände (in der Technik von Roy Lichtenstein) übertragenen Portraits der bisherigen Präsidenten,

- eine Ausstellung von Gemälden des Künstlers und Anatomie-Professors an der Universität Frankfurt, Prof. Milan Klima. Das Bild »Prostata-Landschaft mit Wasserfall« wurde zum Plakatbild des 62. Kongresses in Düsseldorf 2010 (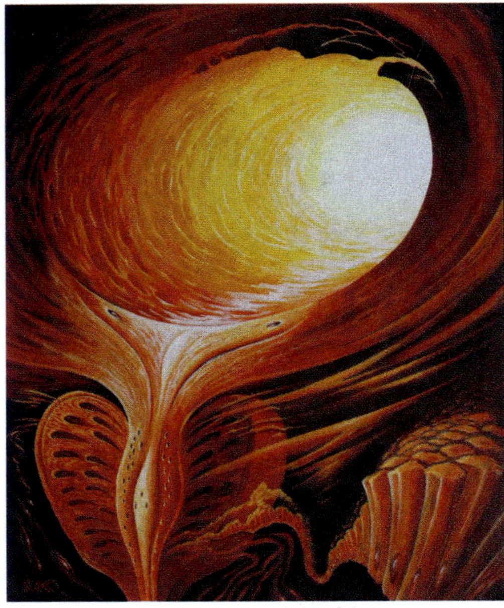 Abb. 27.3).

Abb. 27.2 Sonderstempel der Post zum 150. Geburtstag von M. Nitze

Abb. 27.3 Gemälde von Prof. M. Klima (s. auch 62. Kongress)

- **Eröffnungsrede zum 50. Kongress 1998 von Prof. Dr. med. H. Huland**

Es ist für mich eine große Ehre, hiermit die 50. Jahrestagung der Deutschen Gesellschaft für Urologie zu eröffnen. Im Namen des Vorstandes der Deutschen Gesellschaft für Urologie darf ich Sie zu dieser Tagung in Hamburg herzlich begrüßen. Mein ganz besonderer Gruß gilt dem Ersten Bürgermeister der Freien und Hansestadt Hamburg, Herrn Ortwin Runde. Ich begrüße sehr herzlich die Staatsrätin der Behörde für Wissenschaft und Forschung, Frau Prof. Marlis Dürkop. den Ärztlichen Direktor des Universitäts-Krankenhauses und Dekan des Fachbereiches Medizin, Herrn Prof. Heinz-Peter Leichtweiß und den Präsidenten der Ärztekammer Hamburg, Herrn Dr. Frank Ulrich Montgomery. Mein Willkommensgruß gilt den anwesenden Vorgängern in meinem Amt. Ich hoffe, dass sich alle auf den künstlerisch bearbeiteten Postern wohlwollend wiedererkennen, die wir von allen Präsidenten der vergangenen 50 Tagungen haben anfertigen lassen und im CCH verteilt haben. Ich begrüße ebenfalls herzlich die Ehrenmitglieder und korrespondierenden Mitglieder:

Prof. Klaus Bandhauer aus der Schweiz, Prof. Wilhelm Brosig aus Berlin, Prof. Hubert Frohmüller aus Würzburg, Prof. H. Logan Holtgrewe aus den USA, Prof. Nikolai Lopatkin aus Russland, Prof. Paul Madsen aus den USA, Prof. Reinhard Nagel aus Berlin, Prof. David C. Utz aus den USA sowie Prof. Andrzej Borkowsid aus Polen, (gleichzeitig Präsident der Polnischen Urologischen Gesellschaft).

Als Präsidenten oder Generalsekretäre nationaler urologischer Fachgesellschaften aus dem Ausland begrüße ich weiterhin:

Prof. Jovan Hadri-Djoldc aus Jugoslawien, Prof. Wolfgang Höltl aus Österreich, Dr. Lazlo Kisbenedek aus Ungarn, Prof. Karl-Heinz Kurth aus den Niederlanden, Prof. Radim Kocvara aus der Tschechoslowakei, Prof. Martti Nurmi aus Finnland, Dr. Lars Henning Olsen aus Dänemark, Prof. Dr. Antanas Radavicius aus Litauen, Doz. Harry Tihane aus Estland, Prof. William A. Turner aus den USA, Prof. Frans Debruyne für die European Urological Association.

Ich begrüße sehr herzlich die Kolleginnen und Kollegen der anderen Fachdisziplinen des Universitäts-Krankenhauses Hamburg-Eppendorf. Ich darf schließlich die Damen und Herren der fachbegleitenden Industrieausstellung hier willkommen heißen – durch eine großzügige Unterstützung konnten die Rahmenbedingungen für die Gestaltung dieses Kongresses möglich gemacht werden.

Eine traurige, aber ehrenvolle Pflicht des Präsidenten ist es, der im vergangenen Jahr verstorbenen Mitglieder und Kollegen zu gedenken. Wir bedauern den Tod von: Prof. Karl-Friedrich Albrecht aus Hamburg, Präsident des 33. Kongresses im Jahre 1981 in Köln, Dr. Claus Fornefeld aus Nettetal, Dr. Martin Greschner aus Mannheim, Prof. Willard E. Goodwin aus Los Angeles, Ehrenmitglied der Deutschen Gesellschaft für Urologie und Mentor zahlreicher deutscher Urologen, Dr. Otto Meinertz aus Mainz, Dr. Lothar Mönch aus Dresden, Dr. Michael Praetorius aus Gauting, Dr. Klaus Rohrbach aus Hildesheim, Prof. Jörg Schabel aus Halle, Mitglied des Vorstandes der Deutschen Gesellschaft für Urologie, Prof. Max Schwaiger aus Freiburg, Ehrenmitglied der Deutschen Gesellschaft für Urologie, Priv.-Doz. Emil Zeman aus Niedenstein.

Ich möchte Sie bitten, sich zum ehrenden Gedenken der Verstorbenen von Ihren Plätzen zu erheben. Ich danke Ihnen.

Vor zwei Jahren hat mich die Mitgliederversammlung der Deutschen Gesellschaft für Urologie einstimmig zum 50. Präsidenten dieser Fachgesellschaft gewählt. Ich hoffe, dass die morgen beginnende Jahrestagung das Vertrauen rechtfertigt, das Sie in meine Person gesetzt haben. Der Stolz und die Freude über diese Wahl ist Anlass, mich darauf zu besinnen, wem ich meinen beruflichen Werdegang verdanke: **Wissenschaftliches Arbeiten** habe ich bei Herrn Prof. Christoph Weiß gelernt. Zwei Jahre habe ich in der Physiologie der Universität Hamburg, dann – nach dem Ruf von Prof. Weiß auf das Ordinariat in Kiel – in der dortigen Physiologie gearbeitet. Ich bin mir der Prägung, die ich in diesen wichtigen Jahren erfahren habe, bis heute bewusst. Ich freue mich, dass ich heute Abend meinen Dank an dieser Stelle ausdrücken darf. Mein Dank gilt ebenso Herrn Prof. Kaufmann aus Hamburg für die Betreuung meines ersten urologischen Facharztjahres. Sie mögen es selbst vergessen haben, aber ich habe einen Kommentar von Ihnen stets behalten: Als ich Sie etwas naiv nach meinem ersten, mit leicht zitternder Hand vorgetragenen, kleineren chirurgischen Eingriff gefragt haben, ob Sie meinten, dass ich dieses operative Fach je erlernen würde, war Ihre Antwort: »Wenn Sie Freude daran finden, ja.« Es war nicht ganz die Antwort, die ich damals hören wollte, aber ich habe mich oft in kritischen Phasen meiner Ausbildung daran erinnert. 13 Jahre meiner Ausbildung erhielt ich bei Ihnen, Herr Prof. Klosterhalfen. Der Dank für diese Jahre ist von besonderer Herzlichkeit und Tiefe. Von Ihnen durfte ich die Inhalte und das subtile Handwerk der Urologie erlernen und empfinde es als Glück, einen so versierten Arzt, einen so perfekten Operateur und eine solche herausragende Persönlichkeit als Lehrer gehabt zu haben. Dieses alles fand in einer Atmosphäre statt, die von einem hohen Grad der Sachlichkeit, der Kompetenz und des Wohlwollens geprägt war, in der ich mich entwickeln durfte und wohlgefühlt habe. Es ist für mich eine Freude und Ehre zugleich, dem Arzt, dem Lehrer, dem Förderer, dem Ratgeber und väterlichen Freund an dieser Stelle meinen Dank auszusprechen. *Last not least* ist meine Ausbildung durch Herrn Prof. Tom Stamey aus Stanford geprägt worden. Die Begegnung mit diesem bedeutenden Urologen und Wissenschaftler sehe ich als Glücksfall meiner beruflichen Laufbahn an. Sie hat tiefe Spuren in meinem wissenschaftlichen Denken und in meinem ärztlichen Handeln hinterlassen. Mit Stolz und Freude beobachte ich, wie sich aus dieser doch relativ kurzen Schulungszeit in Stanford bei Prof. Stamey eine tiefe persönliche Freundschaft und ein permanenter intellektueller Austausch etabliert hat, der sich auch auf die nächste Urologengeneration seiner und meiner Klinik übertragen hat.

Die **Freie und Hansestadt Hamburg**, die »Schöne im Norden« hat mich vom ersten Tag an, an dem ich sie im Jahre 1963 als Student betreten habe, fasziniert. Ich freue mich außerordentlich, dass der Erste Bürgermeister der Freien und Hansestadt Hamburg, Herr Ortwin Runde, sich die Zeit genommen hat Grußworte zur 50. Jahrestagung unserer Fachgesellschaft zu sprechen (weitere Grußworte folgten von Prof. William Turner, dem Präsidenten der Amerikanischen Gesellschaft für Urologie, dem Generalsekretär der European Association of Urology Prof. Frans Debruyne).

Der Vorstand der Deutschen Gesellschaft für Urologie hat entschieden, anlässlich des 50. Jahreskongresses zwei Persönlichkeiten auszuzeichnen, die ich nun bitte, zu mir zu kommen. Es sind dies: Herr Prof. Thomas A. Stamey und Herr Prof. Jan Adolfsson.

Zum **Ehrenmitglied** ernennt die Deutsche Gesellschaft für Urologie Herrn **Prof. Thomas A. Stamey**: Prof. Stamey wurde in Rutherfordton in North Carolina geboren. Er hat Medizin an der berühmten Johns-Hopkins-Universität studiert, wo er auch sein Internship und seine Assistenzarztausbildung erhielt. Mit 30 Jahren wurde er Assistant Professor, mit 32 Jahren Associate Professor an der gleichen Medical School. Ein Jahr später, mit 33 Jahren, wurde er Chairman der

Division of Urology an der Stanford University School of Medicine in Kalifornien, an der er bis heute tätig ist. Seine wissenschaftliche Tätigkeit konzentrierte sich nacheinander auf vier Hauptgebiete der Urologie. Ihm verdanken wir wesentliche Kenntnisse auf dem Gebiet des renovaskulären Hochdrucks. Er hat grundlegende Arbeiten auf dem Gebiet der Harnwegsinfektionen und der immunologischen Charakterisierung von Prostatainfektionen durchgeführt. Er hat Pionierarbeit auf dem Gebiet des lokalisierten Prostatakarzinoms geleistet. 1972 erhielt er den Hugh Hampton Young Award der American Urological Association, 1987 die Goldmedaille der Johns Hopkins University Society of Scholars. Prof. Stamey war der erste Urologe, der 1989 in das Institute of Medicine der National Academy of Sciences gewählt wurde. 1990 erhielt er den Sheen Award der American College of Surgeons, der jeweils nur an eine Person für außergewöhnliche Forschungsarbeiten verliehen wird. 1991 erhielt er die Ferdinand-Valentine-Auszeichnung der New York Academy of Medicine, und 1995 den Ramon Guiteras Award, die höchste Ehrenauszeichnung für einen Urologen der AUA. Prof. Stamey ist Ehrenmitglied der Alpha Omega Alpha Honor Medical Society, des Royal College of Surgeons of Edinburgh und des Royal College of Surgeons of England. Er war Präsident der Clinical Society of Genitourinary Surgeons. Seine Bibliographie ist überwältigend. Ich habe 205 Originalarbeiten in höchst anerkannten peer-reviewed Journalen gezählt. Prof. Stamey hat eine ganze Generation junger Urologen geprägt. Viele seiner Schüler sind der akademischen Urologie treu geblieben und sind nun namhafte Wissenschaftler und Kliniker in verschiedenen urologischen Gesellschaften in der ganzen Welt. Es ist mir eine besondere Freude, im Namen des Vorstandes der Deutschen Gesellschaft für Urologie Herrn Prof. Tom Stamey die Ehrenmitgliedschaft der Deutschen Gesellschaft für Urologie anzutragen und diese Urkunde zu überreichen.

Der Vorstand der Deutschen Gesellschaft für Urologie hat beschlossen, Herrn **Prof. Jan Adolfsson** vom Karolinska Institut in Stockholm die **Korrespondierende Mitgliedschaft** anzutragen. Jan Adolfsson wurde 1953 in Norrtälje in Schweden geboren. Er hat am weltberühmten Karolinska Institut in Stockholm Medizin studiert. Dort beendete er 1985 seine Facharztausbildung im Department of Urology und wurde danach in die Fakultät des Karolinska Krankenhauses aufgenommen. 1996 wechselte er zur Huddinge-Universität. In seinem umfassenden wissenschaftlichen Werk hat er sich zunächst mit Fragen der Muskelphy-

Prof. Dr. med. Hartwig Huland

siologie und mit der Induktion von Kapillarentwicklungen beschäftigt. Sein uns weitaus bekannterer wissenschaftlicher Schwerpunkt gilt dem lokalisierten Prostatakarzinom. Seine Arbeiten auf dem Gebiet des natürlichen Krankheitsverlaufes sind von grundlegender Bedeutung für unser heutiges Verständnis um diese weitverbreitete Erkrankung. Seine sorgfältigen Studien werden in internationalen Zeitschriften, in Standardlehrbüchern der Urologie und auf jedem Kongress zitiert. Prof. Adolfsson ist Mitglied mehrerer Organisationskomitees der WHO. Er ist Editor-in-Chief des Scandinavian Journal of Urology. Sein umfassendes wissenschaftliches Werk findet seinen Niederschlag in 68 peer-reviewed Artikeln in internationalen Zeitschriften. Die Korrespondierende Mitgliedschaft will dieses außergewöhnliche wissenschaftliche Werk honorieren, und will darüber hinaus die hervorragende Kooperation mit den schwedischen Kollegen anerkennen.

Wir sind Zeugen und Akteure einer Zeit, die von einschneidenden Veränderungen geprägt ist. Dieser in jüngster Zeit so oft beschworene Satz ist nicht neu, ist nicht zeit- und nicht ortsspezifisch. Neu ist die bedrohliche Qualität der Veränderungen in dem Gebiet, in dem die meisten hier im Saal Anwesenden arbeiten – dem Gesundheitswesen. Neu ist dabei auch die tägliche Präsenz dieses Wandels, sei es in den Praxen, den Kliniken oder den Universitätskrankenhäusern. Diese Veränderungen treffen uns an einem zentralen Punkt – **der Finanzierbarkeit der Medizin**. Sie treffen uns umso härter, als jeder ohne Mühe nachvollziehen kann, dass sie notwendig sind.

Zwei bekannte Gründe seien genannt:
1. Die mittlere Lebenserwartung in unserem Kulturkreis rast von knapp 40 Jahren um 1900 auf die Schallmauer von 80 Jahren zu und produziert naturgemäß zunehmend medizinische Aufgaben.
2. 7. Aufwendige Medizintechnik wird entwickelt und abgefordert. Der Anspruch unserer Gesellschaft wächst. Nullmortalität bei operativen Eingriffen wird wie selbstverständlich erwartet. Über ein in alle Winkel der Gesellschaft hineinleuchtendes Mediensystem wird diesem Anspruch auch Druck verliehen.

Es besteht somit kein Zweifel, dass wir uns mit diesen Veränderungen auseinandersetzen müssen, egal, an welcher Stelle wir in diesem System arbeiten.

In der Tat haben in den vergangenen Jahren **gesundheits- und berufspolitische Themen** auch auf diesem Kongress und vielen anderen Tagungen einen breiten Raum eingenommen. In der täglichen Arbeit wird ein großer Teil der fachlichen Kräfte gebunden, um **Strukturveränderungen** umzusetzen. Ansprachen zu diesem Thema sind geprägt von Sorgen und auch von Zukunftsängsten und haben durchweg einen pessimistischen Tenor:

Ist alles noch finanzierbar? Wird meine persönliche Existenz bedroht? Schlagworte von der Rationalisierung und das bedrohliche Wort von der Rationierung sind präsent. Die einzelnen Fachgesellschaften entwickeln Überlebensstrategien, wie z. B. Abgrenzung des fachlichen Terrains. Die für die Finanzierung Verantwortlichen wenden Mechanismen wie Deckelung und Budgetierung an, bei der im Vorjahr festgelegt wird, wie viel Krankheiten vom Typ X, Y und Z im laufenden Jahr behandelt werden können.

Wir steuern auf ein Gesundheitssystem zu, das mehr und mehr von Kostenträgern gelenkt wird. **Managed Care** bedeutet nichts anderes als gelenkte Versorgung – und zwar nicht von den Medizinern, sondern von den Kostenträgern. Ich will mir nicht anmaßen, dies in toto zu verdammen. Diejenigen, die für die Finanzierbarkeit Verantwortung tragen, müssen und sollen ihre Rolle spielen. Auch ich weiß, machbar ist nur, was finanzierbar ist. Es ist aber legitim, meine Rolle als Repräsentant einer wissenschaftlichen Gesellschaft in diesem Kräftespiel wahrzunehmen und Aspekte zu formulieren, die aus meiner Sicht vernachlässigt werden.

Zunächst einmal gibt es bei allem Respekt über die besorgniserregenden Eckdaten immer noch auch erfreuliche Entwicklungen. Haben wir nicht das Privileg, in einem Fach zu arbeiten, das eine hohe **Patientenzufriedenheit** hat und damit auch uns fachliche Zufriedenheit schafft? Dies hat Gründe. Selbst bei den gefährlichsten Erkrankungen wie Krebs, erzielen wir in der Urologie hohe Heilungsraten, wie wir in den nächsten Tagen noch hören werden: Eine Heilungsrate von 80 % bei der Behandlung des Nierenzellkarzinoms durch die zunehmende Früherkennung mittels Ultraschall; eine von 60–70 % beim PSA-entdeckten Prostatakarzinoms, eine Zahl, die noch vor 20 Jahren undenkbar war; eine von 60–80 % beim lokalisierten Blasenkarzinom, wo wir zudem statt einer Verstümmelung die nahezu perfekt funktionierende Neoblase anbieten können. Und wir reden schon gar nicht mehr darüber, dass wir den Hodenkrebs im Frühstadium zu über 95 % heilen, eine Erkrankung, die noch zu meiner Studienzeit einem befreundeten Kommilitonen das Leben gekostet hat.

Wir haben ferner das Privileg, dieses alles in einem **Gesundheitssystem** zu tun, das aus Patientensicht immer noch zu den besten der Welt gehört. Wer dies bezweifelt, sollte sich fragen, in welchem Land der Welt er sich als normalverdienender Bürger einer Hüftgelenks- oder Nierenoperation unterziehen lassen würde. Er wird bei solchen Überlegungen realisieren, dass unser Gesundheitssystem unter diesem Aspekt durchaus vorn rangiert.

Meine wirkliche Zuversicht aber – oder besser gesagt mein realistischer Optimismus – in diesen schwierigen Zeiten fußt auf der Erkenntnis eines Prinzips, das keiner besser beschrieben hat als Heraklit 500 Jahre vor Christus mit den zwei berühmten Worten **»panta rhei« – alles fließt**. Ich sehe es gerade heute als notwendig an, dass eine Gesellschaft, die in erster Linie eine wissenschaftliche Zielsetzung hat, sich bewusst macht, dass in diesem Prinzip ihre Wurzel und Schlagkraft liegt. In dem vorhin genannten Kräftespiel kann und muss sie ihre Rolle wahrnehmen und das Prinzip »panta rhei« dem der Stagnation entgegenhalten.

Die noch kurze Geschichte unserer jungen Fachgesellschaft, die im September 1906 in Stuttgart gegründet wurde und deren 50. Jahrestagung wir veranstalten, belegt anschaulich das Prinzip »panta rhei« für die medizinischen Inhalte unseres Faches. Lassen Sie mich dies veranschaulichen. Als Kind der Chirurgie definiert sich die Urologie in erster Linie über das operative Aufkommen. Bei der Erlangung des Facharztes wird als wichtigstes Bemessungskriterium der **Operationskatalog** des Assistenten herangezogen. Reflektieren wir, wie sich das operative Aufkommen während einer halben Generation – nehmen Sie meinen Jahrgang – verändert hat. Als Assistent habe ich Ende der siebziger Jahre typischerweise gelernt, wie ein Reflux, ein Stein in der Niere, ein Stein im Harnleiter, eine Ureterabgangsstenose, eine Senkniere oder eine Nierenzyste operativ korrigiert wird. Alle genannten Operationsindikationen sind heute, 25 Jahre später, obsolet oder werden nur noch selten durchgeführt.

Wenn sich die Nichturologen in diesem Saal fragen, ob damit der junge Fluss des operativen Faches Urologie bereits versiegt ist, so ist die Antwort »Nein«, im Gegenteil. Es sind zahlreiche neue Operationen hinzugekommen. Wir operieren heute das lokalisierte Prostatakarzinom, wir formen aus Darmanteilen neue Blasen und geben damit der Zystektomie einen neuen Stellenwert. Wir haben eine schonende, insbesondere nervschonende Tumorchirurgie entwickelt, wodurch u. a. Operationen bei der Behandlung des Hodentumors einen neuen Stellenwert bekommen haben. Neu ist auch die sakrale Deafferentation beim Querschnittsgelähmten. Die inhaltliche Entwicklung unseres Faches zeigt eine kraftvolle Dynamik, aber nicht nur im Sinne eines konstant sich bewegenden Flusses.

Die Entwicklung eines gesunden, zukunftsträchtigen, lebendigen Faches der Medizin akzeleriert. Und dies ist kein Spezifikum medizinischer Fortentwicklung. Mit größerer historischer Distanz, die mehr als 25 Jahre überblickt, wird man realisieren, dass **Fortschrittsentwicklung** selten nur fließt, sondern entsprechend einer e-Funktion, beschleunigt. Herr Peter Tamm hat dies den Ordinarien beim Besuch seines bemerkenswerten Schifffahrtsmuseums an der Elbchaussee in verblüffend einfacher Weise verdeutlicht. Es hat tausend Jahre gedauert, bis sich die Schiffslänge seetüchtiger Boote verdoppelt hat, hundert Jahre, bis sie sich – gemessen an der ursprünglichen Länge – verzehnfacht hat und zehn Jahre, bis sie sich verhundertfacht hat.

Solche sich nach der e-Funktion verhaltende Entwicklungen finden wir in fast allen Bereichen unseres täglichen Lebens. Nehmen wir die Kommunikation. Circa 3000 vor Christus wurde am Nil aus dem Stengelmark der Papyruspflanze Papyrus entwickelt, als Basis für das handgeschriebene Wort. Es dauerte mehr als 4000 Jahre bis um 1450 Gutenberg die Druckereikunst einführte, weitere 400 Jahre bis zur ersten Setzmaschine von Ottmar Mergenthaler. Die Einführung von Fotosetzmaschine, digitalem Setzsystem, Computer und Internet folgten in immer kürzerem Abstand.

»Panta rhei« oder die e-Funktion sind vielfach historisch belegbare Grundprinzipien gesellschaftlicher Entwicklung, erst recht im Bereich der Medizin. Der Wissenszuwachs nimmt exponentiell zu. 90 % aller erfassten Forscher leben in diesem Jahrhundert. Das Gesamtwissen verdoppelt sich zurzeit alle fünf Jahre.

Dieses Grundprinzip bietet aber auch eine Chance, gerade in schwierigen Zeiten. Es ist ebenso vielfach historisch belegt, dass wirklicher Fortschritt von einer Gesellschaft honoriert wird, und dies trifft gerade für Neuheiten auf dem Gebiet der Gesundheit zu. Die revolutionäre Einführung der modernen Steintherapie führt zur Etablierung hunderter Steinzertrümmerungsmaschinen allein in Deutschland, deren Preis Sie alle kennen. Panta rhei bietet eine wertvolle Perspektive über Neuentwicklungen, die Zukunft des Faches und derer, die darin arbeiten, auch in schwierigen Zeiten zu garantieren. Es ist allerdings dazu notwendig, dieses Prinzip nicht nur passiv zu sehen und darauf zu hoffen, sondern im zuvor genannten Kräftespiel aktiv einzubringen. Und wir sind es, die wissenschaftliche Fachgesellschaft, die dazu berufen ist. Die anderen

Partner im Kräftespiel um die Finanzierbarkeit der modernen Medizin werden eher Instrumente der Stagnation anwenden. Wenn man das Prinzip »panta rhei« nutzen will, muss man dafür ein Environment scharfen, es aktiv fördern und entwickeln. Dies alles ist nicht neu. **F+E – Forschung und Entwicklung**, für die die deutsche Wirtschaft 1997 allein 62 Milliarden DM investiert hat, sind fester Bestandteil von Zukunftsstrategien dynamischer Unternehmen.

Es ist nicht meine Absicht, alle Facetten dieses Aufgabenbereichs zu skizzieren. Erlauben Sie mir aber, einige wenige Punkte anzusprechen, wo wir, die wissenschaftliche Gesellschaft, mehr tun könnten. Fragen wir uns einmal, was ist der Motor dieses Prinzips. Ein wichtiges, vielleicht das wichtigste Antriebsaggregat ist innovative Forschung, sowohl im Grundlagenbereich als auch besonders im patientennahen klinischen Bereich.

Manche hier im Saal werden denken »Da wird doch viel getan«. Ich muss da widersprechen. **Innovative Forschung** hat es im Gegenteil häufig sogar besonders schwer. Man könnte manchmal glauben, Galilei würde noch heute verdammt werden. Der erste Kontakt der modernen Steinzertrümmerung mit dem amerikanischen Boden führte zur Ablehnung eines Vortrags von Christian Chaussy und Mitarbeitern durch die AUA. Dies ist nicht urologenspezifisch. Louis B. Mayer, Inhaber der Firma MGM, weigerte sich 1928, Walt Disney und seine Comic Figur Mickey Mouse unter Vertrag zu nehmen. Thomas Watson, Vorstand von IBM, prognostiziert 1943. Zitat: »Ich schätze, es gibt einen Weltmarkt für vielleicht fünf Computer.« Bill Gates soll dem Internet keine Zukunftschance gegeben haben. Fragen Sie unsere jungen Assistenten. Es ist leichter, eine randomisierte Studie, die ordentlich Medikament A gegen Placebo vergleicht, durch alle Instrumente der Förderung, der Bewilligung und schließlich zur Publikation in Peer-review-Zeitschriften zu bringen, als mit einer innovativen Idee gehört zu werden.

Bedrückend ist dabei, dass es dafür tief verwurzelte Gründe zu geben scheint. **Neuheiten können bedrohen**. Sie können nicht nur das Erlernte und Gewohnte in Frage stellen, sondern auch das daran geknüpfte Budget. Mangelnde Information mündet sogar gelegentlich in aggressive pauschale Ablehnung ganzer Innovationszweige durch Teile der Gesellschaft, wie das Beispiel Gentechnologie zeigt.

Natürlich gibt es auch Kräfte und sichtbare Ansätze, innovative Forschung zu fördern. Auch auf diesem Kongress werden wir solche Beiträge finden.

Wir verleihen Preise für hervorragende innovative Forschung. Im letzten Vortrag dieses Kongresses habe ich den Kollegen Thüroff gebeten, seine persönliche Einschätzung über wichtigste **Innovationen des letzten Jahres** darzustellen – ein Thema, das man gerne auch in Zukunft auf diesem Kongress institutionalisieren möchte. Wenn man die Bedeutung solcher Forschung für die Fortentwicklung und das Bestehen unseres Faches verinnerlicht, wenn man realisiert, dass es auf der anderen Seite systemimmanente Hindernisse geben kann, muss man F+E systematischer strukturieren. Wo z. B. haben wir eine **Institution zur Talentsuche**? Innovative Geister sind selten und kostbar. In Abwandlung eines bekannten Zitates möchte man sagen, sie sind Menschen, die Horizonte abtasten können, die sonst nicht wahrgenommen werden. Benötigen wir nicht ein Programm, eine Selektionsstrategie, ein Ranking-Verfahren, vielleicht auch eine Findungskommission, die systematisch danach sucht – möglicherweise schon unter den Studenten, spätestens aber unter den Assistenten.

Talent allein genügt nicht. Bedeutende Wissenschaftler haben sich fast nie im stillen Kämmerlein entwickelt. Sie suchen und brauchen ihresgleichen, sie suchen und brauchen überdurchschnittliche **Ausbildungszentren**. Es reicht nicht, dass DFG-Gelder für einen zweijährigen USA-Aufenthalt in dortigen hoch renommierten Labors investiert werden. Eigene klinikassoziierte hochkarätige **Forschungszentren** müssen verfügbar sein. So renommiert in diesem Land viele Grundlagenforschungseinheiten auch sind, es besteht ein deutliches Defizit an solchen Forschungseinrichtungen, die in Kliniken integriert sind.

Öffentliche Gelder sind auch hierfür knapp – benötigen wir nicht eine von der DGU eingesetzte Institution, die sich professionell um die Finanzierung solcher kliniknaher Forschungszentren kümmert, und damit die verschiedenen urologischen Zentren in unserem Land unterstützt und berät? Einen bescheidenen Anfang haben wir im Rahmen dieses Kongresses mit dem Beratungsstand von Herrn Jünemann und Herrn Wilbert gemacht, den Sie in der Eingangshalle des CCH finden werden, sowie mit dem Grundsatzreferat von Herrn Kollegen Alken über die **Förderungsmechanismen** der Deutschen Forschungsgemeinschaft.

Aktivieren wir ausreichend Sponsoren durch einen privat organisierten DGU-Förderkreis für solche Talente oder solche Forschung? So wie dies die Deutsche Stiftung Musikleben unter der Leitung von Frau Schulte-Hillen beispielhaft tut, in dem sie systematisch überragende Talente sucht und fördert, an denen wir uns auch heute Abend erfreuen dürfen.

Benötigen wir nicht in Anbetracht des Prinzips »panta rhei« eine Kommission unserer besten Köpfe, die versucht, die Stromrichtung des Flusses zu erkennen, was die Inhalte unseres Faches angeht, um für die morgige Entwicklung systematisch zu planen? Ordinarien und Chefärzte wären dazu prädestiniert. Ansätze hierzu waren auf der Tagung in Düsseldorf und auf den letzten Ordinariensitzungen zu erkennen. Ich sehe jedoch die Notwendigkeit, dieses auszubauen und auch als eigenständigen Bereich in den Kongress zu integrieren. Dies ist der Grund, warum ich Herrn Kollegen Hohenfellner gebeten habe, am Samstag ein Referat über unzureichend genutzte **Randgebiete der Urologie** zu halten und uns auf neue Wege aufmerksam zu machen.

Machen wir schließlich noch denen klar, die am einmal Erlernten festhalten wollen, welchen Nektar erfolgreiche Innovation bedeutet. In welchem anderen Lebensbereich in unserem Kulturkreis kann man derartige Freude und Dankbarkeit auslösen wie durch eine erfolgreiche **Neuentwicklung in der Medizin**, die den Bereich des Menschen betrifft, der so oft und zu Recht als der wichtigste bezeichnet wird – unsere Gesundheit. Das Meer der zu lösenden Aufgaben ist unendlich. 20 % der wachsenden Weltbevölkerung leidet an Krankheiten, die nach Lösungen verlangen.

F+E als wichtigste Triebfeder des »panta rhei« zu strukturieren, ist demnach für unser Fach nicht nur eine lebensnotwendige, eine intellektuell stimulierende, sondern auch eine humanitäre und im besten Sinne eine dankbare Aufgabe, der wir uns als wissenschaftliche Gesellschaft widmen dürfen. Das Prinzip »panta rhei« zu verstehen, zu nutzen und zu fördern, ist gerade in schwierigen Zeiten die Basis für einen realistischen **Optimismus**.

51. Kongress der Deutschen Gesellschaft für Urologie – Wiesbaden, 22.–25.09.1999

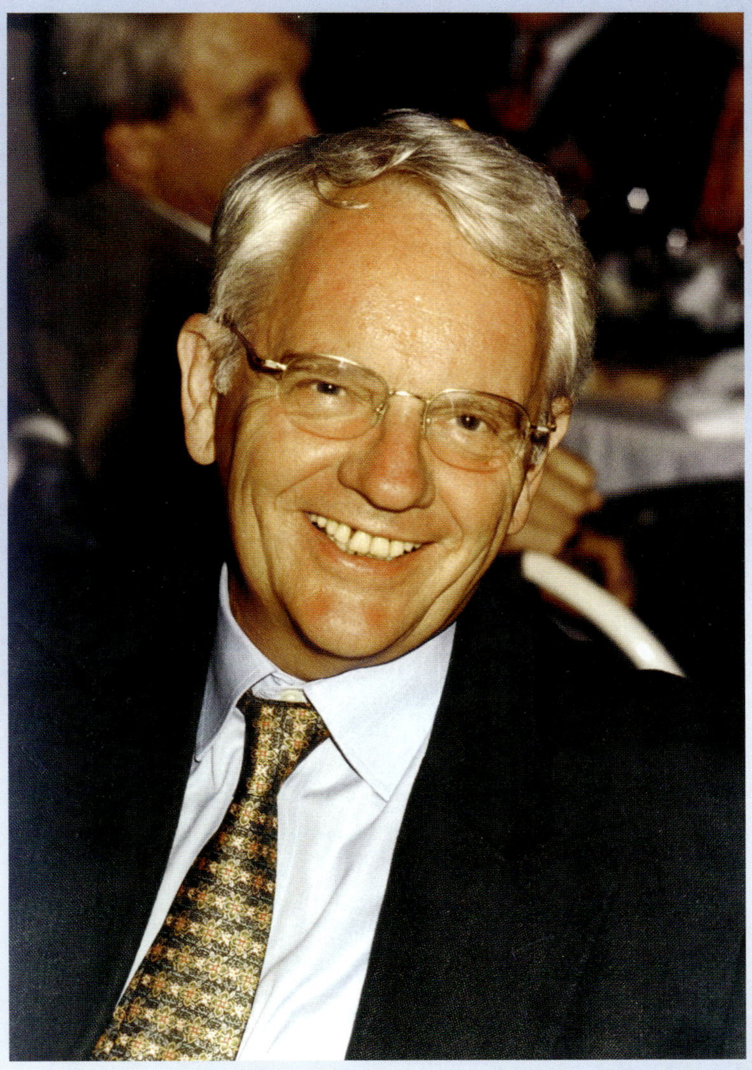

Prof. Dr. med. Karl Stockamp

Prof. Dr. med. Karl Stockamp (Abb. 28.1)

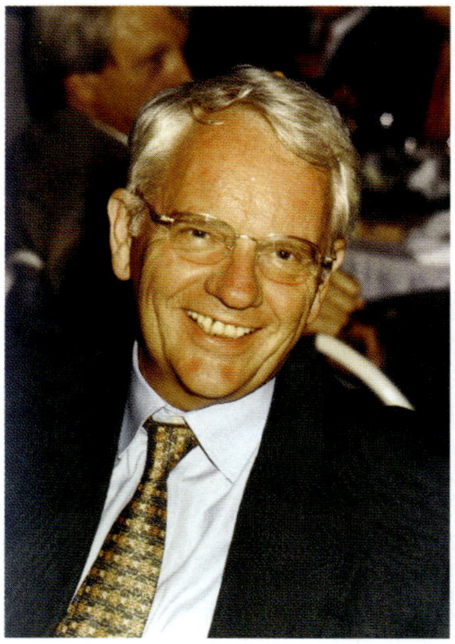

Abb. 28.1 Prof. Dr. med. Karl Stockamp

Curriculum vitae (nach K.S.)

Geboren am 28.09.1939 in Gießen/Lahn

1946–1959	Schulbesuch in Wetzlar/Lahn
1959–1964	Medizinstudium an den Universitäten Marburg, Mainz, Freiburg und Genf
1965	Staatsexamen
1966	Promotion in Marburg
1967–1968	Medizinalassistent in Wetzlar
1968–1970	Sanitätsoffizier an der Urologischen Abteilung (Dr. Sparwasser) des Bundeswehrkrankenhauses in Koblenz
1970–1975	Urologische Universitätsklinik Mainz (Prof. Hohenfellner)
1974	Habilitation
1975	Außerplanmäßige Professur
1975–2004	Direktor der Urologischen Klinik des Klinikums der Stadt Ludwigshafen
1977	Arbeitskreis Urologische Funktionsdiagnostik (Mitbegründer)
1984	Präsident der Südwestdeutschen Gesellschaft für Urologie
1998–1999	Präsident der Deutschen Gesellschaft für Urologie (seit 1994 im Vorstand)
	Berufspolitisch tätig im Hauptausschuss des BDU und des AK Leitender Krankenhausärzte.
	European Board of Urology (EBU)
1997–2000	International Relations Office der EAU

Von besonderer wissenschaftlicher Bedeutung war seine Forschung seit 1974 auf dem Gebiet der α-adrenergen Rezeptoren bei der Harnblasenfunktion mit erstmaliger Beschreibung der Beeinflussung der Blasenentleerungsstörung durch α-Blocker.

Die Eröffnungsrede von Prof. Stockamp zum 51. Kongress 1999 wurde wie alle Eröffnungsreden seit 1999 nicht mehr in den Organen der DGU publiziert.

- **Eröffnungsrede zum 51. Kongress 1999 von Prof. Dr. med. K.-F. Stockamp**

Liebe Kolleginnen und Kollegen, verehrte Gäste,

ich begrüße Sie herzlich zur Eröffnungsfeier des 51. Kongresses der Deutschen Gesellschaft für Urologie in Wiesbaden. Als erstes möchte ich besonders begrüßen als Vertreter der Hessischen Landesregierung Herrn Staatssekretär Seif, in Vertretung des Oberbürgermeisters der Stadt Wiesbaden, Frau Stadträtin Thies, Herrn Professor Lloyd Harrison, Präsident der Amerikanischen Gesellschaft für Urologie und Herrn Professor Frans Debruyne, Generalsekretär der Europäischen Gesellschaft für Urologie. Ich bin Ihnen dankbar, dass Sie anschließend ein Grußwort an unsere Gesellschaft richten werden. Begrüßen möchte ich auch Herrn Prof. Dr. Claus Bartram, Direktor des Instituts für Humangenetik des Universitätsklinikums Heidelberg, der den Festvortrag dieses Abends halten wird.

Herzlich freue ich mich über die Anwesenheiten der Präsidenten und der Generalsekretäre der Urologischen Gesellschaften von Albanien, Chile, Frankreich, Georgien, Griechenland, Jugoslawien, Kroatien, Lettland, Litauen, den Niederlanden, Österreich, der Schweiz, der Slowakei, Tschechien, der Ukraine und Ungarn. Der Gruß gilt aber auch den zahlreichen Kollegen aus insgesamt 33 Ländern, den unser Kongress ein Besuch wert war.

Geehrt fühlt sich unsere Gesellschaft auch durch die Anwesenheit von Herrn Dr. Holfelder, Präsident der Gemeinschaft Fachärztlicher Berufsverbände, Herrn Professor Rahn, Präsident der Deutschen Gesellschaft für Innere Medizin, der auch einen wissenschaftlichen Beitrag zu unserem Kongress leistet und Herrn Professor Schönleben, Vizepräsident der Deutschen Gesellschaft für Chirurgie. Eine große Freude bereitet mir auch die Anwesenheit einer Reihe von Chefarztkollegen aus dem Klinikum Ludwigshafen einschließlich seines Geschäftsführers Herrn Dr. Graf. Viele korrespondierende und Ehrenmitglieder wie auch frühere Präsidenten unserer Gesellschaft sind nach Wiesbaden gekommen und ich möchte sie besonders herzlich willkommen heißen.

Schließlich möchte ich die Damen und Herren begrüßen, die die fachbegleitende Industrieausstellung dieses Kongresses repräsentieren. Ihnen danke ich jetzt schon herzlich, weil sich ihre Unterstützung durch den gesamten Kongress zieht und mit der Ermöglichung dieses Abends begonnen hat.

Ich komme nunmehr der traurigen Verpflichtung eines jeden Präsidenten nach, Sie an die in den letzten Monaten verstorbenen Mitglieder unserer Gesellschaft zu erinnern. Seit unserer letzten Jahrestagung verstarben: Professor Pieter Jacob Donker aus Leiden, Ehrenmitglied der DGU, Dr. Horst Frieling aus Iserlohn, Dr. Thilo Henftling aus München, Dr. Karl Theodor Jonas aus Feldafing, Professor Joseph Kaufman aus Los Angeles, Ehrenmitglied der DGU, Dr. Heiner Lang aus Bexbach, Dr. Frank Langen aus Mönchengladbach, Dr. Walter Meyer-Delpho aus Rottach-Egern, Priv.-Doz. Dr. Friedhelm Noll aus Würselen, Professor Lars Röhl aus Vaxholm/Schweden, Ehrenmitglied der DGU, Dr. Manfred Rothkopf aus Berlin, Dr. Hartmut Stähler aus Augsburg, Prim. Dr. Hadwin Urlesberger aus Klagenfurt, Dr. Michael Zikic aus Detmold.

Es ist eine gute Tradition, dass ein Präsident an dieser Stelle einen kurzen Einblick in seinen beruflichen **Werdegang** gewährt.

Bei der Wahl meines akademischen Studienziels fiel die Entscheidung für die Medizin eher zufällig aus. Aber noch während des Studiums fiel eine weitere berufliche Entscheidung: Bei Famulaturen in der von Professor Vossschulte geleiteten Chirurgischen Universitätsklinik Gießen beeindruckte mich die Chirurgie, die sich damals gerade der Organe Herz und Gehirn bemächtigte, zutiefst. Durch den späteren ersten urologischen Ordinarius in Gießen, Professor Rothauge, der damals innerhalb der Chirurgie eine Urologie aufzubauen begann, erwachte mein Interesse für dieses im Jahr 1962 noch kaum existente Fachgebiet. Folgerichtig leistete ich nach der Medizinalassistentenzeit hierfür das Chirurgische Jahr im Stadtkrankenhaus meiner Heimatstadt Wetzlar ab, in dem die Chirurgische Abteilung gerade von einem Vossschulte-Schüler, Herrn Professor Wolfgang Becker, übernommen worden war. Zu meiner großen Freude ist Herr Professor Becker meiner Einladung zu dieser Eröffnungsfeier gefolgt und ich möchte ihn an dieser Stelle herzlich begrüßen und ihm danken. Bei ihm habe ich nicht nur die Grundlagen der chirurgischen Operationstechnik erlernt, hier erlebte ich auch aus damaliger Sicht den Einzug der Moderne in die Chirurgie, z. B. mit Gründung einer Anästhesieabteilung und einer Intensivstation. Ich erfuhr Verständnis für meinen weiterbestehenden Wunsch, Urologe zu werden und Ihre letzte Empfehlung, lieber Herr Becker, war: »Gehen sie nur an eine Universitätsklinik«. Es folgte der nicht mehr aufschiebbare Wehrdienst, zu dessen Beginn mich ein glücklicher Umstand für zwei Jahre als Sanitätsoffizier in die Urologische Abteilung des Bundeswehrzentralkrankenhauses Koblenz brachte. Diese Abteilung wurde damals von einem Facharzt für Chirurgie und Urologie geleitet, der es fertig gebracht hatte, ein außergewöhnlich großes ziviles Klientel an seine Abteilung zu binden und hier auf hohem Niveau das gesamte aktuelle urologische Operationsspektrum von der Antirefluxoperation bis Zystektomie anzubieten. Hier erwarb ich in kurzer Zeit einen nahezu vollständigen operativen Facharztkatalog. Auch dieser, mein erster urologischer Lehrer, zu meiner Zeit Oberstarzt, jetzt Generalarzt a.D., Herr Dr. Felkl, hat mir die große Freude gemacht, meiner Einladung zu diesem Abend zu folgen. Ich danke auch Ihnen, lieber Herr Felkl, dass Sie meinetwegen nach Wiesbaden gekommen sind. Sie haben mir das operative: Rüstzeug für meine weitere berufliche Laufbahn gegeben.

Eine nochmalige glückliche Fügung führte in Koblenz zu einer Begegnung mit Herrn Professor Hohenfellner, der ein Jahr vorher den ersten urologischen Lehrstuhl in Mainz übernommen hatte. Diese Begegnung hatte nach Beendigung meiner Wehrdienstzeit einen fünfjährigen Lebensabschnitt in Mainz zur Folge, in einer Klinik, die damals damit begann, sich Weltgeltung zu verschaffen. Die Entwicklung dieser Klinik ist bekannt und ich kann heute sagen, dass die damalige Zeit des Aufbruchs der interessanteste und auch schönste Teil meines beruflichen Lebens gewesen ist. Meine Grundeinstellung zur Urologie ist in Mainz entstanden und von Dir, lieber Rudi, geformt worden. Ich danke Dir auch für die erst in Mainz unter Deinem subtilen Druck entstandene Motivation für wissenschaftliches Arbeiten und Denken und nicht zuletzt für Deine persönliche Freundschaft.

Ehrungen

Eine der angenehmsten Aufgaben eines Präsidenten am Eröffnungsabend ist die Auszeichnung von Persönlichkeiten, die sich in besonderer Art und Weise um die Urologie und unserer Gesellschaft verdient gemacht haben. Es sind dies: Herr Dr. Fernandes Cos, Herr Professor Vito Pansadoro und Herr Professor Rudolf Hohenfellner.

Herr **Dr. Fernandes Cos** ist Chefarzt der Abteilung für Urologie im Militärhospital in Santiago/Chile. Er ist Professor für Urologie der Universidad de Los Andes und war in den Jahren 1997 und 1998 Präsident der Chilenischen Gesellschaft für Urologie, in der (in Board) er weiterhin als Direktor tätig ist. Freundschaftliche Beziehungen zwischen Deutschland und Chile existieren seit über 30 Jahren und sind in der frühen Zeit verbunden mit den Namen Matouschek, Schmiedt und Röhl. Schon vor seiner Präsidentschaft hatte Herr Cos enge Verbindungen mit deutschen Urologen, insbesondere mit den Kollegen Frohmüller, Eisenberger und Alken angeknüpft, er selbst besucht regel-

mäßig unsere Kongresse und lädt ständig deutsche Wissenschaftler als Gastreferenten zu Tagungen nach Chile ein. Seit zwei Jahren läuft ein von ihm initiiertes Austauschprogramm mit der Chilenischen Gesellschaft, wobei jeweils zur Kongresszeit in Ausbildung befindliche Urologinnen und Urologen für zwei Wochen wechselseitig ihr Gastgeberland besuchen. Auch dieses Jahr ist eine junge chilenische Kollegin unser Gast. Der Vorstand ist der Ansicht, dass sich Herr Dr. Cos, durch diese langjährigen Aktivitäten Verdienste um die internationale Stellung der Deutschen Gesellschaft für Urologie erworben hat und ernennt ihn zum Korrespondierenden Mitglied.

Herr **Professor Vita Pansadoro** wurde 1939 in Rom als Sohn eines italienischen Vaters und einer Schweizer Mutter geboren, dies zur Erklärung, dass er sehr gut Deutsch spricht. Er studierte an der Universität Rom. Im Rom erwarb er auch seine urologische Ausbildung, hinzu kamen Weiterbildungen in Kinderchirurgie und Abdominalchirurgie. Seit 1979 ist er Chefarzt in mehreren Urologischen Kliniken in Rom, seit letztem Jahr im San Giovanni-Adrolorata-Hospital. Er hat eine internationale Reputation auf breiter wissenschaftlicher Basis, er ist Mitglied zahlreicher wissenschaftlicher und medizinischer Gesellschaften und Arbeitsgruppen. Seine besondere Beziehung zur deutschen Urologie besieht seit 30 Jahren und ist mit den Namen Lutzeyer, Leusch und vor allem Hohenfellner verbunden. Er ist regelmäßiger Gast auf wissenschaftlichen Veranstaltungen in Deutschland und fühlt sich als Boschafter der deutschen Urologie in seinem Heimatland. Auch ihn ernennt die Deutsche Gesellschaft für Urologie zum Korrespondierenden Mitglied aufgrund seiner großen und anhaltenden Verdienste für das Ansehen unserer Gesellschaft im Ausland.

Wenn ein ehemaliger Schüler seinen Lehrer ehren darf, fällt auch etwas von dieser Ehre auf ihn ab. Es bedeutet mir daher besonders viel, dass ich Herrn **Professor Rudolf Hohenfellner** zum Ehrenmitglied unserer Gesellschaft ernennen kann. Rudolf Hohenfellner wurde 1928 in Wien geboren. Hier studierte er und erwarb seinen urologischen Facharzt, seine Lehrer waren die Professoren Bibus und Übelhör. 1964 habilitierte er an der Urologischen Universitätsklinik Homburg/Saar unter Professor Alken, dessen leitender Oberarzt er war. 1967 wurde er zum Direktor der Urologischen Klinik und Poliklinik der Johannes-Gutenberg-Universität gewählt, womit gleichzeitig dieser Lehrstuhl begründet wurde. In Mainz blieb er trotz eines Rufes nach Wien bis zu seiner Emeritierung 1997, somit nahezu 30 Jahre lang. Sein immenses wissenschaftliches Werk umfasst über 560 Artikel in nationalen und internationalen Zeitschriften und Büchern

Prof. Dr. med. Karl Stockamp

über die verschiedensten Probleme der Urologie. Er ist Gründer der Zeitschrift Aktuelle Urologie und war ihr Mitherausgeber bis zum vergangenen Jahr. Weiterhin ist er Herausgeber der »Operativen Techniken«. Er war 1965 Präsident der Deutschen Gesellschaft für Urologie und prägte mit seinem Mainzer Kongress, der mit vielen überholten Traditionen brach, das heutige Gesicht unserer Tagungen. 1997 war er Präsident der Internationalen Gesellschaft für Urologie. Er ist Ehrenmitglied von neun internationalen Fachgesellschaften, einschließlich der AUA und der BAU. Professor Hohenfellner und seine Klinik haben innerhalb von drei Jahrzehnten durch hochqualitative Forschungsarbeit und durch die Entwicklung innovativer operativer Techniken einen einzigartigen Beitrag zur deutschen Urologie und zum deutschen Ansehen im Ausland geleistet. Die Deutsche Gesellschaft für Urologie verleiht ihm hierfür die Ehrenmitgliedschaft.

Urologie im Spannungsfeld der Gesundheitsreform 2000

Heute fand als Höhepunkt einer Protestwelle gegen die Gesundheitsreform 2000 vor der Charité in Berlin eine Kundgebung des »Bündnisses Gesundheit 2000« statt. Dieser Zusammenschluss von Gesundheitsberufen protestiert gegen das Globalbudget, gegen die vorgesehene finanzielle Alleinverantwortlichkeit der Krankenkassen und den erwarteten Arbeitsplatzabbau im Gesundheitswesen. Morgen früh beginnt unser Kongress mit dem Referat eines früheren Präsidenten unserer Gesellschaft über »Die Rolle des Urologen im wissenschaftlichen Fortschritt«. Was hat das miteinander zu tun?

Drei Gesundheitsminister – Ehrenberg, Blüm und Seehofer – haben die unserem Gesundheitssystem immanenten finanziellen Probleme nicht lösen können und in ihrer Nachfolge hofft Frau Fischer mit ihrer Gesundheitsreform auf Heilung. Die Problemursachen sind bekannt und werden nur unterschiedlich je nach Partikularinteresse gewertet. Eine Problem liegt auf der Einnahmenseite: In einer Zeit, in der die Lebensarbeitszeit abnimmt und die Arbeitslosenquote auf hohem Niveau verharrt, sind Einzahlungen in ausreichender Höhe in das auf dem Solidaritätsprinzip beruhende Versicherungssystem nicht mehr gewährleistet. Beitragssteigerungen wie in der Vergangenheit sind politisch offenbar nicht mehr durchsetzbar. Die hohe Arbeitslosigkeit macht sich auch auf der Ausgabenseite bemerkbar, Arbeitslose werden zu 60 % häufiger im Krankenhaus aufgenommen und liegen dort zweimal so lange wie Patienten mit einem Beschäftigungsverhältnis. Wesentlich dramatischer wirkt sich jedoch der medizinische Fortschritt aus, da bessere Untersuchung – und Behandlungsmethoden meist teurer sind als die, die sie ersetzen. Der medizinische Fortschritt ist auch die Hauptursache für die zunehmende Lebenserwartung, die alle zehn Jahre um ein Jahr ansteigt. Da die Lebensverlängerung nicht ohne Morbidität bleibt, erweitert die Medizin hier ihren Markt.

Rationalisierung oder/und Rationierung

Der politisch verträglichste Weg zur Kostendämpfung war und ist die Fahndung nach Wirtschaftlichkeitsreserven. Vor wenigen Tagen verkündete der Vorsitzende der Ortskrankenkassen, jede zweite Röntgenaufnahme und jeder zweite Kaiserschnitt werde unnötig vorgenommen. Diese Behauptung ist populistisch und beruht nicht auf einer evidenzbasierten Untersuchung, die man inzwischen für Argumente von der Behandlerseite fordert. Sogenannte Rationalisierungsreserven werden in bescheidenem Maße noch aufzutun sein, sie können aber kaum länger als Alibi für die Notwendigkeit einer Budgetierung dienen.

Damit kommen wir zu Rationierungen, deren Zwangsläufigkeit von Leistungserbringern angedroht und von den Kostenträgern bestritten wird. Rationierungen sind international in hochentwickelten Gesundheitssystemen durchaus üblich und werden auch in der Bundesrepublik praktiziert. Ein alltägliches Beispiel; Eine früher ausschließlich stationär durchgeführte Operation wird in jedem zweiten Fall jetzt ambulant durchgeführt, wobei die Ergebnisqualität sich anscheinend nicht unterscheidet. In der Folge wird von den Kostenträgern das Entgelt für die noch stationär vorgenommenen Operationen mit diesem Argument infrage gestellt. Die Gleichwertigkeit der stationären und ambulanten Durchführung ist allerdings nicht ausreichend belegt, da die Ergebniserhebung nicht die mögliche Patientenselektion berücksichtigt.

Rationierungen von Gesundheitsleistungen sind im Prinzip nicht unethisch. Nach seiner Berufsordnung dient der Arzt der Gesundheit des Einzelnen und des gesamten Volkes. Das bedeutet, dass z. B. eine aufwendige aber weniger nützliche Therapie eines Einzelnen unter Berücksichtigung der vorhandenen Ressourcen zurückgestellt werden muss, um einem größeren Kreis Behandlungsbedürftiger wirksamer helfen zu können. Ein solcher Nutzen muss aber auf einer beweisbaren Grundlage stehen. Ohne diese wäre eine Rationierung von extern durch budgetbedingte Einschränkung des Leistungsangebotes ein Schritt, der die Leistungserbringer vor ein ethisches Problem stellen, und Gesundheitspolitik und Kostenträger in einen Erklärungsnotstand treiben würde. Letzterem soll begegnet werden durch verordnete Qualitätssicherungsmaßnahmen, die in dieser Form allerdings nur ein Euphemismus für eine Kostenkontrolle sind.

Wissen – Qualität – Ökonomie

Eine Möglichkeit, ärztliches Handeln nach dem aktuellen Stand der Wissenschaft und unter ökokomischen Gesichtspunkten auszurichten, ist die Erstellung von Leitlinien. Leitlinien definieren die Minimalanforderungen an Diagnostik und Therapie einer Erkrankung, lassen im Gegensatz zu Richtlinien aber bewusst einen Freiraum für individuelles Handeln des Arztes. Die Aussagen von Leitlinien müssen auf Untersuchungsergebnissen fußen, die durch wissenschaftliche Studien mit hohem Qualitätsstandard gewonnen wurden. Diese Grundlage wird heute als evidenzbasierte Medizin bezeichnet, wobei dieser häufig zitierte Begriff inzwischen in die Gefahr des Modeartikels gerät. In Deutschland wurden inzwischen 550 Leitlinien von unterschiedlichen Interessengruppen erstellt, sie erfüllen nicht alle den genannten methodischen Standard. Sie sind von der administrativen Seite als potentielles Kostendämpfungsinstrument erkannt worden, wobei allerdings der in den Leitlinien bewusst erhaltene Behandlungsfreiraum ein Problem darstellt. Daraus resultiert ein Interesse nach höherer Stringenz, um sie für Kostenbegrenzungen bei der vorgesehenen Ausweitung des Fallpauschalensystems einsetzen zu können. In dieser Form der Ökonomisierung ist zu befürchten, dass solche Leitlinien in das Arzt-Patienten-Verhältnis eingreifen, die Defensivmedizin fördern und die Nutzbarmachung des medizinischen Fortschrittes behindern. Ich meine jedoch, dass Leitlinien in der Qualität, in der sie mit hohem personellen Expertenaufwand von Urologen wie auch von anderen Fachgesellschaften erstellt worden sind und noch erstellt und gepflegt werden, diesen Freiraum behalten können, vorausgesetzt, dass die sie anwendenden Ärzte hochqualitativ fortgebildet sind.

Im neuen **Gesundheitsgesetz** sind rigide **Zulassungsreglementierungen** vorgesehen, die den Fortschritt der Medizin durch Versagen der Erstattungsfähigkeit neuer Untersuchungs- und Behandlungsmethoden bremsen. Diese würden damit nur einer kleineren bevorzugten Patientengruppierung zugänglich sein. Hier ist die ärztliche Mitsprache eingeschränkt und der Sachverstand der Wissenschaftlichen Fachgesellschaften, der medizinisch und ökonomisch gut begründete Expertisen einbringen könnte, zu wenig gefragt.

Der **Wissenschaftsrat** klagt in seinem Jahresgutachten unter anderem darüber, dass die der Forschung und Lehre zufließenden Mittel zunehmend im Krankenversorgungsbereich der Universitätskliniken versickern und schlägt eine finanzielle Beteiligung der Krankenkassen an der patientennahen klinischen Forschung vor. Der Bedarf an klinischer Forschung auch und gerade aus ökonomischen Überlegungen heraus ist enorm. Ein riesiges Potential für klinisch-wissenschaftliche Tätigkeit liegt bei den außeruniversitären Fachabteilungen, die 90 % der stationären Patienten behandeln. Qualitativ hochwertige **Studien** werden in diesen Einrichtungen bereits betrieben, großenteils aus wissenschaftlicher Eigeninitiative und abhängig von der Unterstützung der Industrie. Die Ergebnisse dieser Studien werden auch für die Interessen der Gesundheitspolitik genutzt und es erhebt sich auch hier die Frage nach einer Kostenbeteiligung der profitierenden Krankenkassen, allein schon, um Unabhängigkeit von einem Geldgeber zu gewährleisten.

Als letzen Punkt möchte ich ansprechen, die Bedeutung der ärztlichen Qualität für die Behandlungsökonomie. Die ständige **Fortbildung des Arztes** während seines Berufslebens ist eine ethische Verpflichtung, deren Kontrolle in der Bundesrepublik bislang abgelehnt wurde. Erst mit dem letzten Deutschen Ärztetag in Cottbus wurde die zunächst freiwillige Zertifizierung beschlossen. Noch weitgehend unkontrolliert ist die Weiterbildung zum Facharzt im Krankenhaus und im Budget finanziell unberücksichtigt. Fort- und Weiterbildung sind jedoch von ungemeiner ökonomischer Bedeutung, denn ein Arzt mit unzureichender Edukation ist ein teurer Arzt.

Fazit

Aus meiner Sicht eines Krankenhausarztes möchte ich folgende Schlussfolgerungen ziehen: Eine wissenschaftliche Fachgesellschaft wie die Deutsche Gesellschaft für Urologie sieht ihre Aufgabe in der ständigen Verbesserung der medizinischen Behandlungsqualität, in erster Linie im Interesse des Patienten, aber auch in der Beachtung der ökonomischen Interessen der Allgemeinheit. Der medizinische Fortschritt muss gewährleistet sein. Die finanziellen Mittel für die Grundlagenforschung müssen erhalten bleiben, die patientennahe klinische Forschung muss auch in außeruniversitären Kliniken finanziell gefördert werden. Um wissenschaftlich im internationalen Vergleich weiterhin eine Spitzenposition einnehmen zu können, müssen hierfür Fenster im Globalbudget – wenn es weiterbestehen sollte – geöffnet werden. Es ist meine Hoffnung, dass der morgen beginnende Kongress die wissenschaftliche Kompetenz unserer Gesellschaft für diesen Anspruch zeigt. Er bietet ein breites Spektrum an Beiträgen aus klinischer – und experimenteller Forschung. Er wird auch erstmals in dieser Breite ein freiwillig zertifizierbares Fortbildungsangebot beinhalten.

52. Kongress der Deutschen Gesellschaft für Urologie – Hamburg, 20.–23.09.2000

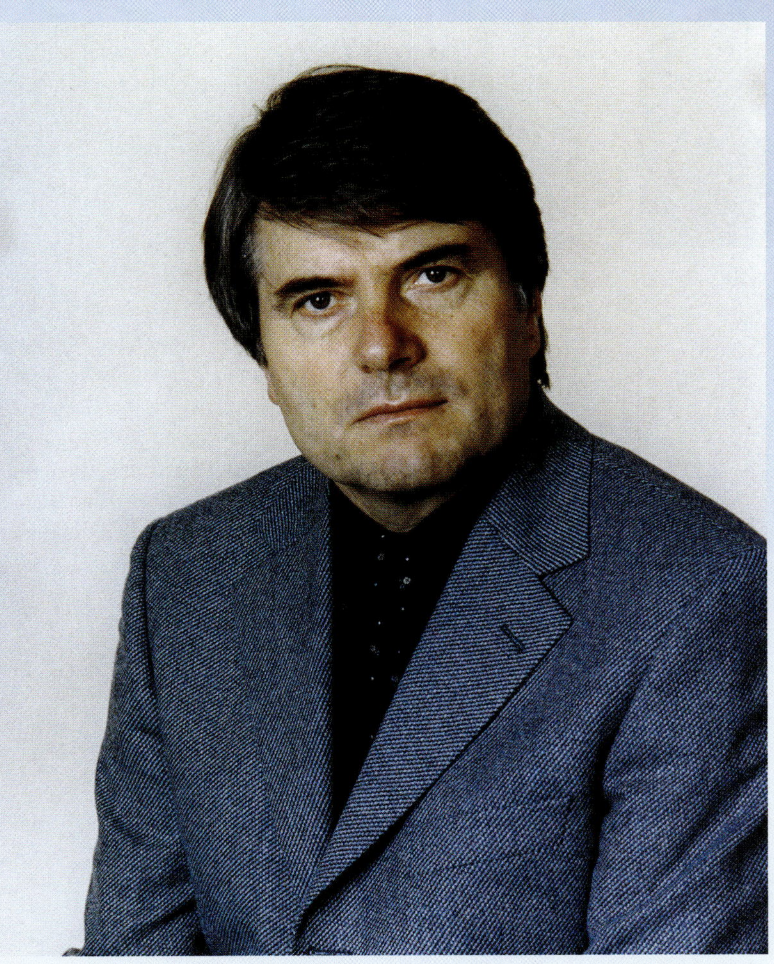

Prof. Dr. med. habil. Jörg Schubert

Prof. Dr. med. habil. Jörg Schubert (◘ Abb. 29.1)

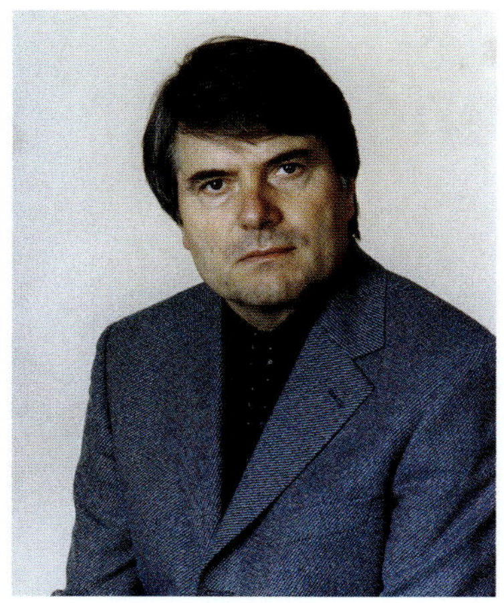

◘ **Abb. 29.1** Prof. Dr. med. habil. Jörg Schubert

29

Curriculum vitae (nach J. Sch.)

Geboren am 04.01.1944 in Meißen

1950–1962	Schulbesuch in Meißen
1963–1965	Vorklinisches Studium an der Humboldt-Universität Berlin
1965–1969	Klinische Ausbildung Medizinische Akademie Dresden
1969	Approbation
1970	Promotion A – Dissertation. Medizinische Akademie Dresden
1969–1974	Weiterbildung zum Facharzt für Urologie. Medizinische Akademie Dresden
	Hochschulpädagogisches Studium an der Technischen Universität Dresden
1980	Habilitation
1983	Ernennung zum ordentlichen Dozent im Fach Urologie der Medizinischen Akademie Dresden
1988	Berufung auf den Lehrstuhl für Urologie der Friedrich-Schiller-Universität Jena und Direktor der Klinik und Poliklinik für Urologie
1992	Präsident der Vereinigung Mitteldeutscher Urologen
Seit 1991	Tätigkeiten im Rahmen der Deutschen Gesellschaft für Urologie: Vorsitzender der West-Ost-Kommission, Gründer des Arbeitskreises für Schmerztherapie, Mitglied der Arbeitskreise für urologische Onkologie und Kinderurologie der Akademie der Deutschen Urologen
1999–2000	Vizepräsident und Präsident der Deutschen Gesellschaft für Urologie

Mehrere Wissenschaftspreise für Urologie und Ehrenmitglied mehrerer ausländischer Fachgesellschaften.

- Mitglied der Societe International d Urologie
- Mitglied der Deutschen Gesellschaft für Organtransplantation und anderer Fachgesellschaften

Prof. Dr. med. habil. Jörg Schubert

- **Eröffnungsrede zum 52. Kongress 2000 von Prof. Dr. med. Jörg Schubert[1]**

Meine sehr geehrten Damen und Herren,

es ist üblich, dass der jeweilige Präsident der Deutschen Gesellschaft für Urologie seinen beruflichen Werdegang im Rahmen der Eröffnungsveranstaltung darstellt. Ich kann das nur abweichend von bisherigen Gepflogenheiten, bedingt durch eine besondere berufliche Entwicklung im Rahmen meiner Präsidentenrede tun.

Meine wissenschaftliche und berufliche Entwicklung mag einem Großteil der Anwesenden ungewöhnlich erscheinen; ist er doch durch das **Wirken in zwei differenten Gesellschaftsformationen und damit in zwei unterschiedlichen Gesundheitssystemen** gekennzeichnet.

Nach dem Studium in Berlin und Dresden erhielt ich meine fachliche Ausbildung unter der Leitung von Herrn Prof. Kirsch, dem inzwischen verstorbenen ehemaligen Direktor an der Urologischen Klinik der jetzigen Technischen Universität in Dresden. Für die Entwicklung während dieser Zeit möchte ich mich heute im besonderen Maße ganz herzlich bei Herrn Prof. Raatzsch bedanken. Herr Prof. Raatzsch ist heute als Gast bei unserer Eröffnungsveranstaltung anwesend. Ihm verdanke ich insbesondere Kenntnisse auf dem Gebiet der Uroonkologie, Kinderurologie, gynäkologischen Urologie und von Harnröhrenrekonstruktionsmaßnahmen. Insbesondere hat er mein Interesse für die klinisch-wissenschaftliche Tätigkeit geweckt. Durch die besondere Gesetzgebung in der ehemaligen DDR war es durchaus möglich, interessante Wege auf dem Gebiet der klinischen Forschung zu beschreiten. Eine großzügige Sektionsordnung, die generelle Tumormeldung, Möglichkeiten in der tierexperimentellen Forschung und die langjährige Führung behandelter Patienten in den klinikzugehörigen Polikliniken ermöglichten die Überprüfung neuer Therapieprinzipien an repräsentativen Patientenserien. Es war der interessante Zeitraum urologischer Entwicklung, als wir das Gebiet der offenen Steinchirurgie verließen, differente Lymphadenektomietechniken, Harnderivationsformen hinsichtlich ihrer Komplikationsdichte und Effizienz überprüften und auch begannen, die Operation des Prostatakarzinoms zu favorisieren bzw. die Genitalchirurgie weiterzuentwickeln.

Andererseits war diese Epoche durch **wissenschaftliche Isolation und fehlende internationale Kooperation** geprägt. In dieser außerordentlichen problematischen Zeit habe ich zahlreiche **Unterstützung** durch die Kollegen aus der ehemaligen **Tschechoslowakei** erhalten, denen es in diesem Zeitraum möglich war, auf internationalem Gebiet Erfahrungen zu sammeln, auszutauschen und weiterzugeben. Allen voran möchte ich hiermit besonders Herrn Prof. Hornak aus Bratislava danken. Auch Herr Prof. Hornak ist der Einladung gefolgt, an der heutigen Veranstaltung teilzunehmen.

Meine sehr geehrten Damen und Herren, von einer Präsidentenrede erwartet man gewöhnlich **Programmatik**, sei es in globaler Hinsicht für das gesamte Fach oder nur auf speziellen Teilgebieten. Besondere Themen könnten gegenwärtig Visionen der allgemeinen urologischen Entwicklung oder spezielle Thematiken zur Grundlagenforschung, der Hochschulmedizin, der Aus- und Weiterbildung, Probleme der Finanzierung des Gesundheitswesens und der Qualitätssicherung sein. Ich möchte zu all diesen Themen keine Aussagen treffen, da zukunftsorientierte Inhalte noch im Rahmen der Festrede, in der morgigen ersten Forumssitzung und auch im Verlauf des Kongresses dargeboten werden.

Gestatten Sie mir, retrospektiv zehn Jahre nach der Vereinigung beider Deutscher Urologischen Fachgesellschaften schlaglichtartig eine Einschätzung dieser Entwicklung vorzunehmen, und ich will versuchen zu analysieren, ob sich aus diesem Entwicklungsprozess auch allgemeine Erkenntnisse für die **Entwicklung der deutschen Urologie** ableiten lassen.

Die **politische Wende im Osten Deutschlands** und die damit verbundene **Umstrukturierung des Gesundheitswesens** stellten auch an die urologisch tätigen Mediziner große Anforderungen. Neue Möglichkeiten des Einsatzes der sog. »High-tech-Medizin«, ein völlig neuer Pharmamarkt, eine veränderte Rechtssprechung, Möglichkeiten des Einwerbens von Drittmitteln, von Auslandsaufenthalten, einer veränderten interdisziplinären, aber auch kollegialen Verhaltensweise, eine veränderte Strukturierung in der Patientenbetreuung und der allgemeine Wechsel von einer nichtfunktionierenden Planwirtschaft zur Marktwirtschaft mit den entsprechenden Wettbewerbsbedingungen seien hier schlaglichtartig genannt, um diese Herausforderung nochmals zu charakterisieren.

Insbesondere die **universitäre Urologie** stand hierbei vor einer überdimensionierten Aufgabenfülle. Die Lösung dieser zahlreichen Anforderungen war zum

---

1 s. auch Urologe (2000) 39: 590–594

einen nur durch ein hoch motiviertes Klinikteam möglich, welches gewillt war, Defizite in kürzester Zeit zu beseitigen. Zum anderen war eine ganz entscheidende Voraussetzung die Hilfe zahlreicher Persönlichkeiten der deutschen Urologie, insbesondere aus den alten Bundesländern, die sich in selbstloser Weise anboten, den Aufbau des urologischen Fachgebietes, auch im Osten Deutschlands, nach modernen Gesichtspunkten zu forcieren.

Ich möchte deshalb heute und hier die Gelegenheit nutzen, all denen zu danken, die sich bei dieser Aufbauarbeit eingebracht haben, exemplarisch aber insbesondere der Jenaer Universitätsklinik so **vielfältige Unterstützung** haben zuteilwerden lassen, dass innerhalb kürzester Zeit Defizite in der medizinischen Betreuung und Forschung überwunden werden konnten.

Herr Professor Kaufmann organisierte nach seinem Kongress in Hamburg im Jahr 1990, also vor zehn Jahren, aus einem speziellen Fonds in Soltau eine Managementschulung für die Kollegen aus den neuen Bundesländern, welche eine wertvolle Basis für das Verständnis von Leitungstätigkeit unter veränderten Umfeldbedingungen bot und die Orientierung in dem Komplex neuer Herausforderungen ermöglichte.

Herr Professor Ackermann übernahm die Aufgabe, Wege aufzuzeigen, wie Grundlagenforschung mit Drittmitteln organisiert und durchgeführt werden kann. Ihm verdanke ich insbesondere zahlreiche Anregungen für ein eigenes, inzwischen effizient arbeitendes molekularbiologisches Forschungslabor.

Von besonderer Dringlichkeit für die Entwicklung der klinischen Medizin war die Schaffung patientenfreundlicher Kliniken mit moderner Technik. Hier möchte ich Herrn Dr. Castringius danken, der noch vor der Währungsunion als ersten Neubau in den neuen Bundesländern eine Klinik als Anbau an der ehemaligen desolaten urologischen Klinik in Jena errichtete und somit die Möglichkeit schuf, dass das Land Thüringen diese Einrichtung nach kürzester Bauzeit übernehmen konnte. Somit waren nahezu ideale Grundvoraussetzungen gegeben, eine breite Profilierung des Faches voranzubringen.

Mein Dank gilt Herrn Professor May, der mit uns im Jahr 1990 in Jena die erste Nierentransplantation durchführte und damit entscheidend zum Aufbau eines neuen, durch Urologen geleiteten Nierentransplantationszentrums beitrug, einem Zentrum, das bis zum heutigen Tag fast 500 Nierentransplantationen durchführte und sich im Laufe der Entwicklung auch der Kindernierentransplantation, dem Old-to-old-Programm und der Lebendspende widmete.

Erinnern möchte ich in diesem Zusammenhang auch an die Präsidentschaft von Herrn Professor Hartung, der mir für den Aufbau des Jenaer Transplantationszentrums zu seiner Kongresseröffnung in München symbolisch eine materielle Unterstützung übergab und damit einen Kristallisationskeim für die räumliche und gerätetechnische Ausrüstung ermöglichte.

Herr Professor Westenfelder unterstützte die Einführung der Mikrochirurgie. Damit wurde die Durchführung bestimmter andrologischer, kinderurologischer oder gefäßchirurgischer Eingriffe im Rahmen der Transplantationen möglich. Herr Professor Ringert ermöglichte als erster einem meiner Mitarbeiter einen Studienaufenthalt in den alten Bundesländern – in Göttingen. Dieser war maßgeblich von Bedeutung für den Aufbau der Forschungstätigkeit auf kinderurologischem Gebiet.

Weiterhin danken möchte ich Herrn Privatdozent Sauerwein, der in selbstloser Weise den Aufbau der Neurourologie unterstützt hat, Operationsdemonstrationen in Jena durchführte, Gastaufenthalte in Bad Wildungen ermöglichte und die Ausbildung junger Ärzte in seiner Klinik übernahm.

Danken möchte ich auch Gerd Ludwig und Manfred Wirth, die mir viele wichtige Hinweise, sei es über die Arbeit im Vorstand der DGU, in Gremien, Arbeitskreisen, an der Fakultät oder allgemein im Berufsleben, gegeben haben.

Die Liste der Förderer ließe sich weiter fortsetzen. Ich bitte um Nachsicht bei all denen, die ich heute nicht genannt habe.

Die Entwicklung der von mir geleiteten Klinik ist damit exemplarisch für zahlreiche andere Einrichtungen in den neuen Bundesländern. Damit konnte aber der **Beweis** erbracht werden, dass es auch unter den **Gegebenheiten der Marktwirtschaft und des Wettbewerbes innerhalb der Urologie möglich ist, Kliniken aufzubauen, welche das gesamte Gebiet des urologischen Faches** von der urologischen Onkologie über die Kinderurologie, die gynäkologische Urologie, die Nierentransplantation, die Neurourologie und die Andrologie umfassen.

Ich bin der tiefen Überzeugung, dass wir trotz aller Spezialisierung in der Zukunft solche Kliniken für die Entwicklung unseres so interessanten Fachgebietes benötigen, erhalten oder aufbauen müssen, die alle Teilgebiete vorhalten, da erst durch die transversale oder longitudinale Vernetzung dieser zahlreichen Gebiete untereinander eine Weiterentwicklung der gesamten Urologie möglich erscheint, insbesondere auch

Prof. Dr. med. habil. Jörg Schubert

für die Ausbildung des urologischen Nachwuchses. Hinzu kommen Anforderungen an eine **interdisziplinäre Arbeit** zur Erhaltung urologischer Gebiete. Lassen Sie mich das an Einzelbeispielen belegen:

Kinderurologie kann man auf die Dauer nur erfolgreich vertreten, wenn die Kooperation bereits bei der pränatalen Betreuung der noch ungeborenen Kinder mit dem Geburtshelfer beginnt, sich über die Kooperation mit dem Kindernephrologen fortsetzt, eine kindsgerechte stationäre Betreuung und adäquate Nachsorge einschließt, die Integration von Forschungskonzepten, einer hoch qualifizierten Fort- und Weiterbildung berücksichtigt. Oder nehmen wir das Beispiel der Neurourologie. Auch hier sind eine Vernetzung von adäquater hochspezialisierter Diagnostik, einer Integration der speziellen Pharmatherapie, Implantatologie, von Harnderivationsverfahren, der Kontakt zu Selbsthilfegruppen und Rehabilitationseinrichtungen sowie der Aufbau von Forschungsprojekten integrale Bestandteile, um dieses Teilgebiet ständig weiterzuentwickeln.

Ein anderes Beispiel ist die **Nierentransplantation**. Auch hier lässt sich unterlegen, dass der Wille, Nieren zu transplantieren eine Seite, die Umsetzung die andere Seite der Medaille ist. Zum Unterhalten und Betreiben einer Nierentransplantationseinheit bedarf es der Kontaktaufnahme zu den Nephrologen, zu Dialyseabteilungen der Region, zu den Transplantationskommissionen, zur Integration von Forschungsinhalten, die Ausgestaltung von Symposien, von Tagen der offenen Tür für Patienten mit Niereninsuffizienz, von Nachuntersuchungsprogrammen und so weiter und so

fort. Solche Ketten von Betreuungsleistungen lassen sich auch beliebig für die gynäkologische Urologie oder die urologische Onkologie übertragen.

Es ergibt sich die Frage, ob unsere derzeitigen Strukturen, insbesondere in den Hochschuleinrichtungen, diesen Herausforderungen überhaupt noch gerecht werden können. Um all diese dargestellten multifaktoriellen Anforderungen von spezifischen Gebieten zu unterhalten, bedarf es Spezialisten in den Abteilungen, welche langjährig in spezielle Aufgaben eingebunden werden müssen, wobei insbesondere die Frage einer leistungsorientierten Beschäftigung von evidenter Bedeutung ist.

Wir beklagen täglich, dass es uns in zunehmendem Maße nur noch möglich ist, zu reagieren, statt zu agieren. Es war das Anliegen meines Beitrages herauszuarbeiten, dass es auch unter den gegenwärtigen Bedingungen des Wettbewerbes möglich ist, die urologische Entwicklung durch ein aktiv gelebtes Solidaritätsprinzip – wie ich es Ihnen an so vielen Beispielen belegen konnte – und unter Vermeidung der Favorisierung von Partikularinteressen voranzubringen.

Das Dringlichste zu tun, das Mögliche folgen zu lassen wird es uns ermöglichen, dass auch das Unmögliche bald realisiert werden kann. Unter Zurücknahme von eigenen Interessen, aber auch unter Berücksichtigung einer notwendigen Spezialisierung kleiner Einrichtungen, sollte der Aufbau und Schutz des Bestandes breit profilierter Einrichtungen durch uns alle forciert werden. Die zukünftige Entwicklung des urologischen Fachgebietes wird es uns allen danken.

53. Kongress der Deutschen Gesellschaft für Urologie – Düsseldorf, 19.–22.09.2001

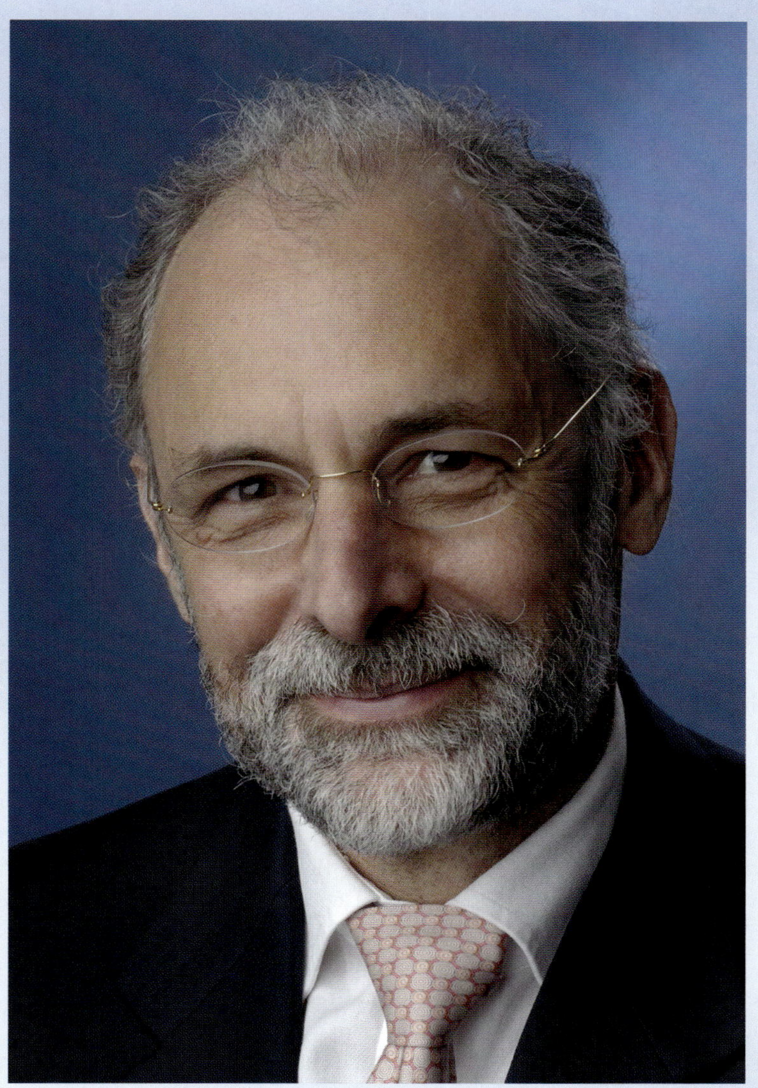

Prof. Dr. med. Dr. h.c. Herbert Rübben

Prof. Dr. med. Dr. h.c. Herbert Rübben (◻ Abb. 30.1)

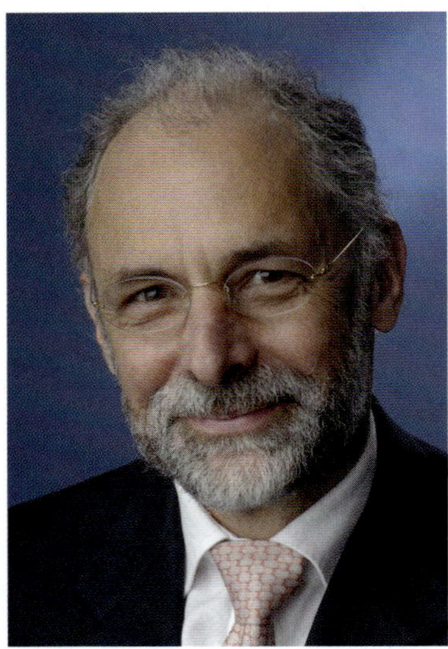

◻ **Abb. 30.1** Prof. Dr. med. Dr. h.c. Herbert Rübben

Curriculum vitae (nach H.R.)

Geboren am 02.07.1949 in Aachen

1968–1974 Medizinstudium an der Georgia Augusta Universität Göttingen und RWTH Aachen

1974–1976 Wissenschaftlicher Assistent der Abteilung Pathologie, Abteilung Chirurgie am Luisenhospital in Aachen

1976–1987 Abteilung Urologie (Prof. Lutzeyer) der Medizinischen Einrichtungen RWTH Aachen

1984 Habilitation für das Fach Urologie

1985 Auslandsaufenthalt in Dallas, Texas (Prof. Peters)

1987–1989 Knappschaftskrankenhaus Bardenberg, Klinik für Urologie

1989 Berufung auf den Lehrstuhl für Urologie und Direktor der Urologischen Klinik und Poliklinik des Universitätsklinikum Essen

1993 Präsident der Nordrhein-Westfälischen Gesellschaft für Urologie

1994–2001 Generalsekretär der Deutschen Gesellschaft für Urologie

2001–2002 Präsident der Deutschen Gesellschaft für Urologie

Bereits 1978 Aufbau des Harnwegstumorregisters (DFG-gefördert) und Durchführung prospektiver uroonkologischer Studien.

Experimentelle Untersuchungen zur Therapie des Harnblasenkarzinoms.

1988 Beginn der Forschungsförderung multizentrischer Therapiestudien zur Behandlung des Harnblasenkarzinoms durch das Bundesministerium für Forschung und Technologie

2006–2007 BMFT-Projekt: Prognosemarker beim Harnblasenkarzinom

H. Rübben engagiert sich seit Jahrzehnten in vielen wissenschaftlichen Gremien wie z. B.
- Nordrhein-Westfälische Gesellschaft für Urologie
- European Association of Urology
- European Society of Urological Oncology and Endocrinology
- International Society of Urology
- Berufsverband Deutscher Urologen
- American Association of Urology
- Onkologischer Arbeitskreis der Deutschen Gesellschaft für Urologie
- Arbeitskreis Experimentelle Urologie der Deutschen Gesellschaft für Urologie
- Deutsche Krebsgesellschaft e.V.
- European Society of Paediatric Urology
- Westdeutsches Tumorzentrum Essen
- Medizinisch Wissenschaftliche Gesellschaft
- Deutsche Gesellschaft für Transplantationsmedizin
- Deutsch-Japanische Gesellschaft für Urologie
- Deutsch-Griechische Gesellschaft für Urologie
- Deutsche Gesellschaft für Ultraschall in der Medizin

2001 wurde H. Rübben die Ehrendoktorwürde der Semmelweis-Universität in Budapest verliehen.

Er ist Herausgeber und im Beirat zahlreicher urologischer Fachgesellschaften wie der Urologe (A) und Mitherausgeber des Deutschen Ärzteblattes.

Die Aufzählung der wissenschaftlichen Publikationen würde den hier gegebenen Rahmen sprengen. Von herausragender Bedeutung ist das Buch: »Uroonkologie«, das bereits in der fünften Auflage erschienen ist.

H. Rübben wurde mit der Maximilian-Nitze-Medaille der Deutschen Gesellschaft für Urologie ausgezeichnet.

Die feierliche Eröffnung des Kongresses in der Rheinterrasse in Düsseldorf am 19.09.2001 stand unter dem Thema:

»Grenzüberschreitend – Grenzen verschieben«

Durch das am 11.09.2001 erfolgte **Attentat auf das World Trade Center** in New York verschoben sich die Gewichtungen und ein genaues Protokoll der Eröffnungsrede ist nicht erhalten.

H. Rübben hatte sich nicht nur als Generalsekretär[1] um zahlreiche Neuerungen bemüht. So wurden insbesondere

---

1 Als Generalsekretär führte er zahlreiche Umstrukturierungen der DGU durch (u. a.. das Publikationsorgan, den Bau der Geschäftsstelle (mit Museum) in Düsseldorf, Limitierung der Zeiten in Mandaten, Entwicklung eines CME-Systems …)

Prof. Dr. med. Dr. h.c. Herbert Rübben

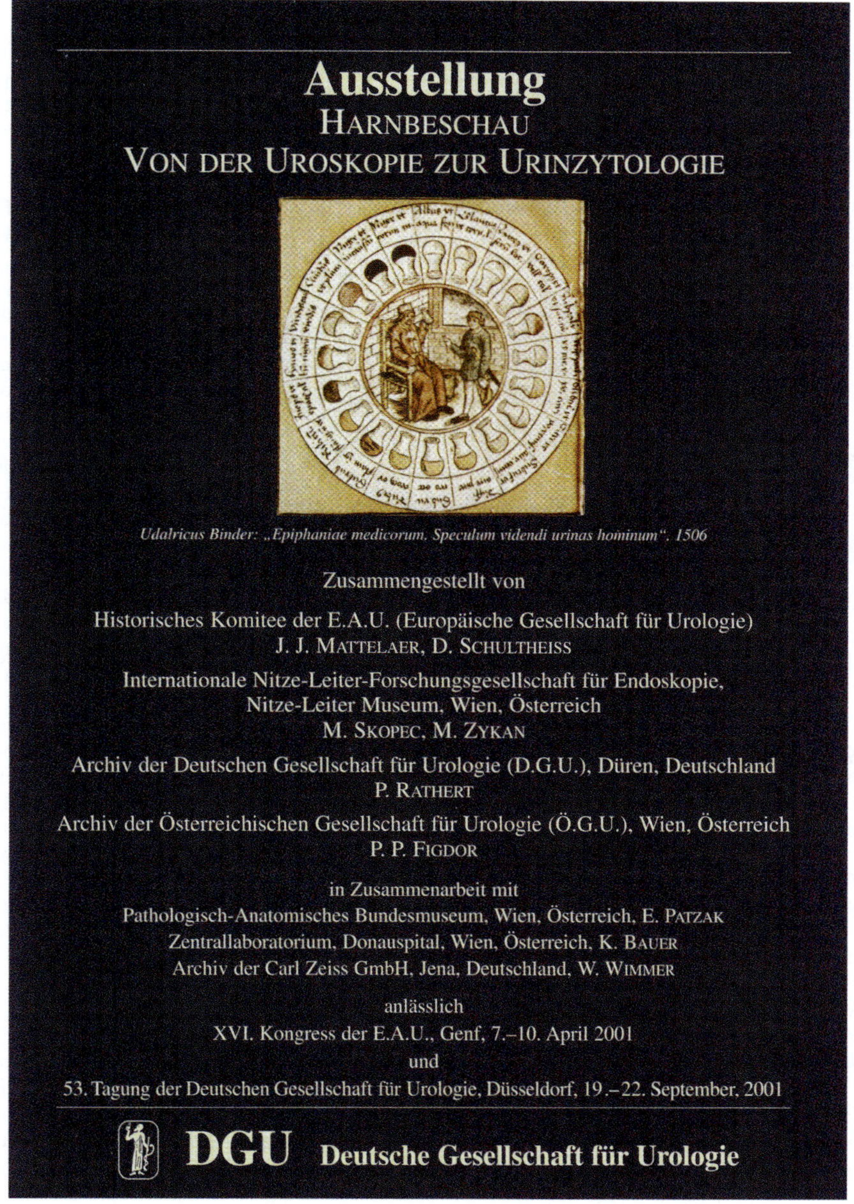

Abb. 30.2 Folder zur historischen Ausstellung: »Harnbeschau: Von der Uroskopie zur Urinzytologie«

die niedergelassenen Urologen zur Teilnahme ermutigt, was zu einer Beteiligung von nahezu 5000 Urologen führte. Der Abstraktband wurde neu gestaltet, die Ausstellung »Urologen machen Kunst für Kinder in Not« brachte durch den Verkauf der von Urologen hergestellten Kunstwerke einen Erlös von 25.000 DM, der dem Kinderschutzbund Essen, »Lernen wie man lernt«, übergeben wurde.

Die **Geschichte der Urologie** fand ihren Niederschlag in einer Ausstellung zur Harnbeschau: »Von der Uroskopie zur Urinzytologie« (Abb. 30.2) sowie einer Forumssitzung zur Geschichte der Urologie. Die Ausstellung im Archiv und Museum der Deutschen Gesellschaft für Urologie mit dem Titel »Von Mumien zur Hightech-Medizin: Aspekte zur Therapie des Harnsteinleidens.«

Eine **Zusammenfassung des Kongresses** durch H. Rübben wurde publiziert im Urologen A (2002) 41: 84–89 (Abb. 30.3).

Anpassung der Mitgliedsbeiträge ab 2002

Die Mitgliederversammlung der Deutschen Gesellschaft hat während der 53. Jahrestagung unserer Gesellschaft im Rahmen der Umstellung der Beiträge von DM auf Euro einer leichten Erhöhung der Mitgliedsbeiträge zugestimmt. Der Mitgliedsbeitrag beträgt ab 01. Januar 2002:

▸ **für ordentliche Mitglieder:**
EUR 130,00
▸ **für Juniormitglieder:**
EUR 25,00
▸ **für assoziierte Mitglieder:**
EUR 130,00

Kongressnachlese

Bericht des Präsidenten zum 53. Jahreskongress der Deutschen Gesellschaft für Urologie

19.–22. September 2001 in Düsseldorf

Liebe Kolleginnen und Kollegen, sehr geehrte Damen und Herren,

das Motto unserer Jahrestagung lautete

„Grenzen überschreiten – Grenzen verschieben"

und hat sich durch den gesamten Kongress gezogen. Einige Punkte möchten wir noch einmal hervorheben.

Experimentelle Urologie

Durch die gestraffte und konsequente Programmgestaltung ist es in Zusammenarbeit mit der Programmkommission und dem Arbeitskreis Experimentelle Urologie gelungen, die Postersitzungen zu experimentellen Beiträgen ohne Parallelveranstaltung abzuhalten. Dies ist von unseren wissenschaftlich interessierten Kolleginnen und Kollegen sehr positiv aufgenommen worden, da eine wesentlich größere Austauschmöglichkeit untereinander resultierte als in den vorangegangenen Jahren. Alle experimentell Aktiven hatten die Gelegenheit, die aktuellen Arbeitsbereiche deutschsprachiger Wissenschaftler kennenzulernen, wobei in diesem Jahr z. B. „Blasentumorexperten" auch die „Nierentumorsitzung" verfolgen konnten.

Fort- und Weiterbildung

Fort- und Weiterbildungsveranstaltungen auf hohem Niveau waren ein zweiter Schwerpunkt: Hierzu gehörten die neu eingeführten Praxisforen, deren Themenschwerpunkte in Zusammenarbeit mit niedergelassenen Urologinnen und Urologen erarbeitet wurden sowie 14 Frühstücksseminare. Mehr als 800 Teilnehmer haben die Praxisforen besucht! Dies zeigt, daß ein großes Interesse an diesen klinisch orientierten Fortbildungsveranstaltungen mit aktuellem wissenschaftlichen Hintergrund besteht. Die im Anschluss einer Fort- und Weiterbildungsveranstaltung ausgehändigten schriftlichen Zusammenfassungen wurden sehr begrüßt. Innovativ und interaktiv waren die TED-Umfragen während der Praxisforen: es konnte ein Stimmungs- und Meinungsbild zu den vorgetragenen Themen unmittelbar erhoben und diskutiert werden. Besonders erfreulich war die hohe Akzeptanz der diesjährigen Frühstücksseminare, die trotz des frühen Beginns bis zu 200 Teilnehmer pro Sitzung zählten. Offensichtlich haben diese Veränderungen dazu geführt, daß der diesjährige Jahreskongress der Deutschen Gesellschaft für Urologie mit einem Besucherrekord abgeschlossen

hat. Nicht nur die Gesamtzahl der Teilnehmer ist ein Rekordergebnis, sondern auch die Beteiligung der niedergelassenen Urologen hat ein neues Höchstniveau erreicht.

Kongressbegleitende Fachausstellung – Industriebeirat der AWUF

Dies fand auch Niederschlag im guten Besuch der kongressbegleitenden Fachausstellung. Vor Kongresseröffnung am Mittwoch, den 19. September 2001, haben im Rahmen einer konstituierenden Sitzung Vertreter der Industrieunternehmen einen Industriebeirat gewählt, der die Arbeitsgemeinschaft der wissenschaftlich urologischen Fachgesellschaften (AWUF) in ihrer Arbeit unterstützt. Dieser Beirat ist Ansprechpartner für die Organisation kongressbegleitender Fachausstellungen und die Planung wissenschaftlicher Projekte. Im Anschluss an die Beiratssitzung fand ein Empfang anläßlich der Eröffnung der Industriausstellung statt, auf der der Vorsitzende des Industriebeirates, Herr Winter von der Firma Olympus, Winter & Ibe, Aufgaben und Zielsetzung des Industriebeirates vermitteln konnte. Die Vertreter der Industrie signalisierten aufgrund der hohen Besucherfrequenz der kongressbegleitenden Fachausstellung eine große Zufriedenheit, die sich in vielen Fachgesprächen widerspiegelte.

Forumssitzungen

Neu waren die öffentlichen Forumssitzungen *„Perspektiven unseres Gesundheitswesens"* und *„Zukunft der Urologie"*. In diesen beiden Forumssitzungen sind die Entwicklungen des Gesundheitswesen im Allgemeinen und im Speziellen auf die Urologie bezogen unter den neuen Rahmenbedingungen diskutiert worden. Prognosen von Politik, Kostenträgern, Verbänden, Medien und uns Urologen wurden im Rahmen einer breiten Diskussion vorgetragen.

Die internationalen Foren, die hintereinander geschaltet am Freitag, den 21.09.01, stattfanden, ermöglichten dem internationalen Publikum eine interessante Themenauswahl: Zum einen wurden *neue Trends der operativen Urologie* vorgestellt; hier sind insbesondere die Vorträge über die laparoskopische und robotergestützte laparoskopische Chirurgie zu erwähnen. *Fortschritte in*

■ **Abb. 30.3 Zusammenfassung des Kongresses** durch H. Rübben (Urologe A (2002) 41: 84–89) *der Kinderurologie* wurden von Prof. Djurhuus, Prof. Nijman, Prof. Schrott und Prof. Ringert unter der Moderation von Prof. Riedmiller, Prof. Ringert und Priv. Doz. Goepel vorgestellt.

Wissenschaftlicher Schwerpunkt: PSA/Behandlung des Prostatakarzinoms

Ein wissenschaftlicher Schwerpunkt des Kongresses war die Darstellung der Bedeutung des prostataspezifischen Antigens, sowie die Behandlung des Prostatakarzinoms. Wir Urologen haben für die Gesellschaft einen Marker, das prostataspezifische Antigen (PSA), in der Anwendung geprüft. Erstmals in der Geschichte der Medizin hat ein Früherkennungsparameter die Sterblichkeit an einem Karzinom senken können. Diese auch gesellschaftspolitisch wichtige Information ist im Rahmen des Kongresses, aber auch der Pressekonferenzen deutlich hervorgehoben worden. Auch der zahlreiche Besuch des Hauptforums 3 – Interdisziplinäre Podiumsdiskussion zum lokal begrenzten Protatakarzinom –, unter der Leitung von Prof. Huland sowie den Urologen Prof. Wirth und Prof. Weißbach und den Strahlentherapeuten Prof. Wannenmacher und Prof. Wiegel belegt das große Interesse an der Behandlung des Prostatakarzinoms.

Altersforschung in der Urologie

Eine große Medienwirksamkeit des diesjährigen Jahreskongresses erfuhr die Vorstellung des Projektes *AlterNativ - Initiative vitales Altern*. Dabei handelt es ich um ein Forschungsprojekt deutscher Universitätskliniken, das von der Deutschen Gesellschaft für Urologie gestützt wird. Ziel dieser Initiative ist die Forschungsprojekte zu Alterstörungen zu koordinieren, die Ergebnisse schnell auszutauschen und gemeinsame Anträge auf Fördergelder zu stellen. Forschungsschwerpunkte sind Störungen der Sexualität, Harnwegsinfektionen, Harnretention, Organ- und Gewebeersatz, Harninkontinenz und Tumorerkrankungen. Neben den wissenschaftlichen Projekten zur Entwicklung neuer Behandlungsmöglichkeiten sollen aber auch allgemeine Fitness und Denksportaufgaben vermittelt werden. Die deutschen Urologen streben die Entwicklung eines sog. *Seniorennetzwerk-*

es *„Urologen gegen Einsamkeit im Alter"* an. Hier zeigt sich, daß der Anteil der älteren Menschen mit eigenem Computer und Internetzugang in den letzten Jahren hohe Zuwachsraten verzeichnet. Aus diesem Grund möchten die deutschen Urologen mit ihrer Initiative *„Vital altern"* die Gelegenheit nutzen, Menschen, die älter sind als 60 Jahre, an das Internet heranzuführen. Über dieses *„Seniorennetzwerk"* besteht eine Anbindung der Patienten mit den behandelnden Ärzten und der gleichzeitig damit verbundenen Anleitung alter Menschen, das Medium Internet kennenzulernen und dessen unbegrenzte Möglichkeiten wahrzunehmen.

Begrüßung und Gedenken

Bei der feierlichen Eröffnung des Kongresses am 19. September 2001 begrüßt der Präsident Gäste aus 26 Länder:

Ägypten, Bulgarien, Dänemark, Estland, Frankreich, Großbritannien, Griechenland, Irland, Italien, Süd-Korea, Lettland, Litauen, Moldawien, Niederlande, Österreich, Polen, Rumänien, Russland, Schweden, Schweiz, Slowakei, Tschechische Republik, Ukraine, Ungarn, USA und Weißrussland.

Anschließend wurde der verstorbenen Urologen des Jahres 2000/2001 gedacht. Dies waren:

Prof. C. Bollock (Straßbourg, Frankreich, Ehrenmitglied),
Prof. P.W. Boer (Haren, Niederlande, Korrespondierendes Mitglied),
Prof. A. Fritjofsson (Uppsala, Schweden, Ehrenmitglied),
Prof. J. Zielinski (Katowice, Polen, Korrespondierendes Mitglied),
Prof. M. Bressel,
Prof. A. Hauge,
Prof. H. Wille-Baumkauf,
Dr. G.N. Weigele,
Dr. K. Heusterberg,
Dr. A. Lindeke,
Dr. L. Haas,
Dr. H. Kuna,
Dr. R. Müller,
W. Zerlick,
F. Maaßen,
Dr. R. Bischoff,
Prof. F. Truss,
Dr. H. Crone-Münzebrock,
Dr. W. Molitor.

Urologen machen Kunst für Kinder in Not

Begleitend zum Kongress fand eine Kunstausstellung mit über 200 Kunstwerken von 50 urologischen Künstlern statt. Die Kunstausstellung stand unter dem Motto

„Urologen machen Kunst für Kinder in Not".

Mit Hilfe der kunstschaffenden Urologen konnten wir dem Deutschen Kinderschutzbund insgesamt über **25.000,– DM** spenden.

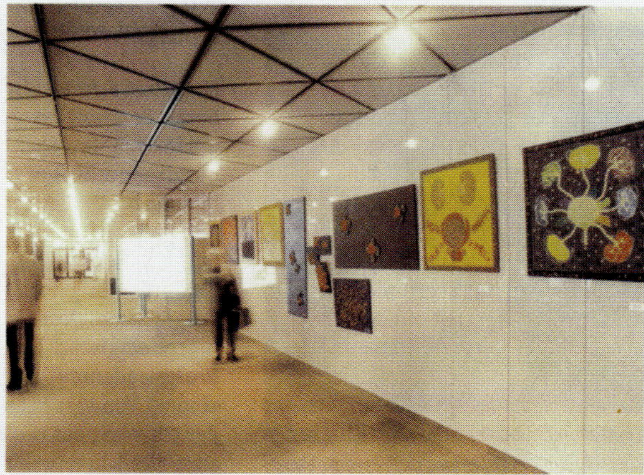

Abb. 1 ▶
Kunstausstellung im Congress Center Düsseldorf

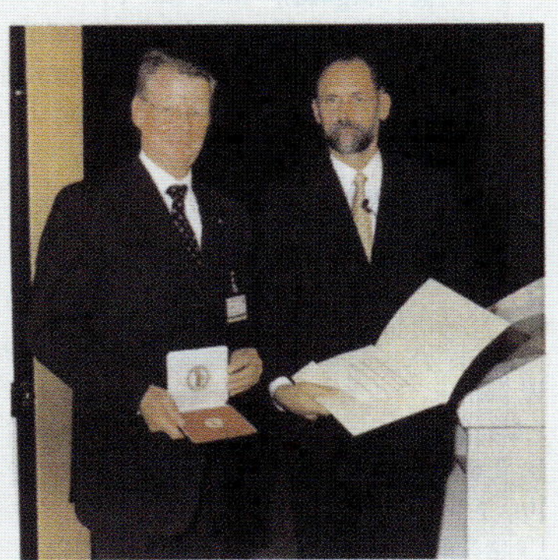

Abb. 2 ▲
Verleihung der Maximilian-Nitze-Medaille an Prof. Melchior durch den Präsidenten der DGU, Prof. Rübben

Maximilian-Nitze-Medaille

Die Maximilian-Nitze-Medaille, die höchste Auszeichnung der Deutschen Gesellschaft für Urologie, ist in diesem Jahr an Herrn Prof. Melchior aus Kassel verliehen worden.

Herr Prof. Melchior ist in Kassel geboren, hat das Medizinstudium an der Philipps-Universität in Marburg/Lahn absolviert. Seine Ausbildung zum Urologen erfolgte an den klinischen Anstalten der RWTH Aachen. 1972 habilitierte er in Aachen und war zum gleichen Zeitpunkt leitender Oberarzt der Abteilung für Urologie der Klinischen Anstalten der RWTH Aachen. Ebenfalls 1972 erhielt er den Maximilian-Nitze-Preis der Deutschen Gesellschaft für Urologie. Seit 1977 ist er Direktor der Klinik für Urologie der Städt. Kliniken Kassel. Im gleichen Jahr gründete er den Arbeitskreis „Urologische Funktionsdiagnostik und Urologie der Frau" der Fort- und Weiterbildungskommission der deutschen Urologen, dessen Vorsitzender er bis 1991 war. 1982 gründete er den Arbeitskreis der leitenden Krankenhausärzte im Berufsverband der deutschen Urologen, dessen Vorsitzender er bis 1997 war. Von 1986 bis 1988 war er ärztlicher Direktor der Städt. Kliniken in Kassel. 1989 richtete er den ersten Deut-

schen Kongress der Gesellschaft für Inkontinenzhilfe e.V. (GIH) in Kassel aus. Er war Gründungsmitglied des Arbeitskreises „Experimentelle Urologie". Von 1991 bis 1999 war er Mitglied des Vorstandes der Deutschen Gesellschaft für Urologie und im Jahr 1992 bis 1993 war er Präsident der Deutschen Gesellschaft für Urologie und richtete 1993 die 45. Jahrestagung der Deutschen Gesellschaft für Urologie in Wiesbaden aus. Im Jahr 2000 organisierte er die 6. wissenschaftliche Tagung der Vereinigung der mitteldeutschen Urologen in Kooperation mit der südostdeutschen Gesellschaft für Urologie und der sächsischen Gesellschaft für Urologie in Kassel. Sein wissenschaftlicher Werdegang ist gekennzeichnet von mehr als 200 wissenschaftlichen Publikationen in nationalen und internationalen Zeitschriften sowie mehrfache Ehrentitel und Ehrungen kooperierender und befreundeter Fachgesellschaften. Prof. Melchior hat sich in besonderem Maße im Rahmen seiner Tätigkeit für die Deutsche Gesellschaft für Urologie eingesetzt: Nicht nur sinnbildlich ist er für die Urologen mit seinem Wagen 10 mal um die Welt gefahren!

Ehrenmitgliedschaften

Herr Prof. Schröder aus Rotterdam und Herr Prof. Hauri aus Zürich sind zu Ehrenmitgliedern der Deutschen Gesellschaft für Urologie ernannt worden.

Herr *Prof. Schröder* ist 1937 in Kassel geboren. Er absolvierte sein Medizinstudium in Homburg/Saar. Ebenfalls in Homburg/Saar erhielt er seine Facharztausbildung bei Prof. Alken. Während dieser Zeit war er mehrfach zum wissenschaftlichen Austausch an der University of California tätig. 1972 habilitierte er mit dem Thema „Endokrinologische und morphologische Untersuchungen am Prostataadenom und Prostatakarzinom". Von 1972 bis 1976 war er leitender Oberarzt der urologischen Universitätsklinik in Würzburg bei Herrn Prof.

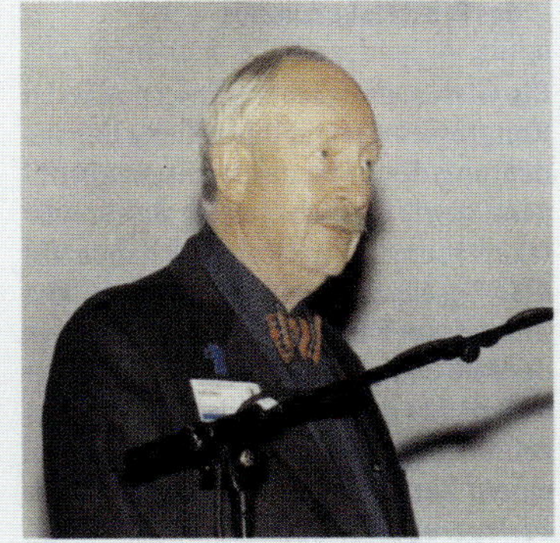

Abb. 3 ▲ **Ehrenmitglied Prof. Schröder**

Frohmüller und ist seit 1977 Direktor der urologischen und kinderurologischen Universitätsklinik, Erasmus Universität, Rotterdam in Holland. Er ist Mitglied zahlreicher internationaler und nationaler Fachgesellschaften sowie Mitherausgeber aller wichtigen internationalen urologischen Fachzeitschriften. Darüber hinaus ist er Vorsitzender der European Society for Urology, Oncology and Endocrinology (ESUOI), Vorsitzender der urologischen Arbeitsgruppe der EORTC (1981 bis 1987), Direktor der European School of Urology (1996 bis 1999). Sein wissenschaftliches Œuvre umfaßt weit mehr als 300 Publikationen in internationalen und nationalen Zeitschriften. Durch seine Aktivitäten hat Herr Prof. Schröder wesentlichen Einfluss auf die Entwicklung der Deutschen Gesellschaft für Urologie genommen.

Herr *Prof. Hauri* ist 1938 geboren und absolvierte sein Medizinstudium in Zürich und Paris. Nach Ausbildung in viszeraler und kardiovaskulärer Chirurgie an der chirurgischen Universitätsklinik Zürich bei Herrn Prof. Senning von 1966 bis 1970 erhielt er die Ausbildung an der urologischen Universitätsklinik Zürich bei Herrn Prof. Mayor zum Facharzt für Urologie bis 1973. 1977 habilitierte er für das Fach Urologie und wurde 1983 zum Ordinarius für Urologie und Direktor der urologischen Klinik des Universitätsspitals Zürich gewählt. Von 1989 bis 1994 war Prof. Hauri

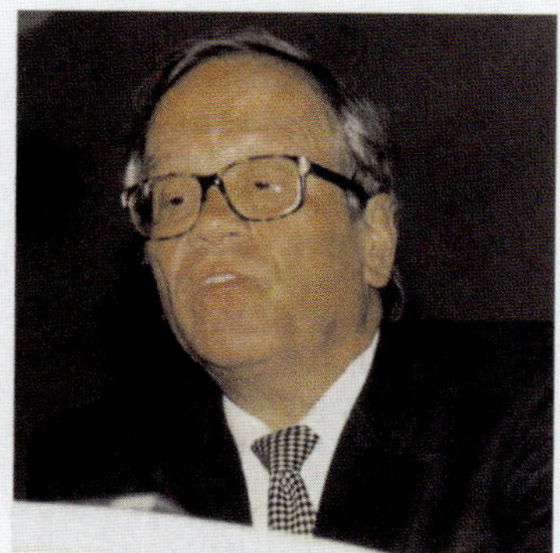

Abb. 4 ▲ **Ehrenmitglied Prof. Hauri**

Sekretär der Schweizerischen Gesellschaft für Urologie und 1995 bis 1996 Präsident der Schweizerischen Gesellschaft für Urologie. Er ist Mitglied zahlreicher internationaler Gesellschaften für Urologie, Ehrenmitglied der Arbeitsgemeinschaft für experimentelle Urologie der Deutschen Gesellschaft für Urologie sowie Ehrenmitglied der bayerischen Urologenvereinigung und der südostdeutschen Gesellschaft für Urologie. Seine wissenschaftlichen Arbeiten umfassen insbesondere grundlegende Daten zur Genese und Therapie der erektilen Dysfunktion sowie zur Anatomie des kleinen Beckens.

Korrespondierendes Mitglied

Herr Prof. Hargraeve ist zum korrespondierenden Mitglied der Deutschen Gesellschaft für Urologie ernannt worden.

Herr *Prof. Hargraeve* ist 1944 geboren und absolvierte sein Medizinstudium und medizinische Ausbildung an der Universität zu London. Im Rahmen seiner medizinischen Laufbahn war er sowohl in London als auch Edinburgh tätig, derzeit ist er Professor für Urologie am Western General Hospital in Edinburgh. Herr Prof. Hargraeve ist ausgewiesener Androloge und aufgrund seiner reichen wissenschaftlichen Erfahrung Mitglied zahlreicher nationaler und internationaler Fachgesellschaften sowie wissenschaftlicher Gremien. Neben diesem andrologischen Schwerpunkt liegt sein urologisch praktischer Schwerpunkt auf der Behandlung des Nierenzellkarzinoms sowie der retroperitonealen Chirurgie. Seit 1998 ist er klinischer Direktor der urologischen Abteilung des Western General Hospital in Edinburgh. Seine herausragende andrologisch-wissenschaftliche Tätigkeit hat er in über 200 Publikationen in nationalen und internationalen Zeitschriften zum Ausdruck gebracht. Herr Prof. Hargraeve hat einen wesentlichen Anteil daran, dass die Deutsche Urologie in internationalen Gremien zu andrologischen Themen vertreten ist.

Förderer der Urologischen Wissenschaft

Herr Prof. Nagel hat in diesem Jahr die Medaille „Förderer der urologischen Wissenschaft" erhalten.

Herr *Prof. Nagel* ist 1927 in Berlin geboren, hat in Berlin auch sein Medizinstudium an der Humboldt Universität und

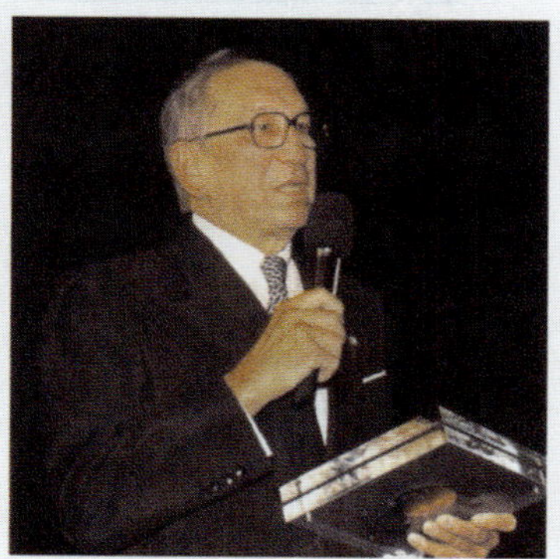

Abb. 5 ▲ **Verleihung der Medaille „Förderer der urologischen Wissenschaft" an Prof. Nagel**

der freien Universität zu Berlin absolviert. Seine medizinische Ausbildung zum Facharzt für Urologie erhielt er an der urologischen Klinik und Poliklinik der freien Universität Berlin. 1964 erfolgte die Habilitation und Ernennung zum Privat-Dozenten der freien Universität Berlin und in der Zeit von 1967 bis 1969 war er Abteilungsleiter und Professor für Urologie an der Chirurgischen Universitätsklinik Köln. 1969 kehrte er als ordentlicher Professor für Urologie und Direktor der urologischen Klinik und Poliklinik der freien Universität Berlin im Klinikum Westend (Charlottenburg) und im Klinikum Rudolf Virchow nach Berlin zurück. Seit 1995 ist er Emeritus. Ganz besonders hervorzuheben ist seine erste erfolgreiche Nierentransplantation in Deutschland 1964. Er ist Mitglied zahlreicher nationaler und internationaler wissenschaftlicher Gesellschaften, war 1979 bis 1980 Präsident der Deutschen Gesellschaft für Urologie und 1991 Gründungspräsident der Berliner urologischen Gesellschaft. Seit 1996 ist er Vorsitzender des Beirates der Reinhard-Nagel-Stiftung der Deutschen Gesellschaft für Urologie. Durch die Gründung der Reinhard-Nagel Stiftung ist für viele Jahre, vielleicht Jahrzehnte, die Auslobung eines wissenschaftlichen Stipendiums möglich geworden; dies ist ein wichtiger Baustein für die akademische Weiterentwicklung unseres Fachgebietes.

Preis des Präsidenten

Herr *Prof. Bichler* erhielt in diesem Jahr den Präsidentenpreis für die

Entwicklung des interaktiven und medienorientierten Lernprogrammes „Urologie für Studenten"

Herr Prof. Bichler wurde 1933 in Amberg/Oberpfalz geboren, studierte Medizin an der Westfälischen Wilhelms-Universität Münster in Westfalen und absolvierte seine medizinische Ausbildung an der Medizinischen Hochschule Hannover. 1966 wechselte er an die urologische Universitätsklinik Marburg zu Prof. Rodeck, wo er 1971 für das Fach Urologie habilitierte. Seit 1975 ist er ärztlicher Direktor der urologischen Universitätsklinik in Tübingen. Seine wissenschaftlichen Schwerpunktgebiete sind die Urolithiasis mit operativen Techniken

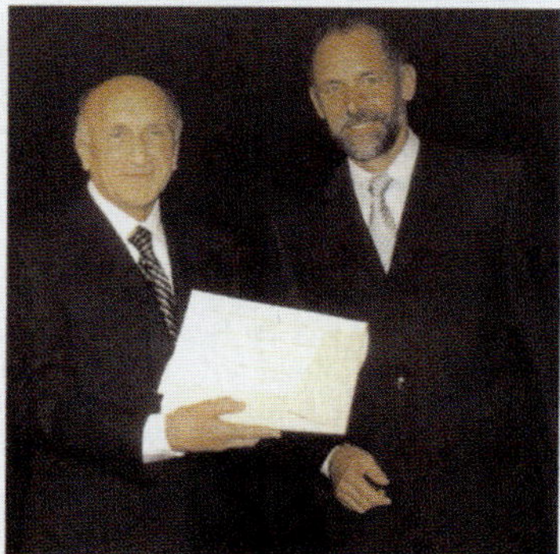

Abb. 6 ▲ **Verleihung des Preises des Präsidenten (Prof. Rübben) an Prof. Bichler**

und konservativer Behandlung, die endourologischen Diagnose- und Therapieverfahren sowie die urologische Onkologie. Auch die urologische Traumatologie gehört zu seinen Spezialgebieten, insbesondere Harnröhrenverletzungen, Politraumata und Sportverletzungen. Herr Prof. Bichler ist Mitglied zahlreicher deutscher und internationaler Fachgesellschaften und ist ausgewiesen durch zahlreiche Publikationen in nationalen und internationalen Fachzeitschriften. Herr Prof. Bichler hat Grundlagen für multimediales Lernen in Kleingruppen im Studentenunterricht gelegt, ein Programm zum Selbststudium zur Unterrichtsvorbereitung entwickelt und so zur Erhaltung des Faches Urologie als eigenständiges Lehrfach wesentlich beigetragen.

Ritter von Frisch-Preis

Der Ritter von Frisch-Preis wurde an Herrn Professor Dr. med. Peter Faul, Chefarzt der Urologischen Abteilung des Stadtkrankenhauses Memmingen verliehen.

Mit dem Ritter von Frisch-Preis, gestiftet von der Fa. Rüsch, Böblingen, wird an den Gründer der Deutschen Gesellschaft für Urologie erinnert. Dieser Preis wird vergeben für besondere Verdienste um die wissenschaftlichen, berufs- und vereinspolitischen Aufgaben der Deutsche Gesellschaft für Urologie e.V..

Herr Prof. Faul wurde geehrt wegen seiner langjährigen Verdienste um den AK Onkologie, die Weiterentwicklung der Prostatazytologie, der transurethralen Resektionstechniken und der Früherkennung.

Felix Martin Oberländer-Preis

Der Felix Martin Oberländer-Preis wurde Herrn Prof. Dr. Rolf Hermann Ringert, Direktor der Urologischen Universitätsklinik, Göttingen, verliehen.

Der Felix Martin Oberländer-Preis, gestiftet von der Firma Apogepha GmbH, Dresden wird von der Deutschen Gesellschaft für Urologie e.V. vergeben für hervorragende Leistungen auf dem Gebiet der Fort- und Weiterbildung in der Urologie.

Herr Prof. Ringert wurde vor allem wegen seiner langjährigen Verdienste um die deutsche und internationale Kinderurologie geehrt, die sich auch in seinen hervorragenden Aktivitäten im AK Kinderurologie niedergeschlagen haben.

Maximilian Nitze-Preis

Der diesjährige Maximilian-Nitze-Preis wurde an

Frau Christine Steinhoff (Heinrich-Heine-Universität Düsseldorf)

aus der Arbeitsgruppe um Prof. Schulz und Herrn Prof. Ackermann aus Düsseldorf verliehen, die die klinische Nutzung tumorspezifischer Veränderungen für die selektive Reexpression des Tumorsupressorgens p53 in Harnblasenkarzinomen nachweisen konnten.

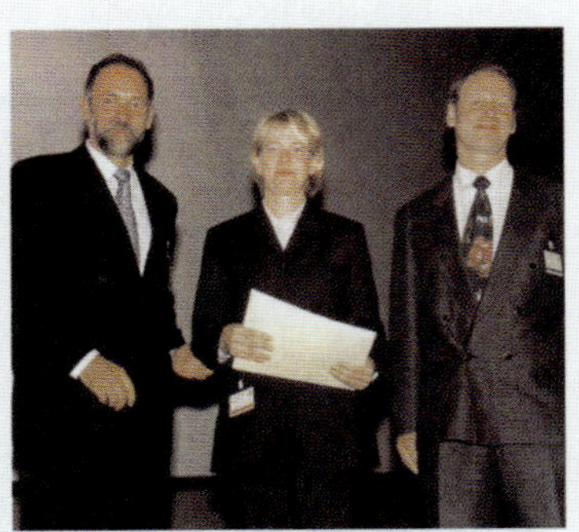

Abb. 7 ▲ **Verleihung des Maximilian-Nitze-Preises durch den Präsidenten Prof. Rübben an Frau Dr. Steinhoff und Prof. Schulz**

Poster-Preise

1. *Posterpreis:* Hans-Helge Seifert, S. Swiatkowski, C. Steinhoff, W. A. Schulz (Heinrich-Heine Universität Düsseldorf). Aktivität von Signaltransduktionswegen in Harnblasenkarzinomzelllinien.
2. *Posterpreis:* Thorsten Diemer, S. Ginde, J. Choi, J. Allen, K. Held Hales, D.B. Hales, W. Weidner (Justus-Liebig Universität Gießen). Immunaktivierung durch intraperitoneale Injektion von LPS in Mäusen resultiert in der Unterbrechung der Steroid-Biosynthese in Leydigzellen durch oxidativen Schaden.
3. *Posterpreis:* Carsten Goessl, M. Müller, B. Straub, K. Miller (Universitätsklinikum Benjamin Franklin, Berlin). DNA-basierter Prostatakarzinomnachweis in Exprimaturin.

Film-Preise

1. *Filmpreis:* Jens Rassweiler, T. Frede, O. Seemann, C. Stock, L. Sentker (Klinikum Heilbronn). Telechirurgische laparoskopische radikale Prostatektomie.
2. *Filmpreis:* Klaus-Peter Jünemann, F. J. Martinez-Portillo, C. Seif, P.M. Braun, J. Leissner, R. Hohenfellner (Universität Heidelberg/Universität Kiel/Universität Mainz). Risiko der Detrusordenervation bei Antirefluxchirurgie verdeutlicht am neurophysiologischen Modell.
3. *Filmpreis:* Nadja Blick, U.E. Studer (Universität Bern, Schweiz). Operative Techniken zur Reduktion der Inkontinenzraten nach radikaler Prostatektomie.

Wolfgang Mauermeyer-Preis

Der Wolfgang Mauermeyer-Preis des Arbeitskreises BPH wurde an die Arbeitsgruppe von *M. Oelke*, V. Grünewald, B. Wiese und K. Höfner (Medizinische Hochschule Hannover) für ihre Arbeit mit dem Titel *„Nachweis einer infravesikalen Obstruktion durch sonographische Messung der Detrusordicke bei Patienten mit BPH"* verliehen.

BARD-Preis

Die experimentelle Arbeit der Arbeitsgruppe um *Priv.-Doz. Dr. med. Michael Siegsmund, Universitätsklinikum Mannheim*, mit dem Titel „Der MDR-1 C3435T Polymorphismus resultiert in einer geringen Expression von P-Glykoprotein in der Niere und ist ein Risikofaktor für das Nierenzellkarzinom (NZK)" sowie die Arbeit der Arbeitsgruppe von *Dr. med. Rolf von Knobloch, Philipps-Universität Marburg*, mit dem Titel „Serum- und Urin-Diagnose des Harnblasenkarzinoms durch Nachweis von DNA-Alterationen in der Mikrosatellitenanalyse" wurden jeweils mit dem BARD-Preis der Fa. C.R. Bard GmbH ausgezeichnet.

Alexander von Lichtenberg-Preis

Der Alexander von Lichtenberg-Preis, gestiftet von der Fa. Takeda Pharma GmbH, Aachen, für aussergewöhnliche Leistungen im Bereich der ambulanten Urologie, insbesondere der Urologie im Niedergelassenenbereich wurde verliehen an Herrn Dr. R. Friedrichs aus Hamburg und Herrn Dr. Ch. Rüssel aus Borken.

Abschließend möchten wir uns bei allen Mitgliedern der Deutschen Gesellschaft für Urologie e.V. bedanken, die geholfen haben den Kongress vorzubereiten und auszurichten. Dieser Dank schließt ausdrücklich ein die exzellente und enge Kooperation mit dem Berufsverband der Deutschen Urologen. Der Dank gilt naturgemäß allen Teilnehmern des Kongresses, da nur durch sie der Kongress Gestalt annehmen konnte.

Ich verbleibe mit besten Grüßen für das Jahr 2002

Ihr

Prof. Dr. Herbert Rübben

54. Kongress der Deutschen Gesellschaft für Urologie – Wiesbaden, 18.–21.09.2002

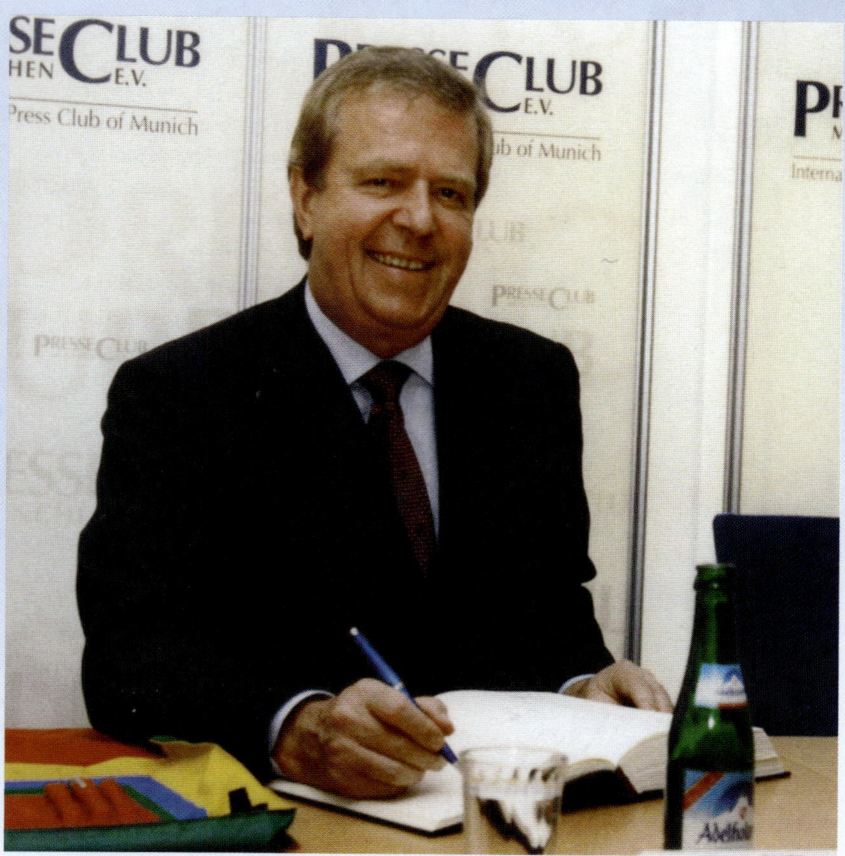

Prof. Dr. med. Jens E. Altwein

Prof. Dr. med. Jens E. Altwein (◘ Abb. 31.1)

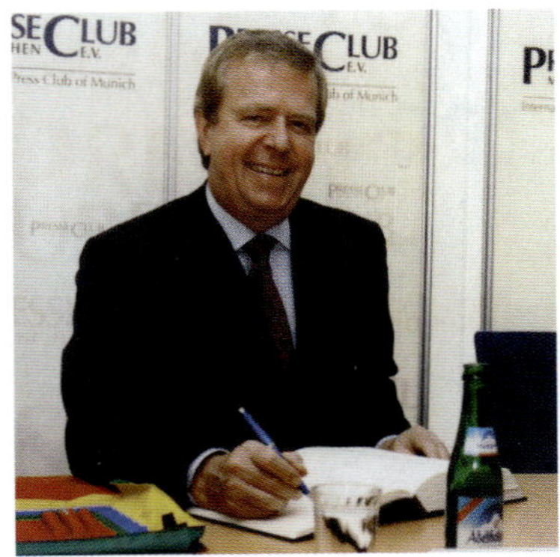

◘ **Abb. 31.1** Prof. Dr. med. Jens E. Altwein

Curriculum vitae (nach J.E.A.)

Geboren am 12.04.1941 in Hanau

1967	Nach Studium der Medizin in Freiburg, Berlin, Wien und Mainz Promotion und Staatsexamen in Mainz
1969	Assistent an der Urologischen Universitätsklinik Mainz (Prof. Hohenfellner)
1969	Tätigkeit am Institut für Allgemeine und Experimentelle Pathologie der Bundeswehr in Mainz
1972	Stipendiat der Deutschen Forschungsgemeinschaft an der University of California in San Diego, USA
1972	Forschungstätigkeit an der Endokrinologischen Abteilung der University of Texas in Dallas bei Jean D. Wilson, USA
1975	Habilitation für Urologie an der Johannes-Gutenberg-Universität in Mainz (Prof. Hohenfellner)
1976	Außerplanmäßiger Professor für Urologie
1979	Dekan des Fachbereichs operative Medizin der Johannes Gutenberg-Universität, Mainz
1979–1985	Leitender Arzt der Urologischen Abteilung des Bundeswehrkrankenhauses Ulm, Akademisches Krankenhaus der Universität
1981	Konsiliararzt an der Universitäts-Kinderklinik und an der Abteilung für Gefäß- und Thoraxchirurgie der Universität Ulm (Nierentransplantation)
1980	Mitglied in der Arbeitsgemeinschaft Kinderurologie der Deutschen Gesellschaft für Urologie
1985–1993	Mitglied in der Arzneimittelkommission der Deutschen Ärzteschaft
1985	Mitglied des Arbeitskreises Onkologie der Deutschen Urologen
1985	Chefarzt an der Urologischen Abteilung des Krankenhauses der Barmherzigen Brüder in München
1989	Berufung als »Representative Germany« in das International Prostate Health Council
1997	Mitglied des Arbeitskreises BPH der Deutschen Urologen
1998	Verleihung des Felix-Martin-Oberländer-Preises der Deutschen Gesellschaft für Urologie
2000–2001	Vizepräsident der Deutschen Gesellschaft für Urologie
2001–2002	Präsident der Deutschen Gesellschaft für Urologie

Dieses Curriculum vitae macht nicht deutlich, dass Prof. Altwein Mitglied in zahlreichen wissenschaftlichen Gesellschaften ist, mehrere Bücher und insbesondere Lehrbücher zur Urologie publiziert hat, Kongresse veranstaltet hat und weitere Ehrungen erhalten hat.

- **Eröffnungsrede zum 54. Kongress 2002 von Prof. Dr. med. J.E. Altwein**

Sehr verehrte Gäste, liebe Kolleginnen und Kollegen,

Die Eröffnungsansprache zum Jahreskongress der DGU ist für den Präsidenten der mit Anspannung erwartete Höhepunkt nach zweijähriger Amtszeit. Im ersten Jahr nach der Wahl als Vize ist man in einer Situation, die der Klavierbegleiter von Leotyne Price in seiner Biographie mit dem Titel »Bin ich zu laut?« beschrieben hat. Man beobachtet den Vorgänger, hält seine Auftritte und Präsentation im digitalen Bild fest, um dessen gelungene Akzente beizubehalten. Aber da stockt man schon: Man selbst hat weder das künstlerische Talent noch den Mitarbeiterstab. Also stellte ich mir zu Beginn des Kongressjahres »alternativ« als erste Aufgabe: Erarbeite eine ausreichend stabile wirtschaftliche Grundlage für die heute beginnende wissenschaftliche Veranstaltung und damit auch für die DGU, deren Aufgaben jährlich wachsen. Beispiele sind die Vorbereitung auf die **German Diagnosis Related Groups** und das urologische **Leitlinienmanagement** – eine Sisyphusarbeit. Meine Kollegen Harald Schulze und Wolfgang Weidner werden auf unserer Mitgliederversammlung davon zu berichten wissen.

Im ersten Quartal des Kongressjahres war die pharmazeutische und medizintechnische Industrie ein wesentlicher Gesprächspartner, der mich bei der Vorbereitung stets unterstützt hat. Da die Beratungen meist in der angenehmen Atmosphäre der Münchner Lokale erfolgten, wurde ich auf diese Weise immer mehr zu einem kulinarischen Insider dieser Stadt. Mein Schneider war begeistert!

Im zweiten Quartal wurden die Konturen des wissenschaftlichen Programms der 54. Tagung der DGU gezeichnet, die zum fünften Mal hier in Wiesbaden stattfindet. Die 17 Mitglieder der Programmkommission trafen sich viermal und verabschiedeten 493 Referate und Präsentationen, 14 Seminare und 3 Workshops. Wir bemühten uns mit den 17 % Selbsteinladern und den 3 % Beschwerden sehr diplomatisch umzugehen. Im gleichen Zeitraum wurde von zwei Frauen, Frau Jutta Altwein und Frau Beate Ruloff, das Rahmenprogramm gestaltet, und in Zusammenarbeit mit der Industrie konnten ein Ladies' Hospitality Desk, ein Internet-Cafe, eine Wellness-Küche und ein Power-Point-Trainingcenter aufgeboten werden.

Sorge bereitet mir der weitgehende Verzicht auf die englische Sprache in der deutschen Urologie. **Englisch** ist die Wissenschaftssprache schlechthin, wird aber in den wichtigsten Fachzeitschriften – *Der Urologe* und die *Aktuelle Urologie* – gemieden. Dies wird nicht nur durch den fehlenden Impactfaktor bestraft, sondern auch durch die ausbleibenden Autoren. Die im *Deutschen Ärzteblatt* publizierte Umfrage vom 23. November 2001 kam zu dem Ergebnis, dass nationale Kongresse mit deutschsprachigen Referenten in der Landessprache durchgeführt werden sollten. Wenn Sie sich aber vor Augen führen, dass der DGU-Kongress die zweit- oder drittgrößte Veranstaltung für Urologen auf der Welt ist, dann ist das einfach zu überdenken. Behutsam haben wir in der Programmkommission internationale Kontakte geknüpft: Zur Societe Internationale d'Urologie mit einer deutschsprachigen Vorlesung von Claus Roehrborn aus Dallas, zu unseren Nachbarn in der West-Ost-Kommission und der simultan übertragenen Sitzung »What's hot, what's not?« und mehrfach zur Europäischen Gesellschaft für Urologie. Wir gingen sogar so weit, deutschsprachige Vorträge in halbem Englisch anzukündigen »Disease Management und Clinical Pathways«. Wenn die Semantiker unter Ihnen, verehrtes Auditorium, sich an den **Anglizismen** stören, darf ich darauf hinweisen, dass dieses Problem keineswegs neu ist. 1955 schrieb ein gewisser Günther Panten eine Promotion zu Thema »Amerikanismen in der englischen Sprache«. Er fand nahezu 15.000 Worte. Wenn Sie mit London telefonieren wird das heute noch deutlich: Die Telefonistin wird Ihnen entgegnen »Sorry Sir, the line is occupied«, während ihre amerikanische Kollegin in der gleichen Situation »Hang on man – the line is busy« sagen wird.

Die deutschen Urologen rücken zusammen: Bei der Gestaltung des Jahreskongresses haben drei Kollegen, die in eigener Praxis tätig sind, fleißig in der **Programmkommission** mitgearbeitet. Das Ergebnis kann sich sehen lassen. Es stellt sich in Zahlen folgendermaßen dar: 5 von 13 Seminaren, 2 von 13 Hauptforen und eine Postersitzung werden von praktisch tätigen Kollegen moderiert. Als Referenten stellten sich sechs niedergelassene Kollegen für die Seminare, neun für die Hauptforen und drei für die wissenschaftlichen Vortragssitzungen zur Verfügung. Organisatorisch waren niedergelassene Kollegen eingebunden in den Laienabend, die Sitzung der European Society of Residents in Urology und die erstmals durchgeführten Workshops.

In seiner Begrüßungsansprache anlässlich der Eröffnung des 37. Kongresses der Deutschen Gesellschaft für Urologie in Mainz 1995 hat mein verehrter Lehrer Rudolf Hohenfellner unserer Gesellschaft eine glänzende Prognose in Aussicht gestellt. Zwei der von ihm geforderten fünf Voraussetzungen kann man heute als erfüllt ansehen: die qualifizierte Fortbildung und die Zusammenarbeit mit den Partnern der Industrie. Der im letzten Jahr ins Leben gerufene **Industriebeirat** begleitet die Zusammenarbeit mit konstruktiver Kritik, die mit Hilfe von Evaluationsbögen zur stetigen Verbesserung beiträgt. Trotz der Gründung von mehr als 20 wissenschaftlichen Arbeitskreisen der DGU scheint die Entwicklung noch nicht am Ende zu sein. In der Mitgliederversammlung werden wir hierüber mehr erfahren.

Mit Sorge erfüllt mich das große Angebot an **konkurrierenden Kongressen**, vor zwei Wochen ging die International Continence Society in Heidelberg zu Ende. Vor einer Woche der Kongress der Societe Internationale d'Urologie in Stockholm; nahezu zeitgleich mit unserer Jahrestagung startet der World Congress of Endourology in Genua und das Meeting der International Society for Sexual and Impotence Research in Montreal. Es konnte nicht ausbleiben, dass wir für die hiesige Veranstaltung Absagen von namhaften Referenten dieser beiden Spezialgebiete erhielten und außerdem Kongressteilnehmer verloren. Die EAU wich der AUA dadurch aus, dass sie ihren Kongress vorverlegte. In der Kongressnachlese werden wir das *Thema Konkurrenzkongresse* diskutieren können.

Unseren Mitgliedern darf ich folgendes berichten: Soeben hat der Präsident des 43. Kongresses der DGU, Herr Professor Theodor Senge, für sein Lebenswerk das Bundesverdienstkreuz 1. Klasse erhalten. Diese hohe Auszeichnung hat einen Würdigen getroffen.

Meine Damen und Herren, auch im letzten Jahr hat der Tod schmerzliche Lücken in die Reihen unserer Gesellschaft gerissen. Ich habe die traurige Pflicht, Sie davon in Kenntnis zu setzen, dass folgende Kollegen verstorben sind:

Am 24.04.2002 verstarb im 86. Lebensjahr Professor Hans Marberger. Er war einer der großen Urologen und hat den 28. Kongress dieser Gesellschaft in Innsbruck als Präsident geleitet.

Es verstarben weiterhin das Ehrenmitglied unserer Gesellschaft, Herr William Fair, New York; unsere korrespondierenden Mitglieder, Herr Robert Krane, Boston; Herr Dr. Krohla, Römbach; Herr Dr. Otto Kleinefenn, Oberhausen; Herr Dr. H. D. Marquard, ehemals Direktor der Urologischen Klinik Ulm.

Durch ein tragisches Flugunglück ist Frau Ziegler im Beisein ihres Mannes, Herrn Professor Manfred Ziegler, ums Leben gekommen, als sie versuchte ihre Enkelin zu schützen.

Mit tiefer Betroffenheit habe ich Nachricht erhalten, dass ganz überraschend Herr Primarius Dr. Klaus Henning, ein ungewöhnlich begabter Operateur, am 23.08.2002 im 63. Lebensjahr für immer von uns gegangen ist.

Wir verneigen uns in Ehrfurcht vor unseren Toten, und ich darf Sie bitten sich von den Plätzen zu erheben. Ich danke Ihnen.

Meine Damen und Herren, zum Ende meiner Bemerkungen einige persönliche Gedanken. Vor 20 Jahren hat Herbert Klosterhalfen an gleicher Stelle beim 34. Kongress erstmals in der Geschichte der DGU sozialkritische Aspekte aufgenommen. Damals war das Problem die Zulassung und Ausbildung der Medizinstudenten, heute der relative Ärztemangel. **»Uns kommt der urologische Nachwuchs abhanden«.** Immer weniger Ärztinnen und Ärzte sind bereit, die faktische und dokumentierte Verschlechterung der Arbeitsbedingungen im Krankenhaus hinzunehmen. So verhindert die objektive Zunahme der zu leistenden Arbeit eine Einhaltung des Arbeitszeitgesetzes. Nach Erhebungen der Hessischen Ärztekammer arbeiten 75 % der Ärzte im Krankenhaus länger als 45 Stunden pro Woche, fast die Hälfte mindestens 50 Stunden und 25 % sogar über 55 Stunden – dabei sind die Bereitschaftsdienste nicht mitgerechnet worden. Fachfremde Arbeiten, die vorwiegend an jüngere Ärzte delegiert werden, Kurzzeitverträge und unattraktive Endpositionen sind weitere Negativaspekte. Demotivierend sind die anstrengenden Nachtdienste und arbeitsintensiven Wochenenddienste, die an die Stelle des Zusammenlebens mit der Familie treten. Nicht außer Acht gelassen werden sollte die sich verschlechternde wirtschaftliche Situation der jungen Ärzte, beispielsweise nehmen die Einnahmen aus den Pools der leitenden Ärzte ständig ab. In ein chirurgisches Fach wie die Urologie kommt noch der uns allen im Krankenhaus Tätigen nur zu geläufige Trend der jungen Ärzte zu Fächern mit »kontrollierbarem Lebensstil«, wie der Marburger Chirurg Rothmund es nannte, wie Dermatologie oder Anästhesie, und die Abwendung von Fächern mit schwer vorhersagbaren Arbeitszeiten wie in der Urologie. Für die Urologie stellt es keine Lösung dar, Green Cards für osteuropäische Ärzte zu fordern, wie es die Deutsche Krankenhausgesellschaft tut. Stattdessen sind wir als Urologen insgesamt aufgefordert, nicht nur die Arbeitsbedingungen im Krankenhaus akzeptabel zu gestalten, sondern gerade den jungen Ärzten eine bessere Perspektive, eine intensivere Zuwendung und praktizierte Motivation zu geben. Ohne motivierten und qualifizierten Nachwuchs wird unser Fach sprichwörtlich ausgehöhlt.

Prof. Dr. med. Jens E. Altwein

Meine Damen und Herren, am Ende meiner Ausführungen möchte ich die Hoffnung äußern, dass die kommenden Kongresstage die positive Bilanz der wissenschaftlichen und praktischen Urologie des letzten Jahres widerspiegeln.[1]

Waren die Informationsbroschüren und das Programmheft der bisherigen Kongresse sehr schlicht gestaltet worden, so wurde ab dem 54. Kongress jeweils eine individuelle künstlerische Gestaltung eingeführt (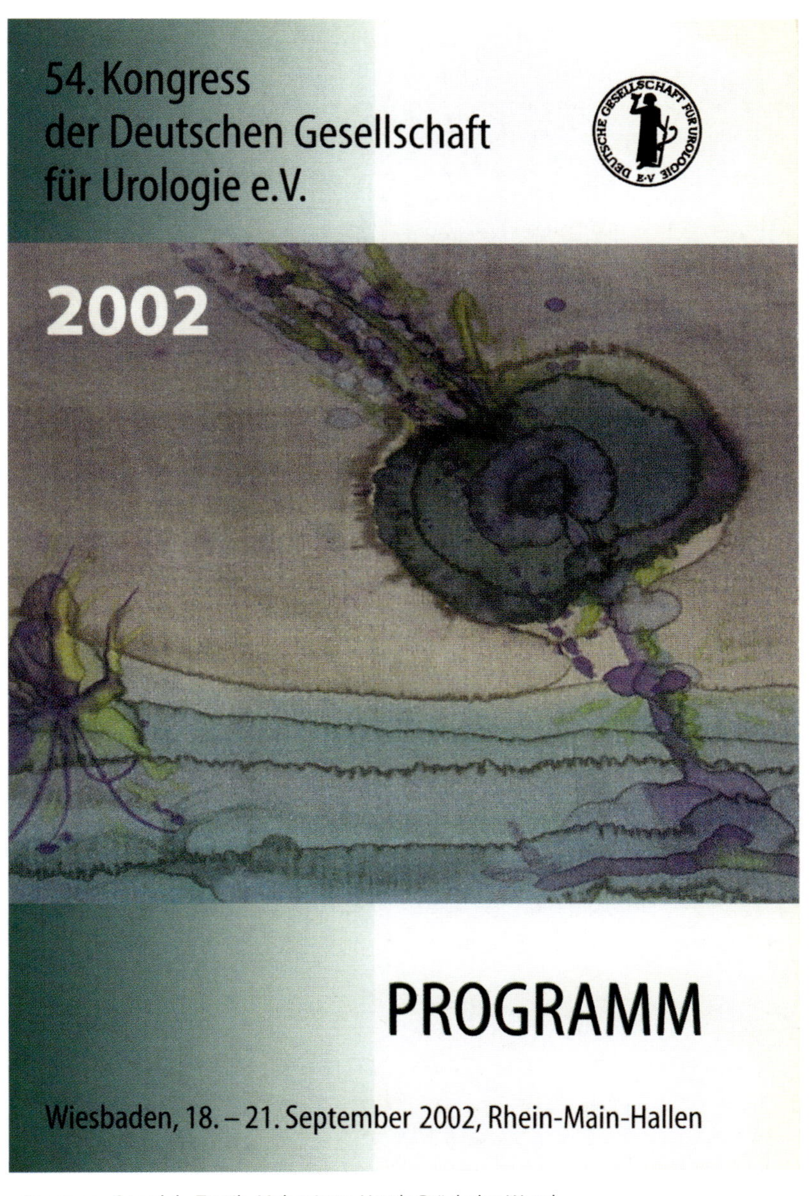 Abb. 31.2).

---

1 Urologe A (2002) 41: 635–639

Abb. 31.2 Motiv zum Kongress: »Sprudel«. Textile Malerei von Ursula Bröcheler, Wesel

55. Kongress der Deutschen Gesellschaft für Urologie – Hamburg, 24.–27.09.2003

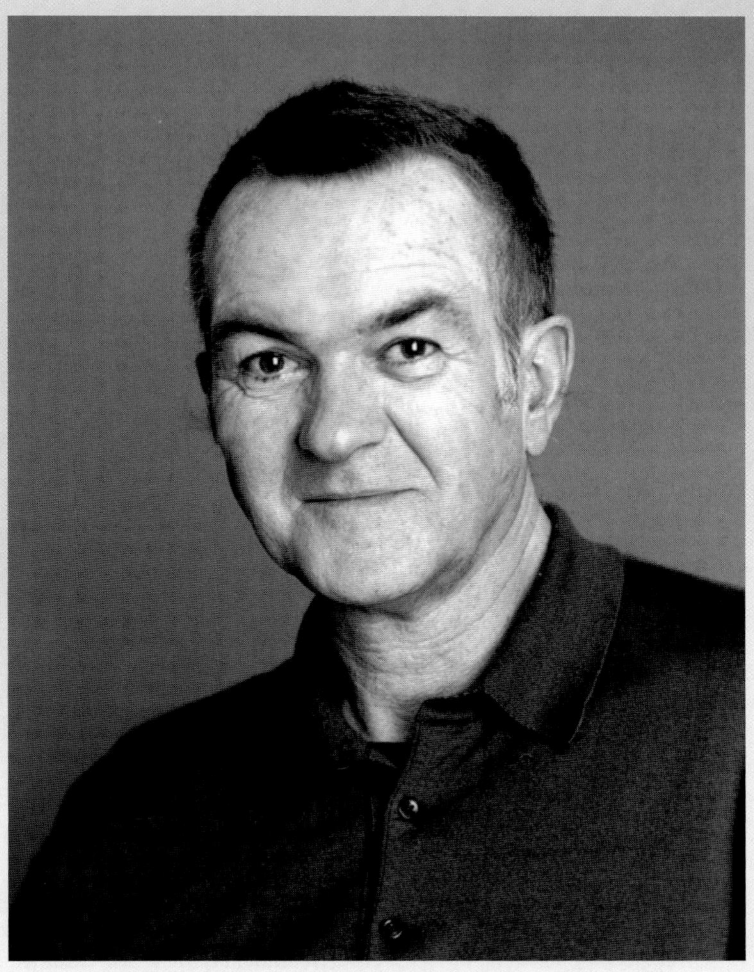

Prof. Dr. med. Peter Alken

Prof. Dr. med. Peter Alken (◘ Abb. 32.1)

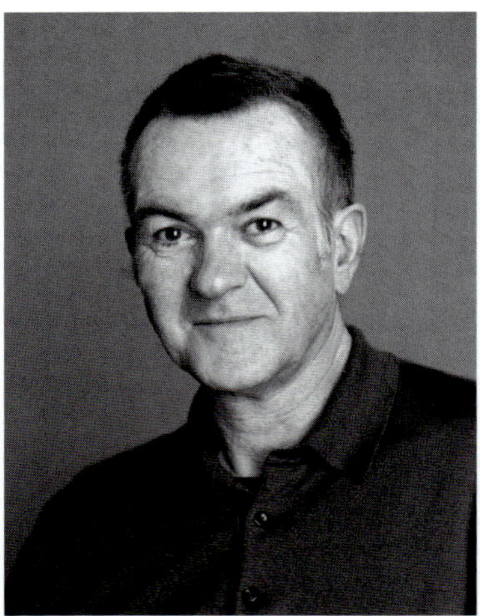

◘ **Abb. 32.1** Prof. Dr. med. Peter Alken

Curriculum vitae (nach P.A.)

Geboren am 26.08.1942 in Berlin

1962–1968	Studium der Medizin der FU Berlin und Universität Wien
1965–1969	Studium der Chemie, FU Berlin
1968	Ärztliche Prüfung (Staatsexamen)
1969	Vordiplom Chemie
1968–1970	Medizinalassistent: FU Berlin/Steglitz; Institut für klinische Chemie und Biochemie, Chirurgische Klinik und Medizinische Klinik
1970	Approbation als Arzt
1971	Promotion zum Dr. med. an der FU Berlin
1970–1976	Ausbildung zum Facharzt für Urologie an der Chirurgischen Klinik, Krankenhaus Nordwest, Frankfurt a.M. (Prof. Ungeheuer)
1976	Facharzt für Chirurgie
1976–1979	Ausbildung zum Facharzt für Urologie, Urologische Klinik Poliklinik der Johannes-Gutenberg-Universität Mainz (Prof. Hohenfellner)
1982	Venia legendi für das Fach Urologie (Privatdozent)
1983	Ernennung zum Universitätsprofessor (Rheinland-Pfalz)
1987–2008	Direktor der Urologischen Universitätsklinik, Universitätsmedizin Mannheim

Mitgliedschaften in Gesellschaften:
- Amerikanische Gesellschaft für Urologie
- Deutsche Gesellschaft für Urologie
- Deutsche Gesellschaft für Stoßwellenlithotripsie
- Endourological Society
- Europäische Gesellschaft für Urologie
- Internationale Gesellschaft für Urologie
- European Intrarenal Surgery Society
- Urological Research Society

Korrespondierendes Mitglied der Chilenischen Gesellschaft für Urologie

Ehrenmitglied:
- Deutsche Gesellschaft für Urologie
- Section of Urolithiasis
- Europäische Gesellschaft für Urologie
- Georgische Gesellschaft für Urologie
- Schweizerische Gesellschaft für Urologie
- Türkische Gesellschaft für Urologie

Funktionen in medizinischen Gesellschaften:
- Vorstandsmitglied der Deutschen Gesellschaft für Urologie
- Präsident der DGU 2002/2003
- Mitglied im Arbeitskreis Harnsteine, Kinderurologie, minimal invasive Urologie und operative Therapie der deutschen Urologen

- Beirat Deutsche Gesellschaft für Endoskopie und bildgebende Verfahren
- Scientific Committee der EAU
- National Delegate EBU
- Advisory Board European Symposium
- Stone disease
- Fachgutachter der Deutschen Forschungsgemeinschaft (DFG)
- Scientific Advisory Committee der European Organization for Research and Treatment of Cancer (EORTC)
- Mitglied der Academy of Urology (EAU)

Stellvertretender ärztlicher Direktor Klinikum Mannheim, Ärztlicher Direktor Klinikum Mannheim

Auszeichnungen:
- Ritter-von-Frisch-Preis der DGU
- Gustav-Simon-Medaille der Südwestdeutschen Gesellschaft für Urologie
- Astellas Award SIU
- Endourological Society Lifetime Achievement Award

Von besonderer wissenschaftlicher Bedeutung wurde die Entwicklung perkutaner Techniken in der Steintherapie.

Über 300 wissenschaftliche Publikationen und ungezählte Vorträge.

- **Eröffnungsrede zum 55. Kongress 2003 von Prof. Dr. med. P. Alken**

Der ungeschriebenen Tradition dieser Rede folgend, möchte ich mich zuerst bei meinen Lehrern bedanken.

Den Physiologen Professor Gauer und Professor Ullrich an der Freien Universität Berlin, die mich zum Zweitstudium angeregt haben, das ich, wie man heute sagen würde, mit dem Bachelor in Chemie abgeschlossen habe, den Professoren Dulce und Liss im Institut für Klinische Chemie der Freien Universität Berlin, die mich bei der Promotionsarbeit über den Stoffwechsel von Krebszellen betreut haben, Herrn Professor Edgar Ungeheuer, dem damals wohl deutschlandweit besten Chirurgen, der mir in der 6-jährigern Ausbildung zum Facharzt für Chirurgie am Krankenhaus Nordwest in Frankfurt Präzision und Zuverlässigkeit beigebracht hat aber auch einen bleibenden Widerstand gegen dem ihm eigenen autoritären Führungsstil, Herrn Dr. Gasteyer, dem zweiten Urologen in meinem Leben nach meinem Vater, bei dem ich während der chirurgischen Ausbildung in Frankfurt die dort übliche urologische Pflichtzeit absolvierte und dessen Fähigkeiten und Führung das väterlicherseits empfohlenen Fach Urologie weiter positiv erschienen ließen, Herrn Professor Rudolf Hohenfellner, von dem ich – in einem Moment der Bescheidenheit – ganz einfach sagen kann, dass ich ihm das Meiste und das Wesentliche verdanke. Hier schaffte eine gewisse Wesensverwandtschaft allerdings gelegentlich Widerstand. Den fordert der sehr gute Lehrer aber ohnehin heraus.

Auch den Freunden und Wegbegleitern aus der Mainzer Zeit, den Urologen Detlef Frohneberg, Gerd Hutschenreiter, Gerhard Jakse, Udo Jonas, Stephan Müller, Hubertus Riedmiller, Jochen Thüroff und Peter Walz und den Radiologen Max Georgi und Rolf Günther gilt mein Dank: Man steht nicht immer bequem auf den Schultern der Vorfahren aber sicher Schulter an Schulter mit guten Freunden.

Zu den Pflichten dieser Rede gehört die Erinnerung an die Gestorbenen, deren Namen und Bilder Sie hier sehen. Denken Sie einen Moment an sie, an ihre Familien und das, was sie auf ihre Weise für die Urologie getan haben. Es wird Ihnen gut tun.

Wenn wir urologisches Erbe pflegen wollen, müssen wir unsere Aufgaben kennen. Mit dem Programm und Motto »Die Besten in die Urologie«, dass die diesjährigen Autoren ausgezeichneter urologischer Promotionsarbeiten zu unserem Jahreskongress bringt, um sie stärker an die Urologie zu binden, habe ich eine einfache Richtung vorgegeben. Das Ziel ist, die DGU zu stärken. Warum ist das wichtig? 1. Weil es unsere primäre, in der Satzung vorgeschriebene Aufgabe ist und 2. Weil es dringend notwendig ist.

Wir sind so mit unserem Tagesgeschäft und mit täglichen undifferenzierten politischen Durchgriffen auf die Medizin beschäftigt, dass Wissenschaft von zweitrangiger Bedeutung zu sein scheint. Aber es gibt keine Verschlüsselungsnummern, keine DRG- und keine Abrechnungsziffern ohne wissenschaftliche Grundlagen. Eine Urinkultur war einmal Grundlagenwissenschaft. Wenn wir wollen, dass die Urologie nicht wieder im Keller der chirurgischen Klinik landet und das Fach nicht stirbt, müssen wir unsere Grundlagen kontinuierlich erneuern und schaffen.

Es ist also wichtig. Aber es ist nicht einfach zu realisieren.

Medizin wird in Deutschland politisch gewollt unattraktiv gemacht. Deutschland war einmal die Apotheke der Welt, heute laufen die Motoren der Pharmaindustrie woanders. Pharmazeutische Langzeitstudien werden in anderen Ländern gemacht. Längst lernen die japanischen Medizinstudenten nicht mehr aus deutschen Lehrbüchern. Das Mekka der Medizin war einmal hier. Heute gehen die DFG Stipendiaten nach USA: Stichwort: »Brain drain«.

Auch die Qualität des Nachwuchs lässt nach: Das Stichwort PISA mag man schon nicht mehr hören. Die OECD Studie »Education at a glance« (Bildung auf einen Blick 2003) zeigt weitere Defizite: Unterdurchschnittliche Ausgaben für Bildung: 5,3 % statt 5,9 %, unterdurchschnittliche Zahlen von Hochschulanfängern: 32 % statt 47 % und -absolventen: 19 % statt 30 %.

Hinzu kommt das Arbeitszeitgesetz: Wir haben zunehmend weniger gut Leute, die bereit sind in unser Fach zu investieren. Das Resultat erkennt man an nachlassenden guten Bewerbungen um Assistensarztstellen. Um die Wenigen konkurrierenü wir mit den anderen Fächern

Was tun? »Brain attraction« ist geboten.

Wir müssen unser Fach für gute, junge Leute attraktiv machen. Das Projekt »Die Besten in die Urologie« ist nur ein kleiner Anfang. Die CV's dieser besten 20 Studenten, die wir auf Grund ihrer hervorragenden Promotionsarbeiten nach Hamburg eingeladen haben, damit sie die Urologie hier kennen lernen sollen, sind lesenswert. Solche Menschen brauchen wir. Ein im Vorstand diskutiertes Nachwuchsförderprogramm mit

Industriegeldern und 5 % des jährlichen Kongressgewinnes der DGU ist der nächste Schritt.

Das ist noch nicht viel und der Weg ist lang. Es gibt aber gute Beispiele wie z.B. die AFUD – Association For Urological Disease – in den USA, die schon seit 1975 urologische Förderinstitution ist und über 300 Forschungsstipendien an urologische Nachwuchswissenschaftler in den USA vergeben hat.

Gibt es Fremdmittel? Trotz der leeren Kassen sind wir umgeben von Institutionen, die in Menschen und Projekte investieren wollen, die Erfolg versprechen. Aber wer von uns weiß, dass der Abgabetermin für den »European Young Investigator Award« der 15.12.03 ist? Wer weiß überhaupt, dass es ihn gibt? Und wie viele Urologen sind an Projekten des 6. Europäischen Rahmenprogramms, dem weltweit finanziell größten supranationalen Förderungsprojekt beteiligt? Hier müssen wir unsere Mitglieder aktiv heranführen

Es gibt keine Tradition in unserer Gesellschaft zielgerichtet Bester zu werden, auch nicht in der Deutschen Gesellschaft für Urologie. Elite ist eher ein Schimpfwort.

Zum Überleben und Bestehen müssen wir aber gerade das wollen: Die Besten sein. Die beste und effektivste Fachgesellschaft in Deutschland mit höchsten wissenschaftlichen Ansehen und bestem Service für ihre Mitglieder. Das muss unser Ziel sein, wenn wir überleben wollen. Wir müssen die Besten fördern. Max Plank Institut werden um Forscher gebaut und wenn es sein muss um- oder abgebaut.

Viele vor mir haben diese Gedanken auch gehabt. Aber es hat nicht funktioniert. Warum?

Gute Gedanken sind wie Kinder. *Sie müssen gute Anlagen haben.*

Die Deutsche Urologie hat hervorragende Anlagen: Entscheidende urologische Verfahren, die weltweit Standard sind, sind bis in unsere Zeit aus Deutschland gekommen. Sie brauchen klare Verhältnisse. Eigentlich wissen wir alle und schon seit längerer Zeit, was Not tut.

Sie müssen geborgen sein und gepflegt werden.

Hier ist ein weiteres Hauptproblem. Wir haben neben den beruflichen Verpflichtungen zu wenig Zeit und wir haben zu wenig Menschen, die sich die Zeit nehmen können, diese Arbeit zu leisten. Das ist mit der Struktur eines Vogelzuchtvereins nicht mehr zu schaffen. Wir werden deshalb unsere Gesellschaft weiter umstrukturieren und professionalisieren müssen, d. h. wir brauchen hauptberuflich tätige Vertreter in unserem Führungsgremium. Das ist ein abendfüllendes Projekt - nicht für hier und heute sondern für die kommenden Geschäftsjahre.

Nicht vergessen werden darf: Die wirtschaftlichen Grundlagen des Faches müssen stimmen, sonst ist man mit der Verteidigung des Bestehenden so beschäftigt, dass man glaubt es gäbe nur das, was man nicht verlieren will, und man ist unfähig zur Erneuerung. Hier gilt der Dank dem Berufsverband, der die zweite wesentliche Säule unserer Existenz ist.

Damit will ich schließen und ihnen den Kongress übergeben. Die Voraussetzungen für einen Erfolg sind gut: er ist gut besucht und die neuen Konzepte, die ich eingeführt habe, scheinen zumindest unbesehen zu gefallen.

Alle, die den Kongress mit vorbereitet haben und denen ich am letzten Tag nochmals danken werde, haben über ein Jahr ihr Bestes gegeben. Jetzt müssen Sie, die Besucher den Kongress mit Ihren Beiträgen und Ihren Diskussionen erfolgreich machen. Ich danke Ihnen für Ihr Kommen.

Und nicht vergessen: Wir wollen die Besten werden!

Die Druckmaterialien wurden gestaltet mit einem Foto »Wasser« von G. Ludwig (◉ Abb. 32.2).

Prof. Dr. med. Peter Alken

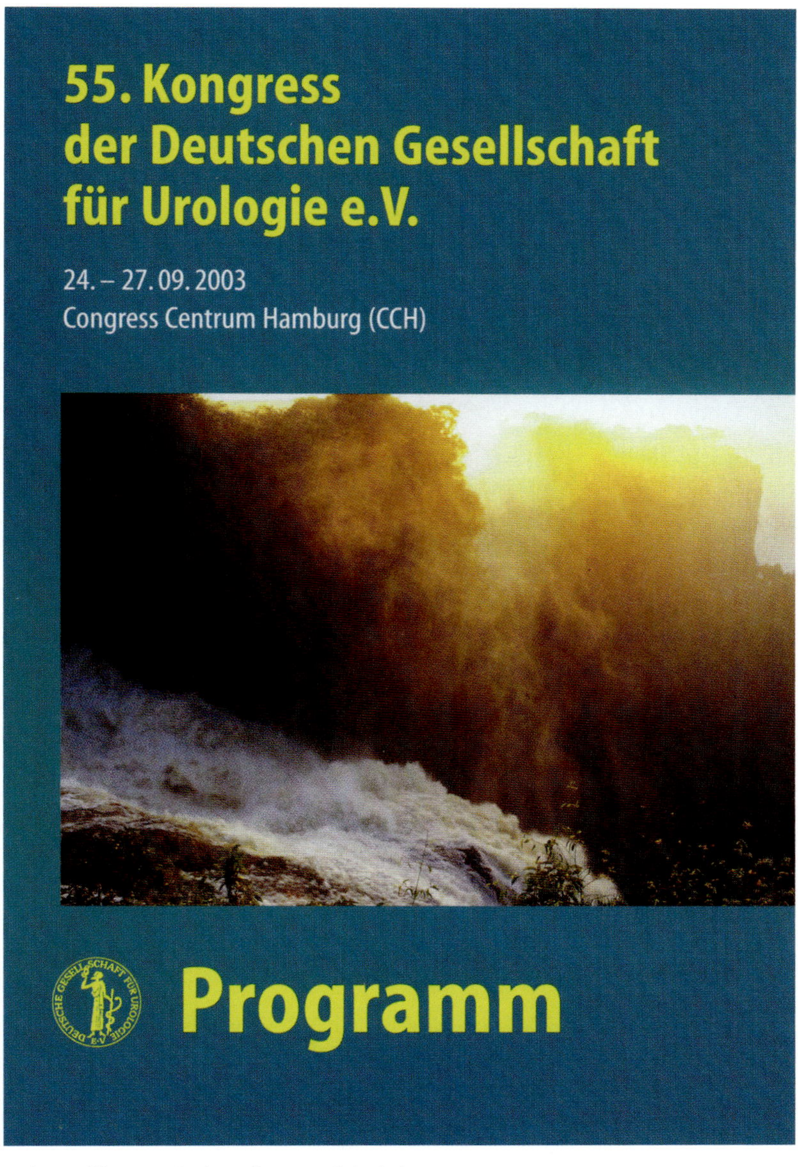

Abb. 32.2 Mediengestaltung »Wasser« mit einem Foto von G. Ludwig

56. Kongress der Deutschen Gesellschaft für Urologie – Wiesbaden, 22.–25.09.2004

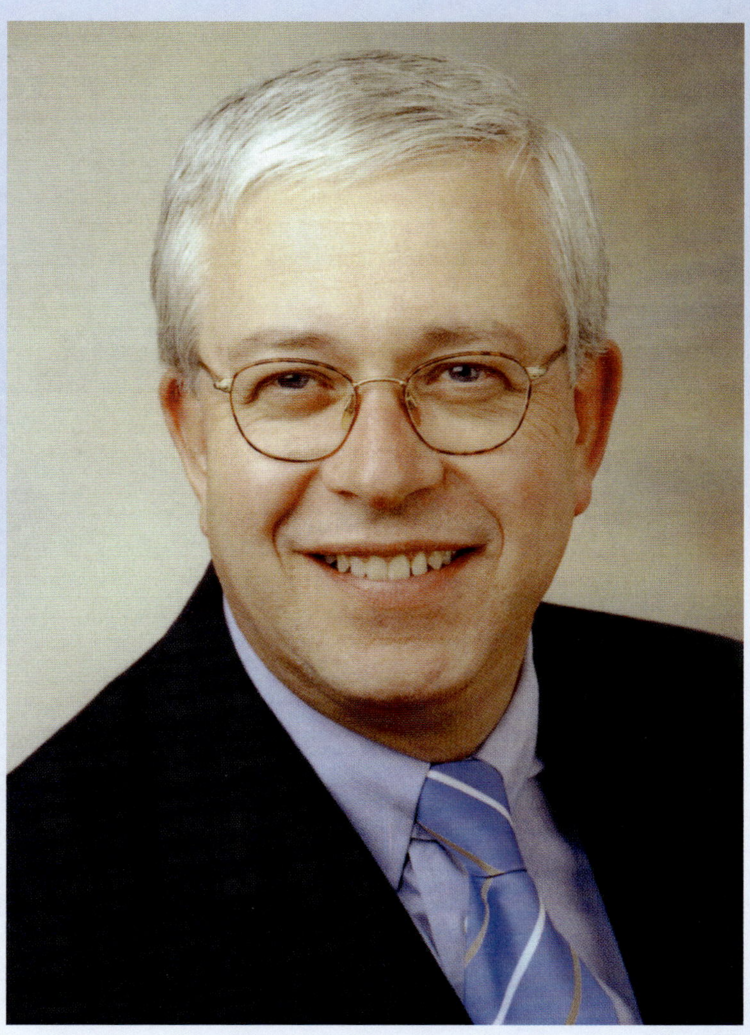

Prof. Dr. med. Joachim W. Thüroff

Prof. Dr. med. Joachim W. Thüroff (◘ Abb. 33.1)

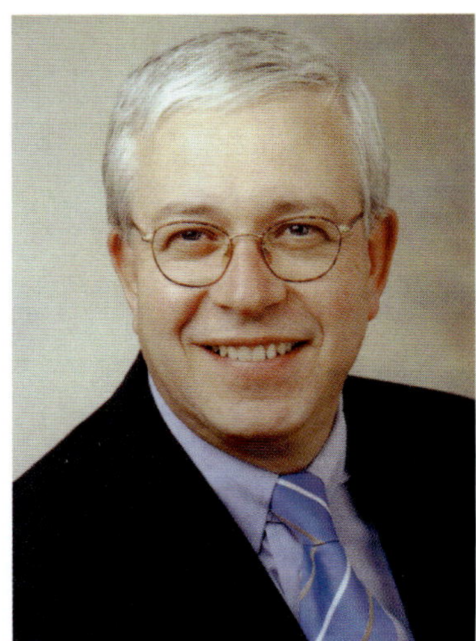

◘ **Abb. 33.1** Prof. Dr. med. Joachim W. Thüroff

Curriculum vitae (nach J.W.T.)

Geboren am 10.05.1950 in Frankfurt/Main

1956–1959	Textor-Schule, Frankfurt
1959–1960	Werner-Senger-Schule, Limburg
1960–1968	Tilemann-Schule, Limburg (humanistischer Zweig), 26. Juni 1968 Abitur
1968–1974	Medizinstudium an der Philips-Universität Marburg, mit Famulaturen am St. Vincenz-Hospital Limburg, an der Philipps-Universität Marburg und am St. Lukes Episcopal Hospital Houston/USA (Urologie)
1970	Amerikanisches Examen (ECFMG) in Frankfurt
1975	Promotion zum Doktor der Medizin in Marburg/Lahn
1975–1976	Medizinalassistent im St. Vincenz-Hospital Limburg (Urologie) und an der Philipps-Universität Marburg (Innere Medizin, Chirurgie, Pathologie)
1976	Approbation
1976–1977	Pathologie Philipps-Universität Marburg (Prof. Hort)
1977–1978	Chirurgie Juliushospital Würzburg (Prof. Schautz)
1978–1987	Johannes-Gutenberg-Universität, Urologie (Prof. Hohenfellner)
1980–1981	DFG-Stipendium an der University of California, San Francisco (Prof. Tanagho)
1981	Facharztanerkennung für Urologie
1982	Venia legendi für das Fach Urologie an der Johannes-Gutenberg-Universität Mainz
1983	Urologische Klinik im Kantonsspital St. Gallen (Prof. Bandhauer)
1985–1987	Associate Professor, University of California, San Francisco, Medical School Director des UCSF Urinary Stone Center
1987	Berufung zum Universitätsprofessor (C2)
1987–1997	Direktor der Klinik für Urologie Kinderurologie im Klinikum Barmen Wuppertal
1993–1997	Lehrstuhl für Urologie der Medizinischen Fakultät der Universität Witten/Herdecke am Klinikum Barmen, Wuppertal
1997	Berufung auf die C-4-Professur für Urologie der Medizinischen Fakultät der Johannes-Gutenberg-Universität Mainz und Direktor der Klinik für Urologie

Mitgliedschaft in wissenschaftlichen Gesellschaften:
- Deutsche Gesellschaft für Urologie seit 1979, Präsident 2003/2004
- International Continence Society seit 1979
- European Association of Urology seit 1982
- Societe Internationale d'Urologie seit 1982
- American Urological Association seit 1983
- European Intra-Renal Surgery Society seit 1983
- Nordrhein-Westfälische Gesellschaft für Urologie seit 1988
- Western Section of the American Urological Association seit 1989
- Urodynamics Society seit 1989
- Arbeitsgemeinschaft Experimentelle Urologie seit 1990
- Society for Basic Urological Research seit 1991
- Arbeitsgemeinschaft für Urologische Onkologie seit 1991
- Deutsche Gesellschaft für Ultraschall in der Medizin seit 1992

- The Society of Pelvic Surgeons seit 1993
- American Association of Genitourinary Surgeons seit 1996
- Vorsitzender des Arbeitskreises Kinderurologie der Fort- und Weiterbildungskommission der Deutschen Urologen seit 1997
- Mitglied des Stiftungsrat und des Wissenschaftliches Komitees der C.E. Alken-Stiftung seit 1997
- Deutsch-Japanische Konföderation für Urologie seit 1997

Von den wissenschaftlichen Auszeichnungen seien hervorgehoben:
- C.E. Alken-Preis 1992
- Maximilian-Nitze-Preis 1993
- Heinrich-Spohr-Preis 2001
- Maximilian-Nitze-Medaille 2011

Zahlreiche Auszeichnungen amerikanischer urologischer Gesellschaften für Vorträge, Poster und wissenschaftliche Filme.

■ Eröffnungsrede zum 56. Kongress 2004 von Prof. Dr. med. W. Thüroff

Hochverehrte Festversammlung,

zur akademischen Eröffnungsfeier des 56. Kongresses der Deutschen Gesellschaft für Urologie darf ich Sie ganz herzlich willkommen heißen. Ich begrüße sehr herzlich als **Festrednerin** des heutigen Abends die Gesundheitsministerin des Landes Niedersachsen, Frau Kollegin **Dr. von der Leyen**, den Präsident der Johannes-Gutenberg-Universität Mainz, Magnifizenz Professor Michaelis und den Dekan der Johannes-Gutenberg-Universität Mainz, Spectabilis Professor Urban. Weiterhin möchte ich die Präsidenten und Generalsekretäre zahlreicher befreundeter ausländischer urologischer Fachgesellschaften begrüßen, Pars pro Toto den Secretary General der European Association of Urology, Professor Teillac, sowie zahlreiche ausländische korrespondierende Mitglieder der Deutschen Gesellschaft für Urologie. Mein Gruß gilt weiterhin dem Hauptgeschäftsführer der Landesärztekammer Rheinland-Pfalz, Herrn Dr. Hoffart, den Direktoren und Geschäftsführern der Krankenkassen und aus der Wirtschaft sowie in Verteilung aller Repräsentanten der Industrie der begleitenden Fachausstellung unseres Kongresses dem Vorsitzenden des Industriebeirates, Herrn Odenthal. Ich begrüße herzlich die Kolleginnen und Kollegen aus den anderen Fachgebieten des Fachbereichs Medizin der Johannes-Gutenberg-Universität Mainz.

Hochverehrte Ehrenmitglieder der Deutschen Gesellschaft für Urologie, sehr geehrte Vorgänger im Amt, liebe Kolleginnen und Kollegen, liebe Freunde, insbesondere auch aus meiner Wuppertaler Zeit, liebe Familie!

Seit unserer letzten Tagung in Hamburg hat der Tod schmerzliche Lücken in die Reihen unserer Gesellschaft gerissen. Ich habe die traurige Pflicht, an diejenigen Mitglieder zu erinnern, die seither für immer von uns gegangen sind.
Wolfgang Blasche, Brunnen, Schweiz
Mr. Dr. med. Joachim Chladt, Zwickau
Werner Dabelow, Bad Brückenau
Dr. med. Olaf Knuth, Göttingen
Professor Dr. med. Reinhard Meridies, Recklinghausen
Professor Dr. med. em. Gerd-Wolfgang Müller, Magdeburg
Professor Dr. med. Harald Schulze, Dortmund
Dr. med. Reiner Wenisch, Görlitz

Ich darf Sie bitten, zu Ehren der Verstorbenen sich für einen Schweigemoment von den Plätzen zu erheben. Ich danke Ihnen.

Meine Damen und Herren, einer guten Tradition, aber auch einem innerem Bedürfnis folgend, möchte ich an dieser Stelle meinen klinischen und akademischen Lehrern danken. Meine erste Konfrontation mit den sozial- und familienpolitischen Weiterungen der ärztlichen Profession geht auf das Kleinkindesalter zurück, mit zwei berufstätigen Medizinern als Eltern, die in der Nachkriegszeit häufig und überlappend berufsbedingt von zu Hause abwesend waren. Mein erster berufsbedingter Kollaps geht auf eine Operationsassistenz in der urologischen Abteilung meines Vaters im Alter von 15 Jahren zurück – bei einer Beschneidung eines Säuglings. Liebe Eltern, vielen Dank für all die Motivation, Rückendeckung und Unterstützung die Ihr mir zeitlebens gegeben habt und dafür, dass Ihr heute gekommen seid!

Nach der ersten wissenschaftlichen Arbeit, der Promotion über ein nephrologisches Thema bei Professor Harald Lange, Leiter der Nephrologie in Marburg, die damals in Zusammenarbeit mit der Urologie eines der ersten Zentren für Nierentransplantation in Deutschland begründete, war es Professor Waldemar Hort, Direktor der Pathologie in Marburg, der mich im Rahmen einer anderthalbjährigen Ausbildung als wissenschaftlicher Assistent der Pathologie für weitere wissenschaftliche Themen interessierte.

Die richtungsweisende Entwicklung kam jedoch mit der Entscheidung für die Urologie und der Chance, einen der begehrten Ausbildungsplätze bei Professor Hohenfellner in Mainz zu bekommen. Professor Hohenfellner hatte in Mainz eine Schule entwickelt, wie sie in der deutschen Chirurgie bis dato wenig bekannt war: geprägt vom Teamgeist seiner Mannschaft, der bei Erfolgen wie Misserfolgen über interne Kritik zu neuer Motivation bei jedem einzelnen Mitglied im Team führte, von der OP-Schwester bis zum Oberarzt, vom Röntgenassistenten bis zum Medizinalassistenten. **Wir** waren stolz auf unseren »amerikanisch« denkenden Chef, der zwar eher österreichisches Englisch sprach, aber ergebnisoffene Diskussionen in einer Zeit zuließ, in der andernorts der Kommandostil in der Chirurgie durchaus noch angesagt war. Nicht dass die operative Urologie in Mainz irgendeiner demokratischen Beliebigkeit hätte anheimfallen können, doch galt das beste Argument in oft ausgedehnten Besprechungen und Staff-meetings. Klinische Fragestellungen ins Tierexperiment oder Labor zu verweisen und von den Ergebnissen und auch Fehlschlägen neue Fragestellungen zu beziehen, zu testen und rasch umzusetzen, das war das Erfolgsgeheimnis einer stets der Klinik verpflichteten Forschung.

Entwicklungsmöglichkeiten und Freiräume im Team zuzulassen, förderte die Talente und ermöglichte die interne Verbreiterung der Ausbildungsbasis. Ausbildungsdefizite wurden durch externe Expertise in der Rotation ausgeglichen. So freue ich mich, heute zwei weiteren meiner klinischen Ausbilder hier danken zu können, Gert Hutschenreiter, der als mein damaliger Stations- und Oberarzt und herausragender Operateur mir die Hand beim Operieren führte, und Klaus Bandhauer, an dessen Klinik ich 1982 zur Perfektionierung der transurethralen Resektionstechniken mehrere Monate hospitieren durfte. Vielen Dank, lieber Klaus, dass Du heute gekommen bist, und für die Mühe, die Du Dir mit mir in der Zeit der Gliederoptik als »Spion« bei der TUR-P gemacht hast, lange vor den bequemen Zeiten der Video-TUR.

Das System »Rudi Hohenfellner« nutzte die exzellenten internationalen Kontakte aus seinen Mitgliedschaften bei den G-U-Surgeons, den Pelvic Surgeons, SPUS und anderen wissenschaftlichen Gesellschaften, um vielen aus dem Team einen Forschungsaufenthalt in den USA und ein weiteres akademisches Fortkommen zu ermöglichen. Lieber Rudi, für dies alles und vieles mehr, was Du mir in Deiner »Mainzer Schule« mitgegeben hast, bin ich Dir für immer dankbar.

Die University of California San Francisco war Ziel meines Auslandsforschungsaufenthaltes und Emil Tanagho wurde mein wissenschaftlicher Mentor von 1980–1981 in meiner Zeit dort als »Research Fellow« und von 1985–1987 als Associate Professor in UCSF. Emil, ich freue mich ganz besonders, dass Du heute gekommen bist. Emil Tanagho hat eine ganze Generation deutschsprachiger Urologen in seinem Labor und im Department of Urology der UCSF ausgebildet, ich denke dabei unter anderem an Udo Jonas, Stefan Müller, Klaus-Peter Jünemann, Wolfgang Diederichs, Rainer Hofmann, Walter Stackl, Andreas Floth, Ulrich Wetterauer, Guy Bogaert, Wilhelm Hübner, Markus Hohenfellner, Stefan Dahms, Karl-Dietrich Sievert und andere. Harninkontinenz, Neurourologie, Neuroanatomie, Blasenschrittmacher, Neuromodulation und Tissue engineering sind Begriffe, die lange Zeit synonym mit der Urologie der UCSF standen. Aber Emil Tanagho war mehr als ein präziser Wissenschaftler, akademischer Lehrer und Coach, der bisweilen auch unerbittlich zu Höchstleistungen antrieb: für mich wurde er über all die Jahre zum väterlichen Freund.

Begrüßungsrede

Das Thema meiner Begrüßungsansprache ist nicht etwa deshalb **Urologie 2010«**, um an die Agenda 2010 zu erinnern, sondern weil Vorhersagen zu Entwicklungen in Medizin und Gesundheitssystem über mehr als fünf bis sechs Jahre heutzutage schlichtweg unmöglich sind. Der Charme von Vorhersagen ist zudem, dass – wenn sie nicht eintreten – sich hoffentlich sowieso kaum jemand mehr an die »vage Prognose« erinnert, treten sie allerdings ein, so darf sich der Autor im Glänze seiner Augurien sonnen. Dabei erstreckt sich die Spannbreite von der soliden Prognose vorhersehbarer Entwicklungen bis zur Variante phantasievoller und spektakulärer Visionen.

Aus Präsentationen von vor etwa 10 Jahren, wie die Urologie im Jahre 2000 aussehen würde, habe ich einige der damaligen **Prognosen** herausgegriffen, die der ein oder andere im Saal wiedererkennen mag (Anm: s. Reden der vorangegangen Präsidenten). Häufig wurden damals Entwicklungen der Urologie weg vom operativen Fach hin zur medikamentösen und interventionellen Therapie vorhergesagt, **wie:**

- Die Operation der BPH würde infolge Schrumpfung der Drüse durch 5-α-Reduktasehemmer weitgehend überflüssig. Im Falle des Versagens würden Thermotherapie oder Laser das Problem erledigen.

oder:

- Bösartige urologische Tumoren ließen sich weitgehend mittels Gentherapie, Chemotherapie oder Immuntherapie beherrschen. Lokale Tumorkontrolle gelänge durch Ultraschall- oder CT-gesteuerte Ablation mittels HIFU, Kryotherapie oder Brachytherapie.

Soviel der Beispiele von vor zehn Jahren. In den folgenden Minuten meiner Prognose für 2010 möchte ich aber nicht nur fachliche Inhalte der Urologie ansprechen, sondern auch zukünftige Strukturen der medizinischen Versorgung sowie die Rolle unserer wissenschaftlichen Fachgesellschaft. Als Beispiele dafür seien »strategische Strukturplanung« und »Nachwuchsförderung« herausgegriffen.

In chirurgischen Fächern verlangt das Prinzip des »Nihil nocere« immer erneut das Abwägen zwischen konservativen und operativen Therapieoptionen sowie die Reduzierung unerwünschter Nebeneffekte chirurgischer Eingriffe z. B. durch Minimierung des operativen Zugangstraumas. So ist es einigermaßen risikoarm vorhersagbar, dass wir auf dem Gebiet der **Laparoskopie** weitere Fortschritte machen werden und diese Verfahren gegenüber offen-chirurgischen Verfahren an Terrain gewinnen werden. Wir werden neue spezialisierte OP-Säle sehen, in denen die verschiedenen Geräte und Neuentwicklungen wie Endoskopieprojektion auf das Operationsfeld, deckenmontierte Roboterarme und 3-D-flat-panel-Röntgen ergonomisch integriert sind. Wir werden uns bei aller Fortschrittsbegeisterung aber auch immer wieder fragen müssen, für welche Indikationen der gesteigerte Aufwand und die höheren Kosten tatsächlich durch eine **Reduktion der Morbidität** gedeckt sind. Derzeit ist dies für Eingriffe an Niere und Nebenniere recht gut belegt, für die radikale Prostatektomie allerdings nicht. Zu denken gibt hier die erste randomisierte und geblindete Studie zwischen laparoskopischer und offener Cholezystektomie, in der sich der für die Laparoskopie erwartete Morbiditätsvorteil nicht bestätigen ließ. Auch die funktionellen und onkologischen Resultate müssen zumindest den offen-chirurgischen Verfahren ebenbürtig sein, um eine weitere Verbreitung zu rechtfertigen. Für Nierentumore liegen ebenbürtige 5-Jahres-Daten vor, das Prostatakarzinom bedarf naturgemäß längerer Nachbeobachtungszeiten. Wenn wir dem Vorschlag Büchlers für die Chirurgie folgen, und die »evidenzbasierte Urologie« mit randomisierten Studien vermehrt auch auf operative Fragestellungen ausdehnen, werden wir die anstehenden Fragen nach Möglichkeiten und Grenzen der Laparoskopie und den bleibenden Indikationen 2010 besser beurteilen können. Einiges wird in die Kategorie chirurgischer Machbarkeitsstudien abzulegen sein, vieles wird bleiben und fortzuentwickeln sein und zweifelsohne die operative Urologie zu neuer Blüte bringen.

Eine andere Herausforderung der operativen Urologie ist die bildgesteuerte **Anwendung lokaler Energie** zur Destruktion bösartiger Tumore von Prostata und Niere in situ. Auch wenn dieser Ansatz durchaus den Kriterien einer weiteren Reduktion der Invasivität genügt, so muss schon konzeptionell hinterfragt werden, wie denn die Präzision des Skalpells erreicht werden soll, das den Tumor komplett im Gesunden exzidieren kann und gleichzeitig nächstliegende Gewebsstrukturen schonen kann wie, am Beispiel Prostata, Rektumvorderwand, Sphinkter und Gefäßnervenbündel. Alleine die Physik der Energiewirkungen auf Körpergewebe lässt es unmöglich erscheinen, auf der Seite des Tumors eine 100 %ige Destruktion und im Abstand von Millimetern eine 100 %ige Schonung gesunder Gewebe zuverlässig sicherzustellen. Dies gilt für ionisierende Strahlen ähnlich wie für thermische Energie, wie sie z. B. durch fokussierten Ultraschall,

Mikrowellensonden oder Kryosonden appliziert werden kann. In der Prostata kommen multifokales und landkartenartig begrenztes Tumorwachstum hinzu sowie eine mangelhafte Darstellbarkeit der Tumorausdehnung durch bildgebende Systeme. In der Niere sind die Verhältnisse durch bessere bildliche Darstellbarkeit der Tumore, sowie die Möglichkeit der Erzielung eines Sicherheitsabstandes im gesunden Gewebe etwas übersichtlicher. Dennoch bleibt die Unsicherheit einer kompletten Tumorzerstörung versus dem tumorfreien Rand im Schnellschnitt bei offener oder laparoskopischer Tumorexzision. Auch im Jahre 2010 bleiben wohl die chirurgische Exzision lokal begrenzter bösartiger Tumore der Niere und Prostata Therapie der Wahl und die thermoablativen Verfahren im Bereich der Palliativmedizin angesiedelt.

Dasselbe gilt im Prinzip für den Einsatz **thermoablativer Verfahren** zur Therapie der benignen Prostatahyperplasie – wenngleich ohne die angeführten onkologischen Risiken. Doch haben hier die alternativen Therapieverfahren den gleichsam heilsamen Effekt gezeitigt, die im Dornröschen-Schlaf verharrende Entwicklung des »Goldstandards TUR-P« wieder zu erwecken und neue Forschungsanstrengungen zu deren Verbesserung auszulösen. Vaporisierende Schlingenelektroden, koagulierendes Schneiden und bipolare Resektion sind einige der Ergebnisse, die einen glauben lassen, dass auch »gelöste Probleme« noch ein Verbesserungspotential bergen. Wohin entwickeln sich bis 2010 die Alternativen medikamentöse und operative Therapie der BPH? Unser Ehrenmitglied Logan Holtgrewe hat schon vor zehn Jahren auf die Kosten einer **»Therapiekaskade«** aufmerksam gemacht. Eine Studie, die das heutige Resektionsgewicht der TUR-P mit dem von 1994 vergleicht, belegt einen 15 %igen Anstieg. Gleichzeitig steigen die zwischenzeitlich durch den Einsatz der neuen Medikamente zurückgegangenen Resektionszahlen wieder an. Haben wir also vor zehn Jahren durch die medikamentöse Therapie lediglich begonnen, den Zeitpunkt der Prostataresektion nach hinten zu verschieben, hin zu größeren Resektionsgewichten in höherem Lebensalter? Auch 2010 werden wir mit der TUR-P – wenn auch in verbesserter Form – in vergleichbarem Umfang leben. Erneut werden wir uns der Frage stellen müssen, die unsere Altvorderen bereits beantwortet zu haben schienen: ist die frühere TUR-P möglicherweise besser und auch ökonomischer als die spätere?

Operatives Entwicklungspotential liegt zweifelsohne angesichts der Alternative Dialyse in der **Nierentransplantation**, insbesondere auch wegen der zuneh-

Prof. Dr. med. Joachim W. Thüroff

menden Verbreitung der Lebendspende. Ob der Verteilungskampf mit der Transplantationschirurgie für die Urologie gewonnen werden kann, wird nicht berufspolitisch, sondern vor Ort in den Fakultäten, Vorständen und Berufungskommissionen entschieden. Ein einmal verlorener Standort wird nur schwer wiederzugewinnen sein. Fehlende Fachkompetenz eines urologischen Bewerbers für die Leitung einer transplantierenden urologischen Klinik ist der schwerwiegendste vermeidbare Fehler, den die chirurgische Konkurrenz nur zu gerne kompensieren wird. Eine daraus resultierende schwindende Anzahl von urologischen Weiterbildungsstätten für Nierentransplantation wird die Negativspirale beschleunigen. Die Deutsche Urologie sollte sich unter Federführung der wissenschaftlichen Fachgesellschaft ein kleines und effektives Gremium »Strategische Langzeitentwicklung« leisten, in dem Vertreter von Lehrstuhlinhabern, Chefärzten, Oberärzten, niedergelassenen Urologen, Berufsverband und wissenschaftlicher Fachgesellschaft Konzepte für Langzeitstrategien der Entwicklung unseres Faches erarbeiten. Für den Erhalt urologischer Standorte der Nierentransplantation könnte ein solches Konzept z. B. lauten, dass die Arbeitsgemeinschaft der urologischen Lehrstuhlinhaber sich bei Neubesetzungen bezüglich möglicher Bewerber intern abstimmt, eine Rolle, die dieser Arbeitsgemeinschaft zweifelsohne gut zu Gesichte stünde. Der Kampf um Standorte und damit auch Weiterbildungsplätze für die urologische Nierentransplantation kann nur durch transplantationserfahrene Urologen in Kooperation mit unseren Kollegen der Nephrologie vor Ort geführt werden. Wenn der beobachtete Trend durch ähnliche Strategien nicht durchbrochen werden kann, so ist die Prognose 2010 für den Erhalt der Nierentransplantation in der Urologie eher ungünstig.

Die zunehmend ausgebaute Führungsrolle der Urologie in der **Kinderurologie** ist keineswegs Resultat einer berufspolitischen Ab- und Ausgrenzung von Kinderchirurgen, sondern Ergebnis eines Wettbewerbs in aller Offenheit und Fairness, der z. B. zur De-facto-Anerkennung unserer kinderurologischen Jahrestagung als Referenzveranstaltung auch in der Kinderchirurgie geführt hat. Wie bei der Nierentransplantation werden auch hier Anzahl und Qualität von Weiterbildungsstätten für die Perspektiven der Zukunft entscheidend sein: Die in der Urologie insgesamt wachsende Zahl und dort zurückgehende Zahl von Weiterbildungsmöglichkeiten gibt die Richtung der Entwicklung vor. Wichtiges Element der Weiterentwicklung bleibt die enge Zusammenarbeit mit unseren Kollegen der pädiatrischen Nephrologie, Radiologie, Onkologie und Endokrinologie. Die Prognose für die Kinderurologie 2010 ist positiv, mit wachsender Tendenz.

Interdisziplinäre Kompetenzzentren mögen für manch einen Abgrenzungsstrategen ein Reizthema sein. In der plastisch-rekonstruktiven Urologie haben kontinente Harnableitung und orthotope Blasensubstitution die Akzeptanz der Radikaloperation beim Blasenkarzinom erhöht und kommen vermehrt bei kompartimentüberschreitenden gynäkologischen Tumoren und Rektumkarzinomen zum Einsatz. Die Zusammenarbeit mit Gynäkologen und Abdominalchirurgen brauchte sich aber nicht nur auf Radikalchirurgie und urologische Rekonstruktionen erstrecken, sondern auch auf die Chirurgie der Harn- und Stuhlinkontinenz und die Deszensus- und Prolapschirurgie. Paul Lange aus Seattle machte vor einigen Jahren den Vorschlag einer gemeinsamen Weiterbildung im Sinne eines Uro-Gynäkologen oder Gynäko-Urologen, der um die Kolorektalchirurgie zu erweitern wäre. Ohne Aufgabe der Identität des eigenen Faches, aber unter Aufgabe von Abgrenzungsstrategien und Berührungsängsten könnten bis 2010 operative Kompetenzzentren für »Beckenchirurgie« und »minimal invasive Chirurgie« gemeinsam von Chirurgen, Gynäkologen und Urologen etabliert werden. Von einer solchen Zentrumsbildung zusammen mit unseren chirurgischen Nachbardisziplinen würden alle nur profitieren können, am meisten unsere Patienten.

Weitere Kompetenzzentren werden durch Erweiterung einer vielerorts bereits existierenden »**interdisziplinären Tumorkonferenz**« in ein sog. »Comprehensive Cancer Center« entstehen. Ein solches interdisziplinäres Organ der Abstimmung von therapeutischen Strategien zwischen Organfächern und Querschnittsfächern ist insbesondere für multimodale Therapieansätze bei fortgeschrittenen und seltenen bösartigen Tumoren nützlich. Therapiestrategien für schwierige Tumoren, die in Beratung mit Pathologie, Onkologie, Radiologie und Radiotherapie abgestimmt sind, werden den betroffenen Patienten die bestmöglichen Optionen bieten.

Politische Themen in der Ansprache des Präsidenten zu vermeiden, war der gute Rat eines Vorgängers im Amt und doch müssen wir alle uns täglich damit auseinandersetzen, was die Politik an neuen Strukturen für den Gesundheitsbereich geschaffen hat und weiterhin plant. Gespannt sind wir diesbezüglich auf die Rede von Gesundheitsministerin Frau von der Leyen, die als Kollegin spezifischen Sachverstand in die

Politik bringt. Uns allen ist mittlerweile klargeworden, dass das DRG-System, ambulantes Operieren und integrierte Versorgung auch **Kostendämpfungspolitik** sind.

Wer sind die **Verlierer des Systemwandels?** – ohne jeden Zweifel der medizinische **Nachwuchs**. Weiterbildung ist ein Kostenfaktor im DRG-System und beim ambulanten Operieren, der nirgendwo kompensiert wird. So werden sich bald Weiterbildungskliniken in reine Facharztkliniken umwandeln, wenn klar ist, dass im Facharztstandard ohne Rücksicht auf Weiterbildungsbedürfnisse von Assistenten sich mehr Patienten in kürzerer Zeit und billiger »abarbeiten« lassen. Hier erscheint dringend Nachbesserungsbedarf im politischen Regelwerk angemahnt. Wenn wir nicht zu einem Bonus-System für die Ausbildung kommen werden, wird wegen fehlender Weiterbildungsplätze bald schon die Diskussion über ein Malus-System ins Haus stehen, im Sinne der für die Wirtschaft unlängst diskutierten Ausbildungsabgabe.

Mein Appell an die Politik ist, die Chance zu nutzen, die notwendige zusätzliche **Berücksichtigung der Weiterbildung** im DRG-System erstmalig mit einem Instrument der bedarfsgerechten Kapazitätsbemessung von Weiterbildungsplätzen zu koppeln: Die Kosten blieben kalkulierbar und Über- oder Unterproduktion wäre kein Thema mehr. Wenn dies eintritt, dann muss unsere wissenschaftliche Fachgesellschaft vorbereitet sein, die Rolle der Kapazitätsbemessung und Qualitätskontrolle von Weiterbildungsplätzen – ähnlich dem »Residency Review Committee« der American Urological Association – z. B. in Zusammenarbeit mit dem Berufsverband zu übernehmen. Zwischenzeitlich müssten Ist-Zahlen, Bedarfszahlen und Instrumente zur Qualitätskontrolle der urologischen Weiterbildung entwickelt werden.

Durch zunehmende **Subspezialisierung** innerhalb der Urologie nimmt mancherorts zwangsläufig die Breite der Facharztweiterbildung ab. Dies muss zukünftig durch vermehrte Mobilität der Weiterbildungsassistenten kompensiert werden. Es wird notwendig werden, Weiterbildungsstätten auch einmal zu wechseln und die Breite der eigenen Ausbildung durch Zusatzangebote zu erweitern, einfach gesagt, in der Ausbildung »auf die Walz« zu gehen. Die DGU hat in diesem Jahr den **»Rudolf-Hohenfellner-Fonds zur Förderung des urologischen Nachwuchses«** gegründet, um unter anderem Hospitationen, Teilnahme an Kursen, Assistentenaustausch und solche Aktivitäten zu fördern, mit denen sich die Weiterbildungsbasis des Einzelnen modulartig erweitern lässt. Als Weiterbildungsmodule sind Urinzytologie, Andrologie, Mikrochirurgie, Kinderurologie, Laparoskopie bis hin zur Nierentransplantation denkbar. Den Firmen, die uns hierfür »unrestricted educational grants« schon zur Verfügung gestellt haben, gilt an dieser Stelle unser verbindlicher Dank.

Es gibt viel für uns alle zu tun – packen wir es an. Aufbruchstimmung und Enthusiasmus, auch für die Gestaltung zukünftiger Spielräume im Gesundheitssystem sind gefragt. Es geht nicht ohne stärkste Anstrengungen aller, damit die **Vision 2010 einer blühenden und gedeihenden Urologie** keine Illusion wird. Doch, oh Politik, verschone uns nur vor einem: noch mehr Bürokratie! Ich danke für Ihre Aufmerksamkeit.

Ehrungen

Die Maximilian-Nitze-Medaille ist die höchste Auszeichnung der Deutschen Gesellschaft für Urologie. Sie wird an Persönlichkeiten vergeben, die sich in besonderer Weise um die Gesellschaft und das Fach Urologie verdient gemacht haben.

Herr **Professor Dr. Udo Jonas** wurde 1942 in Wien geboren und studierte Medizin in Wien, Heidelberg und Gießen. Die urologische Facharztausbildung und 1977 die Venia legendi erhielt er an der Johannes-Gutenberg-Universität in Mainz bei Professor Hohenfellner. 1980 erhielt er den Ruf auf den Lehrstuhl für Urologie der Universität Leiden und 1987 auf den Lehrstuhl der Medizinischen Hochschule Hannover. Herr Professor Jonas ist Herausgeber des »World Journal of Urology« und richtete als Präsident der Deutschen Gesellschaft für Urologie den Kongress 1995 in Hamburg aus. Er ist Vorstandsmitglied der European Association of Urology und wird als Präsident dieser Gesellschaft im Jahre 2007 den Kongress in Berlin ausrichten. Herr Professor Jonas ist in besonderer Weise im Rahmen zahlreicher Aktivitäten und Mitgliedschaften in ausländischen wissenschaftlichen Fachgesellschaften ein wahrhaft »Internationaler Botschafter der Deutschen Urologie«. Es ist mir eine besondere Freude, im Name des Vorstandes der Deutschen Gesellschaft für Urologie Herrn Professor Jonas die Maximilian-Nitze-Medaille zu überreichen.

Herr **Professor Dr. Harald Schulze** wurde 1956 in Dortmund geboren und verstarb völlig unerwartet am 18. Januar 2004 im Alter von 47 Jahren. Er studierte Medizin an der Westfälischen Wilhelms-Universität Münster. Seine Facharztausbildung und 1991 die Venia legendi erhielt er an der Ruhr-Universität Bochum bei Professor Senge. 1995 trat er die Leitung der Urologischen Klinik der Städtischen Klinik Dortmund an.

Prof. Dr. med. Joachim W. Thüroff

Seit 1999 war er Vorstandsmitglied der Deutschen Gesellschaft für Urologie und betreute in Zeiten vielfältiger Reformen und Novellierungen das besonders bedeutsame und arbeitsintensive Vorstandsressort »Wissenschaft und Praxis«. Seit 2002 war er zusätzlich Vorsitzender der Arbeitsgemeinschaft der Leitenden Urologischen Krankenhausärzte. Er plante und betreute den Neubau der Klinik in Dortmund, der Umzug der urologischen Klinik erfolgte im März 2004, drei Monate nach seinem Tod. Für 2005 war Professor Schulze als Präsident der Nordrhein-Westfälischen Gesellschaft für Urologie gewählt. Ich bin dankbar, dass seine Witwe Heike heute hier ist, um den Dank der deutschen Urologie für den unermüdlichen Einsatz und die vielfältigen Funktionen von Harald Schulze durch die posthume Verleihung der Maximilian-Nitze-Medaille entgegenzunehmen.

Zu Korrespondierenden Mitgliedern werden Wissenschaftler ernannt, die durch ihre Tätigkeit zur Entwicklung der Urologie und zur Förderung der urologischen Beziehungen ihres Landes zur deutschen Urologie besonders beigetragen haben:

Professor Dr. Walter Artibani wurde 1949 geboren und studierte Medizin an der Universität Florenz. Seine Facharztausbildung und 1985 die akademische Position als Associate Professor erhielt er in Padua bei Professor Pagano. 1994 erhielt er den Ruf auf den Lehrstuhl für Urologie der Universität Modena und 2000 auf den Lehrstuhl der Universität Verona. Professor Artibani ist Mitglied des Boards der European School of Urology, seit 2002 Präsident des European Board of Urology und seit 2003 Generalsekretär der International Continence Society. Zur Ernennung zum Korrespondierenden Mitglied der Deutschen Gesellschaft für Urologie darf ich Professor Artibani zu mir bitten.

Professor Dr. Zygmunt Dobrowolski wurde 1944 in Krakau geboren und studierte dort an der Jagiellonian Universität Medizin. Seine urologische Facharztausbildung erhielt er ebendort bei Professor Michalowski. 1995 wurde er Associate Professor, 1998 Direktor der Urologischen Klinik der Jagiellonian Universität, 2002 Belveder Professor für Urologie. Er ist unter anderem Gründer der Internationalen Galizischen Kongresse für Urologie, die in Kooperation mit der European Association of Urology und der European School of Urology abgehalten wurden.

Mr. Christopher Woodhouse alias Lord Terrington wurde 1946 geboren und studierte Medizin an der Guy's Hospital Medical School. 1975 wurde er Fellow im Royal College of Surgeons in England, ab 1978 war er Senior Registrar am St. Peter's Hospital und erhielt 1981 die Akkreditierung als Urologe. Seit 1981 und 1982 ist er Consultant Urologist am Royal Marsden Hospital, Honorary Consultant Urologist am St. Peter's Hospital (dem Middlesex Hospital), Honorary Consultant Urologist im Hospital for Children, Great Ormond Street und seit 1996 Reader in Adolescent Urology am University College in London. Christopher Woodhouse ist seit 1999 Chairman des Executive Committee des British Journal of Urology International, Mitglied des Editorial Board des EBU und Mitglied des Scholarship Committee der EAU und seit 2002 Chairman des Publications Committee der Societe Internationale d'Urologie.

Zu Ehrenmitgliedern der Deutschen Gesellschaft für Urologie werden Ärzte und Gelehrte ernannt, die die urologische Wissenschaft in hervorragender Weise gefördert haben.

Professor Dr. Rolf Ackermann wurde 1941 in Ulm geboren und studierte Medizin an den Universitäten Würzburg und Wien. Die urologische Facharztausbildung und 1977 die Venia legendi erhielt er an der Urologischen Universitätsklinik Würzburg bei Professor Frohmüller. 1983 erhielt er den Ruf auf den Lehrstuhl der Universität Düsseldorf, 1993–1995 war er Prorektor der Heinrich-Heine-Universität und 1995–2003 Ärztlicher Direktor der Medizinischen Einrichtungen der Heinrich-Heine-Universität Düsseldorf. Von 1985–1996 gehörte Professor Ackermann dem Vorstand der Deutschen Gesellschaft für Urologie an, von 1988–1994 als Generalsekretär. In dieser Periode gestaltete er die bedeutendste Strukturreform der Deutschen Gesellschaft für Urologie der Nachkriegszeit. Als Präsident unserer Gesellschaft richtete er 1996 den Kongress in Düsseldorf aus. Professor Ackermann erhielt 2000 die Maximilian-Nitze-Medaille der Deutschen Gesellschaft für Urologie. Mit seinen Forschungsschwerpunkten molekulare Biologie, molekulare Pathophysiologie und urologische Onkologie ist er weltweit bekannt und renommiert und erhielt für seine wissenschaftlichen Aktivitäten unzählige Auszeichnungen. Darunter 1997 die Ehrenmitgliedschaft der American Urological Association. Es ist mir eine besondere Freude, Herrn Professor Ackermann für seine Verdienste um die urologische Wissenschaft wie auch um die Deutsche Gesellschaft für Urologie heute mit der Ehrenmitgliedschaft unserer Gesellschaft auszuzeichnen.

Professor Dr. Frans Debruyne wurde 1941 in Belgien geboren und studierte Medizin an der Universität Louvain. Die urologische Facharztausbildung erhielt er in Belgien und später in Nijmegen, wo er 1977 seinen

Ph.D. zum Thema der Nierentransplantation erhielt. Seit 1981 hat Professor Debruyne den Lehrstuhl für Urologie der Universität Nijmegen inne. In seinem Lebenslauf war es zwischen den vielfältigsten wissenschaftlichen und akademischen Aktivitäten wohl seine Präsidentschaft und Ausrichtung des 9. Kongresses der European Association of Urology 1990 in Amsterdam, die ihn zu dem inspiriert haben, wofür ihn heute alle kennen: Mr. EAU. Als Secretary General der EAU und von der Vision beseelt, dass die europäische Urologie der amerikanischen zumindest ebenbürtig sei, hat er aus der eher elitären, limitiert agierenden EAU die Europäische Gesellschaft für Urologie gemacht, wie wir sie heute kennen. Diese Verdienste wurden europaweit und weltweit durch unzählige Auszeichnungen gewürdigt. Ich freue mich ganz besonders, dass ich hier und heute mit der Ehrenmitgliedschaft der Deutschen Gesellschaft für Urologie die besondere Verbundenheit von Professor Debruyne mit der deutschen Urologie herausstellen kann.

Die **Medaille »Förderer der Urologischen Wissenschaft«** wird an Persönlichkeiten des öffentlichen Lebens und der Industrie verliehen, die sich um die Förderung der wissenschaftlichen Urologie besonders verdient gemacht haben:

Frau Sybill Storz wurde als erstes Kind von Emmy und Karl Storz in Leipzig geboren und kehrte 1945 mit den Eltern in die Heimatstadt Tuttlingen zurück. Sie absolvierte eine Ausbildung als Fremdsprachenkorrespondentin in der Schweiz und eine kaufmännische Ausbildung in der elterlichen Karl Storz GmbH mit Rotation durch sämtliche Bereiche der Firma. Anschließend leitet Frau Storz zunächst die Bereiche Kommissionierung und Systemprüfung, anschließend die Bereiche Vertrieb und Marketing. In den 70er Jahren fallen die Gründung einer Schweizer Produktionsgesellschaft für Instrumente und Optiken in ihren Verantwortungsbereich, in den 80er Jahren die Gründung einer Produktionsgesellschaft für Kameras und Vertriebsgesellschaft in den USA. In den späten 80er und 90er Jahren wird dies durch den Ausbau einer weltweiten Vertriebsgesellschaft ergänzt. 1996 übernimmt Sybill Storz die Geschäftsleitung der Karl-Storz-Gruppe. 1996 und 1999 Neubauten eines Forschungs- und Entwicklungszentrums in Tuttlingen sowie eines Logistikzentrums. Seit 1996 konnte die Karl Storz GmbH & Co unter ihrer Leitung etwa 100 neue Patente anmelden und eine 20 % weltweite Umsatzsteigerung erzielen.

Ich freue mich ganz besonders, mit Frau Sybill Storz ein weltweit erfolgreiches deutsches Unternehmen auszeichnen zu dürfen, dessen Arbeitsplätze im Lande geblieben sind und das die deutsche Urologie vorbehaltlos in Forschung und Entwicklung stets unterstützt hat und ebenso die Fortbildungsaktivitäten der Deutschen Gesellschaft für Urologie – hier seien nur die brandneuen Simulatoren für die TUR-P genannt, die in den Workshops dieses Kongresses zum Einsatz kommen.

Prof. Dr. med. Joachim W. Thüroff

Hier sei angemerkt, dass nach der Entwicklung des Zystoskops durch Maximilian Nitze von 1877/1879 durch derartige Firmen die Bedeutung endoskopischer Instrumente aus Deutschland aufrecht erhalten wird.

Der Kongress in Wiesbaden 2004 wurde optisch geprägt durch Plakate und Fahnen mit den berühmten Kirchenfenstern von Chagall aus der Kirche St. Stephan in Mainz (Abb. 33.2).

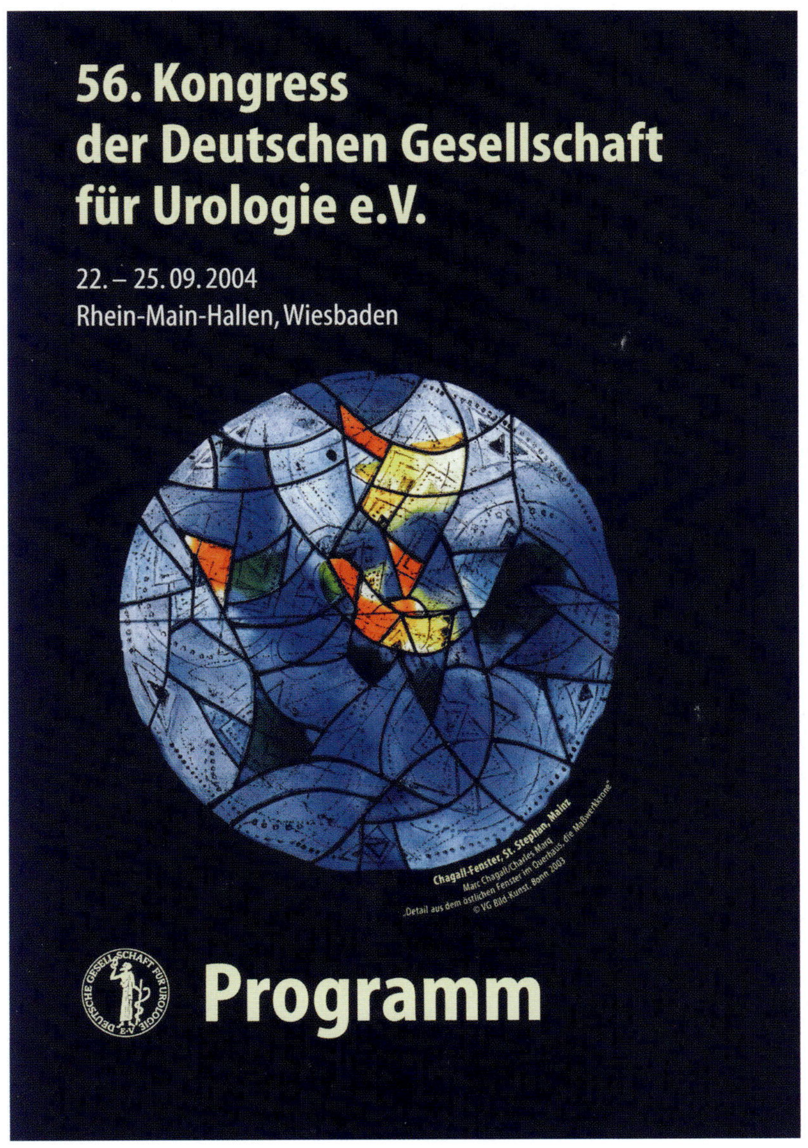

Abb. 33.2 Signum des Kongresses mit den Chagall-Fenstern aus St. Stephan Mainz

57. Kongress der Deutschen Gesellschaft für Urologie – Düsseldorf, 21.–24.09.2005

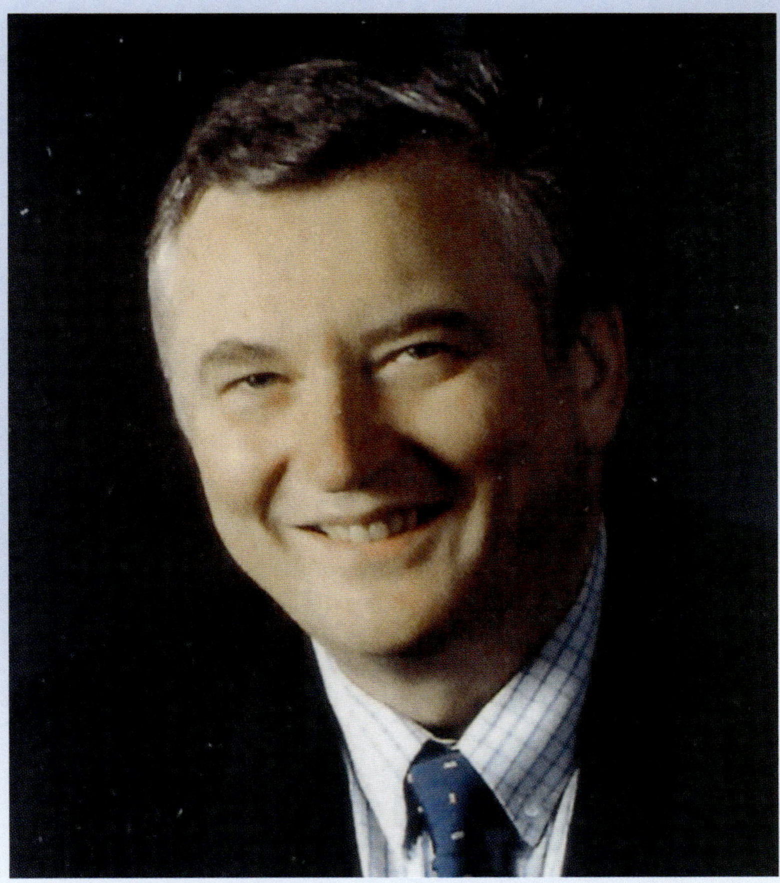

Prof. Dr. med. Detlef Frohneberg

Prof. Dr. med. Detlef Frohneberg (◘ Abb. 34.1)

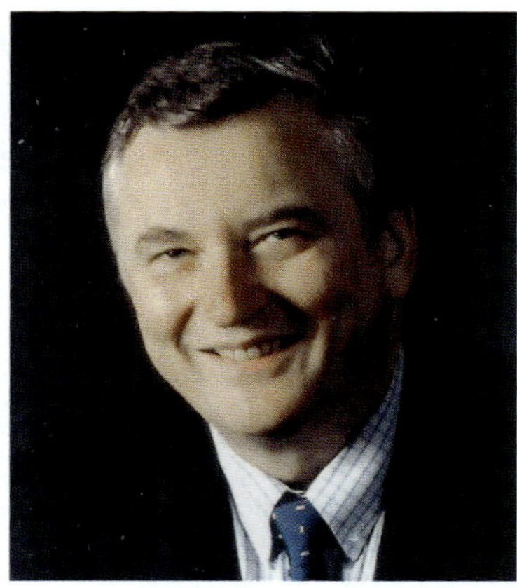

◘ **Abb. 34.1** Prof. Dr. med. Detlef Frohneberg

Curriculum vitae (nach D.F.)

Geboren am 20.03.1950 in Staffel/Limburg

1955-1960	Grundschule
1960–1968	Tilemann-Gymnasium, Limburg
1968	Abitur
1968–1974	Medizinstudium an der Philipps-Universität Marburg mit Staatsexamen 1974
1975–1976	Medizinalassistentenzeit Innere Chirurgie und Kinderklinik
1976	Amerikanisches Staatsexamen (ECFMG)
1976	Approbation als Arzt
1976	Promotion zum Doktor der Medizin an der Philipps-Universität Marburg
1976–1978	Chirurgische Ausbildung in Limburg und Groß-Gerau und Assistenzarzt am Pathologischen Institut der Universität Mainz
1978–1979	Wehrdienst als Stabsarzt (Truppenarzt)
1979–1985	Klinik für Urologie (Prof. Hohenfellner) der Universitätsklinik Mainz
1985–1998	Oberarzt an der Urologischen Universitätsklinik Ulm (Prof. Hautmann)
1985	Habilitation und Venia legendi für Urologie an der Universität Ulm
1989	Ernennung zum Direktor der urologischen Klinik des Städtischen Klinikums Karlsruhe
1992	Ernennung zum außerplanmäßigen Professor an der Universität Ulm
1996–2003	Mitglied im Board der European Association of Urology (EAU) und Leiter des Health Care Office, verantwortlich für die Erstellung der Behandlungsleitlinien (Guidelines) im Fachbereich Urologie der European Association of Urology
2004–2005	Präsident der Deutschen Gesellschaft für Urologie

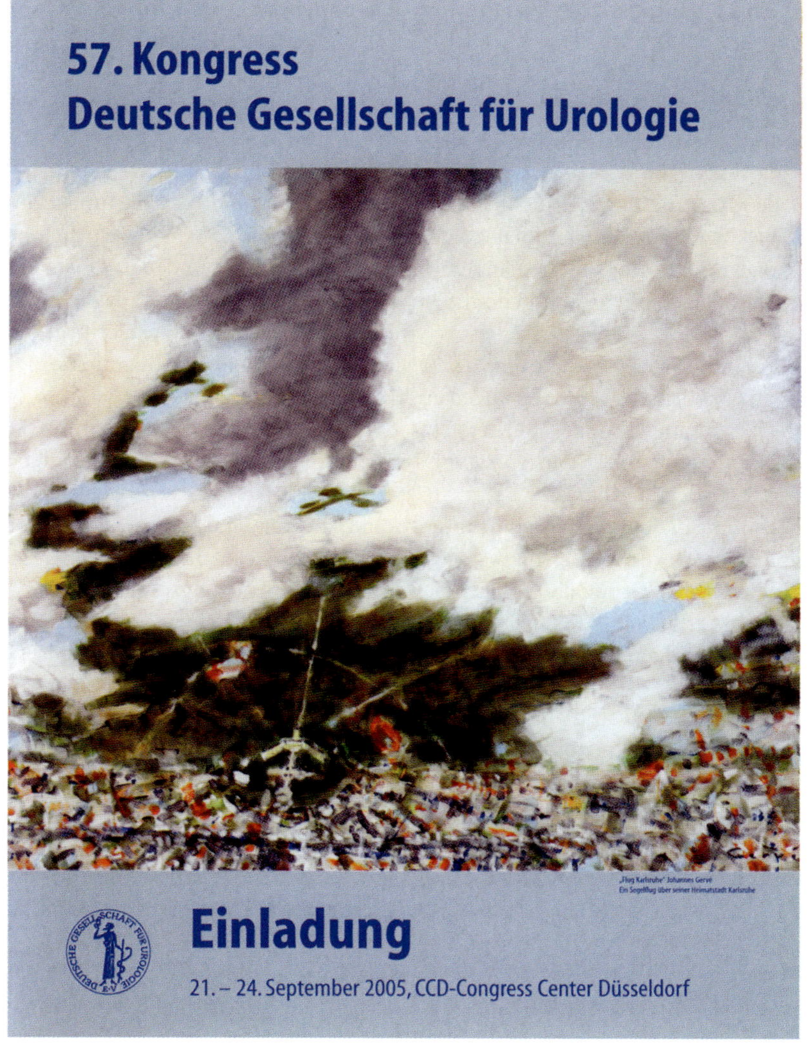

Abb. 34.2 Signum des Kongresses: »Flug Karlsruhe« von Johannes Gervé

Zahlreiche Vorträge, Poster und Publikationen sowie Buchartikel aus klinisch-wissenschaftlicher Tätigkeit im uroonkologischen Sektor.

Mitgliedschaft im Hauptausschuss des Berufsverbands der deutschen Urologen und im Vorstand des Arbeitskreises der Leitenden Krankenhausärzte.

Die Einladung zum Kongress wurde mit dem Segelflugbild »Flug Karlsruhe« von Johannes Gervé gestaltet (**** Abb. 34.2).

■ **Eröffnungsrede zum 57. Kongress 2005 von Prof. Dr. Dr. Frohneberg**

Die Spannung des Wahlkampfes ist vorbei und das Ergebnis der Bundestagswahl läge vor, wäre da nicht in Dresden noch eine Nachwahl. Wir haben noch keine neue Regierung. Die Aufgabe des Präsidenten, sich mit dem Regierungskonzept der Gesundheitspolitik und den Auswirkungen für Urologen auseinanderzusetzen kann daher nur eingeschränkt wahrgenommen werden.

Unter den politischen Parteien besteht eine große Übereinstimmung hinsichtlich der Anforderungen an die medizinische Versorgung. Demgegenüber steht eine jedoch erhebliche Diskrepanz in den Vorstellungen, wie diese finanziert werden soll.

Der Gesundheitsminister des Landes Brandenburg hat 2004 in einem Grußwort die wohnortnahe medizinische Versorgung der Bevölkerung und die Verantwortung hierfür durch Ärzte, Politik, Krankenhäuser, Krankenkassen und kommunale Gebietskörperschaften angemahnt.

Über alle Parteigrenzen hinweg ist die Rede von mehr **Wettbewerb und Markt im Gesundheitswesen**. In der Allgemeingültigkeit dieser Forderung erscheint sie eingängig. Sie ist jedoch völlig unverbindlich. Die Erfüllung der Forderung nach konsequenter medizinischer Höchstleistung in moderner Diagnostik und Therapie für alle, wurde bei leeren Kassen mit gedeckelten Budgets auf die Leistungserbringer im Gesundheitswesen verlagert.

Den Forderungen nach Patientenzuwendung, Fürsorge und Betreuung steht ein **Mangel an ärztlichem Nachwuchs** gegenüber. Ursachen sind die unsichereren Zukunftsperspektiven. Die Zahl der jungen Nachwuchsmediziner, die eine Ausbildung in der Klinik absolvieren, hat sich nahezu halbiert. Augenscheinlich wird diese Entwicklung von verantwortlicher Seite unterschätzt.

Die Betonung des Wirtschaftsfaktors im Medizinbetrieb ist gesetzlich festgeschrieben. Es bestehen Möglichkeiten der Bildung medizinischer **Versorgungszentren** und vertraglicher Vereinbarungen zur **integrierten Versorgung**. Gleichzeitig ist ein weiterhin zunehmender Zwang zur Dokumentation erkennbar. Die Einrichtung der für diese **Dokumentation** und ihre Auswertung erforderlichen Bürokratie wird im System finanziert. Sie bindet Mittel, die in der medizinischen Versorgung fehlen. Ob dies ökonomisch ist, wie gebetsmühlenartig angenommen wird, ist unbewiesen. Ob diese Entwicklung dem Patienten dient, scheint dabei nur von begrenztem Interesse, trotz ge-

genteiliger publikumswirksamer Verlautbarung der Verantwortlichen.

Die politische Durchsetzung eines neuen **Arbeitszeitgesetzes** und die zunehmende Verschlechterung der Finanzierung von Arztstellen, besonders an den großen Kliniken und den Universitäten beschränkt auch die verfügbare Zeit für die **Zuwendung zum Patienten**. Neue Freiräume hierfür zu schaffen, kann derzeit kaum jemand glaubhaft fordern, geschweige denn finanzieren.

Die **Qualität** der medizinischen Versorgung in Deutschland ist sehr hoch. Dies gilt natürlich auch uneingeschränkt für das Fachgebiet Urologie. Diagnostik und Therapie sind zum jetzigen Zeitpunkt im Normalfalle ohne wesentliche Wartezeit gewährleistet. Die modernen Leistungsmöglichkeiten in der Medizin sind für Patienten in unserem Gesundheitswesen noch weitgehend unbegrenzt verfügbar. Gegenüber vielen anderen Ländern, deren Gesundheitssysteme möglicherweise billiger finanziert werden, ist bisher die rasche und wohnortnahe qualitativ hochwertige Patientenversorgung gewährleistet.

Die wissenschaftlichen Fachgesellschaften in der Medizin und die Berufsverbände verfügen über ein großes Potential an Sachkenntnis und **Beratungskompetenz**. Diese steht der Politik, den Verbänden und den Kassen natürlich zur Verfügung – wenn sachkundige Beratung gewünscht wird. Neben der Bereitschaft die wirtschaftliche, medizinische Versorgung zu sichern, ist es unsere vornehmste Aufgabe, den Erhalt und die Fortentwicklung einer qualitativ hochwertigen klinischen und wissenschaftlichen Medizin zu gewährleisten. Wir müssen das Sprachrohr für den Patienten, als Gegengewicht zu den ökonomischen Interessen, bleiben. Der Anstieg der älter werden Bevölkerungsanteile in der Zukunft ist dabei für die medizinische Versorgung in der Urologie eine besondere Herausforderung.

Qualität ist unser größtes Kapital. Sie stimuliert junge Ärzte und Wissenschaftler in der Weiterbildung und eine mutige Forschung, die den rein ökonomischen Zwängen trotzt und ihre Internationalität unter Beweis stellt. Auf unserem diesjährigen Kongress ist dies sehr eindrücklich zu erkennen.

Der Erfolg der medizinischen und wissenschaftlichen **Ausbildung** ist direkt abhängig von den Rahmenbedingungen der Bildungspolitik, von den gesellschaftlichen Anforderungen und, besonders geprägt durch die Globalisierung des Wissens. Die Ökonomen

Prof. Dr. med. Detlef Frohneberg

gehen selbstverständlich davon aus, dass nur die Dominanz des Wissens unsere Wirtschaftsstandorte in Zukunft sichern kann. Die globalisierte Aufholjagd der Menschen in Schwellenländern, deren wissenschaftliches Leistungsvermögen sich rasant weiterentwickelt, ist in allen Bereichen spürbar.

Wir Urologen wissen sehr wohl, dass weltweit ein hohes Maß an qualitativ unterschiedlicher, aber auch hochkarätiger urologischer Wissenschaft und klinischer Arbeit geleistet wird. Mit dem kleiner werdenden Wissensvorsprung und der weltweiten medialen Vernetzung und Verfügbarkeit dieses Wissens, wird der Vorsprung wissenschaftlicher Standorte alter Prägung, zunehmend geringer. Der Druck zu immer neuen Höchstleistungen steigt. Diesen Herausforderungen kann nur mit fundamentaler Bildung und grundlegender **Förderung der Wissenschaft** begegnet werden. Dabei kann die Universität keine akademische Berufsschule sein. Sie hat einen Bildungsauftrag, der über das alleinige Spezialistentum hinausgeht. Sie muss die Grundlagen dafür legen, dass die Absolventen in Betrieben, Firmen, Verwaltungen und Kliniken, wenn sie am Ende ihrer Ausbildungen angekommen sind, akzeptieren, dass sie am eigentlichen Anfang ihrer Lebensausbildung stehen. Diese Absolventen müssen die Kriterien und die Wege kennen, mit dem in der Zukunft zu erwerbenden Wissen umzugehen, es immer neu zu bewerten und weiterzuentwickeln.

Das Ziel eines jeden wissenschaftlichen Kongresses muss es sein, ein Podium für junge Wissenschaftler, ihre Ideen und ihre Ergebnisse zu bieten. Wir Urologen haben Anstrengungen unternommen »**Die Besten für die Urologie**« zu gewinnen. Auch in diesem Jahr haben wir wieder von den Universitäten herausragende Studenten und junge Wissenschaftler eingeladen am Deutschen Urologenkongress teilzunehmen, um wissenschaftliche und klinische Arbeit zu belohnen.

Eine ungeheure Vielfalt an wissenschaftlicher Forschung wird präsentiert werden. Dies ist durch die Zahl von ca. 900 Abstractanmeldungen belegt. Ich bedaure zutiefst, dass wir kaum die Hälfte der Anmeldungen berücksichtigen konnten. Dabei sehe ich mit großer Genugtuung, dass die Qualität der gebotenen wissenschaftlichen und klinischen Arbeiten außerordentlich hoch ist.

Die Förderung der jungen Wissenschaftler ist vergleichbar dem Motto von Hartz IV: Es wird auch gefordert: »**Science around thirty**« ist die Idee, schwierige wissenschaftliche Arbeitsgebiete allgemeinverständlich so darzustellen, dass nicht nur die Spezialisten sie verstehen. Es soll eine Perspektive aufgezeigt

werden, wohin diese Wissenschaft will. Die Anstrengungen der fünf ausgewählten jungen Wissenschaftler werden in diesem Fall auch durch eine Prämie belohnt. Lassen Sie sich stimulieren, diese gekonnt präsentierten Forschungsergebnisse anzuhören.

Mit dem Schwerpunktthema des diesjährigen Chirurgenkongresses, der sich mit der **Fehlervermeidung in der Medizin** und dem Fehlermanagement intensiv beschäftigte, gibt es Forderungen, systematisch Institutionen und Arbeitstechniken zur Fehlervermeidung in der Medizin einzurichten.

Dieses Thema ist sehr wichtig! Alle Lösungsansätze zur Verbesserung des Fehlermanagements, oder noch besser, zur Vermeidung von Fehlern, müssen geprüft werden. Daraus darf allerdings nicht eine zusätzliche Hürde mit erhöhtem Aufwand der Dokumentation werden. Wir Urologen sind gut beraten, eng mit den Chirurgen in diesem Gebiet zu kooperieren.

Die weltweite Konkurrenz der Wissenschaftler erfordert in allen Berufen ein hohes Maß an interkultureller Kompetenz. Daher hat jede Ausbildung eine kulturelle Dimension, die fachübergreifendes Denken und den gesellschaftlichen Bezug durch die Berührung von Literatur, Kunst und Musik nicht zu einem Gegensatz stilisiert. Ich nähere mich mit diesen Überlegungen einer Begründung, warum die akademische Eröffnungsfeier eines Urologenkongresses einen **Festredner** hat, der weit von der Urologie und, vor allem weit von der alleinigen utilitaristischen Sicht auf Bildung entfernt ist. Ein Festredner, der uns über die Malerskulptur berichten wird, zeigt, dass Hochschulbildung nicht eindimensional sein kann (Vortrag von Prof. Markus Lüpertz »Malerskulptur«). Es ist eine der besten akademischen Traditionen im Bildungssystem unseres Landes, das Studium generale dafür zu nutzen.

Urologen wird vorgehalten, die Welt häufig durch die 0°-Optik zu sehen. Dieser eingeschränkte Blickwinkel hat mich besonders angestachelt, eine optische Weitwinkelkorrektur vorzunehmen.

Bitte sehen Sie sich weiträumig um: Auf diesem Kongress wird ein tiefer Einblick in die Moderne durch junge **Künstler**, die eine Ausstellung konzipiert haben, ermöglicht (Ausstellung: Johannes Gervé und Stefan Kunze »Landschaften nah und fern«. Titelbild des Kongresses von Johannes Gervé: »Flug Karlsruhe«). Eine harmonische Verbindung zwischen dem wissenschaftlichen Vortragsbereich und der Industrieausstellung ist von ihnen mit einer hochkarätigen Kunstpräsentation geschaffen worden. Die Repräsentanten der Musik sind durch Jos Rinck & die Tonkünstler hochklassig vertreten. Der Blick in die Moderne der Malerei, der Malerskulptur und die musikalische Perfektion ist wie eine Bildungsoffensive für Urologen zu verstehen. Ich wünsche mir sehr, dass Sie alle diesen **Blick über den Tellerrand** so sehr genießen, wie ich dies tue.

Einige Gedanken des in Karlsruhe lebenden Philosophen Peter Sloterdjik, zum Begriff der **Gesundheit und der Vorsorge**, zeigen uns Medizinern ein Spiegelbild aus der Sicht der Gesellschaft. Unsere Bemühungen in der Ärzteschaft, Fortbildungen, Prüfungen, Studiengänge und Weiterbildungsnachweise wie einen standardisierten (computergerechten) Anamnesebogen zu dokumentieren, sieht er als ein Ritual.

Nach Auffassung des Philosophen ist ein Ritual eine Straße durch eine ungeordnete Welt. Wir alle, besonders in der Medizin, sind damit Teil eines rituellen Kontinuums. Nirgendwo fällt dies mehr auf, wenn Rituale gebrochen oder verändert werden müssen als in der Medizin. Denken Sie beispielhaft an die Schwierigkeiten, eine neue Studienordnung oder die neue fachärztliche Weiterbildung im Konsens zu entwickeln. Ich vermute, dass diese Sichtweise für uns nicht schmeichelhaft ist.

Auch wir Urologen sind in der westlichen Zivilisation von einer zunehmenden **Hypochondrisierung** des modernen Gesundheitswesens betroffen. Der Philosoph bezeichnet diese Hypochondrisierung als Gegenstand einer modernen Psychoimmunologie. Er weist auf die **inflationäre Flut von Weiterbildungstagungen**, Fortbildungen, Schriften und gleichzeitig auf die Männergesundheit und die zunehmende Bedeutung der Wellness-Variante hin. Medien, Politik und Medizin suggerieren der Öffentlichkeit, dass in einer grundsätzlich alternden Gesellschaft eine hohe Morbidität vorhanden ist, auch dann, wenn der Einzelne sie noch gar nicht spürt.

Wir durchleben zurzeit den **Wandel vom Krankheitsbegriff zum Wohlbefinden** und dabei könnte man nach der Abwandlung einer uralten Erkenntnis interpretieren: »Ein bisschen krank geht immer«.

Vermutlich nicht die wichtigste, aber demonstrativste Entwicklung als Zeichen eines gesellschaftlichen Denkschemas ist der **Erhalt der Potentia generandi** weit über das Ableben hinaus. Diesen Umstand beschreibt der Philosoph folgendermaßen:

»Die Samenbank, mit dem Versprechen des Erhaltes der ewigen Zeugungsfähigkeit über das Ableben hinaus, entspricht der magischen Hintergrundsättigung der modernen Medizin, die in Voodoo ihre historische Basis hat«.

Wir alle sind intensiv mit dem Thema **Männergesundheit** in jeder Form konfrontiert. Sie ist eine Suggestion, nicht nur das Leben, sondern das bessere Leben zu verlängern. In die Beachtung der Männergesundheit sind ausdrücklich die Frauen als Mittler eingeschlossen. Unter dem Deckmantel allgemeiner Maßnahmen zur Gesunderhaltung wird den Ärzten zusätzliche Beschäftigung verschafft.

Auf die großen Fortschritte in der Medizin sind wir stolz. Der Philosoph allerdings sieht einen deutlichen Bruch in der Wahrheit eines medizinischen Versprechens: »Medizin ist eine letzte utopische Enklave, mit dem magischen Versprechen der Verbesserung, der Optimierung und der Verlängerung der Lebensverhältnisse über das Maß natürlicher Grenzsituationen hinaus«. Ich bedauere sehr, dass nicht nur wir Urologen hier versagt haben.

Mit unserem Kongress haben wir keine Utopien entwickelt. Wir haben Daten und Fakten aufgearbeitet und zur sachlichen Diskussion angeboten. Die Inhalte einer hochkarätigen Medizin im urologischen Fachgebiet sind in den kommenden Tagen sichtbar. Sie machen bereits jetzt deutlich, dass das Fachgebiet Urologie eine ungebrochene Attraktivität und Zukunftsfähigkeit beweist.

Wir zeigen, dass wir uns nicht zur Wellness-Urologie entwickelt haben. Für die lebensbedrohenden Erkrankungen in unserem Fachgebiet sind wir auf intensiver Suche nach angemessenen, weil lebenswichtigen therapeutischen Optionen. Angefangen von der Basiswissenschaft über die klinischen Entwicklungen, die Hochleistungsmedizin und das Fortschreiten der Operationstechnik, haben wir Urologen unseren Patienten etwas Besseres anzubieten als Wellness: Wir sind ein redlicher und verlässlicher, fachkundiger Ansprechpartner und lassen Voodoo außen vor.

Dreieinhalb Tage dicht gepackte urologische Fortbildung, klinische Forschung und Basiswissenschaft müssen ergänzt und abgefedert werden durch ein Rahmenprogramm. Ich versichere Ihnen, nicht aus Langeweile sondern nur der guten Idee wegen haben wir erstmals für den Donnerstagabend eine offizielle Veranstaltung in das Programm aufgenommen.

Die *Uro-Benefiz-Night* zeigt, neben dem musikalisch anspruchsvollen Programm, vor allem das Engagement der Urologen für eine gute Sache. Die Eintrittsgelder und der Erlös aus dem Losverkauf der attraktiv bestückten Tombola, wird zwei Institutionen zugutekommen, die sich an diesem Abend kurz präsentieren werden. Sie bedürfen beide einer intensiven Unterstützung: Die *Ärzte für die dritte Welt* haben unendlich viele Aufgaben mit unendlich wenig Geld zu erfüllen. Das *Kindernetzwerk e.V.* ist aufgrund seiner Aufgaben in der Betreuung chronisch kranker Kinder und ihrer Eltern unbegrenzt unterstützenswert. Beide Organisationen werden die eigentlichen Gewinner dieses Abends sein, zu dem Sie herzlich eingeladen sind, aber auch bezahlen müssen. Ich verspreche Ihnen, dass es sich lohnt!

Auf diesem Kongress präsentieren wir unsere qualitativ hochwertige Sachkenntnis und lassen uns gleichzeitig entführen von der Musik und der Kunst der Moderne bis hin zur Malerskulptur. Ich bedanke mich schon jetzt von dieser Stelle bei den unendlich Vielen, die mit uns in der Programmgestaltung und der Organisation der Kongresses eingebunden waren. Ich wünsche mir, dass Sie die aufwendige Fortbildung und die hochkarätigen wissenschaftlichen und klinischen Präsentationen nutzen. Ich hoffe sehr, dass Sie die im Begleitprogramm ausgewählten Möglichkeiten des privaten und gesellschaftlichen Austauschs an den Abendveranstaltungen genießen können. Herzlich Willkommen in Düsseldorf.

Mit der historischen Ausstellung: **Der Urologe als Sammler und Stifter** bedankte sich die DGU bei den zahlreichen persönlichen und institutionellen Stiftern für das Museum und Archiv der DGU (■ Abb. 34.3).

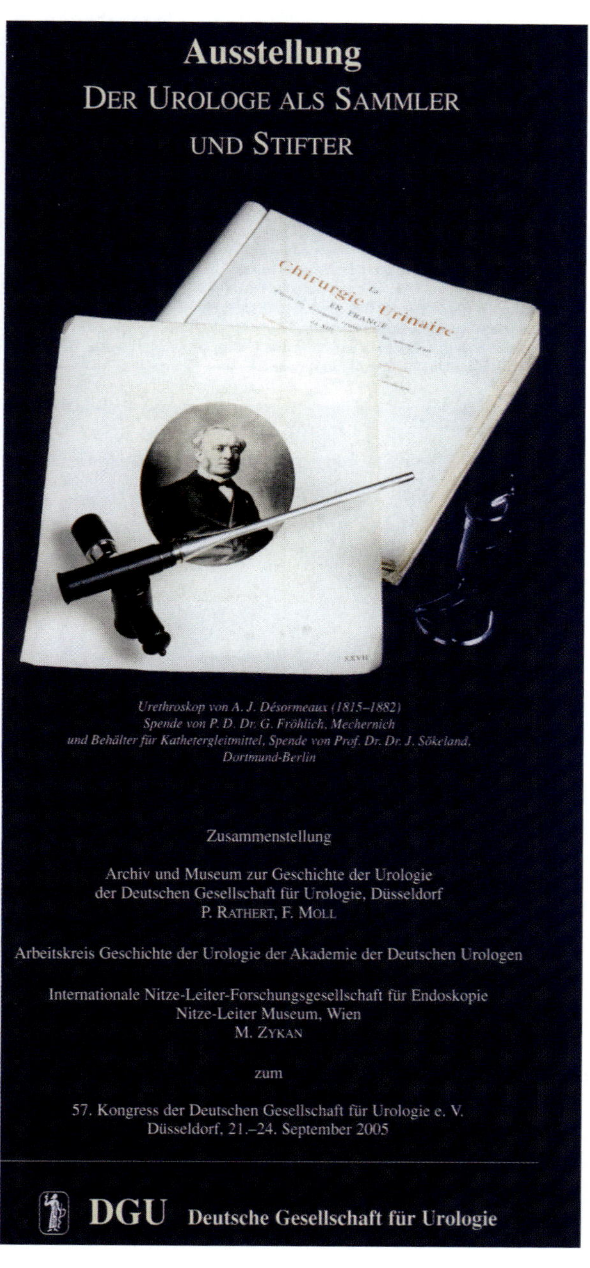

■ **Abb. 34.3** Die Ausstellung »Der Urologe als Sammler und Stifter« als Dank an die Unterstützer des Museums und Archivs der DGU

58. Kongress der Deutschen Gesellschaft für Urologie – 100 Jahre DGU – Hamburg, 20.–23.09.2006

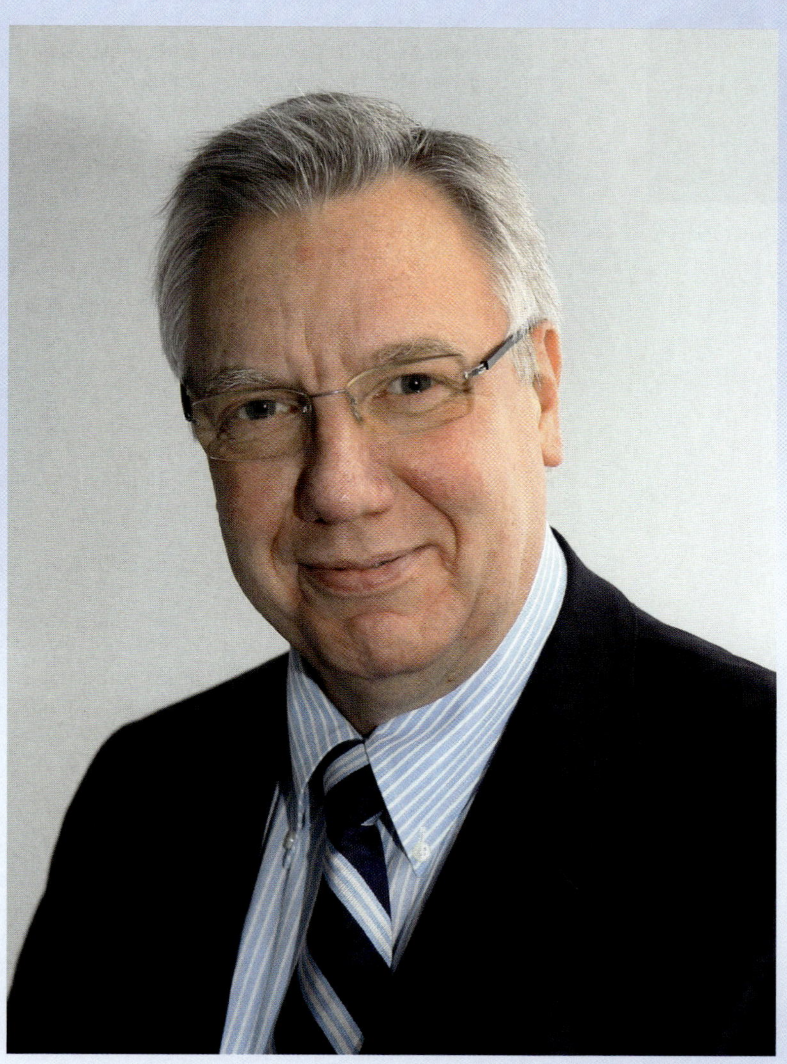

Prof. Dr. med. Dieter Jocham

Prof. Dr. med. Dieter Jocham (◘ Abb. 35.1)

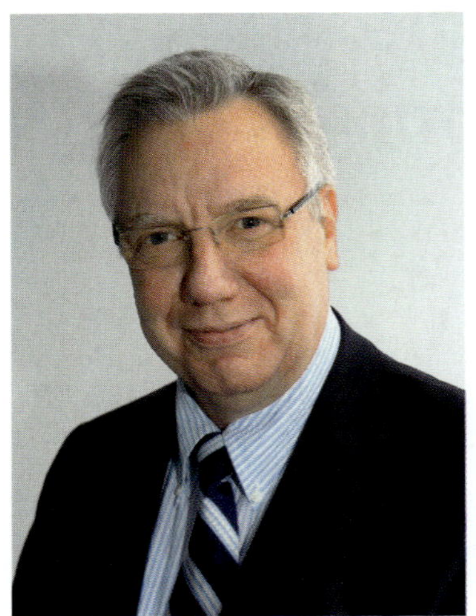

◘ **Abb. 35.1** Prof. Dr. med. Dieter Jocham

Curriculum vitae (nach D.J.)

Geboren am 08.08.1949 in Augsburg
1955–1959 Volksschule in Augsburg
1959–1963 Realgymnasium in Augsburg
1963–1968 Christopherus-Gymnasium Altensteig
1968–1974 Studium der Medizin an der Ludwig-Maximilians-Universität München
1974 Staatsexamen
1974–1975 Medizinalassistentenzeit Rotkreuz-Krankenhaus München
1975 Promotion zum Dr. med.
1975–1976 Wissenschaftlicher Assistent am Pathologischen Institut, Krankenhaus München-Schwabing (Prof. Langer)
1976–1977 Wissenschaftlicher Assistent in der Chirurgischen Abteilung Rotkreuz-Krankenhaus München (Prof. Lang)
1977 Facharztausbildung an der Urologischen Klinik Ludwig-Maximilians-Universität München
1977 Experimentelle Entwicklung der ESWL, Beteiligung an der klinischen Anwendung der ESWL von Anfang an mit Weiterentwicklung des Verfahrens und neuer Lithotriptoren
1978 Experimentelle und klinische Forschung zur urologischen Laseranwendung und zur Photodynamik
1979–1985 Vertreter der urologischen Klinik im Transplantationszentrum des Klinikums Großhadern
1981 Leitung des klinikeigenen zytologischen Labors
1981 Anerkennung als Facharzt für Urologie
1981–1984 Funktionsoberarzt der Klinik für Urologie
1984 Ernennung zum klinischen Oberarzt
1984 Habilitation
1985 Leitung der klinikeigenen Bereiche ESWL/Endourologie, computergestützte Datenverarbeitung
1985 Erteilung der Lehrbefugnis an der Ludwig-Maximilians-Universität München
1987 Koordination der Verbundstudie »Photodynamische Lasertherapie« unter Beteiligung der Universitäten LMU München, TU rechts der Isar, Düsseldorf, Heidelberg, Lübeck und Bremen
1987 Ernennung zum Professor für Urologie (C 2)
1987 Ernennung zum leitenden Oberarzt der Klinik
1989 Lehrstuhl für Urologie der Universität Marburg
1990 Lehrstuhl für Urologie der Universität Lübeck als Professor (C 4) und Übernahme der Klinikleitung der urologischen Klinik
1996–1998 Präsident der Vereinigung Norddeutscher Urologen
1994–1999 Schatzmeister der Deutschen Gesellschaft für Urologie
1998–2000 1. Prodekan der Medizinischen Fakultät, Universität Lübeck
2000–2002 Dekan der Medizinischen Fakultät, Universität Lübeck
2002–2005 Präsident der Internationalen Gesellschaft für Photodynamik (IPA) mit Ausrichtung des Weltkongresses der IPA 2005 in München
2004–2005 Vizepräsident der Deutschen Gesellschaft für Urologie
2005–2006 Präsident der Deutschen Gesellschaft für Urologie
2005–2007 Präsident der Gesellschaft Griechisch-Deutscher Urologen
2005–2009 Präsident der Deutschen Gesellschaft für Lasermedizin e.V.
2003–2007 Vorstand für Forschung u. Lehre, UK S-H
2008 Beiratsvorsitzender der Reinhard-Nagel-Stiftung e.V.
2010–2011 Forschungsleiter der interdisziplinären Forschungsgruppe »Künstliche Harnblase«

Prof. Dr. med. Dieter Jocham

- **Eröffnungsrede zum 58. Kongress 2006 von Prof. Dr. med. Dieter Jocham**

Meine sehr verehrten Damen und Herren,

»ich hab hier bloß ein Amt und keine Meinung« – so Oberst Wrangel, der schwedische Gesandte in Schillers Wallenstein – Sie dürfen gewiss nicht erwarten, dass der Präsident der Deutschen Gesellschaft für Urologie sich diese Position zu eigen macht. Unsere Historie und aktuelle Probleme unseres Faches sind mein Thema. Die Deutsche Gesellschaft für Urologie wurde vor ziemlich exakt 100 Jahren – konkret am 16. September 1906 gegründet. Dass dies mit Geburtswehen einherging, mag vielleicht nicht jedem bekannt sein (Arbeitskreis Geschichte der Urologie 2007). Inwieweit das Szenario der Gesellschaftsgründung mit unserer Gegenwart zu tun hat, möge ein jeder für sich selber entscheiden, nachdem ich die Historie kurz geschildert habe:

Die **Gründung der DGU** im Jahr 1906 war zwingend notwendig. Damals wie heute drohte eine Gefährdung der Medizinischen Versorgung. Im 19. und 20. Jahrhundert gingen nahezu alle deutschen medizinisch-wissenschaftlichen Fachgesellschaften hervor aus der Gesellschaft Deutscher Naturforscher und Ärzte. Diese Gesellschaft war bereits 1822 gegründet worden mit dem Ziel ein Sprachrohr für den Dialog der verschiedenen Naturwissenschaften zu sein. Urologisch tätige Ärzte trafen sich bereits 1896 in Frankfurt/ Main anlässlich der 68. Versammlung der DGNÄ, um die Gründung einer Gesellschaft für Urologie zu diskutieren. Sie waren motiviert durch den Aufschwung der Urologie nach Einführung der Zystoskopie durch Maximilian Nitze und insbesondere durch die Missachtung der Veranstalter hinsichtlich einer eigenen Sektion für Urogenitalerkrankungen.

Die urologisch geprägten Vorträge wurden in den Abteilungen Chirurgie, Dermato-Venerologie, Gynäkologie und Innere Medizin gehalten. Erinnert Sie das vielleicht an unsere aktuelle Diskussion? – Es sollte Sie. Erst am 15.09.1906 – vor Beginn der 78. Versammlung der DGNÄ in Stuttgart – traf sich auf Anregung der Berliner Urologen Casper, Posner und Wossidlo ein vorbereitender Ausschuss.

Der konstituierenden Versammlung von 38 urologisch tätigen Ärzten konnten sie am 16.09.1906 eine einstimmig angenommene Satzung vorlegen. Mit der in wenigen Monaten auf 233 angestiegenen Mitgliederzahl versammelten sich 1907 bereits zahlreiche Spezialisten mit unterschiedlichen Schwerpunkten sowie Ärzte auch aus Frankreich, Japan, England, Russland und den USA. Von Anbeginn an demonstrierte die Gesellschaft damit ihr breites Spektrum und ihre internationale Ausrichtung wie auch ihre interdisziplinäre und integrative Kraft. Auf die Frage: »**Weshalb eine Deutsche Gesellschaft für Urologie?**« bemerkte der Vorsitzende der konstituierenden Sitzung, der berühmte Venerologe Felix Martin Oberländer aus Dresden: »Wir wollen unsere wissenschaftlichen Bestrebungen konzentrieren und durch persönliche Aussprache Meinungen und Erfahrungen austauschen«. Ich denke, wir stehen hier und heute damit in einer guten Tradition dieser Zielsetzung.

Der Kampf um den Erhalt der **Eigenständigkeit der Urologie** – hochbrisantes Thema unserer Gegenwart – veranlasste bereits 1906 den Berliner Urologen Arthur Levin zu folgenden Aussagen: »Einigkeit macht stark«. Möge die neu gegründete Gesellschaft dazu beitragen, die Urologie durch gemeinsame Arbeit zu fördern und unserer Spezialdisziplin auch in Deutschland diejenige Stellung zu geben, die sie sich nach ihren bisherigen Leistungen verdient hat.

Man mag sich fragen, warum die deutsche Gesellschaft für Urologie erst 1906 gegründet wurde, nachdem schon 1896 und dann – ich zitiere erneut Oberländer »in den weiteren zehn Jahren über unsere Gründung gesprochen wurde, ohne dass etwas zur Tat Heranreifendes geschah«. Dies kann anhand der wenigen existierenden historischen Quellen nicht mehr sicher belegt werden. Auffallend ist jedoch, dass nach dem plötzlichen Tod von Maximilian Nitze am 22. Februar 1906 die Voraussetzungen für eine Gründung günstiger geworden waren. Dieser war eine Leitfigur des aufstrebenden Faches Urologie gewesen. Er war aber auch mit vielen Kollegen wie auch mit dem Instrumentenmacher Leiter häufig zerstritten. Er führte polemische Auseinandersetzungen in Wiener – wie auch in Berliner Zeitschriften – mit Casper in Berlin sogar einen Prozess. Selbst Hugh Young, der Nestor der Amerikanischen Urologie, beschrieb peinliche Diskussionen mit Nitze in seinen Lebenserinnerungen. Zum anderen war eine Abgrenzung zwischen den operativ und den konservativ tätigen urologischorientierten Ärzten noch nicht gelungen. Das zunehmende Bestreben, sich insbesondere aus den Fesseln der Chirurgie zu lösen, mag eine weitere Motivation gewesen sein.

Geschichte wiederholt sich und so gut wie alles war schon einmal da: Die aktuelle chirurgische Commontrunk-Diskussion – sei sie auch nur durch fachübergreifende Bereitschaftsdienste und daraus für Klinik-leitungen abgeleitete Kostenersparnisse motiviert – fügt sich problemlos in dieses Bild der Herausforderungen und sollte uns im Hinblick auf unser Fach wachsam sein lassen.

An dieser Stelle möchte ich unserem Archivar, Herrn Prof. Rathert, für seine Unterstützung in Sachen Historie danken und Ihnen ans Herz legen, die liebevoll und mit großem Aufwand zusammengestellte **historische Ausstellung** im Foyer des CCH während des Kongresses einmal zu besuchen (Anm.: 100 Jahre Deutsche Gesellschaft für Urologie: Konstituierende Versammlung der DGU, 16. September 1906, Stuttgart. 100. Todestag von Maximilian Nitze, 200 Jahre Lichtleiter von Philipp Bozini, Gründung des Berufsverbandes) Ich versichere Ihnen – es lohnt sich.

Die **Urologie ist unverzichtbar** im Fächerkanon und zur sachgerechten Versorgung der Bevölkerung. Mit ihrer Vielfältigkeit ist und bleibt die Urologie hochattraktiv. Für mich ganz persönlich ist und bleibt sie das schönste Fach überhaupt. Die Urologie bietet – und dies ist wohl reflektiert – die nötigen Voraussetzungen für eine begründete Eigenständigkeit. Diese Eigenständigkeit muss immer wieder »aufs Neue« begründet und erkämpft werden. Probleme auf diesem Weg kommen bei Leibe nicht nur von außen. Im Blick nach innen liegt denn auch – wie ich meine –unsere einzige Chance zur selbst bestimmten Gestaltung. »Alles Leben steht unter dem Paradox, dass, wenn es beim alten bleiben soll, es nicht beim alten bleiben darf«. Ist das wirklich eine neue Erkenntnis? Keineswegs, dieser Satz wurde bereits von dem Münchner Philosophen und Theologen Franz von Baader, der von 1765–1841 lebte, formuliert. Sein Leitsatz aber hat sicher auch für unsere aktuelle Realität seine Berechtigung.

»Die ökonomischen Rahmenbedingungen prägen in einem zunehmenden Ausmaß unseren gesamten medizinischen Alltag. Die **Konzentration auf das Kerngeschäft** ist daher ein unerlässliches Instrument des Wettbewerbs«. Diese und ähnliche Thesen stehen einleitend zu immer häufiger veranstalteten Gesundheitskongressen, die die Perspektiven unseres Gesundheitssystems zum Inhalt haben. Vielzahl bedeutet dabei nicht Vielfältigkeit. Nach eigener Bewertung bleibt der gemeinsame Nenner des Erkenntniszugewinns aus diesen Veranstaltungen kleinteilig. Aber gerade daraus leitet sich für mich ein Bedrohungsszenario ab, dem wir uns zu stellen haben. Dies bedeutet nicht nur Reagieren auf den schnelllebig immer wieder veränderten politischen Rahmen – im Hasel-Igel-Prinzip wird man nur verlieren können, sondern die Notwendigkeit zur Nabelschau und zumindest in Teilen zum Verlassen eingetretener und lieb gewordener Pfade. Erinnern Sie sich an Herrn von Baader und seinen Appell an die Bereitschaft zur Veränderung – Dieser Abschied von Liebgewonnenem mag dann durchaus schmerzlich sein.

Bevor ich mich unserer urologischen Selbstbetrachtung und daraus abzuleitenden Botschaften intensiver zuwende, dann doch einige aktuelle Fakten zum Gesundheitswesen. Verstehen Sie diese bitte als Schlaglichter auf die gegenwärtige Diskussion vieler selbst ernannter Gesundheitsexperten:

Gesundheitspolitik, Sozialministerien, Finanzministerien – diese ganz erheblich und viel mehr als von der Öffentlichkeit wahrgenommen, Krankenkassen, Kassenärztliche Vereinigungen, Ärztekammern, der Wissenschaftsrat, die Hochschulrektorenkonferenz, Kultusministerkonferenz, der Medizinische Fakultätentag, die Gesundheitsweisen – untereinander in ihrer Beurteilung der Sachlage nur bedingt einig, Verbände, Selbsthilfegruppen, Beratungsunternehmen – diese mit zunehmend guten Geschäftsaussichten bis hin zur Absahnerqualität – geboren aus der Ratlosigkeit der anderen – sie alle und die, die ich einfach vergessen habe, betreiben ihre eigene **Selbstbestätigung**. Ich befürchte, niemand vermag die Richtigkeit der einen oder anderen These auf Bedeutung und Nachhaltigkeit hin zu überprüfen und insbesondere auf ihre Langzeitwirkung im Chaos des Makrokosmos. Ich habe zuvor von der unterschiedlichen Problemanalyse und den differenten Rezepturen durch die Gesundheitsweisen gesprochen: Die Herren Rürup, Beseke, Oberender, Wasem, Neubauer – um nur die in den Medien am häufigsten Befragten zu nennen – das Schreckgespenst Lauterbach ist zunehmend auch im eigenen Dunstkreis out – sind sich leider in einem Punkt völlig einig: Die von der großen Koalition auf den Weg gebrachte aktuelle **Gesundheitsreform** – an Gesundheitsreformen hat es seit Herrn Ehrenberg in den 80er Jahren des 20. Jahrhunderts immerhin mehr als 200 gegeben – wird die Probleme nicht lösen, aber viele neue Probleme schaffen. Gemäß aktueller Diskussion – weiteres Schicksal unbekannt – Auswirkungen auf die große Politik der Merkels und Schmidts nicht ausgeschlossen. Fällt das Urteil der Gesundheitsweisen im Hinblick auf die im Gesundheitsreformkonzept verankerten Konzept zur Kontrolle der Ausgabenseite noch uneinheitlich aus – mit einer Beurteilungsskala von »durchaus geeignet« bis zu »90 % untauglich« und »10 % halbherzig«, so sind sich alle einig in ihrer vernichtenden Bewertung der Maßnahmen zur Verbesserung der Einnahmenseite. Politik benutzt – so Herr Rürup – die Diskussion um das Gesundheitswesen auch und gerade zur Ideologisierung und Mehrheitenbildung. Die Sorge erscheint nicht unberechtigt, dass das, was die Politik mit dem **Gesundheitsfond** vorgelegt hat, politisch eine gute Basis für die spätere Realisierung des einen oder des anderen ideologisch gefärbten Konzeptes in Reinform sein kann.

Für uns beunruhigend bleibt die Erkenntnis, dass »nach der Reform vor der Reform ist« Dieser Lauf im Hamsterrad macht ja auch die eigene Orientierung in diesem Markt so unerfreulich schwierig. Fächerspezifisch sollen bis zu 20 % der Praxen überschuldet sein oder unter Bankaufsicht stehen. Für die **Krankenhäuser** – zurzeit noch etwa 2200 bundesweit – wird mit einem Abschmelzen auf etwa 1700 gerechnet, nach Ernst & Young bis 2015, nach Rürup bereits innerhalb der nächsten fünf Jahre. Studien belegen, dass mit Einführung des Fallpauschalensystems jede dritte Klinik in Bedrängnis kommen wird. Überleben werden neben der Mehrzahl der Maximalversorger – hierzu wird voraussichtlich nur ein Teil der Universitätsklinika in ihrer gegenwärtigen Struktur gehören – vor allem Häuser mit einer Bettenzahl zwischen 300 und 600. Erkennbar ist ein Trend vieler Krankenhaus-Geschäftsführungen, trotz mehr als ausreichend verfügbarer urologischer Betten als Kompensation für schwächelnde andere Abteilungen – ich erinnere beispielhaft an den dramatischen Geburtenrückgang – urologische Versorgungseinrichtungen vor dem Hintergrund der vorgesehenen Änderung des § 20 der ärztlichen Zulassungsordnung auszubauen. Ein damit verbunden vergleichsweise niedriges Investment, das es seitens des Hauses für die urologische Basisausstattung zu tätigen gilt und der oft zitierte demographische Wandel mit zunehmendem Alterspilz dienen hierbei als Kernargumente. Die Frage, ob eine solche Entwicklung dem Fach gut tut, steht allerdings auf einem ganz anderen Blatt. Ich persönlich fürchte angesichts der damit einhergehenden Mengenausweitung an dieser Stelle eher Verflachung der Qualität und weniger Prägnanz unseres Faches, wo andererseits »Volume« und Expertenwissen als Basis für Exzellenz propagiert werden.

Die deutsche Gesellschaft für Urologie ist eine wissenschaftliche Fachgesellschaft und hat sich demzufolge insbesondere mit der **wissenschaftlichen Weiterentwicklung** des Faches zu beschäftigen. Sind wir diesbezüglich auf einem guten Weg? Wie sieht es mit der Konkurrenzfähigkeit unseres Faches bei der Einwerbung öffentlicher und industrieller Fördermit-

tel aus? Bieten uns die Universitäten auch in Zukunft die Hauptplattform für die wissenschaftliche Arbeit? Viele Fragen und leider nur wenige sichere Antworten. Blickt man auf das wissenschaftliche Programm unseres Kongresses, so hat man angesichts einer Annahmequote von 62 % der knapp 800 eingereichten Anmeldungen und vieler interessanter Beiträge durchaus das Empfinden hoher Wissenschaftlichkeit.

Erfreulich ist zudem die erkennbar gestiegene Vernetzung von kooperierenden Institutionen – auch über Grenzen von Ländern und Kontinenten hinweg. Beziehen Sie aber in Ihre persönliche Bewertung auch die Fragen nach Originalität, Innovation, Führerschaft der Untersuchung sowie ggf. die Richtung eines »brain drain's« mit ein.

Ohne an dieser Stelle auf Details eingehen zu können – diese werden als Ergebnisse der von der Reinhard-Nagel-Stiftung veranstalteten Königswinter-Symposien publiziert werden – stelle ich fest: Die deutsche urologische **Forschung muss besser werden**. Mehr Vernetzung, mehr standortübergreifende Organisation und anderes wie z. B. erfolgreiche Öffentlichkeitsarbeit erscheinen notwendig. Als Vorbilder mit beachtlichen Erfolgen bei der Einwerbung von Drittmitteln und ihrer Imagepflege in der Wissenschaftsöffentlichkeit können z. B. Neurologie und Chirurgie dienen. Diese Fächer haben sich seit Jahren auf den Weg zu gezielter Wissenschaftsorganisation, Lobbyismus und Public Relationship gemacht. Es sage keiner, wir könnten uns nicht verbessern. Ich hoffe sehr, dass der Vorstand an seinem Ziel, in dieser Frage in den kommenden Jahren die Führerschaft zu übernehmen, festhalten wird. Aktuell kämpfen die medizinischen Fakultäten und die Universitätsklinika an zahlreichen Fronten. Trotz umfänglicher Aufgaben als Maximalversorger sind sie mit der Forderung konfrontiert nach Beschränkung ihrer Krankenversorgung auf das Allernötigste, was Forschung und Lehre erfordert. Klinische Studien, die immer mehr in die öffentliche Wahrnehmung geraten benötigen Substanz u. a. häufig große Patientenkollektive. Sie erfordern übrigens auch die **Kooperationswilligkeit** und Organisiertheit der Kollegen in der Praxis, selbst dann, wenn keine lukrativen Fallpauschalen winken, wobei ich bitte nichts gegen aufwandsgerechte Entlohnung habe.

Die neue **Approbationsordnung** sieht 48 Prüfungen anstelle der bislang 27 Prüfungen vor, zudem den Kleingruppenunterricht – häufig in Räumlichkeiten, die nicht vorhanden sind. Das stellt eine riesige Herausforderung dar, die in der urologischen Universitätslandschaft nach sehr persönlicher Einschätzung bislang noch nicht ausreichend bewusst ist. **Verankerung des Faches im Curriculum** der Ausbildung ist aber ein wichtiger Baustein für das Überleben des Faches in der Akademia und darauf aufbauend insgesamt. Hier muss die urologische Hochschulmedizin künftig das erforderliche Engagement bringen. Ich halte es für ein gravierendes Alarmzeichen, wenn anlässlich der Wiederbesetzung des renommierten Lehrstuhls für Urologie in Düsseldorf der Bedarf eines solchen eigenständigen Lehrstuhls in der zuständigen Fakultät in Frage gestellt wurde – zum Glück abschließend ohne Konsequenz – u. a. dank des engagierten Einsatzes des derzeitigen Lehrstuhlinhabers.

Ein zunehmendes Problem stellt der **Exodus von Akademikern** dar. Die Gründe dürften bekannt sein und werden in der aktuellen OECD-Studie für Deutschland schonungslos offen gelegt. Auch der zunehmende Mangel an Karriereperspektiven – dies in Verbindung mit aktuellen Vertragsangeboten, aber auch abhängig von den derzeitigen Hierarchien und der zu geringen Zahl von Departmentstrukturen – werden diesen Trend weiter verstärken. Laut statistischem Bundesamt wird der Ersatzbedarf durch überwiegend altersbedingtes Ausscheiden von Hochschulprofessoren in der Humanmedizin mit 160 im Jahr 2007 sein Maximum haben, um bis 2009 auf 140 abzusinken und ab 2010 sich auf einem Niveau von 90 pro Jahr erstmals zu stabilisieren.

Das **DRG-System** mit seinen Bewertungsrelationen und den landesspezifischen Basisfallwerten wird mehr als zwei Drittel aller Universitätsklinika – spätestens nach Abschluss der Konvergenzphase – in rote Zahlen treiben – natürlich nicht nur diese. Zunehmend sehen die öffentlichen Gewährsträger das Heil der Problemlösung in Fusionierungen und Privatisierungen. Dabei ist es ein Irrtum, dass das Hauptübel, der Investitionsstau, nicht auch im öffentlich-rechtlichen Raum über Public-Private-Partnership-Konzepte zu beseitigen wäre. Die öffentlich-rechtlichen Träger sind vielerorts ermattet. Der Begriff vom »Lästigkeitsfaktor Universitätsklinikum« macht die Runde. Dem Experiment **Vollprivatisierung** der fusionierten **Standorte Gießen und Marburg** werden andere folgen, leider wohl vor der Evaluation der Ergebnisse des hessischen Weges durch den Wissenschaftsrat in drei Jahren – unklar, was mit der Lehre und den Forschungsgebieten geschieht, die für den »Shareholder Value« uninteressant sind und wohin die erforderlichen 8–12 % Rendite fließen, die das Unternehmen u. a. mit einem avisierten und selbst verkündeten Abbau von wenigstens 1000 Personalstellen erwirtschaften will und muss.

Was ich lange nicht glauben wollte, was ich aber im aktuellen Bedrohungsszenario in Schleswig-Holstein selbst erlebe: Die Rationalisierungsreserven sind noch nicht erschöpft. Ich glaube zwar nicht an das Postulat von aktuell immer noch ca. 30 % Einsparmöglichkeit – wie von Herrn Lauterbach propagiert. Ich sehe aber Wertschöpfungsmöglichkeiten in der Beschaffung, der Konfektionierung, Wiederaufbereitung und der Bereitschaft zum Verzicht auf Nettolohnanteile. Dies passt naturgemäß nicht zur aktuell einigermaßen durch Tarifvereinbarungen des Marburger Bundes kompensierten chronischen Unterbezahlung der Ärzte. Hoffentlich kein Pyrrhussieg. Übrigens, bei Einbindung eines privaten Trägers werden die Gesetzmäßigkeiten des Marktes angesichts des besonders druckvollen Renditestrebens noch viel stringenter umgesetzt. Der durchaus übliche anfänglich sanfte Einstieg sollte nicht den Blick auf ökonomische Zwänge verstellen.

Folgt der Analyse, die viel tiefer reichen muss als hier dargestellt, eine Perspektive? Allenfalls einige Empfehlungen – diese noch dazu mit dem Hinweis auf den individuell zu orientierenden Weg:

Die Urologie braucht Klarheit über ihre **Kernkompetenzen** mit der Bereitschaft, diese zu bewahren, auszubauen, zu verteidigen oder – mittlerweile bereits erforderlich – zurückzuerobern. Derzeit stehen urologische Betätigungsfelder mehr durch die Landnahmen anderer Fachgebiete denn durch eigene Reflektion auf dem Prüfstand. Im Beweisen der eigenen Kompetenz sind wir nicht immer gut und leider auch nicht immer sehr erfolgreich. Woran mag dies liegen? Vielleicht daran, dass uns immer wieder auch die erforderliche Kompetenz fehlt? Die Antwort überlasse ich gerne Ihrer geschätzten Bewertung.

Erfolgreich wird die Urologie nur bleiben, wenn sie bei allem, was sie unternimmt, **Exzellenz** vorhält. Diese Exzellenz muss sie nicht nur kontinuierlich unter Beweis stellen, sondern sie muss sie auch »zu Markte tragen«. So sehr ich der Exzellenz das Wort rede, so sehr bin ich mir unsicher hinsichtlich ihrer Sicherung durch sog. **Exzellenzcenter** und **Zweitmeinungszentren**. Skeptisch bin ich gegenüber der selbsternannten Expertise, weil ich dort schwerlich zwischen echtem Qualitätsbemühen einerseits und Egomanie in Verbindung mit persönlichen wirtschaftlichen Interessen andererseits zu differenzieren vermag. Dies sicher mein ganz persönliches Problem. Wer zertifiziert die selbsternannten Zertifizierer? Damit wir uns recht verstehen: Expertise tut Not und es sind Konzepte verfügbar, diese sicherzustellen.

Prof. Dr. med. Dieter Jocham

Der Erwerb der Exzellenz erfordert meines Erachtens bereits Weichenstellungen in der Ausbildung und die Intensivierung der Weiterbildung, orientiert am Aufgabenprofil. Wichtig sind die Informiertheit über den medizinischen Fortschritt und das Eingehen auf die Wünsche und Sorgen der Patienten und ihre zunehmende Not mit der Desinformation aus den Medien, auch und gerade bezüglich der ins Kraut schießenden **Alternativverfahren**. Ein Anliegen ist mir der Verzicht auf die Behandlung erfundener Erkrankungen, verlockend vielleicht im Hinblick auf noch nicht abgesteckte Claims der Erlösoptimierung, sie können auch sagen, das Füllen leerer Portemonnaies und die Kompensation wissenschaftlicher Defizite, so z. B. im Fall des Altershypogonadismus, wo wissenschaftliche Daten für die Indikation zur Testosteronsubstitution weitgehend fehlen.

Alles ist nichts ohne die wissenschaftliche Basis und den wissenschaftlich begründeten **Erkenntniszugewinn**. Gemeinhin darf gelten, dass dort, wo wissenschaftlicher Fortschritt ist, auch ein Markt entsteht. Vielfältiges Engagement tut Not. Weitgehend unbeliebt ist die Forderung nach Reduzierung der Zahl der Urologen. Ich befürchte aber, dass der Zukunftsmarkt Gesundheit und die Politik auch an dieser Stelle ansetzen werden. Die sog. **doppelte Facharztschiene** in unserer Versorgungslandschaft soll nach dem Willen der Politik aufgebrochen werden. Für uns noch nicht vertraute Konzepte von außerhalb unterstützen diese Ziele. Operationstechnische Assistenten, die sog. OTAs und weitergebildete Schwestern und Pfleger, die z. B. diagnostische flexible Urethrozystoskopien durchführen – die Niederlande und England sind im europäischen Raum Vorreiter – dies ganz offensichtlich ohne Qualitätsminderung für die Patienten. Ich bin mir bewusst, dass denen, die bereits im Markt sind, überwiegend kein Bewegungsspielraum geboten ist, abgesehen vielleicht vom Knacken des Jackpots im Lotto als persönliche Problemlösung. Andererseits stehen schon heute Einzelpraxis und Belegarztwesen auf dem Prüfstand. Noch nicht abgeschlossen ist die Diskussion, ob die Organisation der urologischen Versorgung in Netzwerken der richtige Weg ist. Sehr unsicher bin ich mir hinsichtlich der Bewertung und Perspektive der Konstruktionen, die derzeit solche Vernetzungen gesetzlich geregelt etablieren sollen, d. h. die integrierte Versorgung und das Medizinische Versorgungszentrum. Einige wenige scheinen zu funktionieren, die meisten der bundesweit bislang ins Leben gerufenen über 2700 wohl eher nicht. Entscheidend wird sein, in wechselseitigem Frommen eine wirkliche

Win-win-Situation für Praxis, Klinik und Kostenträger zu erreichen. Hier liegt wohl derzeit das Problem im Wesentlichen begraben.

An dieser Stelle appelliere ich ausdrücklich an die Fairness im Umgang miteinander. Kopfpauschalen, verklärt zu deklariertem Studienaufwand, lassen grüßen, bei Weitem nicht immer unter Berücksichtigung des legitimen Best-practice-Interesses des Patienten. Oder, wie Ernst Fehr, Wirtschaftsforscher aus Zürich, feststellt:

»Menschen sind nur dann selbstlos, wenn Egoismus bestraft wird«, wird er aber leider nicht.

Gibt es Felder, die die Urologie besser als derzeit bestellen kann? **Wird die Urologie überhaupt weiter eigenständig existieren?** Gefragt ist der Blick hinter den Horizont. Was die Existenz des Faches anbetrifft, genügend edle Ritter stehen ersatzweise bereit: Urologisch operieren: offen, laparoskopisch und ambulant könnten auch die Chirurgen. Für endoskopische Eingriffe, trainiert in anderen Höhlen und Gängen, bieten sich die Gastroenterologen an, was Klinikleitungen wegen der postulierten Synergieeffekte in endoskopischen Zentren sehr begrüßen würden. Steine behandeln in Diagnostik und Therapien wie der ESWL und der PCNL könnten die interventionellen Radiologen, andere Länder machen uns dies vor. Die Radiofrequenzablation lässt grüßen. Die Kompetenz in der gynäkologischen Urologie erscheint weitgehend an die Gynäkologen verloren. Selbst die Andrologie ist über die Therapie der Infertilität vielerorts dort gelandet. Endokrinologen und Dermatologen runden den nichturologischen Part ab. Die etwas komplexere Infektiologie wird von den Mikrobiologen und Virologen bedient, beansprucht und zertifiziert. Hormontherapie, auch die beim Prostatakarzinom und Testosteronsubstitution, warum nicht durch den Endokrinologen? Und dann die Chemotherapie, aktuell eingefordert vom Hämatoonkologen, bereitwilliger Breschenspringer oder aggressiver Eroberer einer von der Urologie vielerorts je nach Sachlage freiwillig oder zwangsweise geräumten Kernkompetenz. Die genitale Missbildung beim plastischen Chirurgen und die Kinderurologie beim Kinderchirurgen usw., usw. Klingt nicht sehr verlockend – oder?

Diese Entwicklung wird aber aus einem entscheidenden Grund nicht stattfinden, zumindest nicht mit dem in Frage gestellten Schleifen des Faches, dieser eine Grund ist die gewachsene themenübergreifende Kompetenz und die Vorhaltung einer Methodenvielfalt, die die genannten Breschengänger nie und nimmer zu bieten vermögen. Dennoch, **Verteidigung tut**

Not, selbst wenn man die guten Argumente auf seiner Seite weiß.

Erinnern Sie sich an Herrn von Baader: »... wenn es beim alten bleiben soll, es nicht beim alten bleiben darf«.

Erwerben und bewahren Sie ihre Exzellenz, erwerben sie sie immer wieder neu, die Halbwertszeit des medizinischen Wissens rast dahin, viel zu schnell für den Einzelnen, keiner vermag alles zu beherrschen, kontinuierliches Lernen, Qualitätszirkel und Schwerpunktbildung auch innerhalb des Faches sind unvermeidlich. Verweisen Sie als Spezialist an den Kollegen mit dem anderen Schwerpunkt. Suchen Sie sich geeignete faire Partner. Bemühen Sie sich aktiv um solche Netzwerke. Lassen Sie in den Kliniken eine verflachte Hierarchie zu. Departmentstrukturen sind adäquat und lösen z. B. auch Probleme im Umgang mit der höchstpersönlichen Leistungserbringung. Moderne Verträge ermöglichen dies ohne Weiteres. Teure Verfahren lassen sich durch integrative Konzepte zwischen Praxis und Klinik schultern, sind durchaus auch interdisziplinär zu vereinbaren, moderne Bildgebung, gerade die interventionell genutzte, wird es uns abverlangen. Zeigen Sie sich offen für **Veränderung**. Sie könnte sonst im schlimmsten Fall auch gänzlich ohne Sie stattfinden.

Ich hoffe sehr, dass der Kongress unser aller Erkenntnisse mehren wird. Verstehen Sie meine Ausführungen als Anregungen in bester Absicht ganz nach dem Motto von Antoine de Saint-Exupery:

»Wenn Du ein Schiff bauen willst, dann trommele nicht Männer zusammen, um Aufgaben zu vergeben und Arbeit einzuteilen, sondern lehre die Männer die Sehnsucht nach dem weiten unendlichen Meer« Ich wünsche Ihnen diese Sehnsucht und einen erfolgreichen Kongress.

Die historische Bedeutung des 58. Kongresses sah man in der historischen Ausstellung: 100. Gründungsjahr der DGU, 52 Jahre BDU, 200 Jahre Lichtleiter von Philipp Bozzini (1773–1809), 150. Todestag von Maximilian Nitze (1849–1906).

Graphisch wurde der Kongress nach einem Bild von Max Liebermann »Abend am Uhlenhorster Fährhaus« gestaltet (Abb. 35.2).

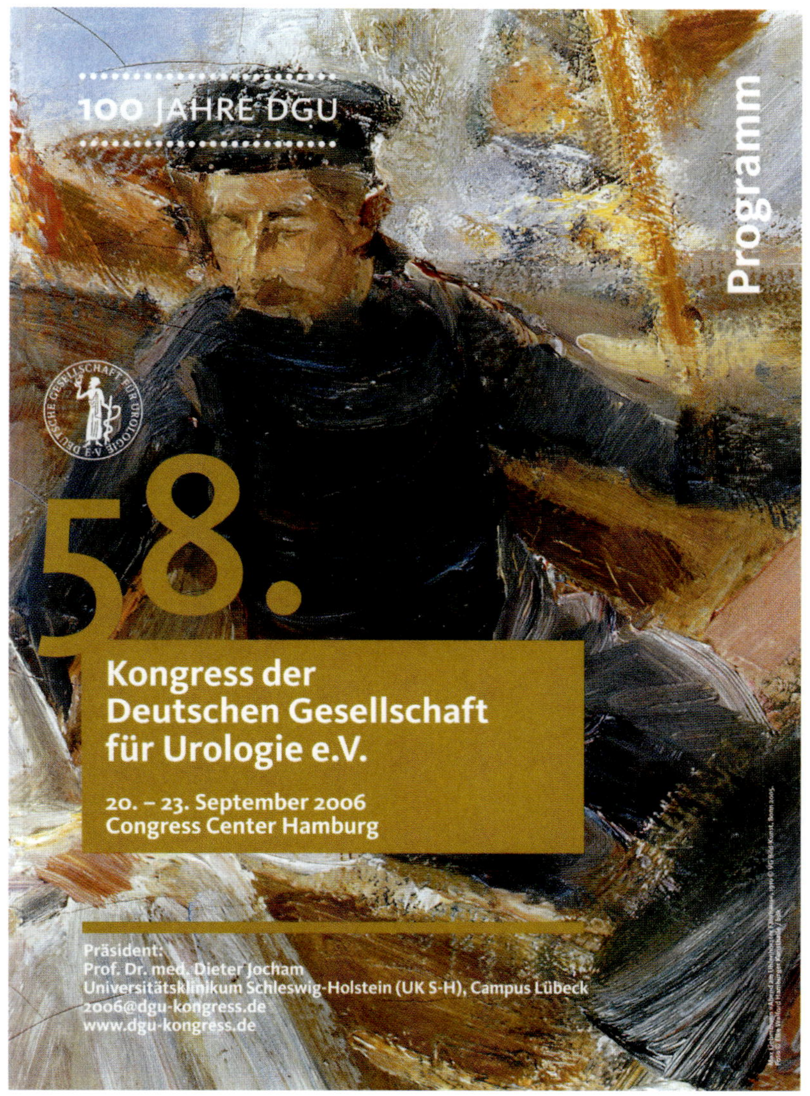

Abb. 35.2 Signum des Kongresses: Detail aus »Abend am Uhlenhorster Fährhaus« von Max Liebermann (1847–1935). Ausschnitt

59. Kongress der Deutschen Gesellschaft für Urologie – Berlin, 26.–29.09.2007

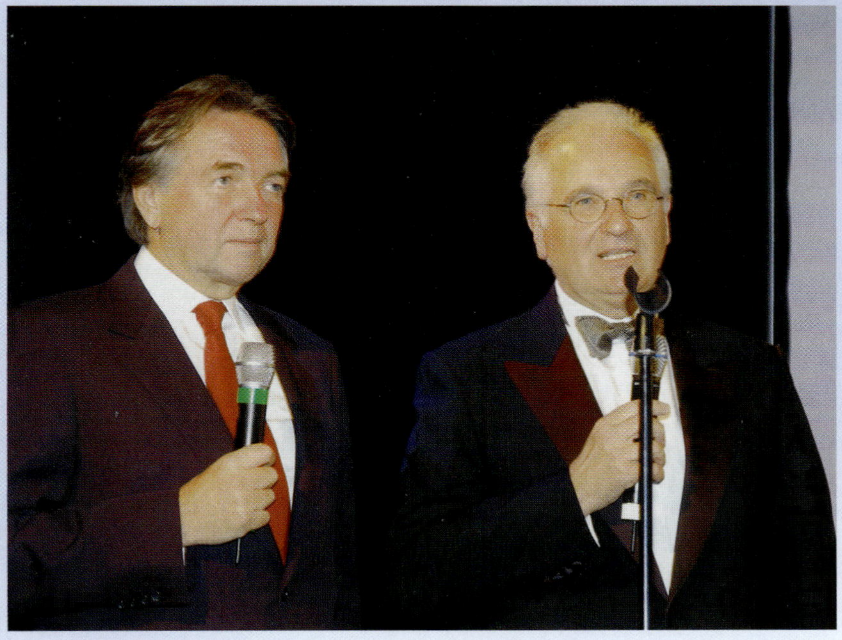

Prof. Dr. med. Lothar Hertle (links) und Prim. Univ.-Prof. Dr. med. Walter Stackl (rechts)

Prof. Dr. med. Lothar Hertle (Präsident) – Prim. Univ.-Prof. Dr. med. Walter Stackl (Co-Präsident) (◘ Abb. 36.1)

■ **Prof. Dr. med. Lothar Hertle**

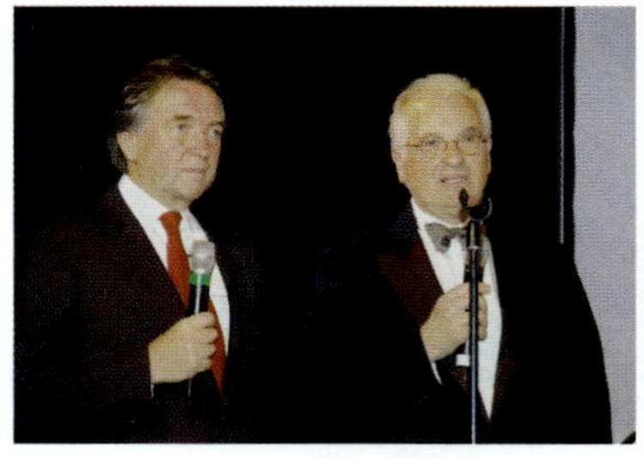

◘ **Abb. 36.1** Prof. Dr. med. Lothar Hertle und Prim. Univ.-Prof. Dr. med. Walter Stackl

Curriculum vitae (nach L.H.)

Geboren am 01.02.1949 in Montabaur

Studium an der Johannes-Gutenberg-Universität Mainz

Promotion zum Doktor der Medizin am Pharmakologischen Institut der Universität Mainz

Weiterbildung zum Facharzt für Urologie in Limburg, Fulda und Ingolstadt

Universitäre Weiterbildung und Habilitation:

Johannes-Gutenberg-Universität Mainz, Urologische Klinik und Poliklinik

Ruhr-Universität Bochum, Urologische Klinik, Marienhospital Herne

Children's Hospital der Harvard Medical School, Boston, USA

Babies Hospital der Columbia Universität, New York, USA

Yale-Universität, New Haven, USA, Department of Urology

Johns Hopkins-Universität, Baltimore, USA, Department of Urology

Direktor der Klinik und Poliklinik für Urologie des Universitätsklinikums

1990	Berufung auf den Lehrstuhl für Urologie an der Universität Münster und Direktor der Klinik und Poliklinik für Urologie
1993–1999	Stellvertretender Ärztlicher Direktor des Universitätsklinikums Münster
1997	Vorsitzender der Nordrhein-Westfälischen Gesellschaft für Urologie
1999–2007	Generalsekretär und Präsident der Deutschen Gesellschaft für Urologie
2006–2007	Präsident der Deutschen Gesellschaft für Urologie
2010	Präsident der Deutsch-Japanischen Konföderation für Urologie

Operative Schwerpunkte unter anderem:

- Operationen bei Tumoren des Harntraktes und des Genitale (Nebenniere, Niere, Harnleiter, Blase, Prostata, Hoden, Harnröhre, Penis), z. B. nervenerhaltende radikale Prostatektomie organerhaltende Nierentumoroperationen, Blasenersatz aus Darm
- Rekonstruktive Operationen z. B. im Bereich Kinderurologie, gynäkologische Urologie, Fehlbildungen, Funktionsstörungen und Verletzungen des Harntraktes und des Genitale
- Minimal-invasive und endoskopische Eingriffe (z. B. bei Steinkrankheiten und gutartiger Prostatavergrößerung)

Mitglied in zahlreichen wissenschaftlichen Gesellschaften. Umfangreiche Publikationen im Rahmen der oben genannten Schwerpunkte, Herausgabe urologischer Fachbücher.

Auflistung 2007/2010 in der »Focus-Ärzteliste« und 2008/2010 in »Guter Rat-Ärzteliste«

■ **Prim. Univ.-Prof. Dr. med. Walter Stackl**

Curriculum vitae (nach W.S.)

Geboren am 05.05.1948 in Wien

1974	Promotion zum Doktor der gesamten Heilkunde, Universität Wien
1975–1980	Urologische Ausbildung an der Urologischen Universitätsklinik in Wien (Prof. Rummelhardt) Gegenfächer im Krankenhaus Tulln und an der Chirurgischen Universitätsklinik in Wien
1980/1990	Assistenzarzt an der Urologischen Abteilung der Krankenanstalt Rudolfstiftung (Prof. Marberger)
1981	Facharzt für Urologie
1987–1988	Associate-Professor of Urology und Direktor des Steinzentrums der Universität von Kalifornien in San Francisco (UCSF)
1989	Venia legendi (Universitätsdozent) der Universität Wien
1991	Vorstand der Urologischen Abteilung der Krankenanstalt Rudolfstiftung in Wien
1992	Vorstand des Ludwig Boltzmann Institutes für Extrakorporale Lithotripsie und Endourologie
1995	Ernennung zum a.o. Universitätsprofessor

Standespolitische Aufgaben:
- Außerordentliches Mitglied des Wiener Landessanitätsrates (seit 1993)
- Sekretär des Verbandes des Kollegiums der leitenden Ärzte Wiens (1991–2010)
- Vorstandsmitglied des Verbandes der Ärztlichen Direktoren und Primarärzte Österreichs
- Vizepräsident der Österreichischen Gesellschaft für Urologie und Andrologie (2003–2005)
- Präsident der Österreichischen Gesellschaft für Urologie und Andrologie (2005–2007)
- Mitglied des Obersten Sanitätsrates Österreichs (2005–2010)
- Präsident des 58. Kongresses der Deutschen Gesellschaft für Urologie (2007)

Mitgliedschaft in Arbeitskreisen:
- Arbeitskreis operative Techniken der Deutschen Gesellschaft für Urologie
- Arbeitskreis für Kinderurologie der Deutschen Gesellschaft für Urologie
- Arbeitskreis für Andrologie und sexuelle Funktionsstörungen der Österreichischen Gesellschaft für Urologie und Andrologie
- Arbeitskreis für Kinderurologie der Österreichischen Gesellschaft für Urologie und Andrologie

Mitgliedschaft in wissenschaftlichen Organisationen:
- Österreichische Gesellschaft für Urologie und Andrologie
- Österreichische Gesellschaft für Sterilität und Fertilität
- Deutsche Gesellschaft für Urologie
- Internationale Gesellschaft für Urologie
- Amerikanische Gesellschaft für Urologie
- Genito Urinary Reconstructive Surgeons Society (Gründungsmitglied)
- European Society of Urinary Reconstructive Surgery
- European Society for Urological Oncolocy and Endocrinology
- American Society for Reproductive Medicine
- European Association of Urology
- European Society of Paediatric Urology
- International Society for Sexual Medicine
- Society of Minimally Invasive Therapy

Kommentar Das 100-jährige Kongressjubiläum der Deutschen Gesellschaft für Urologie war begleitet von einer historischen Ausstellung (■ Abb. 36.2) mit dem Titel:

Traum und Wirklichkeit
Wien – Berlin

Der **Traum** war, den Kongress vom 03.–06.10.2007 im Austria Center in Wien abzuhalten. In der Stadt in der 1907 fast zur gleichen Zeit der erste Kongress abgehalten wurde. Die Planung erfolgte daher von der DGU (Prof. Hertle) und

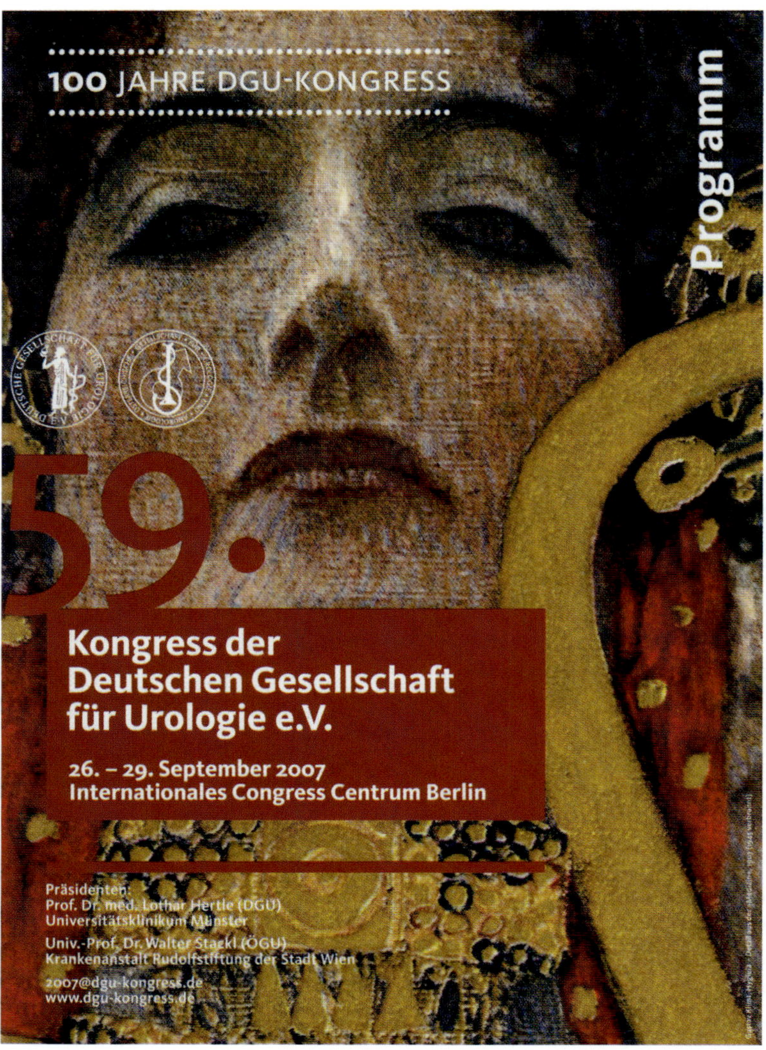

Abb. 36.2 Signum des Kongresses: »Hygieia«, Detail aus »Medizin« von Gustav Klimt (1862–1918). Verbrannt im Mai 1945 (Arbeitskreis Geschichte der Urologie 2007)

der Österreichischen Gesellschaft (Prof. Stackl) gemeinsam, wodurch die Jahrhundert alte Verbundenheit erneut demonstriert wurde. Die **Wirklichkeit** musste dann anders aussehen. Kurz vor der Vertragsunterzeichnung für Wien erfolgte eine Änderung des Verhaltenskodex des Vereins »Freiwillige Selbstkontrolle der Arzneimittelindustrie e.V.« und es wurde ein Ermittlungsverfahren bei der Schiedsstelle zur Einhaltung des Kodex eingeleitet. Dies hätte unabsehbare Folgen für die DGU und die bereits für die Teilnahme zugesagten Firmen gehabt. So musste der Kongress zum letztmöglichen Termin – zum großen Bedauern aller – nach Berlin verlegt werden. Die Stadt, die in den ersten Jahren der DGU mit Wien im Wechsel die Kongress-Stadt war. Der Vorstand der DGU hat alle Mitglieder umfangreich über den Sachverhalt informiert, dennoch kam es zu heftigen Diskussionen. Der Erfolg des 59. Kongresses hat die Unstimmigkeiten dann verstummen lassen.

In den Reden wurde die »Geschichte der Urologie« (Prof. Hertle) und die »Urologie in Wien um 1900« (Arbeitskreis Geschichte der Urologie 2007) beschworen. Mitglieder des AK Geschichte (Moll, Echtle, Hatzinger) demonstrierten in historischer Kleidung die Diskussionen auf dem Kongress von 1907. Alle Teilnehmer konnten das Buch des AK (Hrsg.) »Urologie in Deutschland. Bilanz und Perspektiven« (Arbeitskreis Geschichte der Urologie 2007) erhalten. Der Archivar P. Rathert freute sich über die Anerkennung durch die Maximilian-Nitze-Medaille und P. Alken wurde mit der Ehrenmitgliedschaft der DGU ausgezeichnet.

Das Plakat des Kongresses war geprägt vom Bild »Hygieia« des Malers Gustav Klimt (1862–1918), das sich in Teilen auf allen Printprodukten wiederfand (**Abb. 36.2**).

60. Kongress der Deutschen Gesellschaft für Urologie – Stuttgart, 24.–27.09.2008

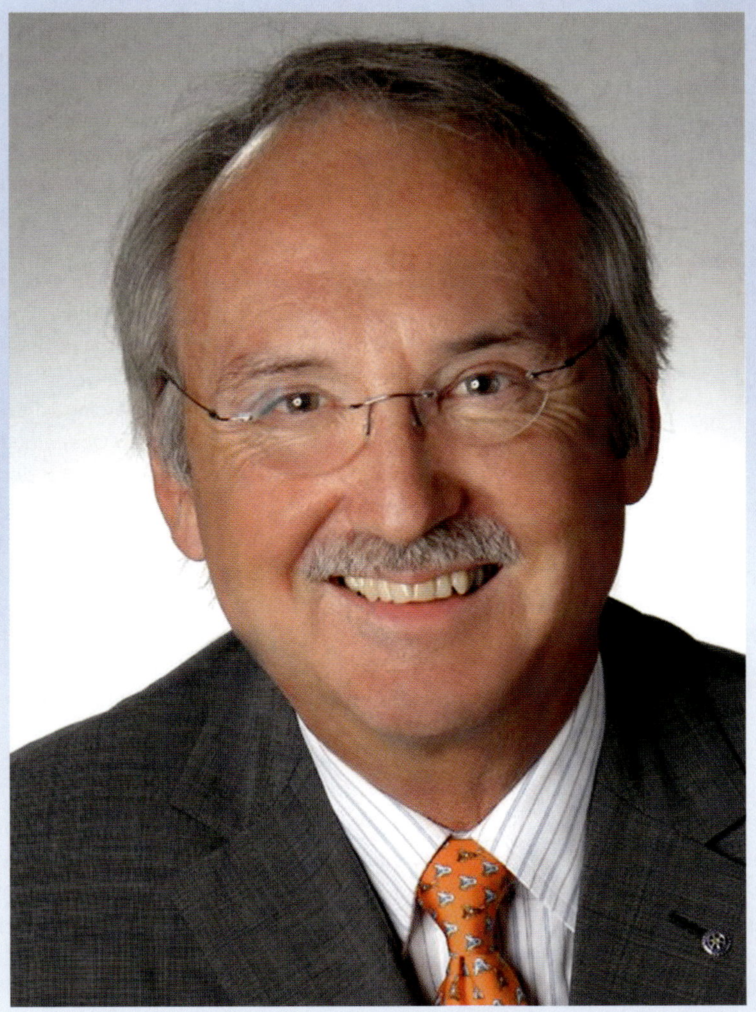

Prof. Dr. med. Reinhold Horsch

Prof. Dr. med. Reinhold Horsch (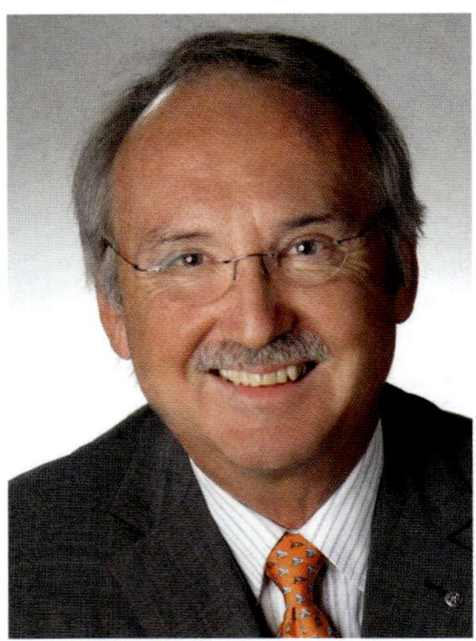 Abb. 37.1)

Abb. 37.1 Prof. Dr. med. Reinhold Horsch

Curriculum vitae (nach R.H.)

Geboren am 26.06.1944 in Bad Rappenau

1966	Abitur
1966–1972	Medizinstudium Universität Heidelberg
1972	Promotion zum Dr. med. Preis der Universität Heidelberg
1972–1973	Medizinalassistent an den Universitätskliniken Heidelberg
1974–1975	Chirurgisches Jahr an der St. Josefsklinik Heidelberg
1975	Wechsel an die Urologische Abteilung der Chirurgischen Universitätsklinik Heidelberg (Prof. Röhl) mit den Schwerpunkten Nierentransplantation, Steintherapie und urologische Onkologie
1982	Habilitation und Ernennung zum Oberarzt
1986	Chefarzt der neu gegründeten Urologischen Klinik am Klinikum Offenburg. Es wird das gesamte Spektrum urologischer Diagnostik und Therapie durchgeführt. Schwerpunkte der klinisch-wissenschaftlichen Arbeit sind die operative Uroonkologie insbesondere des Prostatakarzinoms, die Behandlung der männlichen und weiblichen Inkontinenz (Sphinkter- und Prothesenchirurgie) und die moderne Behandlung der Prostatahyperplasie. Zum Standardrepertoire gehören laparaskopische urologische Eingriffe. An der Klinik werden alle kinderurologischen Operationen durchgeführt.
1989	Ernennung zum außerplanmäßigen Professor der Universität Heidelberg
2001	Präsident der Südwestdeutschen Gesellschaft für Urologie, Ausrichtung der Jahrestagung in Offenburg
2005	Organisation der Tagung des Arbeitskreises der Leitenden Urologischen Krankenhausärzte des BDU in Baden-Baden
2005	Vorstand der Deutschen Gesellschaft für Urologie
2007–2008	Präsident der Deutschen Gesellschaft für Urologie

Mitgliedschaften:

- European Association of Urology (EAU)
- American Urological Association (AUA)
- Deutschen Gesellschaft für Urologie (DGU)
- Berufsverband der Deutschen Urologen (BDU)
- Deutsche Krebsgesellschaft (DKG)
- Arbeitsgemeinschaft Urologische Onkologie der Deutschen Krebsgesellschaft (AUO)
- Südwestdeutsche Gesellschaft für Urologie SWGU)
  Publikationen:

Mehr als hundert Publikationen in nationalen und internationalen Fachzeitschriften, zahlreiche Vorträge auf nationalen und internationalen Kongressen.

Das Programmheft zierte ein Ausschnitt aus dem Bild »Maiwald« von Gabi Streile (Abb. 37.2).

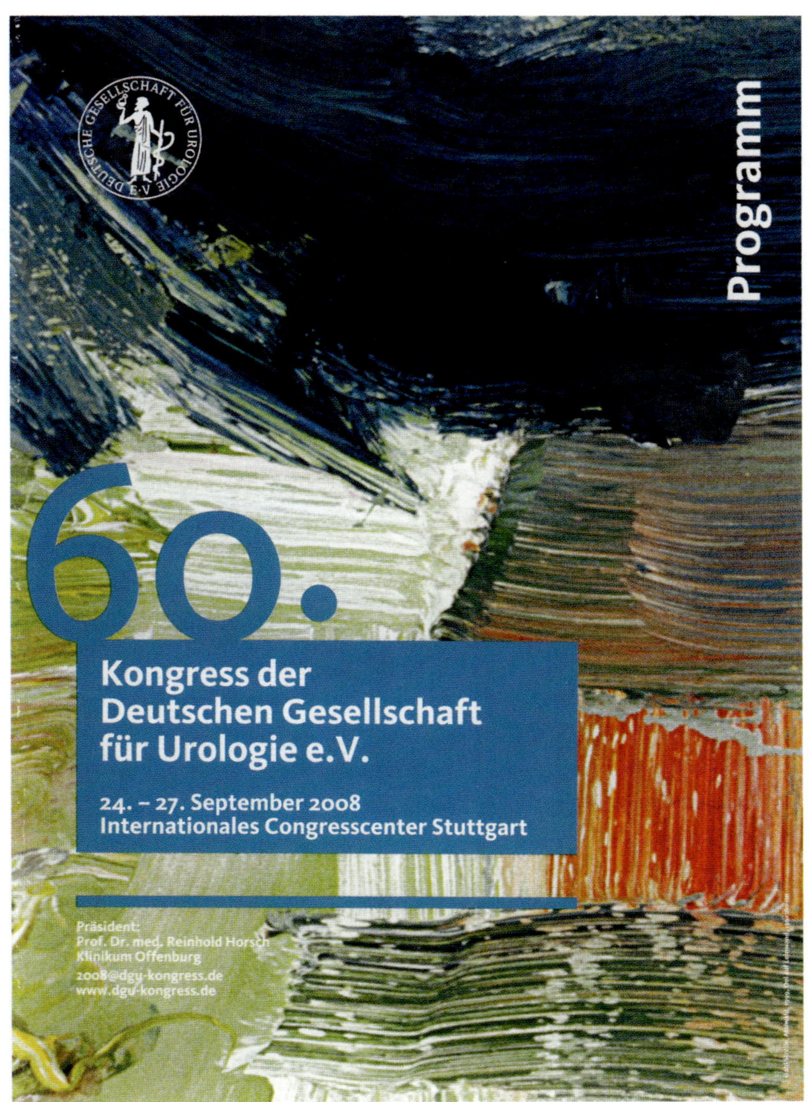

Abb. 37.2 Signum des Kongresses: »Maiwald« von Gabi Streile

■   **Eröffnungsrede zum 60. Kongress 2008 von Prof. Dr. med. R. Horsch**

Kompetenzen erhalten – Zukunft gestalten

Wann ist ein Mensch kompetent bzw. wie erwirbt man überhaupt Kompetenz?

Wie entwickelt man bestimmte Fähigkeiten, Fertigkeiten, Zuständigkeiten und Qualitäten, bezogen auf ganz bestimmte Anforderungen?

Dies sind Fragen über die ich Sie heute zum Nachdenken anregen möchte.

Kompetenz zu entwickeln bedeutet zunächst nach dem Lehrer-Schüler-, oder nach dem Meister-Lehrling-Prinzip zu lernen. Daraus wird erkennbar dass, das Erreichen von Kompetenz sowohl vom Lehrer als auch vom Schüler abhängig ist. Kompetenz zu erhalten und zu behalten heißt aber auch, **sich** in seinen Fähigkeiten, Fertigkeiten und Zuständigkeiten weiter zu entwickeln. Kompetenz ist folglich kein abgeschlossener, sondern ein sich kontinuierlich weiterentwickelnder Prozess.

Bezogen auf einen Beruf bzw. auf uns Urologen heißt dies, berufstypische Anforderungen und Sachverhalte gemäß den theoretischen, wissenschaftlich fundierten, aber auch praktischen Anforderungen dem Patienten gegenüber selbständig und eigenverantwortlich zu bewältigen. Wenn wir diesen Gedanken weiterführen, dann, so behaupte ich, besitzt der Urologe die Kompetenz – besser noch die Kernkompetenz – bei der konservativen und operativen Behandlung der Krankheiten des Urogenitaltraktes.

Diese Kompetenz haben wir uns über viele Jahre hinweg erarbeitet. Kompetenz bezieht sich folglich immer nur auf den Menschen oder auf eine Gruppe von Menschen. Im Gegensatz zur Qualität, die vor allem auf Objekte bezogen ist.Kompetent zu sein bedeutet natürlich auch Wettbewerbsvorteile zu haben und eine Festigung der Position, die man inne hat. Besser zu sein als die Konkurrenz ist nicht nur in der Wirtschaft, sondern auch in der Medizin gleichbedeutend mit mehr und auch zufriedeneren Kunden bzw. Patienten.Diese Feststellung birgt natürlich eine Menge Zündstoff in sich, unabhängig ob wir unseren Verantwortungsbereich in der Klinik oder in der Praxis haben. Wie bereits gesagt, sind unsere Kernkompetenzen unbestritten.

Es gibt aber auch einige Bereiche in unserem Fachgebiet, in denen die Gefahr besteht, Kompetenzen zu verlieren. Die Nierentransplantation, die Kinderurologie, die Urologie der Frau, die medikamentöse Tumortherapie und auch die Andrologie können als Beispiele genannt werden. Hier sind wir als Fachgesellschaft gefordert, durch intensive Forschung, Weiterbildung, Nachwuchsförderung und auch durch die Änderung verkrusteter Strukturen dieser Gefahr entgegen zu wirken. Um wieder auf unser Kongress-Motto zurückzukommen, ist es eine aktuelle Forderung, Kompetenzen nicht nur zu erhalten, sondern sie weiterzuentwickeln, um gut gerüstet die Zukunft gestalten zu können.

Wie kann dann die Zukunft der Urologie aussehen?

Nach Meinung von Wirtschaftsexperten gehört die Gesundheitsbranche in den nächsten Jahren zu den am stärksten wachsenden Wirtschaftsbereichen überhaupt. Die Frage stellt sich: Wie können wir Urologen daran teilhaben?

Die Zukunft der Medizin in unserem Land wird geprägt sein durch die politisch gewollte Endlichkeit der finanziellen Mittel. Sie wird geprägt sein von einer weiter fortschreitenden, fachlichen Spezialisierung mit der logischen Konsequenz der qualifizierten – zertifizierten – Zentrenbildung, die den Anspruch der Kompetenz erfüllen. Diese Entwicklung wird nicht nur die Kliniken treffen, sondern auch die Vertragsärzte. Welche Rolle dabei den Krankenkassen zukommen wird, darüber muss nicht spekuliert werden. Auch wenn die Länder das monoistische Finanzierungssystem derzeit noch zu verhindern versuchen, wissen die Experten, dass dieser Schritt in naher Zukunft kommen wird. Durch den jetzt schon bestehenden und sicher weiter zunehmenden ökonomischen Zwang kann ein Selektionsprozess in Gang gesetzt werden, der die große **Gefahr der Entsolidarisierung** der Ärzteschaft in sich birgt, wovon wir Urologen genauso betroffen sein können wie andere Fachbereiche. Deshalb ist in Zukunft eine noch engere **Zusammenarbeit** zwischen DGU und BDU notwendig. Die Zukunft unseres Faches wird aber auch davon abhängen, ob es uns gelingt, den Nachholbedarf den wir in der interdisziplinären urologischen **Grundlagenforschung** haben, wieder aufzuholen.

Mit dem neu geschaffenen Forschungsressort und der Arbeitsgruppe Urologische Forschung sind erste, wichtige Schritte hierfür getan. Neue universitäre, urologische Forschungsnetzwerke sollen bei der Koordination einzelner Forschungsvorhaben und bei der Durchführung von validen klinischen Studien, die wir dringend benötigen, helfen. Nur dadurch werden wir, nicht nur in medizinischen Fachkreisen, sondern auch in der Öffentlichkeit, besser beurteilt und als wichtig wahrgenommen werden. Die demographische Entwicklung in Deutschland stellt für die Urologie eine

Prof. Dr. med. Reinhold Horsch

große Chance dar, ihre Kernkompetenzen bei der Behandlung der Alterskrankheiten BPH, Inkontinenz und Prostatakarzinom zu zeigen und weiter auszubauen. Wenn wir uns mit unserem Leistungsangebot darauf einstellen, können wir deutlich machen, wie notwendig, wie unverzichtbar die Urologie sein wird. Dann können wir der Zukunft beruhigt entgegensehen.

Die **historische Ausstellung** erinnerte an die Urologen W. Lutzeyer (s. 25. Kongress), F. Arnold (s. 29. Kongress), H.-K. Büscher (24. Kongress) und Prof. Dr. Winfried Vahlensieck (1929–2008) sowie an die Gründung der DGU am 16.09.1906 in Stuttgart.

Ein **Amor** symbolisierte die Beziehung der Urologie zum Urin (❑ Abb. 37.3).

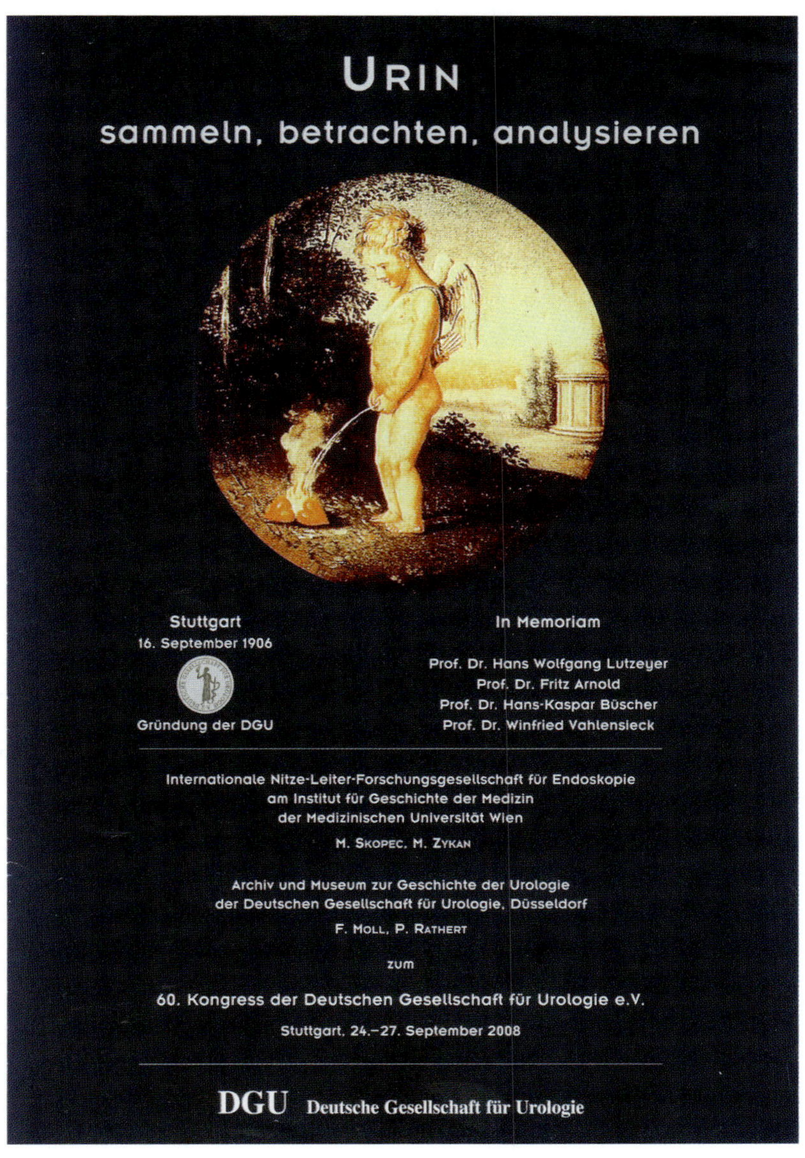

❑ **Abb. 37.3** Historische Ausstellung zum 60. Kongress

61. Kongress der Deutschen Gesellschaft für Urologie – Dresden, 16.–19.09.2009

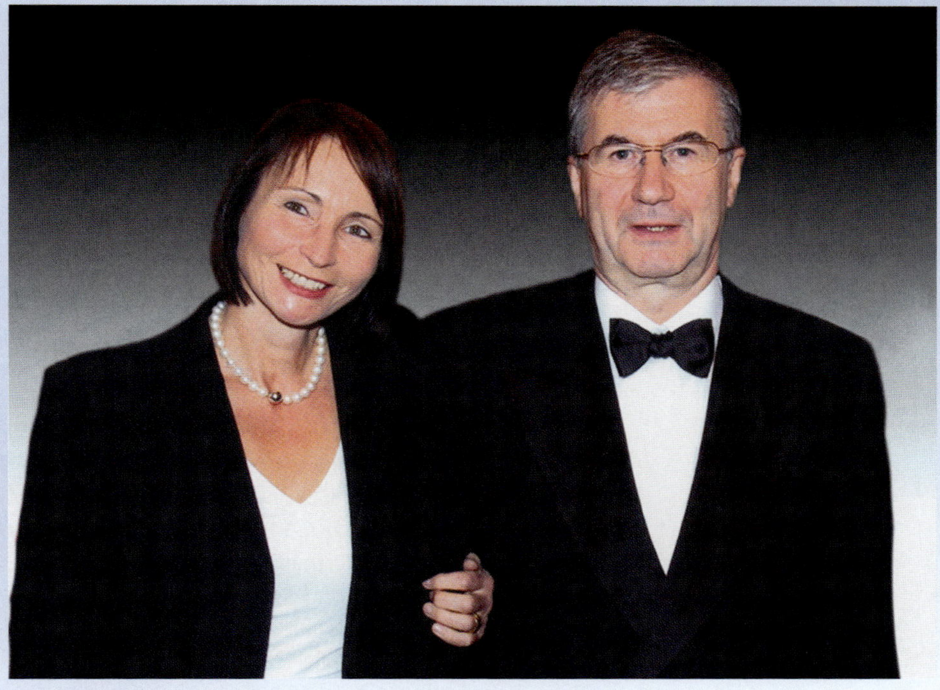

Prof. Dr. med. Dr. h.c. Manfred P. Wirth mit Gattin Dr. Monika Wirth

Prof. Dr. med. Dr. h.c. Manfred P. Wirth (◘ Abb. 38.1)

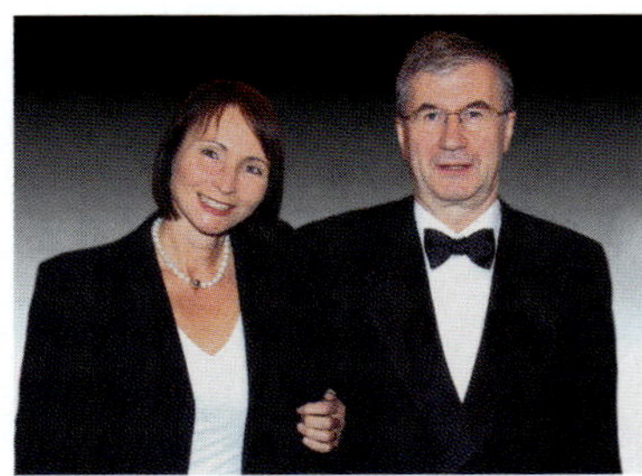

◘ **Abb. 38.1** Prof. Dr. med. Dr. h.c. Manfred P. Wirth mit Gattin Dr. Monika Wirth[1]

---

1 Hier stellvertretend für alle Partner der Präsidenten, da sie deren Kongresse engagiert mitgestaltet haben.

Curriculum vitae (nach M.P.W.)

Geboren am 06.01.1949 in Rieneck

1969	Abitur am Röntgen-Gymnasium Würzburg
1969–1970	Wehrdienst
1970–1976	Studium der Medizin an der J.-W.-Goethe-Universität Frankfurt und an der Julius-Maximilians-Universität Würzburg
1976	Staatsexamen
1976–1977	Medizinalassistent am Kreiskrankenhaus Gerolzhofen und am Carl-von-Heß-Krankenhaus Hammelburg
1977	Promotion an der Julius-Maximilians-Universität Würzburg
1977–1978	Wissenschaftlicher Mitarbeiter im Sonderforschungsbereich 105 der DFG an der Universität Würzburg, Thema: »Prostata-Carcinom und Immunsystem«
1978–1979	Wissenschaftlicher Assistent an der Chirurgischen Universitäts- und Poliklinik Würzburg
1979	Beginn der Fachausbildung an der Urologischen Klinik und Poliklinik der Universität Würzburg (Prof. Frohmüller)
1984	Anerkennung als Facharzt für Urologie (Zusatzqualifikation: 1997 spezielle urologische Chirurgie, 2006 Andrologie, 2007 Medikamentöse Tumortherapie)
1986	Venia legendi für das Fach Urologie an der Universität Würzburg
1986–1990	Oberarzt an der Urologischen Universitätsklinik Würzburg
1990	Ernennung zum C-3-Professor für Urologie (Extraordinarius) Universität Würzburg
1992	Berufung auf die Professur für Urologie an der der Medizinischen Fakultät der Technischen Universität Dresden und Direktor der Klinik und Poliklinik für Urologie
1994–1999	Ärztlicher Direktor des Universitätsklinikums der Technischen Universität Dresden
2004	Wahl in den Vorstand der Deutschen Gesellschaft für Urologie
2008–2009	Präsident der Deutschen Gesellschaft für Urologie

38

Mitgliedschaften:

2008	Korrespondierendes Mitglied der American Association of Genitourinary Surgeons (AAGUS)
2009	Mitglied des Board of Directors der European Cancer Organisation (ECCO)
Seit 2009	Mitglied im Beirat der Deutschen Krebshilfe e.V.
2005	Verleihung des Ehrendoktortitels der Universität Presow, Slowakei

Ehrenmitgliedschaften:

- Slowakische Gesellschaft für Urologie
- Italienische Gesellschaft für Urologie
- Tschechische Gesellschaft für Urologie
- Iranische Gesellschaft für Urologie
- New York Section der Amerikanischen Gesellschaft für Urologie
- Argentinische Gesellschaft für Urologie
- Urogators Alumni Society

Prof. Dr. med. Dr. h.c. Manfred P. Wirth

M. Wirth wurde mit dem Maximilian-Nitze-Preis ausgezeichnet. Er erhielt das Bundesverdienstkreuz und erhielt Forschungsgelder von verschiedenen Organisationen.

M. Wirth ist Mitglied in:

- der Deutschen Gesellschaft für Urologie
- der Deutschen Gesellschaft für Andrologie
- der Sächsischen Gesellschaft für Urologie
- der Bayerischen Urologenvereinigung
- der Südostdeutschen Gesellschaft für Urologie
- im Berufsverband der Deutschen Urologen
- der Arbeitsgemeinschaft Stoßwellenlithotripsie
- der Arbeitsgemeinschaft Urologischer Onkologen in der Deutschen Krebsgesellschaft e. V.
- der Deutschen Gesellschaft für Ultraschall in der Medizin

- der European Association of Urology
- der European Society for Urological Oncology and Endocrinology
- der Amerikanischen Gesellschaft für Urogenitalchirurgen
- der Societé Internationale d'Urologie

M. Wirth ist Herausgeber folgender Zeitschriften:

- Urologia Internationalis
- European Urology Today
- sowie Mitherausgeber der Zeitschriften Onkologie
- Current Opinion in Urology

■ **Eröffnungsrede zum 61. Kongress 2009 von Prof. Dr. med. M. Wirth**

Meine sehr verehrten Kolleginnen und Kollegen, sehr geehrte Damen und Herren, ich begrüße Sie sehr herzlich zum 61. Kongress der Deutschen Gesellschaft für Urologie, der erstmalig in Dresden und seit der Wiedervereinigung erstmals in den sog. neuen Bundesländern stattfindet. Damit hat diese Tagung etwas Herausragendes obwohl wir keinen runden Geburtstag feiern.

Besonders begrüßen möchte ich den Ministerpräsidenten des Freistaates Sachsen, Herrn Stanislaw Tillich, sowie in Stellvertretung der Oberbürgermeisterin der Stadt Dresden, Herrn Bürgermeister Detlef Sittel. Es ist mir eine große Freude, den Generalsekretär der Europäischen Gesellschaft für Urologie Herrn Professor Per-Anders Abrahamsson sowie den Past-Generalsekretär Prof. Frans Debruyne begrüßen zu können. Als Vertreter der American Urological Association begrüße ich Herrn Dr. Reinhard Engel. Es ist mir auch eine besondere Freude, Dr. Martin Bloch, den Präsidenten des Berufsverbandes, hier willkommen zu heißen, mit dem die DGU eine sehr enge und freundschaftliche Zusammenarbeit verbindet. Ich begrüße auch die Präsidenten und die Vertreter befreundeter Fachgesellschaften aus Albanien, Belgien, Brasilien, Bulgarien, Estland, Georgien, Lettland, Rumänien, Serbien, der Slowakei, dem Kosovo, Österreich, Polen, Ungarn und den USA. Insgesamt begrüße ich die Teilnehmer aus 55 Ländern.

Meine sehr geehrten Damen und Herren, liebe Kolleginnen und Kollegen, es ist eine alte und auch wirklich gute Tradition zu Beginn einer Präsidentenrede seinen Lehrern zu danken. Besonders erfreut bin ich, dass Herr Prof. Hubert Frohmüller und seine Frau, mein urologischer Lehrer, es sich nicht hat nehmen lassen, an diesem Kongress teilzunehmen. Er ist einer der Großen der Deutschen Urologie und er war nicht nur ein guter, sondern auch ein ausgesprochen strenger Lehrer, was mir aber wahrscheinlich nicht geschadet hat, wie er stets betont. Ich freue mich auch besonders, dass Herr Prof. Ernst Kern, der ehemalige Direktor der Chirurgischen Universitätsklinik Würzburg hier anwesend ist. Bei ihm konnte ich die große Chirurgie lernen und Prof. Kern ist heute der Nestor der Deutschen Gesellschaft für Chirurgie. Mit seinen 86 Jahren hat er auch die Mühe auf sich genommen, hier nach Dresden zu kommen. Darüber hinaus freue ich mich, meinen Schwiegervater Herrn Dr. Hubertus Manseck und seine Frau Doris hier begrüßen zu dürfen. Nachdem meine Eltern schon lange verstorben sind, war er

mir stets väterlicher Ratgeber. Er war Chefarzt einer großen operativen Klinik und ist Urologe sowie Chirurg und trotz seiner 93 Jahre noch heute sehr an der Urologie interessiert.

Das Thema unseres diesjährigen Kongresses ist **»Die Urologie im Wandel«**. Wenn man beginnt, über Wandel nachzudenken, sollte man zunächst auch zurück blicken. Hier ist Dresden für die Urologie ein besonderer Ort. Am 02.10.1877 führte hier Maximilian Nitze die erste Zystoskopie in der Königlich-Sächsischen Anatomie in Dresden-Friedrichstadt durch. Dies war nicht nur der neuzeitliche Beginn des Faches Urologie, sondern auch der Beginn der sog. minimal invasiven Chirurgie, da mit diesem Zystoskop der Dresdner Gastroenterologe und Chirurg Georg Kelling (1866–1945) im Jahre 1901 auf der 73. Versammlung der Naturforscher und Ärzte in Hamburg erstmalig eine Bauchspiegelung beim Hund demonstrierte, nachdem er diese in Dresden bereits mehrmals durchgeführt hatte. Des Weiteren war der Dresdner Urologe Felix Martin Oberländer der Vorsitzende der Gründungstagung der Deutschen Gesellschaft für Urologie im Jahre 1906. Im Forum für Geschichte der Urologie, das sich dieses Jahr mit Dresden als Wiege der Urologie befasst, wird dies dargestellt werden (◘ Abb. 38.4).

So wie ein Fach seine **Geschichte** kennen und schätzen muss, so ist es auch unsere Pflicht, die **Zukunft** mitzugestalten. Unter dem eingangs erwähnten Motto »Urologie im Wandel« möchte ich hier einige persönliche Gedanken anfügen. Die Urologie, die früher als kleines Fach bezeichnet wurde, ist dies heute keineswegs mehr. Beispielsweise sind mehr als 25 % der malignen **Tumoren des Mannes und der Frau** in unserem Fachgebiet lokalisiert. Die behandlungsbedürftige gutartige **Prostatavergrößerung**, die 10 % der Männer betrifft, ist auch durch die Zunahme der Lebenserwartung eine wirkliche Volkskrankheit geworden. Von einer **Harnsteinerkrankung** sind fast 5 % betroffen und sie ist ebenfalls in dieser Kategorie anzusiedeln. All diese und weitere Bereiche der Urologie, u. a. die Kinderurologie, die Urologie der Frau, die Nierentransplantation sowie die Andrologie, haben sich inzwischen weitgehend zu **Subspezialitäten** ausgebildet. Es zeigt sich mehr und mehr, dass eine solche Subspezialisierung unabdingbar ist, um Patienten qualitativ auf höchstem Niveau zu behandeln. Dieses ist ein internationaler Trend. Daraus resultiert sowohl im niedergelassenen als auch im klinischen Bereich automatisch eine Zentrenbildung. In Ländern wie England

Prof. Dr. med. Dr. h.c. Manfred P. Wirth

oder Schweden ist diese Zentrenbildung bereits weit fortgeschritten. In Schweden wurde daher auf Grund einer politischen Entscheidung in diesem Monat die altehrwürdige Urologische Universitätsklinik Lund, die die zweitälteste in den skandinavischen Ländern ist oder besser war, geschlossen. Dort besteht nur noch eine Poliklinik. Die spezialisierte operative Behandlung findet nun allein im großen Zentrum Malmö statt, wie Ihnen Per Anders Abrahamsson, der Generalsekretär der EAU berichten könnte. In Deutschland ist eine solche **Zentrenbildung in der Urologie** noch am Anfang. Es gibt zwar inzwischen z. B. zertifizierte Prostata- bzw. Prostatakarzinomzentren, die hier einen ersten Schritt in der Urologischen Onkologie darstellen. Weitere Bereiche werden folgen. Dabei wird die Anforderung an solche Zentren in Zukunft sicher deutlich steigen. Dies wird auch durch die immer wichtiger werdenden **Patienten-Selbsthilfegruppen** nachhaltig gefordert werden. Hier brauchen wir uns keiner Illusion hinzugeben. Kämpfe gegen solche allgemeinen Trends sind sicherlich falsch. Hier müssen wir mitgestalten und versuchen, möglichst alle Kollegen mitzunehmen, wie dies in anderen Ländern teilweise vorbildhaft geschehen ist. Dazu gehören unabdingbar auch die Bildung von **Praxisgemeinschaften** und eine erheblich engere **Verzahnung von Praxis und Klinik**, allerdings auf gleicher Augenhöhe.

Ein weiterer Punkt ist die **Interdisziplinarität**. Ohne die interdisziplinäre Zusammenarbeit werden wir auf die Dauer ebenfalls nicht erfolgreich sein können. Dies zeigt sich z. B. bei der Erstellung von **Leitlinien**. Aus eigener Erfahrung in der Entwicklung der ersten S3-Leitlinie zum Prostatakarzinom – deren Darstellung einen Schwerpunkt des Kongresses bilden wird – kann ich dies nur bestätigen und Ihnen mitgeben, dass diese Zusammenarbeit auch zu gegenseitigem Respekt und Achtung führt.

Die Wissenschaft habe ich heute nicht an erster Stelle angeführt, obwohl diese für uns Zukunft bedeutet und damit eigentlich die höchste Priorität genießt. Ohne eine erfolgreiche klinische und experimentelle **Forschung** werden wir unser Fachgebiet nicht in der gesamten Breite erhalten können. Hier werden wir jedoch nur erfolgreich sein, wenn Klinik und Praxis vereint tätig sind und wir interdisziplinär zusammenarbeiten. Das gilt z. B. für die Molekularbiologie und auch für die Entwicklung neuerer operativer Techniken in der Behandlung unserer Patienten. Wir haben hier inzwischen im Vorstand der Deutschen Gesellschaft für Urologie ein eigenes Ressort, das wie ich finde im letzten Jahr bereits exzellente Arbeit geleistet hat. Diese Aktivitäten müssen jedoch intensiviert werden und deshalb haben wir **Forschungsstipendien** der Deutschen Gesellschaft für Urologie ausgelobt, die nach dem kürzlich verstorbenen Urologischen Forscher Ferdinand Eisenberger benannt wurden. Sie wissen alle, dass sein Name mit der Entwicklung der extrakorporalen Stoßwellenlithotripsie untrennbar verbunden ist. Ein Problem, das wir auch heute noch nicht gelöst haben, lässt sich an dieser Person festmachen. Ferdinand Eisenberger konnte keine ihm angemessene akademische Position erlangen und ist deshalb Chefarzt am sehr bekannten Katharinenhospital in Stuttgart geworden. Dort waren natürlich seine Forschungsaktivitäten eng begrenzt. Dieses Dilemma, dass wir exzellente Forscher in Chefarztpositionen oder auch in die Praxis verlieren, besteht heute noch unverändert fort. Dies liegt daran, dass unsere **universitären Strukturen** nur zögerlich entsprechend dotierte Arbeitsplätze für solche Forscher bereitstellen. Es sind jedoch unabhängige Professorenstellen auch für Subspezialitäten erforderlich, um ungehindert forschen zu können. (Der omnipotente Ordinarius ist kein Zukunftsmodell.) Ursachen für das Fehlen solcher Positionen sind jedoch insbesondere eine Unterfinanzierung und auch fehlende Freiräume. Dies müssen wir dringend ändern, wenn wir in der urologischen Forschung international auf Dauer wirklich mitspielen wollen.

Die **Ausbildung zum Facharzt** ist ein weiterer Punkt, in dem bereits ein Wandel stattgefunden hat und wir uns, meines Erachtens, dringend weiter anpassen müssen. Im letzten Jahr wurde hierzu ein Logbuch erstellt, das festlegt, wie eine ideale Ausbildung stattfinden müsste. Da für eine solche Ausbildung aber keinerlei finanzielle Ressourcen in unserem Vergütungssystem vorgesehen sind, ist dies häufig nur ein Ziel und keine Wirklichkeit. Die Arbeitsgemeinschaft der Wissenschaftlichen Medizinischen Fachgesellschaften und auch die Ärztekammern haben zwar entsprechende Forderungen nach Vergütung der Ausbildung erhoben, passiert ist jedoch nichts. Aus meiner Tätigkeit im Executive-Board der Europäischen Gesellschaft für Urologie weiß ich, dass andere Länder in Europa, auch teilweise aus dem ehemaligen Ostblock, uns inzwischen in diesem Bereich deutlich überlegen sind. Es gibt dort zertifizierte Zentren mit genau festgelegtem Curriculum. Diese Zentren werden regelmäßig überprüft und auch Unikliniken können ihre Ausbildungsberechtigung verlieren. Um die beste Ausbildung zu erreichen und damit auch eine exzellente Behandlungsqualität für unsere Patienten, erscheint mir ein solches überprüftes und finanziertes **Curriculum** unabdingbar. Dies ist auch u. a. die Voraussetzung, um die besten Ärzte weiterhin für unser Fachgebiet zu interessieren.

Was bringt der Wandel weiter mit sich? Zu nennen ist sicherlich der Bereich der Pflege. Hier haben wir auf unserer diesjährigen Tagung wieder einen eigenen **Pflegekongress**. Dazu haben sich bisher fast 900 Teilnehmer eingeschrieben. Aus dieser, pro Jahr stets ansteigenden Zahl, können Sie erkennen, dass ein großer Wissensdurst besteht. Gleichzeitig sind unsere Pflegekräfte immer besser ausgebildet. Es haben sich auch hier Subspezialitäten mit wissenschaftlichem Anspruch entwickelt. Damit werden auch im deutschen Pflegebereich akademische Karrieren ermöglicht. Mit dieser besseren Ausbildung wird natürlich auch der Aufgabenbereich erweitert werden. Hier müssen wir frühzeitig mitgestalten und ich glaube, wir sollten es als Chance auffassen und nicht als Bedrohung.

Ein letzter Punkt zu unserem Tagungsmotto »Urologie im Wandel«. Wir werden mehr und mehr eine **internationale Zusammenarbeit**, insbesondere im vereinten Europa, haben. Hier hat die Deutsche Gesellschaft für Urologie mit ihrem Beschluss, allen ihren Juniormitgliedern gleichzeitig die EAU-Mitgliedschaft zu ermöglichen, meines Erachtens eine wichtige Entscheidung getroffen. Sie bedeutet, dass alle zukünftigen deutschen Urologen eng an Europa und die Europäische Gesellschaft für Urologie angebunden werden. Sowie wir zunehmend die Leitlinien der Europäischen Gesellschaft für Urologie mitgestalten und natürlich auch mitverwenden, werden wir uns in der gesamten Breite unseres Faches auf diese Europäische Zusammenarbeit einstellen müssen. Ich freue mich daher, dass wir in diesem Jahr ein Forum der European Association of Urology haben, bei dem die bekanntesten europäischen Experten außerhalb Deutschlands zu ihren Forschungsthemen sprechen werden.

In meiner Einladung zum Kongress habe ich Sie darauf hingewiesen, dass der Vorstand der Deutschen Gesellschaft für Urologie sowie die Programmkommission im Rahmen unseres diesjährigen Kongresses auch durchaus heiße Eisen anfasst. Hierzu gehört das Forum »**Der gekaufte/verkaufte Patient**« am Freitagnachmittag. Unsere Intention war es, wie es sehr schön in der Ärztezeitung vom 04.09.2009 dargestellt wurde, eine gezielte öffentliche Diskussion anzustoßen. Ich zitiere »Es handelt sich also um keinen erneuten Skandal, der von Medien oder Politikern aufgedeckt wurde, vielmehr wird innerärztlich die Notwendigkeit gesehen, dieses Thema seriös zu erörtern, um idealerweise einen Grundkonsens zu finden.«

Das Problem entstand im Besonderen durch die Änderung des SGB V, in dem Kooperation und Wettbewerb gefordert werden. Wir glauben daher, dass wir in Ruhe eine Diskussion führen müssen, um Schaden von unserer Berufsgruppe abzuwenden und um weiterhin Anwalt des Patienten zu sein. Dabei müssen wir beachten, dass wir Ärzte mehr und mehr in Konkurrenzsituationen hineingedrängt werden. Dies wird offensichtlich, wenn wir die Krankenhausbetten pro 100.000 Einwohner betrachten, im Vergleich zu anderen Ländern Europas haben wir wahrscheinlich eine Überversorgung. In Deutschland gibt es 616, in England 390 und in Schweden 360 Betten pro 100.000 Einwohner.

Auch das **PSA-Screening** ist ein solches heißes Eisen. In einem weiteren Forum und einer Diskussionsrunde werden wir uns mit unseren Kritikern auseinandersetzen, um hier zu versuchen, einen Grundkonsens zu finden. Wir glauben, dass es besser ist, miteinander zu reden als übereinander zu schreiben und zu polemisieren.

Zum Abschluss möchte ich Ihnen noch sagen: **Es lohnt sich für unsere Urologie zu streiten.** Es ist ein wunderschönes Fach. Es gibt uns die Möglichkeiten, Patienten in vielfältiger Weise wirklich zu helfen. Dazu haben wir ein breites Spektrum an Therapieoptionen zur Verfügung und es gibt auch eine exzellente Zukunft, wenn wir gemeinsam daran arbeiten und wissen, dass wir ohne ständigen Wandel nur verlieren können.

Ich wünsche Ihnen allen eine interessante Tagung und gute Gespräche, daneben vergessen bitte Sie nicht, dass Dresden als Stadt der Kunst und Kultur auch seine Reize hat.

Mit dem Bild »Kahnfahrt auf der Elbe« von Carl Gustav Carus (1789–1869) sah man auf die (wiedererrichtete) Frauenkirche (◘ Abb. 38.2).

Prof. Dr. med. Dr. h.c. Manfred P. Wirth

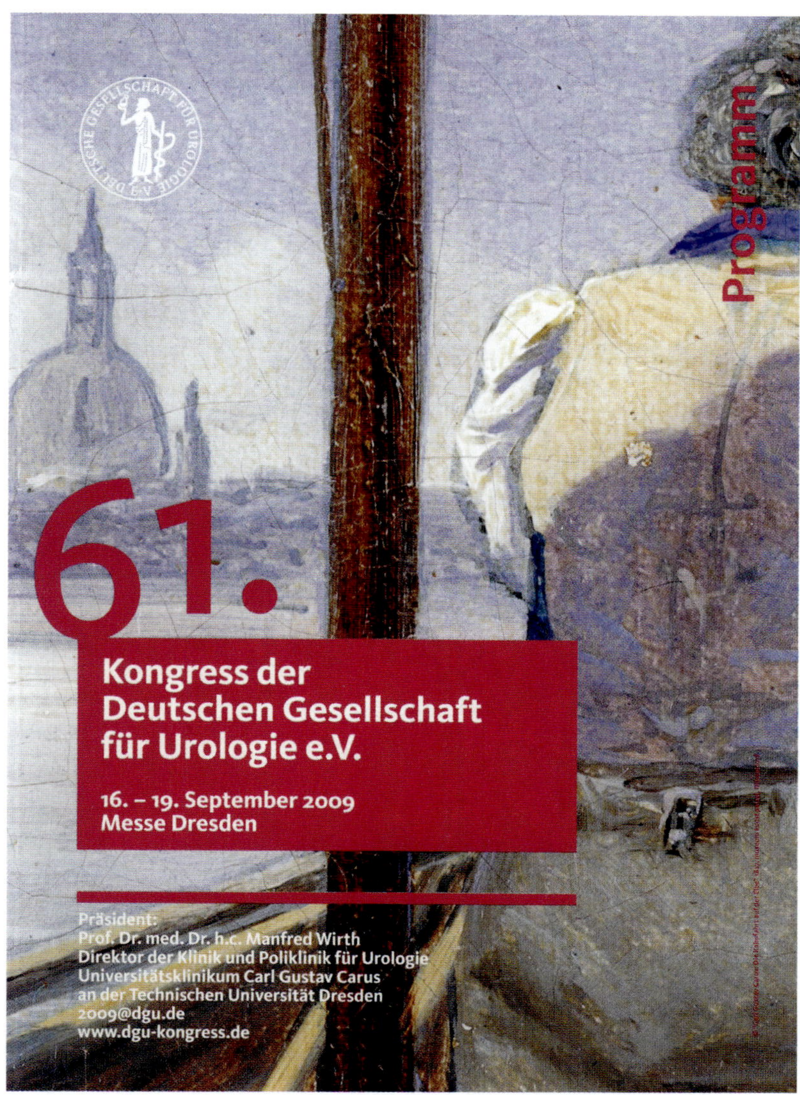

Abb. 38.2 Signum des Kongresses: »Die Kahnfahrt auf der Elbe« (Detail) von C.G. Carus (1789–1869)

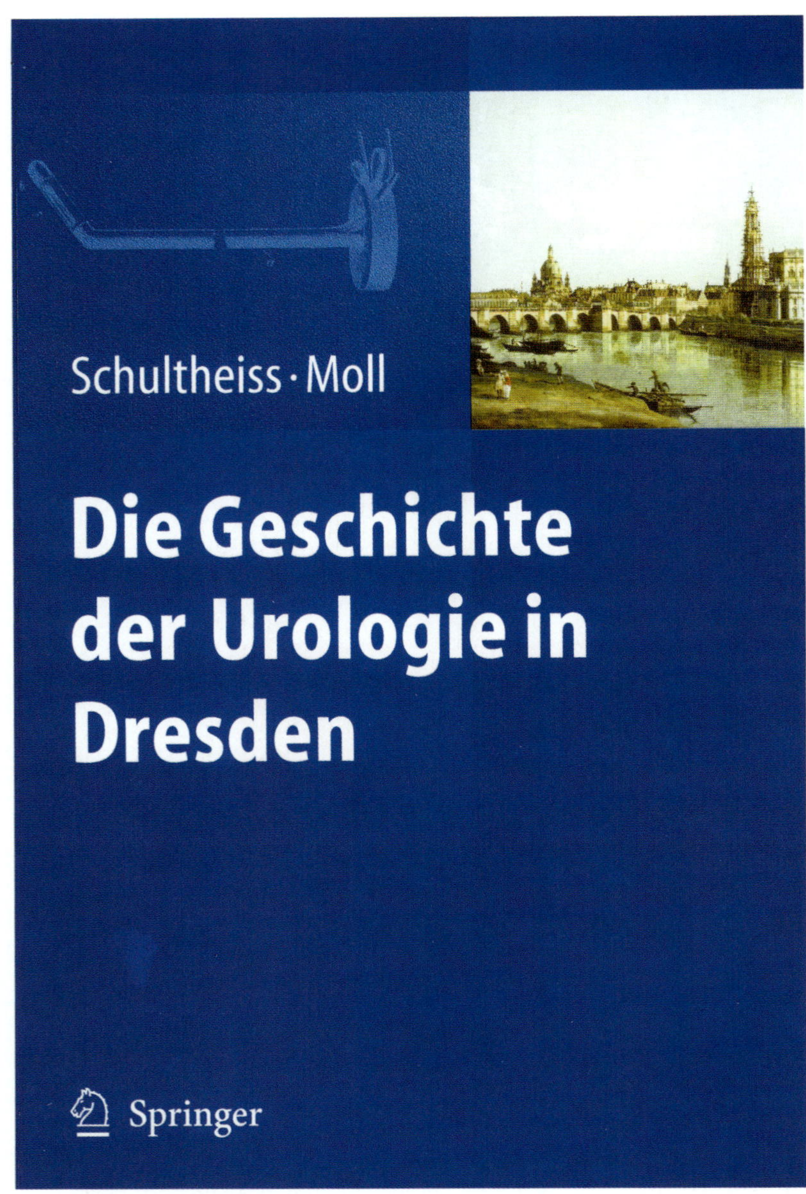

Abb. 38.3 »Urologie in Dresden«. Buchprojekt des AK Geschichte zum 61. Kongress

62. Kongress der Deutschen Gesellschaft für Urologie – Düsseldorf, 22.–25.09.2010

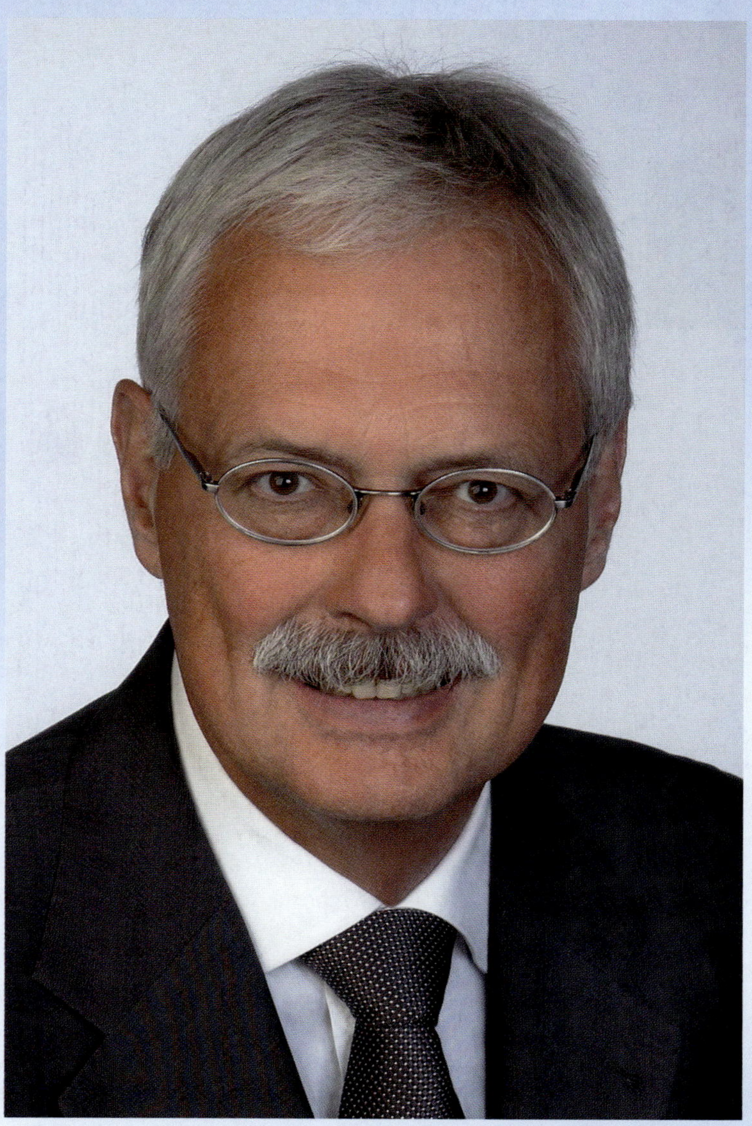

Prof. Dr. med. Wolfgang Weidner

Prof. Dr. med. Wolfgang Weidner (◘ Abb. 39.1)

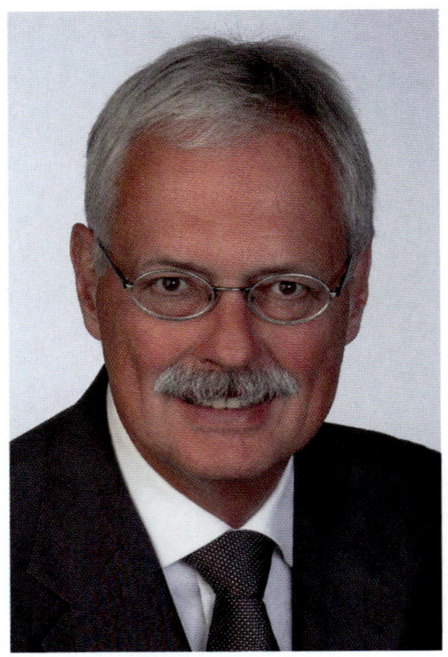

◘ **Abb. 39.1** Prof. Dr. med. Wolfgang Weidner

Curriculum vitae (nach W.W.)

Geboren am 23.08.1947 in Herford/Westfalen

1954–1957	Schulzeit Bünde/Westfalen
1957–1966	Freiherr-v.-Stein-Gymnasium Bünde
23.02.1966	Abitur
1966–1972	Medizinstudium Justus-Liebig-Universität Gießen
07.01.1972	Ärztliche Prüfung
08.06.1972	Promotion
1972–1973	Medizinalassistentenzeit (Chirurgie: Bad Nauheim; Innere Medizin: Gießen; Urologie: Gießen)
1973	Approbation
1973–1974	Wehrdienst
1974–1975	Chirurgie, Kreiskrankenhaus Gießen in Lich (Prof. Bikfalvi)
1975	Ausbildung zum Arzt für Urologie an der Urologischen Universitätsklinik Gießen (Prof. Rothauge)
1975	Gründung der Prostatitissprechstunde Gießen
1979	Arzt für Urologie
1980	Ernennung zum Hochschulassistenten und zum Oberarzt der Klinik
1983	Habilitation für das Fach Urologie
1984	Benennung für den Arbeitskreis Andrologie der Deutschen Urologen (AKA)
1985	Ernennung zum Professor (C2) auf Zeit
1989	Mitglied des »Arbeitskreises für Infektiologie in der Urologie« und des »Arbeitskreises Andrologie« der Deutschen Dermatologen
1989	Benennung für den wissenschaftlichen Beirat der Deutschen Gesellschaft zur Bekämpfung der Geschlechtskrankheiten (GBGK)
1989	Wahl zum Vorsitzenden des »Arbeitskreises Andrologie« der Deutschen Urologen (AKA)
1990	Ltd. Oberarzt der Klinik und Poliklinik für Urologie der Georg-August-Universität Göttingen (Prof. Ringert)
1991	Ernennung zum außerplanmäßigen Professor für Urologie der Justus-Liebig-Universität Gießen
1992	Fellow of the European Board of Urology
1993	Ruf auf den Lehrstuhl für Urologie der Justus-Liebig-Universität Gießen
1993	Umhabilitation für das Fach Urologie und Ernennung zum außerplanmäßigen Professor für Urologie auf Lebenszeit durch die Medizinische Fakultät der Georg-August-Universität Göttingen
1995	(Co-)Chairman of the Andrology Training Center Gießen European Academy of Andrology (zusammen mit Prof. Dr. W.-B. Schill, Universitätshautklinik)
1997	Wahl zum Generalsekretär der Europäischen Gesellschaft für Genitalchirurgie
1998	Präsident der Mitteldeutschen Gesellschaft für Urologie
1998	Wissenschaftlicher Beirat Bundesärztekammer (Richtlinien Reproduktionsmedizin)

1998	Mitglied des International Prostatitis Collaborative Network für Prostatitis des National Institute of Diabetes and Digestive and Kidney Diseases des NIH, Washington, Bethesda
2000	Verleihung des Felix Martin Oberländer-Preises der Deutschen Gesellschaft für Urologie für hervorragende Leistungen in der Fort- und Weiterbildung in der Urologie
2000	Wahl in den Vorstand der Deutschen Gesellschaft für Urologie und Wahl zum Leiter des Vorstandsressorts »Struktur und Strategie«
2000	Wahl zum Vorsitzenden des Arbeitskreises »Der alternde Mann« der Fort- und Weiterbildungskommission der deutschen Urologen
2000	Wahl zum Stellvertretenden Vorsitzenden der Hessischen Krebsgesellschaft
2001	Bestellung zum stellvertretenden Ärztlichen Direktor des Universitätsklinikums Gießen
2001	Wahl zum Vizepräsident der Deutschen Gesellschaft für Andrologie
2002–2004	Vorsitzender der Hessischen Krebsgesellschaft
2003	Bestellung als Mitglied der Arbeitsgruppe Prostata der BQS (Bundesgeschäftsstelle für Qualitätssicherung) Bonn
2003	Benennung zum Mitglied des Steering-Komitees »Krebsfrüherkennung« der Deutschen Krebshilfe
2004	Ärztlicher Direktor des Universitätsklinikums Gießen
2004–2005	Gastprofessor Universität Temuco, Chile
2005	Ehrenmitglied der Ungarischen Gesellschaft für Urologie, Budapest
2005	Ärztlicher Direktor und Vorstandsvorsitzender des Universitätsklinikums Gießen und Marburg
2007–2009	2. Vizepräsident (Internationale Beziehungen) der Deutschen Gesellschaft für Urologie
2007–2010	Wahl zum Präsidenten der Deutschen Gesellschaft für Andrologie
2008–2011	Sprecher DFG Forschergruppe KFO 181: «Male Factor Infertility due to Impaired Spermatogenesis" Gießen – Marburg
2009	Ehrenpreis der Türkischen Gesellschaft für Andrologie (Izmir)
2009–2010	Präsident der Deutschen Gesellschaft für Urologie
2010	Empfänger der Goldenen Ehrennadel der Europäischen Gesellschaft für Andrologie
2010	Präsident der Deutschen Gesellschaft für Andrologie (2011/2012/2013)
2010	Sprecher der LOEWE Initiative MIBIE: Männliche Infertilität bei Infektion und Entzündung. (2011/2012/2013)

Herausgeber und Mitherausgeber zahlreicher urologischer und andrologischer Zeitschriften.

W. Weidner ist es zu verdanken, dass die Andrologie weiterhin im Weiterbildungskatalog (F.A.) für Urologen enthalten ist.

Das seit 1991 betriebene Projekt »Urologie im Nationalsozialismus« des Arbeitskreises Geschichte der Urologie wurde von W. Weidner entscheidend gefördert (Krischel et al. 2011).

■ **Eröffnungsrede zum 62. Kongress 2010 von Prof. Dr. med. W. Weidner**

Sehr geehrte liebe Kolleginnen und Kollegen, sehr geehrte Freunde und Förderer der deutschen Urologie, meine Damen und Herren,

als Präsident des 62. Kongresses der Deutschen Gesellschaft für Urologie möchte ich Sie sehr herzlich hier in Düsseldorf begrüßen. Ich freue mich, dass Sie unserer Einladung nachgekommen sind und diesen Kongress mit Leben erfüllen. Einer Absprache des letzten und nächsten Kongress-Präsidenten folgend haben wir diese offizielle Begrüßung in den Kongress integriert, um insbesondere auch den Mittwoch des Kongresses schon für unser Programm in der Fort- und Weiterbildung zu nutzen. Dies ist sicher ein wesentlicher Punkt des Kongresserfolges. Mehr als 1500 Teilnehmer haben den gestrigen Tag begleitet und diese steigenden Zahlen haben wie bereits im Vorjahr gezeigt, dass der Mittwoch zu unserem Kongress gehören muss. Wir werden sehen, ob auch die von uns im Programm initiierte Aufwertung des wissenschaftlichen Samstags den gleichen Erfolg zeigt. Ich möchte Sie auf jeden Fall dazu motivieren, auch am Samstag in Düsseldorf zu bleiben und die vielen sehr interessanten Veranstaltungen anzunehmen, auch wenn wir von unseren Industriepartnern an diesem Tag aus ökonomischen Gründen keine Industrieausstellung mehr angeboten bekommen. Andererseits haben unsere industriellen Partner uns sehr gut unterstützt, wir haben eine Ausstellung von Mittwochmittag bis Freitagabend und wir haben eine hervorragende Kooperation im Rahmen der Hands-on-Kurse für technische Innovationen, die von unseren jüngeren Mitarbeiterinnen und Mitarbeitern begeistert angenommen worden sind. Die Hands-on-Kurse waren sofort ausgebucht.

Insgesamt, meine Damen und Herren, bin ich mit der Aufnahme des Kongresses zufrieden. Es hat uns gefreut, dass wir mit über 850 Abstraktanmeldungen eine große wissenschaftliche Aktivität dokumentieren konnten. Aus dieser großen Zahl von wissenschaftlichen Beiträgen hat die Programmkommission, der ich sehr herzlich für die kompetente Bearbeitung und Auswahl danke, 56 % aller Beiträge angenommen, und es war ein Problem bei der Kürze des Kongresses für das wissenschaftliche Programm, d. h. die Verfügungszeit ist ja nur Donnerstag und Freitag, die Poster- und freien Vortragssitzungen so einzupassen, dass sie auch ausreichend wahrgenommen werden. Wir haben uns alle Mühe gegeben, dies erkennbar darzustellen.

Meine Damen und Herren, von einem Präsidenten wird erwartet, dass er kurz etwas zu den wesentlichen Punkten sagt, die ihn bei dieser Kongressgestaltung auch in dem Jahr der Präsidentschaft bewegt haben. Ich möchte drei Punkte ansprechen, die mein Innerstes berühren: die Breite des Faches, die Wichtigkeit der Forschung und die Stellung der Urologie zu unserer Geschichte.

Ich bin davon überzeugt und habe immer dafür geworben, dass das Fach Urologie breit aufgestellt bleibt. Selbstverständlich ist die Urologie ein chirurgisches Fach mit dem Vorteil, nicht nur chirurgisch zu sein. Viele Bereiche umfassen diagnostische, endoskopische und perkutane Prozeduren, radiologisch und sonographische Verfahren, Laborverfahren, Chemotherapie, um nur einige zu nennen. Es ist daher für uns absolut notwendig, diese Aspekte unseres nicht nur schneidenden Faches zu verteidigen und alle Bereiche außerhalb des Kerngebietes, ich möchte einmal Kinderurologie, die medikamentöse Chemotherapie, die Paliativmedizin, die urologische Röntgendiagnostik, die urologische Gynäkologie, die Sonographie, die Infektiologie und natürlich auch die Andrologie nennen, zu bewahren und in unserem Fach zu vertreten. Dies gelingt nur dann kompetent, wenn wir als wissenschaftliche Gesellschaft auch diesen Bereichen im Rahmen unseres Jahreskongresses entsprechende Plattformen einrichten. Wir haben dies ausgiebig am Mittwoch durchgeführt und im Rahmen der Akademieforen, die von den Arbeitskreisen unserer Gesellschaft durchgeführt worden sind, ein breites Angebot an alle Teilnehmer dieses Kongresses gerichtet, sich nach Interessenslage über die verschiedenen Bereiche kompetent zu informieren. Das Gleiche gilt auch für die Vertretung der unterschiedlichsten Schwerpunkte im Rahmen unseres wissenschaftlichen Programms mit unterschiedlicher Gewichtung natürlich auch nach dem Angebot der verschiedenen Schwerpunkte. Grundsätzlich bin ich der Meinung, dass es für die Außenwirkung besonders von Vorteil ist, Schwerpunkte durch entsprechende Zusatzqualifikationen im Rahmen des Faches herauszustellen. Ich weiß dass darüber unterschiedliche Meinungen vorherrschen, ich möchte aber zu bedenken geben, dass gerade für die kompetitiven Anbieter es immer leicht ist zu argumentieren, dass die Expertise ohne eine entsprechende Zusatzqualifikation, die nach außen erkennbar ist, nicht vorhanden ist. Wir haben dies früher in der Andrologie erlebt und durch die Einführung des

Schwerpunktes Andrologie als Zusatztitel für unseren Arzt für Urologie eine Erfolgsgeschichte losgetreten, da mehr als 1000 Urologen in Deutschland das Teilgebiet Andrologie erworben haben, was sie auch in ihren Praxisschildern tragen. Dies ist für mich der richtige Weg, auch für die anderen eben genannten, nicht in den Kernbereichen angesiedelten Schwerpunkte.

Der zweite Punkt, der mich umtreibt ist, dass ich davon überzeugt bin, auch aus meiner wissenschaftlichen Arbeit heraus, dass ein Fach nur dann lebt, wenn es auch wissenschaftlich floriert. Aus diesem Grund haben wir das Motto gewählt: »Forschung und Anwendung im Dialog« und haben versucht, dies in unterschiedlichsten Sitzungen zu realisieren. Der Vorstand der Gesellschaft hat durch die Einrichtung eines Vorstandsressorts für diesen Bereich großes Engagement gezeigt und ich unterstütze dies mit vollem Herzen. Auch wenn manchmal belächelt wird, was verschiedenste Forscher in der Grundlagen- und am Patienten orientierten Forschung erarbeiten und dies gar nicht für den Patienten relevant sei, möchte ich zu bedenken geben, dass praktisch alle Innovationen aus der Medizin nicht durch Empirie, sondern durch entsprechende forschungsbasierte Arbeiten induziert und etabliert worden sind. Die große Zahl der von uns vergebenen Preise während dieses Kongresses spricht für unser Bemühen, diese Forschungsaktivitäten zu nutzen und wir haben uns dabei bereits sehr früh an unseren Nachwuchs gewandt, sei es in Form der Vergabe »Die Besten der Urologie«. Zu diesem Punkt möchte ich abschließend sagen, dass ich mich besonders freue, dass im Rahmen dieser Eröffnungsveranstaltung Dr. Helge Braun als neuer Staatssekretär im Bundesministerium Forschung und Bildung über die Forschungsförderung in der Medizin sprechen wird.

Der dritte Punkt, der mich in den letzten Jahren meiner Vorstandstätigkeit beschäftigt hat, ist die Stellung der Urologen im Nationalsozialismus. Aufgerüttelt durch einen für die Urologie negativen Beitrag im Deutschen Ärzteblatt über das mangelnde historische Bewusstsein unserer Gesellschaft[1] habe ich mit dem Vorstand initiiert, eine Historikergruppe damit zu beauftragen, nicht nur die Fachentwicklung der Urologie und die sich hieraus ergebenden gesundheitspolitischen Dimensionen im Nationalsozialismus zu erforschen, sondern auch das biographische Schicksal der jüdischstämmigen Urologen dieser schlimmen Zeit in Deutschland (und Österreich) vollständig zu recherchieren und zu dokumentieren. Dabei ist davon auszugehen, dass nach den damaligen Rassegesetzen Urologen als »nichtarisch« geltende Ärzte bis knapp 30 % jüdischstämmig identifiziert worden sind, was wahrscheinlich dem höchsten bekannten Prozentsatz jüdischstämmiger Ärzte innerhalb der medizinischen Fachgebiete entsprochen hat. Leider sind nur von einem Teil der Urologen die biographischen Wege genau bekannt, wir wissen aber um das Schicksal dieser Kolleginnen und Kollegen in die Emigration, in die Deportierung mit sicherem Tod oder im Verabschieden aus dem Leben durch Freitod. Ich bin dem Vorstand und den Historikern sehr dankbar, dass sie sich der Forschungsarbeit auch über dieses Jahr hinaus zur Rolle der Urologen im Nationalsozialismus gestellt haben.[2] Ich freue mich insbesondere darauf, dass der Archivar unserer Gesellschaft Ihnen einen kurzen Überblick über den Stand dieser Forschungsarbeiten geben kann.

Meine Damen und Herren als geborener Ost-Westfale ist Düsseldorf für zwei Jahrzehnte meines Lebens meine Landeshauptstadt gewesen. Ich komme gerne nach Düsseldorf und an den Rhein. Ich möchte Sie bitten den Kongress auch für die zwischenmenschlichen Begegnungen zu nutzen und ihn mit Leben zu füllen. Ich wünsche Ihnen und mir einen guten Kongress, einen Zugewinn an wissenschaftlichen und klinischen Erkenntnissen und das Gefühl, wenn wir Düsseldorf verlassen haben, dass Sie tatsächlich etwas von diesem Urologen-Kongress mitgenommen haben.

---

1 Diese Aussage kann nur auf die Jahre **1948–1955** bezogen werden im Hinblick auf die NS-Zeit. Seit 1907 durchzieht die Geschichte wie ein roter Faden die Eröffnungsreden. Schon 1907 wird ein Archiv gefordert, das zunächst in Dresden, dann in Berlin, Düren und jetzt in Düsseldorf mit einem Urologiemuseum etabliert wurde. Seit 1961 hat die DGU einen Archivar und seit 1991 einen Arbeitskreis Geschichte der Urologie (Arbeitskreis Geschichte der Urologie 2007, Krischel et al. 2011).

2 s. 63. Kongress 2011

Zur graphischen Gestaltung des Programms siehe ◘ Abb. 27.3.

Auf dem Kongress wurden erneut – wie üblich – Neuerungen eingeführt. So war das Projekt »Werde Urologin! Werde Urologe!« für Schüler der Düsseldorfer Schulen ein großer Erfolg (◘ Abb. 39.2).

Entsprechend dem wissenschaftlichen Schwerpunkt von G. Weidner lautete das Thema der historischen Ausstellung »Andrologie. Vom Mythos zur Wissenschaft« (◘ Abb. 39.3).

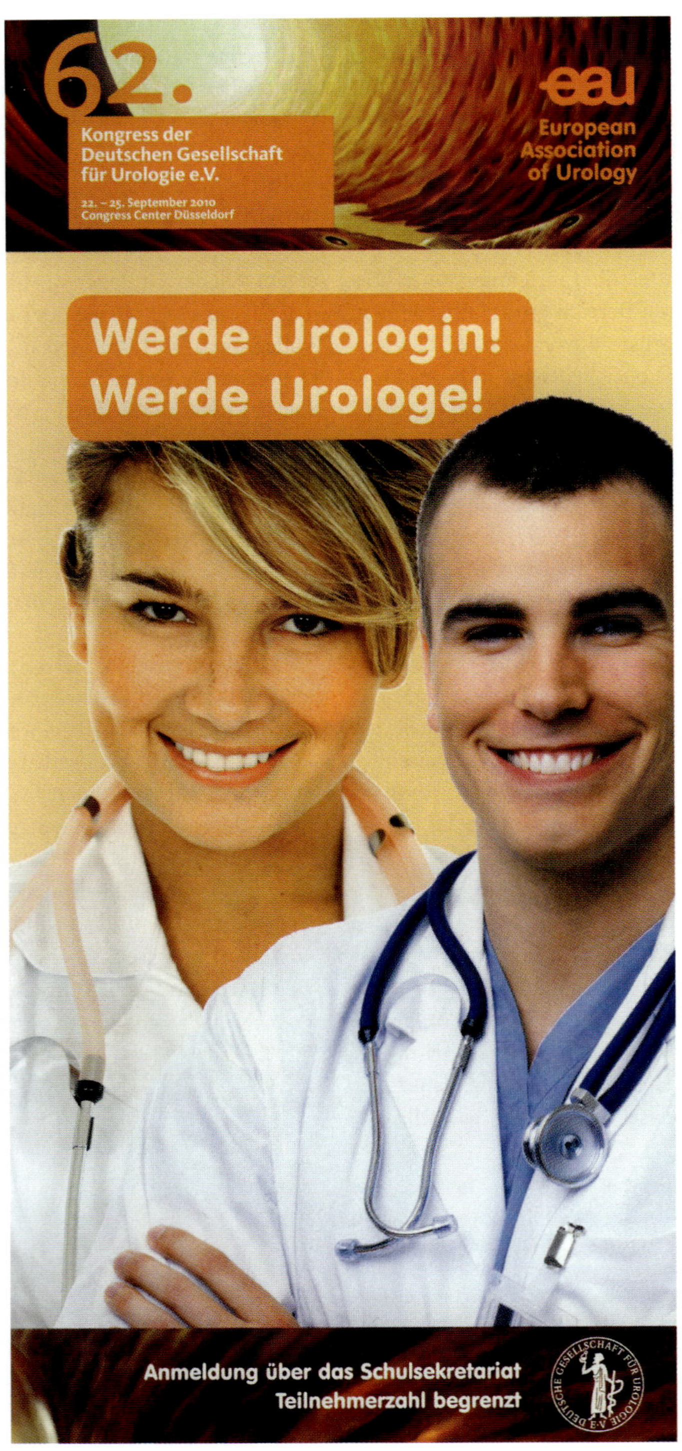

◘ **Abb. 39.2** Aktion »Werde Urologin! Werde Urologe!« für Düsseldorfer Schüler

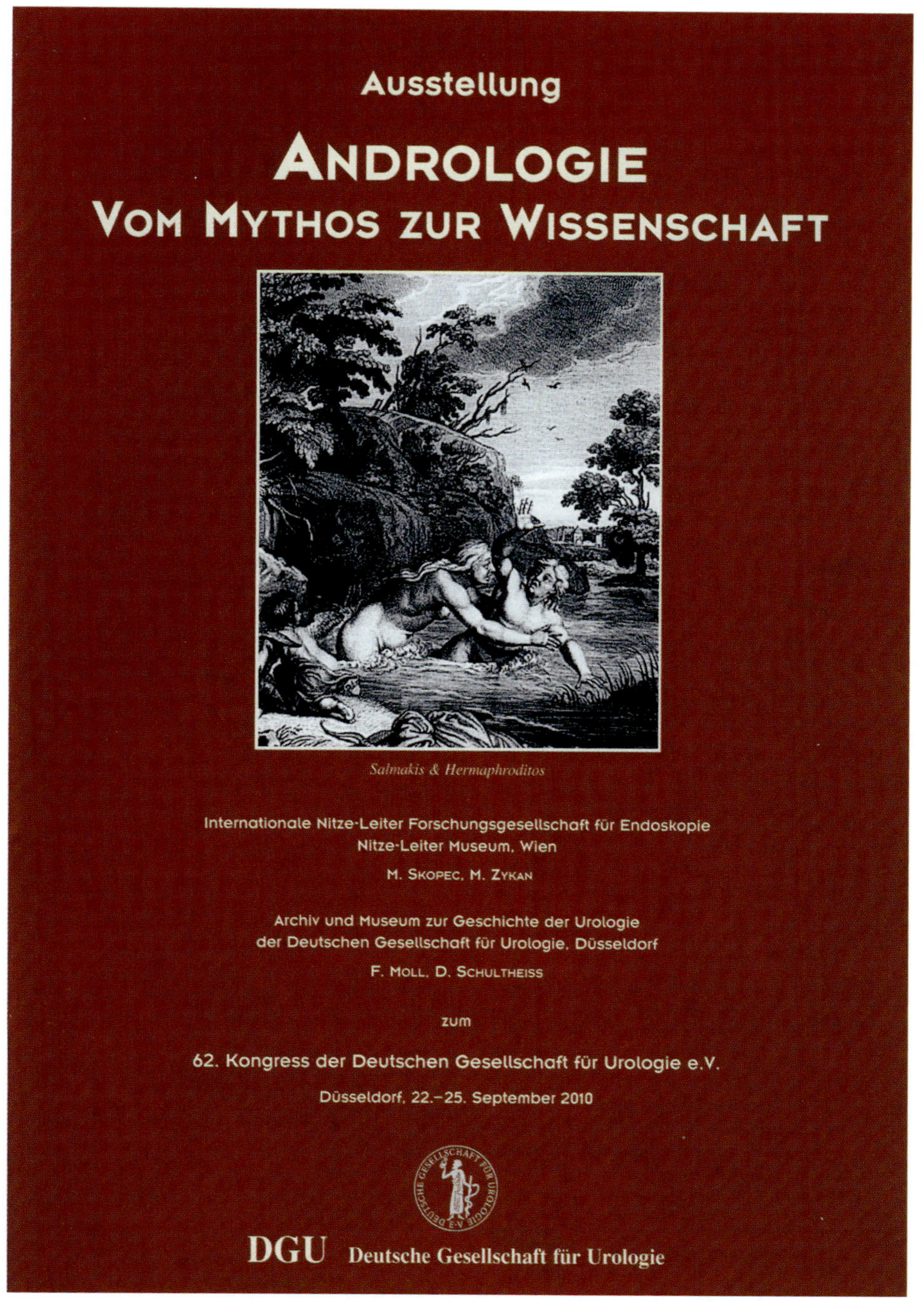

Abb. 39.3 Die Ausstellung zum wissenschaftlichen Schwerpunkt von W. Weidner: »Andrologie. Vom Mythos zur Wissenschaft«

63. Kongress der Deutschen Gesellschaft für Urologie – Hamburg, 14.–17.09.2011

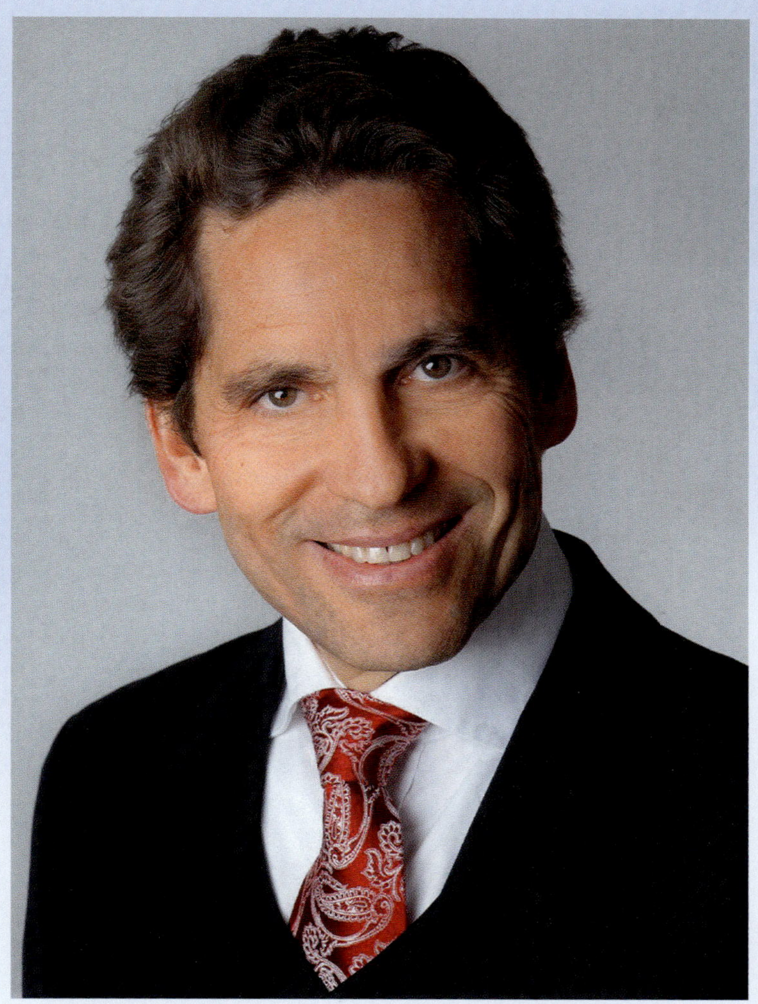

Prof. Dr. med. Joachim A. Steffens

Prof. Dr. med. Joachim A. Steffens (◘ Abb. 40.1)

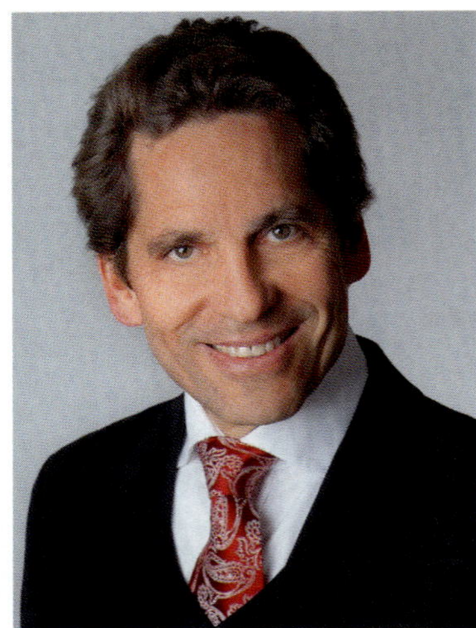

◘ **Abb. 40.1** Prof. Dr. med. Joachim
A. Steffens

Curriculum vitae (nach J.A.S)

Geboren am 01.02.1958 in Köln

1982	Staatsexamen
1984	Promotion
1989	Facharzt für Urologie
1989	Aufnahme in die Internationale Gesellschaft für Urologie (SIU)
1990	Wissenschaftspreis für experimentelle Urologie
1992	Habilitation
1992	Fellow of the European Board of Urology
1994	Großhadener Preis für Innovative Urologie
1995	Erwerb der fakultativen Weiterbildung »Spezielle urologische Chirurgie«
1996	Chefarzt der Klinik für Urologie und Kinderurologie des St. Antonius-Hospitals Eschweiler
1998	Corresponding Member der American Urological Association (AUA)
1998	Ernennung zum außerplanmäßigen Professor
2001–2008	Präsidiumsmitglied des Berufsverbandes der Deutschen Urologen (BDU). Schriftführer
2003	Gründungsmitglied »Bund der Urologen e.G.« und Aufsichtsrats-mitglied
2004–2010	Vorsitzender des Arbeitskreises »Leitende Krankenhausärzte« des BDU
2006	Erwerb der Zusatzbezeichnung »Andrologie«
2007	Erwerb der Zusatzbezeichnung »Medikamentöse Tumortherapie« und Erhalt der Weiterbildungsberechtigung
2007	Leiter des von der Deutschen Krebsgesellschaft zertifizierten Prostata-Karzinomzentrums Eschweiler
2009–2010	Vizepräsident der Deutschen Gesellschaft für Urologie
2010–2011	Präsident der Deutschen Gesellschaft für Urologie

- **Eröffnungsrede zum 63. Kongress 2011 von Prof. Dr. med. A.J. Steffens**

Meine sehr verehrten Damen und Herren,
liebe Urologinnen und Urologen,
Freunde und Förderer der Deutschen Gesellschaft
für Urologie!

Ich eröffne den 63. Kongress der Deutschen Gesellschaft für Urologie und heiße sie herzlich willkommen. Besonders begrüße ich einige Ehrenmitglieder, unsere ausländischen Gäste, meine Lehrer Sigurd Blümcke, Ludwig Steffens und Manfred Ziegler, meine Familie, insbesondere meine Frau Marie.

Ich freue mich auf den Start unserer Jahrestagung hier in Hamburg, deren Organisation einmal mehr das Ergebnis einer großartigen Teamleistung ist. Dafür bedanke ich mich bei allen Beteiligten.

Allen Kongress-Teilnehmern danke ich für ihr Kommen – denn das persönliche Engagement jedes Einzelnen für sein Fach bedeutet ein Stück Zukunftssicherung für uns alle.

Diese Zukunftssicherung der Urologie ist notwendiger denn je und kann nur gelingen, wenn wir uns den fachlichen und berufspolitischen Herausforderungen stellen – jeden Tag, überall in Klinik und Praxis und natürlich hier auf unserer gemeinsamen Jahrestagung. Dabei sind mir drei Aspekte von besonderer Bedeutung: Die Stärkung unserer uroonkologischen Kompetenz, die Nachwuchsförderung und die Ehrlichkeit im Umgang mit Patienten, Kollegen und wissenschaftlichen Daten.

Vor allem geht es aktuell um unsere uroonkologische Leitfunktion

Unsere onkologische Kernkompetenz muss deutlicher als bisher von uns allen demonstriert werden. Im Nationalen Krebsplan der Bundesregierung sollen die Onkologischen Zentren von Hämatoonkologen geleitet werden. In einem gemeinsamen Positionspapier haben sich DGU, BDU und AUO (Arbeitsgemeinschaft Urologische Onkologie der Deutschen Krebsgesellschaft) eindeutig gegen dieses Vorhaben ausgesprochen. Wir fordern, dass die Federführung für die urologischen Tumore von der Urologie als zuständigem Organfach übernommen wird. Die Forderungen unseres Positionspapiers zur urologischen Onkologie müssen jedoch täglich in Klinik und Praxis mit Leben und Inhalten gefüllt werden. Dazu rufe ich jede Urologin/Urologen auf. Zeigen Sie urologische Leitfunktion durch ihre persönliche in Fort- und Weiterbildung erworbene und in Verbünden und Netzwerken verankerte Kompetenz und Präsenz bei der Behandlung der urologischen Tumoren! Unseren Worten müssen Taten folgen, damit unser Kerngebiet nicht verloren geht. Darüber hinaus bedarf es einer Änderung der Musterweiterbildungsordnung und Einführung einer Zusatzqualifikation »Urologische Onkologie«. Unser onkologischer Schwerpunkt soll künftig durch eine operativ und medikamentös geprägte 2-jährige Weiterbildung gefördert werden. Die Verfolgung dieses Zieles braucht einen langen Atem und muss konsequent verfolgt werden.

Die Nachwuchsförderung ist ein zweites wesentliches Anliegen zur Sicherung unserer Zukunft

Antworten der DGU auf den Mangel an qualifiziertem Nachwuchs sind die neue Juniorakademie und unsere umfassende Nachwuchsinitiative, die die DGU seit 2009 mit zahlreichen Maßnahmen verfolgt. Die Vergabe der Ferdinand-Eisenberger-Forschungsstipendien an unseren hoffnungsvollen wissenschaftlichen Nachwuchs ist Teil dieser Initiative. Die Witwe des Namensgebers Ferdinand Eisenberger ist meiner persönlichen Einladung gefolgt und nimmt regen Anteil an diesem neuen Vorhaben. Ziel der Forschungsstipendien ist es, junge urologische Assistenzärztinnen und Ärzte für ein Jahr unter Beibehaltung ihrer Bezüge von den klinischen Pflichten freizustellen, um ihnen die Möglichkeit zu geben, in einer etablierten Forschungseinrichtung selbstständiges wissenschaftliches Arbeiten zu vertiefen und neueste Techniken zu erlernen. Das erworbene Wissen soll im Anschluss auch an der Heimatklinik für den Aufbau eigener Arbeitsgruppen genutzt werden können und dem nachhaltigen Aufbau von Forschungsnetzwerken dienen. Die ersten zehn jungen kreativen Wissenschaftler der universitären Arbeitsgruppen, fünf aus dem letzten Jahr und fünf neu in diesem Jahr gewählte, werde ich Ihnen hier gleich vorstellen. Wir sind als Fachgesellschaft stolz auf die Etablierung einer nachhaltig strukturierten Ausbildung junger ambitionierter Nachwuchswissenschaftler und werden unsere Bemühungen auf diesem Sektor weiter verstärken.

Neben allen offiziellen Maßnahmen und Programmen ist noch etwas entscheidend für eine effektive Nachwuchsförderung: Das Verhalten von uns urologischen Lehrern muss sich künftig ändern, um unseren Nachwuchs in Klinik, Praxis und Forschungslaboren nachhaltig für unser Fach motivieren zu können. Talentmanagement kann nur dann gelingen, wenn wir durch Vorbildfunktion die jungen Mitarbeiter begeistern können. Talentförderung ist ein Top-Thema für das Top-Management und kann nicht nur delegiert werden. In der Hektik unseres Alltages kann dies sehr wohl gelingen, wenn wir die jungen Leute durch Wahrnehmung und Wertschätzung, ihre aktive Einbeziehung in unsere Tätigkeitsgebiete und Hilfen bei der persönlichen Karriereplanung davon überzeugen, dass wir ernsthaft an ihnen interessiert sind. Nur wenn die Leidenschaft für das eigene Fachgebiet spürbar wird und Begeisterung für die täglichen Herausforderungen vermittelt werden kann, werden wir angehende, junge Kollegen für die Urologie gewinnen können. In der Juniorakademie, die heute und morgen Nachmittag erstmals stattfinden wird, entwickeln erfahrene Kollegen aus Forschung, Klinik und Praxis Zukunftsperspektiven und skizzieren Berufsaussichten. Darüber hinaus werden Themen wie Vertrauenskultur, Umgang mit Fehlern und Risikomanagement vermittelt. Sollte diese neue Sektion akzeptiert werden, wird sie künftig unter Leitung der Akademie der Deutschen Urologen und der GeSRU fortgeführt werden.

Management und Personalmaßnahmen aus der Wirtschaft liefern aussichtsreiche Anhaltspunke für die Einführung der notwendigen Instrumente im medizinischen Bereich. Die Porsche AG hat hierzu einen »Strategischen Führungsprozess« eingeführt, den uns der stellv. Vorstandsvorsitzende und persönliche Freund, Thomas Edig, in seinem Referat gleich vorstellen wird. Von einem Blick über den Tellerrand profitieren beide Seiten: Medizin und Wirtschaft.

Noch ein dritter Aspekt zur Sicherung unserer Zukunft liegt mir am Herzen: die Ehrlichkeit in der Medizin

Unser ärztliches, ethisch moralisches Selbstverständnis wird heute zunehmend auf dem Altar des Profit-Center-Gedankens geopfert. Die ökonomischen Zwänge in den Kliniken führen zu einer Ausweitung der Operationsindikationen zwecks Steigerung der DRG-Erlöse und zu einem zunehmend unkollegialen Umgang zwecks Steigerung der eigenen Patientenzahlen. Auch werden gelegentlich wissenschaftliche Daten publiziert, die Zweifel an ihrer Glaubwürdigkeit wecken. Diese schlechten Zeugnisse untergraben unseren moralischen Führungsanspruch als Führungspersönlichkeiten im Gesundheitswesen. Wer Menschen führen will, muss Werte vorleben! Mein Appell richtet sich an uns alle: Respektieren wir mehr als bisher den Kollegen in der Nachbarschaft, pflegen wir einen kollegialen Umgang und beachten wir die Spielregeln eines Fairplay. Publizieren wir nur ehrliche, überprüfbare Daten. Gehen wir respektvoller miteinander um. Stellen wir neben den Patienten auch den ärztlichen Nachbarn in Klinik und Praxis in den Mittelpunkt unseres täglichen Handels. **Denn wir kommen als Fachgruppe entweder gar nicht, oder nur zusammen weiter voran!**

Wenn wir diese drei genannten Aspekte: Besinnung auf uroonkologische Leitfunktionen, Nachwuchsförderung und Ehrlichkeit in der Medizin ernst nehmen und mit neuem Leben erfüllen, setzen wir zukunftssichernde Maßnahmen erfolgreich um.

Das Kongress-Logo gestaltete die Graphikerin der DGU, Kristina Frei (◘ Abb. 40.2).

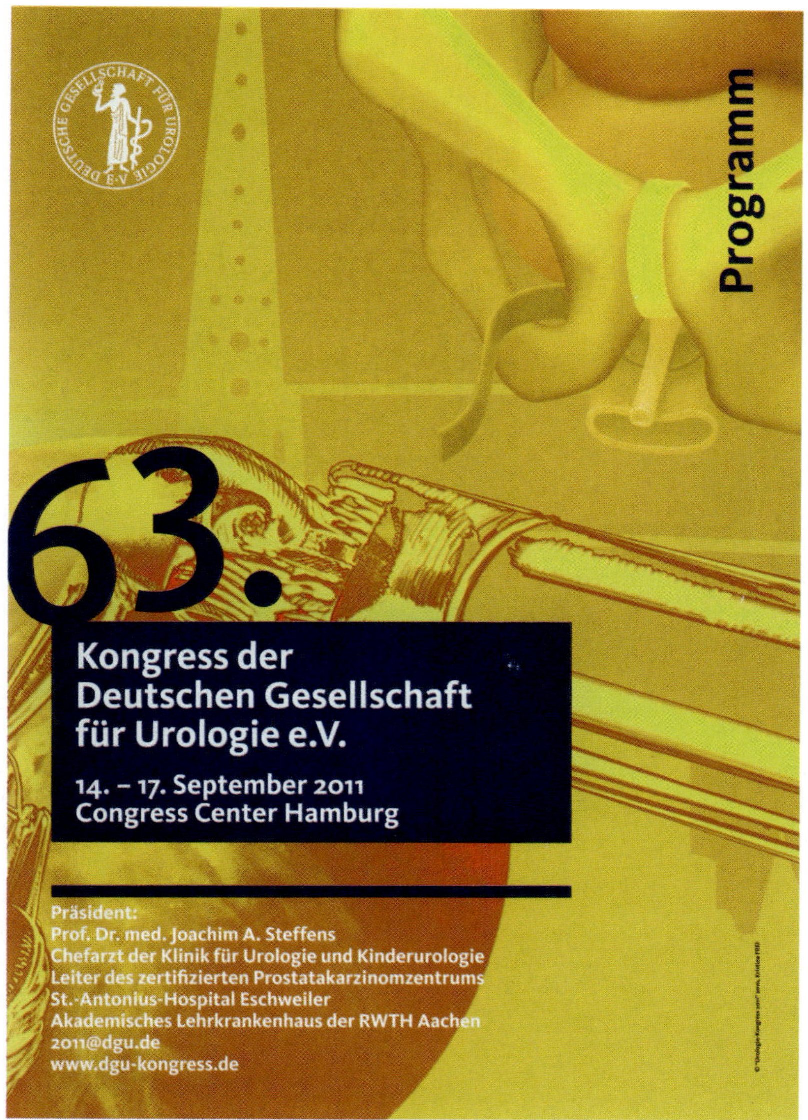

Abb. 40.2 Kongress-Logo gestaltet vor der Graphikerin der DGU, Kristina Frei

Ergänzungen

Der **Kongress in Hamburg** markierte einen weiteren Höhepunkt in der Geschichte der Deutschen Gesellschaft für Urologie. Die Teilnehmerzahl stieg auf über 6000 und damit war der Kongress der DGU nach dem Kongress der AUA und der EAU erneut der drittgrößte Urologen-Kongress der Welt. Erneut überzeugte die große internationale Beteiligung.

Politisch bedeutsam war insbesondere die Diskussion um den verantwortlichen Arzt für die urologischen Tumorentitäten (**Onkologievereinbarung**).

1200 Teilnehmer besuchten den angeschlossenen **Pflegekongress** für die urologischen Pflege- und Assistenzberufe.

Ein weiteres langjähriges historisches Projekt des Vorstandes und des Arbeitskreises Geschichte der Urologie (**»Urologie im Nationalsozialismus«**) konnte durch Intervention von W. Weidner und durch die Zusammenarbeit mit dem Institut für Geschichte, Theorie und Ethik der Medizin der Universität Ulm (H. Fangerau) sowie den entsprechenden Instituten in Wien (M. Hubenstorf) und Dresden (A. Scholz) würdig abgeschlossen werden (Krischel et al. 2011; Abb. 40.3). In diesem Projekt fanden auch die Bemühungen der zehnjährigen Vorarbeit durch den AK Geschichte ihren vorläufigen Abschluss.

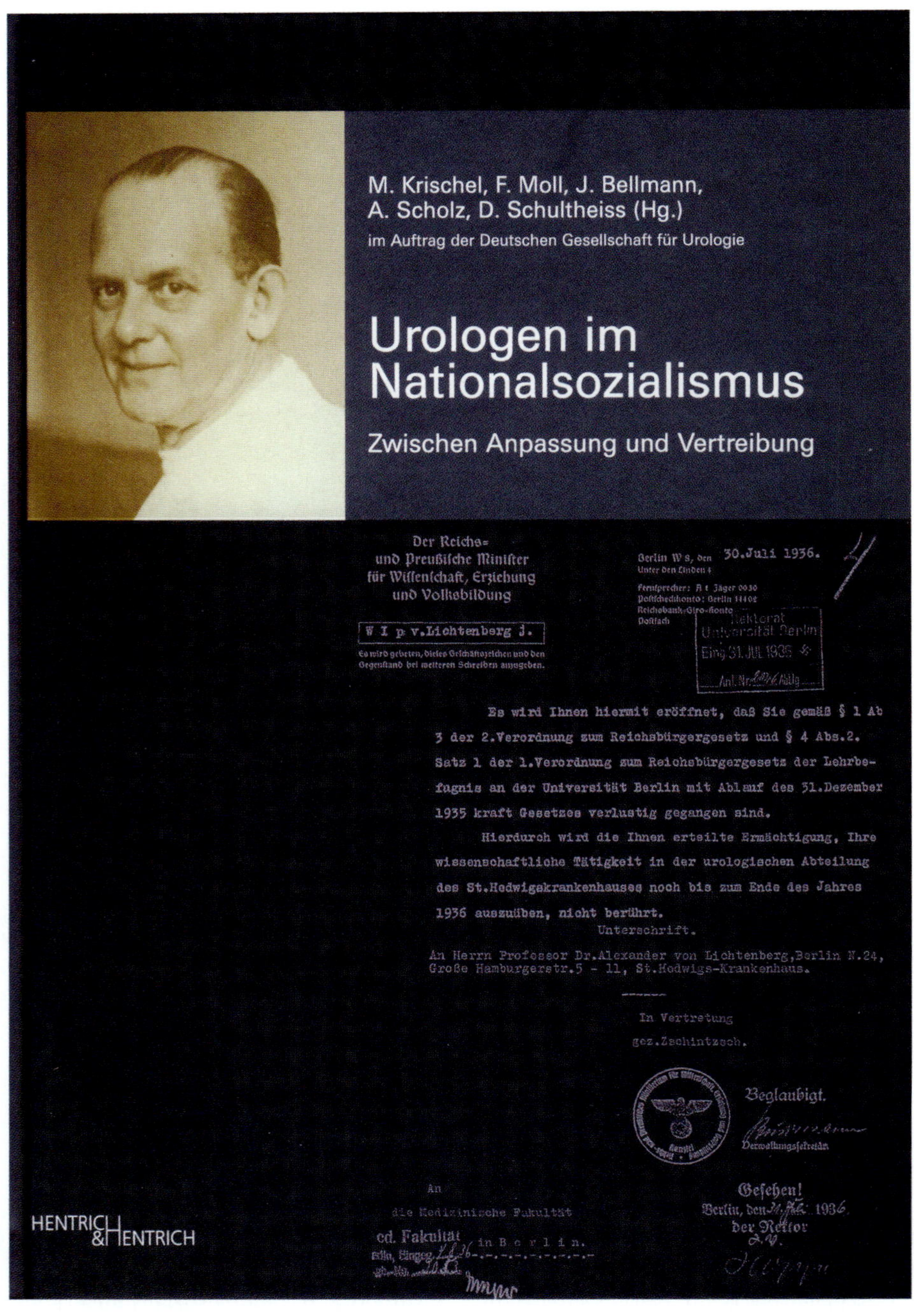

◼ **Abb. 40.3** Publikation der DGU »Urologen im Nationalsozialismus« (Krischel et al. 2011)

64. Kongress der Deutschen Gesellschaft für Urologie – Leipzig, 26.–29.09.2012

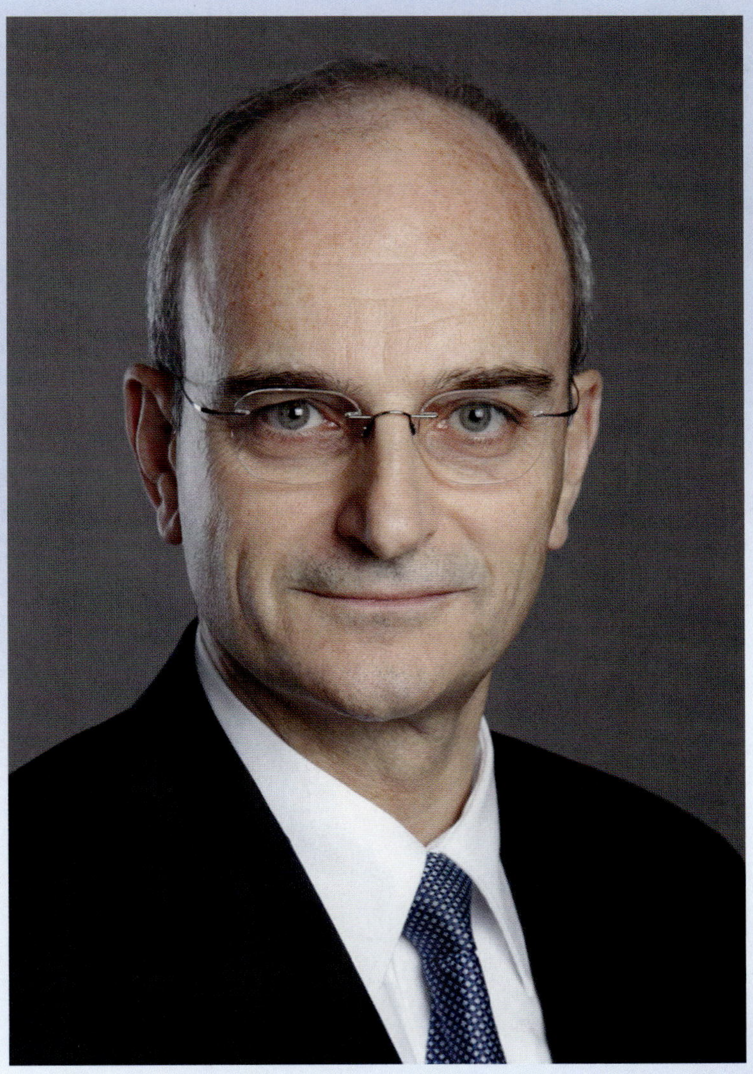

Prof. Dr. med. Dr. h.c. Stefan C. Müller

Prof. Dr. med. Dr. h.c. Stefan C. Müller (◘ Abb. 41.1)

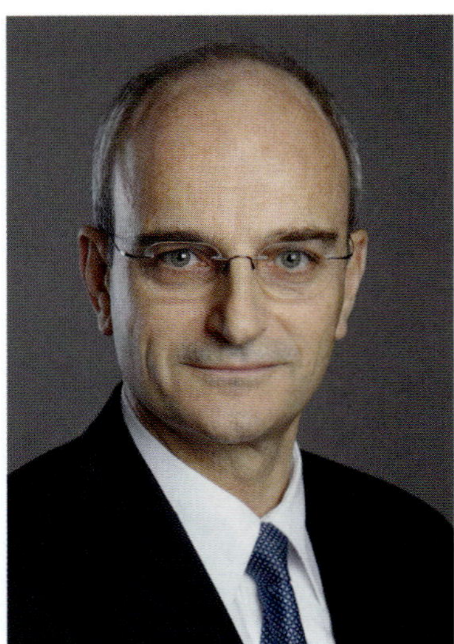

◘ **Abb. 41.1** Prof. Dr. med. Dr. h.c. Stefan
C. Müller

Curriculum vitae (nach S.C.M.)

Geboren am 23.05.1952 in Kronach/Oberfranken

Schulbesuch in Kronach (Abitur)

Medizinstudium Universität Würzburg

1977–1980 Chirurgie am Kreiskrankenhaus Kronach

Unterbrochen durch:

1978–1979 Grundwehrdienst: Stabsarzt der Marine

1978　　　　Promotion zum Dr. med.

1981–1985 Ausbildung zum Facharzt für Urologie am Departement of Urology, UCLA, Departement of Urology, John Hopkins Hospital, Baltimore und der Urologischen Klinik Mainz

1986–1987 Departement of Urology – Urinary Stone Center, UCSF, San Francisco als Assistent Professor
Venia legendi für das Fach Urologie an der Johann-Gutenberg-Universität Mainz
Vielfältige »Zusatzqualifikationen« wie ECFMG/VQE Examen (1979) und FEBU (1992) sowie spezielle urologische Chirurgie (1996), Andrologie und medikamentöse Tumortherapie (2007)

1987–1994 Oberarzt Urologische Klinik und Poliklinik der Universität Mainz

1994　　　　Berufung auf den Lehrstuhl für Urologie der Rheinischen Friedrich-Wilhelms-Universität Bonn und Direktor der Klinik für Urologie

2006　　　　Ehrendoktor der Ivane Javakhishvili Tbilisi State University, Georgien

S.C. Müller ist Autor zahlreicher wissenschaftlicher Arbeiten. Er wurde zum Präsidenten der Nordrhein-Westfälischen Gesellschaft für Urologie gewählt und veranstaltete deren Jahreskongress in Bonn.

Nach vielfältiger Tätigkeit (z. B. Fort- und Weiterbildungskommission) im Vorstand der DGU wurde er zu deren Präsident für die Periode 2011/2012 gewählt.

- **Einladung zum 64. Kongress 2012 von Prof. Dr. med. Dr. h.c. St. C. Müller**

Liebe Kolleginnen und Kollegen,
Freunde und Förderer der Deutschen Gesellschaft für Urologie,

die 64. Jahrestagung der Deutschen Gesellschaft für Urologie wird vom 26.–29. September 2012 zum ersten Mal in Leipzig stattfinden und ich möchte Sie herzlich einladen, daran teilzunehmen. Leipzig ist nach Heidelberg die zweitälteste Universität auf dem Boden der heutigen Bundesrepublik und profilierte sich international als Handels- und Messestadt. Die friedliche Revolution im Herbst 1989 als Zündfunke der Wiedervereinigung Deutschlands macht Leipzig einzigartig und verdeutlicht, dass schier Unmögliches erreicht werden kann, wenn der gemeinsame Wille zum Besseren stärker ist als individuelle Partikularinteressen und Proporzdenken – eine Maxime, die auch für uns Urologen in Klinik und Praxis gelten muss!

Obwohl die demographische Entwicklung unser Fachgebiet begünstigt, werden wir nur dann konkurrenzfähig bleiben, wenn es gelingt die wissenschaftliche Expertise auszubauen und eine nachvollziehbar qualitativ hochwertige Versorgung unserer Patienten sowohl operativ als auch medikamentös-konservativ zu gewährleisten. Dazu bedarf es grundlegender Veränderungen in der studentischen Aus- und fachärztlichen Weiterbildung, wenn wir europaweit nicht den Anschluss an die Spitzengruppe verlieren wollen. Die auf europäischer Ebene diskutierte »Cross Border Healthcare Directive« wird nur noch höchst qualifizierte und zertifizierte Institutionen an der europaweiten Krankenversorgung teilnehmen lassen.

Unter dem Motto: »**Wissenschaft, Fortschritt, Leben**« gilt es, Talente zu gewinnen, frühzeitig zu fördern und auch die Forschung auf eine solide finanzielle Plattform zu stellen die sich mit einer langfristigen Lebensplanung vereinbaren lässt. All dies wird nicht ohne weitere Subspezialisierung auf operativem und konservativem Gebiet in unserem Fach möglich sein und fordert damit auch eine stärkere Verzahnung und Kooperation zwischen Klinik, Praxis und anderen Fachdisziplinen.

Überernährung und mangelnde Bewegung sind die großen medizinischen Herausforderungen unserer westlichen Gesellschaft. Mit dem Wissen, dass das metabolische Syndrom mit Diabetes mellitus, Herz-Kreislauf-Erkrankungen und nicht zuletzt der Induktion von Malignomen unser Leben bedroht, muss auch für uns Urologen der Fortschritt darin bestehen, sinnvolle Konzepte der Primärprävention anzubieten, um Steinleiden, Erektionsstörungen und Probleme der Harninkontinenz auf dem Boden diabetischer und neurodegenerativer Erkrankungen so gering wie möglich zu halten. Die organerhaltende Nierentumorchirurgie hat gezeigt, dass die größtmögliche Schonung von funktionierendem Nierenparenchym auch unter onkologischen Gesichtspunkten das Leben verlängern kann. Targeted drugs und chirurgische Expertise liefern sich momentan ein spannendes Rennen und werden mit Sicherheit auch Thema dieses Kongresses sein.

Neben dem gesamten urologischen Spektrum wird auch urologischen Randgebieten wie der Andrologie, der Urogynäkologie, der Kinderurologie und auch der Nierentransplantation ausreichend Raum gewidmet. Bewährte Programme der zertifizierten Fort- und Weiterbildung für Kliniker und niedergelassene Kollegen werden das Programm abrunden.

Leipzig bietet mit dem hochmodernen und architektonisch interessanten Messegelände einen idealen Rahmen für unseren Kongress und die fußgängerfreundliche und überschaubare Innenstadt lädt mit ihren Messehöfen und Passagen zum Bummeln ein. Shopping und Kultur lassen sich in idealer Weise verbinden.

Meine Mitarbeiter und ich werden alles daran setzen, damit Sie Leipzig in guter Erinnerung behalten.

Mit besten Grüßen
Ihr St. C. Müller
Das Signum des Kongresses: »LEIBO 2012« wurde von Karl-Theo Stammer, Bonn, erstellt (◘ Abb. 41.2).

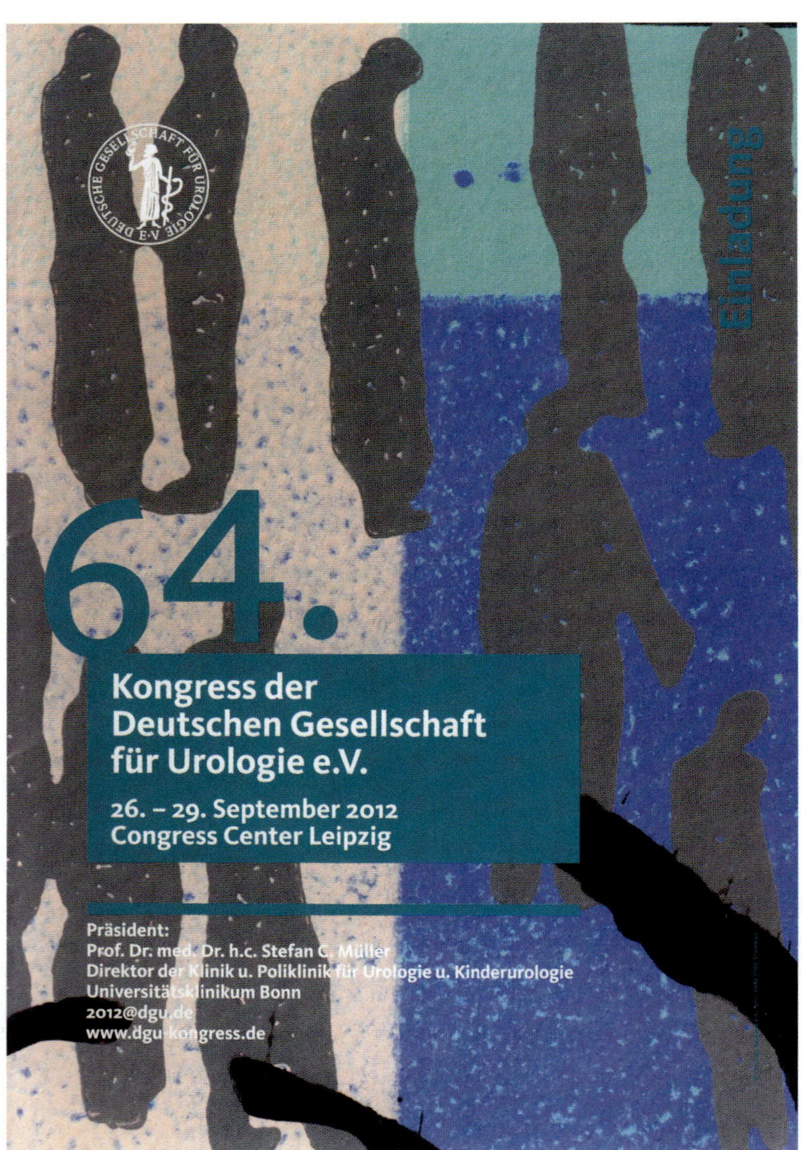

◼ **Abb. 41.2** Signum des Kongresses: »LEIBO 2012« von Karl-Theo Stammer

◼ Urologen als kompetente Partner für die Gesundheit

Ziel ist das Bewusstsein der Bevölkerung sowie der Ärztinnen und Ärzte für die vielfältigen Möglichkeiten der **Primärprävention** urologischer Erkrankungen zu wecken bzw. zu stärken.

Hiermit wäre ein Beitrag zur Kostendämpfung im Gesundheitswesen möglich als auch eine Erhöhung der **Lebensqualität**. Der Urologe als Berater von der Kindheit bis ins Senium.

Kritisch wird die **Aus- und Weiterbildung** in der Urologie (»Juniorakademie«) diskutiert werden, wie auch die objektive Erfassung ärztlicher Kompetenz während des Medizinstudiums (»Die Besten für die Urologie«).